3rd edition

건강보험 이론과 실제

홍성애 · 이미준 · 황인호

요양급여비용

건강보험
의료급여
산업재해
자동차보험

청구문화사

PREFACE

우리나라의 국민건강보험은 전 국민을 대상으로 건강증진과 질병예방 등의 보건의료향상과 사회보장을 강화하기 위해 시작되었으며, 1977년 직장의료보험 도입을 시작으로 하여 전 국민의료보험으로 확대되어 정착되었다. 이와 더불어 업무의 다양성과 세분화로 전문성이 요구되었고 실무업무를 담당할 수 있는 전문 인력에 대한 수요 또한 증가하는 현실이다. 빠르게 고령사회에 진입한 우리나라는 노인 의료비 증가와 비급여 관리의 어려움으로 건강보험 재정의 건전성과 보장성을 동시에 강화해야하는 과제를 가지고 있으며, 의료비 지불체계에도 많은 변화를 동반하여 기존의 '행위별수가제'와 더불어 질병군에 대해 입원환자 진료비에 '포괄수가제'를 도입하고, 시범사업인 '신포괄수가제'를 더욱 확대하기 위한 노력을 정부차원에서 고심하고 있다. 이러한 일련의 변화들로 인해 보건의료인력을 양성하는 대학의 경우 건강보험이론과 실무는 보건의료정보관리사의 중요한 교과목으로 국가면허시험에서도 그 비중이 크며, 의료기관의 병원행정분야에서 가장 중요한 자리로 인식되어지고 있다. 따라서 본 교재는 대학의 건강보험과 관련된 의료보장제도에 대한 전반적인 이해와 건강보험 외에 다양한 보험제도를 이해할 수 있도록 다루었으며, 보건복지부 고시로 정해지는 건강보험 요양급여기준이나 수가의 중요성을 반영하여 변경된 건강보험 요양급여기준이나 수가 내용을 최대한 신속하고 정확하게 전달하고자 하였다.

교재의 주요 내용은 크게 이론과 실습으로 나누어 구성하였다, 이론 부분의 제1장부터 제4장까지는 사회보장제도, 건강보험제도, 건강보험 요양급여기준, 건강보험 요양급여비용 산정방법을 수록하였다. 제5장에서는 DRG지불제도(포괄수가제, 신포괄수가제, 요양병원수가제), 제6장에서는 의료급여제도, 제7장에서는 산업재해보상보험제도, 제8장에서는 자동차보험제도에 대한 내용의 이론을 중심으로 작성하였다. 제9장부터 11장은 실습 부분으로 의료기관의 외래와 입원 의무기록지를 수록하여 직접 건강보험과 의료급여, 산재, 자동차보험 청구 방법을 습득할 수 있도록 하였다.

본 교재는 보건의료관련 대학교에서 건강보험을 교육받는 학생뿐만 아니라 의료기관에 종사하는 사람들을 위해 질병사정 및 코딩, 약품정보, 청구정보 등을 구체적으로 제시하였다. 2020년 초판을 바탕으로 2022년과 2024년에 개정을 하였으며, 향후에도 부족한 부분을 계속 수정 · 보완해 갈 것을 약속드린다. 끝으로 출판을 담당하고 애써주신 청구문화사 이상태 대표님과 직원 분들의 노고에 감사드린다.

2024년 8월

저자 일동

CONTENTS

01

사회보장과 건강보험

01 사회보장과 건강보험

제1절 사회보장제도의 개요

1. 사회보장의 개념

1) 사회보장의 의의

사회보장이라 함은 사회구성원에게 생활의 위험이 발생했을 때 사회적으로 보호하는 대응체계를 말하는 포괄적 용어로 사용된다.

2) 사회보장의 관련용어

(1) 사회보험

보험이란 위험의 발생에 의하여 야기되는 결과를 보증하는 것을 의미한다. 사회적 제도로서의 보험제도라 함은 사회구성원의 우발적 사고에 기인하여 발생하는 경제적 불안에 대비하기 위한 경제 준비의 한 사회적 형태이다.

(2) 공적부조

자력으로 생계를 영위할 수 없는 자들의 생활을 그들이 자력으로 생활할 수 있을 때까지 국가가 재정자금으로 보호하여 주는 일종의 구빈제도이다.

(3) 사회복지

사회복지는 사회정책, 사회사업, 사회운동, 사회부조등 다른 용어로 표현되기도 한다. 사회복지의 목적은 사회복지대상자에 대해서 정상적인 일반생활의 수준에서 탈락된 상태에서 이를 회복·보전하도록 도와주는 것을 말한다.

(4) 사회개발

사회개발의 개념은 정치, 사회, 경제적 영역을 모두 포함하는 것으로 그 범위가 매우 광범위하다. 경제성장과 사회변화의 복합적 개념으로서 경제성장이 성장 그 자체로 끝나지 아니하고 국민생활 수준에 직결되어야 한다는 것이다. 즉, 사회개발은 생산력의 증가와 사회성장은 물론 사회제도와 사회적 상태, 가치, 사회 및 경제구조의 개혁을 의미하기도 한다.

3) 어원

(1) 사회보장 즉, Social security 라는 용어에서 Security의 어원인 se는(=without, 해방) + cura의(=care, 근심 또는 괴로워하는 것)에서 비롯된 것이며, 이것은 "불안을 없게 한다."라는 뜻이다.

(2) 질병이나 분만, 실업, 폐질, 직업상의 상해, 노령 및 사망으로 인한 소득의 상실이나 감소 등으로 인한 경제적 곤궁에서 유래하는 근심과 불안을 제거함으로써 사회평화를 도모하고자 하는 것이다.

(3) Social Security라는 용어는 미국의 루즈벨트 대통령이 1943년 6월8일 의회에서 뉴딜(New Deal) 정책을 설명하는 가운데서 비롯되었으며, 법률용어로 처음 등장 한것은 1935년 미국의 사회보장법(Social Security Act)이 제정된 때부터이다.

(4) 국제노동기구(ILO)에서는 사회보장의 개념을 받아들여서 이를 전 세계에 전파하는 사업을 전개하게 되었다.

(5) 우리나라에서 사회보장이라는 용어가 사용되게 된 것은 "사회보장에 관한 법률"(1963. 11. 5. 법률 제1437호)의 제정과 1963년 11월 5일 법률 1438호에 의한 산재보험과 1963년 12월 16일 법률 제1623호로 의료보험법이 제정된 이후가 되며, 이 용어가 보편적으로 생활화 된 것은 강제 적용형 의료보험이 실시된 1977년 7월 1일 이후로 볼 수 있다.

4) 사회보장의 정의

(1) 국제 노동 기구(ILO)정의

"사회보장이란 사회구성원이 봉착하게 될 특정 위험에 대하여 원인 여하를 막론하고 궁핍에서 그 생활을 보호하기 위하여 소속사회가 일정한 기관을 통하여 부양성을 띤 급여를 제공하는 것"을 사회보장이라고 정의하고 있다 따라서 사회보장제도의 목적은 치료 또는 예방적 치료를 제공하는 것, 수입의 전부 또는 그 중요 부분을 타의에 의해 상실하였을 때 소득을 유지시키는 것, 가족의 부양의무를 가진 자에게 보충적 소득을 지급하는 것이 된다.

(2) 비버리지(Beveridge)보고서의 사회보장 정의

"사회보장이란 실업, 질병 혹은 재해에 의하여 수입이 중단된 경우에 대처하기 위해서 또는 출생, 사망, 결혼 등과 관련된 특별한 지출을 감당하기 위한 소득의 보장을 의미한다."고 정의를 내리고 있다.

(3) 우리나라의 사회보장의 정의

「사회보장에 관한 법률」(1963. 11 .5. 법률 제 1437호) 제2조에서 사회보장의 정의를 "사회보험에 의한 제 급여와 무상으로 행하는 공적부조를 말한다."고 되어 있다.

(4) 현재 사회보장기본법상의 정의(사회보장기본법 제3조 1호)

질병 · 장애 · 노령 · 실업 · 사망 등의 사회적 위험으로부터 모든 국민을 보호하고 빈곤을 해소하며 국민생활의 질을 향상시키기 위하여 제공되는 사회보험 · 공공 부조 · 사회복지서비스 및 관련 복지 제도를 말한다.

2. 사회보장의 원칙

1) 개요

오늘날 세계 대부분의 국가에서 사회보장제도를 실시하고 있지만 그 성격과 내용에 상당한 차이가 있다. 이론적인 면에서도 개념 규정상의 어려움에 직면하게 될 뿐만 아니라, 이 제도의 원리 및 기본원칙에 있어서도 국가와 논자에 따라서 그 원칙이 상이하기 때문에 획일적으로 상술할 수 없는 실정이며, 비버리지의 원칙이나 ILO의 원칙에서도 차이가 있다.

2) 베버리지의 원칙

(1) 베버리지의 사회보험에 대한 6개의 기본원칙

- 최저생활 보장을 위한 동액급여(Flat rate of subsistence benefit)
- 보험료의 균일갹출(Flat rate of contribution)
- 사회보장 관장책임의 통일 또는 단일화(Unification of administrative)
- 보험급여의 적정성(Adequacy of benefit)
- 적용대상과 급여의 포괄성(Comprehensiveness)
- 피보험자의 계층분류(Classification)

(2) 베버리지의 원칙

베버리지 원칙은 전형적인 평등주의적 입장에서 바라본 견해가 되었다.

평등주의의 견해가 따르면 국가는 모든 사람에게 차이가 없는 기본적으로 필요하다. 즉, 최저생활 수준만의 급여를 행하고, 그이상의 필요의 충족은 각자에 따라 다르기 때문에 본인들에게 위임한다는 것이다.

3) ILO의 사회보장원칙

(1) 대상의 보편적 보호원칙

사회보험이 임금근로자계층의 전유물에서 전 국민을 대상으로 하는 생활대비 수단으로 발전해야 한다는 무차별 적용의 원칙이다.

가) 비용부담의 공평성 원칙

1952년 6월 28일 제35차 제네바회의에서 채택된 사회보장 최저수준에 관한 조약 제71조에서는 비용부담의 공평성원칙을 3개항으로 규정한다.

○ 제 1 항

사회보장비용은 공동부담원칙을 채택하되 그 방법은 보험기여금 또는 과세, 자산이 적은 자에게 과중한 부담이 되지 않도록 해야하고, 피보험자의 경제적 상태를 고려하여 결정해야 한다.

○ 제 2 항

보험기금에 대한 임금근로자의 부담한계는 피보험자 계층(본인, 처, 자)의 보호를 위해서 할당되는 전체 재원의 50%를 초과해서는 안된다. 그 나머지는 사용자 부담, 특별세수입, 일반재원으로부터의 보조금, 자본수입 등으로 충당되어야 한다. 여기서 보호에 할당되는 재원에는 보험료에 대한 불가침원칙이 적용되고 이 재원은 급여에만 사용되어야하며 관리비 등에 충당되어서는 안 된다는 것을 뜻하고 있다. 후자에서는 법철학에 연유하는 재산권사상과 생존권 사상의 우위성을 보여주고 있다.

○ 제 3 항

이 항에서의 국가의 사회보장에 관한 책임을 규정하고 있다. 국가는 보험급여의 정당한 지급에 일반적 책임을 져야하고 이를 위하여 재정의 수지균등 원칙이 지켜져야 한다. 동시에 재정적 균등에 관하여 필요한 보험 수리적 연구 및 계산을 정기적으로 실시하여야 한다.

나) 보험의 급여수준에 관한 원칙

전술한 사회보장 최저기준에 관한 조약 제65조~제67조까지는 정기 지급에 관한 기준에 대하여 3가지 기본원칙을 제시하고 있다. 그러나 다음의 세 가지 원칙을 모든 국가에게 권장하는 것이 아니고, 각 국은 자기 나라의 실정에 알맞은 방식을 선택하도록 권고하고 있다.

○ 급여비례원칙(조약 제65조)

사회보장에 있어 급여수준은 각 개인이 사회적으로 영위하는 생활의 정도가 모두 다르기 때문에 그것에 상응하는 정도의 급여수준을 제공하여야 한다.

○ 급여균일원칙(조약 제66조)

보험급여는 어느 정도까지는 모든 수급자에게 동액을 지급한다는 원칙이다. 이 원칙은 최저 기준선까지는 동일하게 누구에게나 확보시켜 주며 대상자의 직종, 숙련과 미숙련 등을 구분하지 아니한다.

○ 가족의 부양수준원칙(조약 제67조)

보험급여의 총액과 수익자의 자산을 합하여 최저생활이 되도록 하는 원칙이다. 이것은 보험사고의 종류나 기준 가족의 수에 따라 지급한다.

3. 사회보장의 수단

1) 사회보장이념의 실현수단

Beveridge는 사회보장을 실현하는 방법으로 기본적 필요(basic needs)에 대하여는 사회보험, 특수한 사람에 대하여는 공공부조, 급여를 초과하는 부분에 대하여는 민간보험 도입을 주창한다.

2) 사회보장의 종류

- 사회보험제도(Social Insurance System)
- 공공부조제도(Public Assistance System)
- 사회복지서비스제도(Social Welfare System)

(1) 사회보험제도

가) 사회보험제도의 의의

사회보험은 보험의 기전을 이용하여 일반주민들을 질병, 상해, 폐질, 실업, 분만 등으로 인한 생활의 위협으로부터 보호하기 위하여 국가가 법에 의하여 보험 가입을 의무화하며 기여금을 부과하거나 보험료를 갹출하고 급여내용을 규정하여 실시하는 제도이다.

나) 사회보험의 경제적 목적

생활에 위협을 가하는 제 위험에 대하여 1차적으로 기본적 경제보장을 목적으로 하고 있음. 최저생계를 영위 할 수 있을 만큼의 소득 및 의료보장을 목적으로 한다.

다) 소득재분배 효과

사회보장제도는 위험의 분산을 목적으로 하므로 보험사고를 당한 사람과 그렇지 않는 사람 사이에 일정한 소득의 재분배효과가 나타나게 된다.

라) 사회보험과 민간보험의 개요

사회보험의 역사는 중세로 거슬러 올라가지만 오늘날의 보험형태는 근대 자본주의와 더불어 발생하였고 자본주의와 더불어 발전한 것이 다. 보험은 자본주의적 경제생활의 위험에서 오는 불안을 제거하기 위하여 인류가 창안한 사회적 형태로서 개인적인 위험상황에서 경제적·의료적 보상을 해주는 것을 원칙으로 한다(표 1).

① 민간(임의)보험: 보험에 가입하느냐의 여부를 각자의 자유의지에 맡기는 것이다.

② 사회(강제)보험: 국가 또는 공공단체가 각자에 대해여 보험에 가입할 의무를 부과하여 강제로 가입하게 하는 것이다.

표 1-1. 사회보험과 민간보험의 차이점

구분	사회보험	민간보험
제도의 목적	최저생계보장 또는 기본적 의료보장	개인적 필요에 따른 보장
보험 가입여부	강제가입	임의가입
부양성 여부	국가나 사회부양성	없음
보험보호대상	질병 분만 산재 노령 실업 폐질에 국한	발생위험률을 알 수 있는 모든 위험
수급권 여부	법적 수급권	계약적 수급권
독점/경쟁	정부 및 공공기관 독점	자유경쟁
공동부담여부	공동부담의 원칙 사용자 피용자 정부	본인부담 위주
재원부담	능력비례 부담	능력무관 동액부담
보험료 부담방식	주로 정률제	주로 정액제
보험료 수준	위험률 상당 이하 요율	위험률 비례요율 경험률
보험자의 위험선택	할 수 없음	할 수 있음
급여형태	균등급여	차등급여 기여비례 보상
인플레이션 대책	가능	취약
보험사고 대상	주로 인보험	주로 물보험
보험의 성격	집단보험	개별보험

(2) 공공부조제도

가) 개념

이 제도는 극빈자, 불구자, 실업자 또는 저소득계층과 같이 스스로 생계를 영위 할 수 없는 계층의 생활을 그들이 자립할 수 있을 때까지 국가가 재정 기금으로 보호하여 주는 일종의 구빈제도를 의미한다.

나) 필요성

빈곤은 그 결과로 경제적 불안정을 가져다주는 이외에 부수적으로 질병과 범죄와 비행과 부도덕을 초래하기 때문에 빈곤퇴치 대책의 일환으로 적용한다.

다) 성격

공공부조는 금전적 부조, 각종 사회서비스의 제공 등과 같은 생활 보조적 성격을 지니고 있다.

3) 사회복지 서비스

(1) 개념

사회복지제도는 복지사회를 건설할 목적으로 법률이 정하는 바에 의하여 특정인에게 사회보장급여를 국가재정 부담으로 실시하여 주는 제도이다. 이 제도에서 특정인이라 함은 군경, 전상자, 과부, 고아, 정신박약아 등과 같은 특별한 사유가 있는 자나 국민들의 노후 생활안정이란 목적을 달성하기 위한 연금제도하의 노령자를 의미한다. 사회복지라는 말은 사회봉사, 사회사업, 사회정책등과 같은 개념과 중복할 경우 많다. 일부 학자는 이 3가지 모두 합쳐 광의로 사회복지라는 어휘를 사용하기도 한다.

(2) 사회복지의 필요성

사회복지는 원래 가족이 수행하는 전통적 기능을 지원·보완하기 위하여 발달하였다. 즉, 사회복지는 사회가 변화해감에 따라 발생하는 경제적 실패, 가족불안 및 지역사회의 해체와 관련, 중첩된 문제를 해결하기 위한 사회적 노력이라 할 수 있다.

(3) 우리나라의 사회복지 서비스

1970년에 사회복지사업법을 제정하여 제도적인 접근을 시작하였고, 이 이후 모자보건법(1973), 노인복지법(1981), 심신장애자복지법(1981), 아동복지법(1981)이 제정되어 부녀자복지와 아동복지 및 심신장애자 복지 등의 증진을 도모하였다.

3) 우리나라의 사회보장제도

(1) 특징

국가의 연대성의 원리를 기초로 하는 공공부조제도와 특정 동종집단의 연대성을 기초로 조직·운영하는 사회보험제도와 국민의 정상적인 사회생활을 위해 제공되는 사회복지서비스제도 및 관련 복지제도로 대별된다.

○ **사회보험제도**

국민에게 발생하는 사회적 위험을 보험방식에 의하여 대처함으로써 국민건강과 소득을 보장하는 제도(국가가 법에 의해 가입을 의무화)이다

- 단기보험 : 건강(의료)보험 → 의료비 보장, 건강증진
- 장기보험 : 연금보험, 실업보험 → 소득보장

○ **공공부조제도**

국가 또는 지방자치단체의 책임으로 국민의 최저생활을 보장하고 자립을 지원하는 제도이다

○ **사회복지서비스**

국가 · 지방자치단체 및 민간부분의 도움을 필요로 하는 모든 국민에게 상담 · 자활 · 직업소개 및 지도 · 사회복지시설 이용 등을 제공하여 정상적인 사회생활이 가능하도록 지원하는 제도이다

○ **관련복지제도**

보건, 주거, 교육, 고용 등의 분야에서 인간다운 생활이 보장 될 수 있도록 지원하는 각종복지 제도이다

4) 사회보장제도의 필요성과 기능

(1) 필요성

- 전통적 상호부조제도의 붕괴
- 모든 국민의 노동자화
- 사회체제의 안전도모

(2) 기능

- 최저생활의 보장기능
- 경제적 기능
- 소득재분배기능(시간적, 사회적 소득재분배)

5) 사회보장의료제도

사회보장의료제도란 보건의료보장계획을 수행하기 위한 조직체계는 다양한 의료 시설과 인력, 그리고 서비스로 하나의 조직적인 네트워크를 형성하게 되는데, 이를 사회보장의료제도라고 부른다.

(1) 직접공급모형

직접공급모형에서는 사회보장체계가 자체적으로 운영하고 있는 보건의료조직이 직접 개인에게 보건의료서비스를 제공하게 된다. 이 유형은 남미대륙과 대만, 일본 등 아시아지역의 개발도상국가에서 흔하다. 의료지원은 조세로 조달, 의료서비스는 무상으로 제공되나 환자가 의사를 선택할 권리가 제한된다는 점이 약점이다.

(2) 간접공급모형

간접공급모형에서는 사회보장체계와는 독립적인 의료공급자를 통하여 보건의료 서비스를 제공하게 된다. 즉, 보건의료 인력과 의료기관은 사회보장체계와 계약을 맺고, 이 계약에 따라 수혜자에게 의료서비스를 제공하게 된다. 환자에게 치료할 의사를 선택할 자유가 보장된다.

※ 보수지불방법은 행위별수가제(Fee-For-Service)와 인두제(Capitation)를 사용한다.

가) 행위별 수가제

행위별 수가제는 일반적으로 의료진에 의해 제공된 서비스마다 일정한 액의 수가를 정하는 방법이다. 이 수가는 의료보장체계와 서비스를 제공하는 의료공급자 조직 사이의 계약에 의해 정해지게 된다. 의료인력은 그가 제공한 서비스의 양과 질의 중요도에 따라 보상을 받는다. 행위별 수가제를 택하고 있는 국가는 미국, 독일, 캐나다 등이 있다.

나) 인두제

인두제는 의료보장체계와 서비스를 제공하는 의료공급자 조직 사이의 계약에 의해 시행되게 된다. 인두제하의 의료보장의 수혜자는 공식적으로 지정된 의료공급자에게 일정액을 지불하고 소정의 기간 동안 의료서비스를 받게 된다. 의사들은 자기의 명부에 등록되어 있는 사람들에 대한 진료를 하게 된다. 인두제를 택하고 있는 국가는 영국이 있다.

제2절 건강보험

1. 건강권과 건강보장

1) 건강권(健康權, right of health)의 개요

(1) 헌법상 건강권의 개념

아직 생소한 개념이나 헌법상 건강권을 인정하기 위한 헌법규정을 살펴보면 국민의 건강권을 포괄적으로 보장하고 있다.

가) 직접적 근거규정

인간의 존엄과 가치 및 생명권을 규정하는 헌법 제10조(모든 국민은 인간으로서의 존엄과 가치를 지니며, 행복을 추구할 권리를 가진다. 국가는 개인이 가지는 불가침의 기본적 인권을 확인하고 이를 보장할 의무를 진다), 건강한 환경에서 생활할 권리를 규정하고 있는 헌법 제34조 제1항(모든 국민은 인간다운 생활을 할 권리를 가진다)이 있다.

나) 간접적 근거규정

인간다운 생활을 할 권리를 규정하고 있는 헌법 제34조(모든 국민은 인간다운 생활을 할 권리를 가진다. 국가는 사회보장·사회복지 증진에 노력할 의무를 진다. 국가는 재해를 예방하고 그 위험으로부터 국민을 보호하기 위해 노력해야 한다), 국가의 보건의무를 규정하고 있는 헌법 제36조 제3항(모든 국민은 보건에 관하여 국가의 보호를 받는다)이라고 할 수 있다. 따라서 헌법에서 말한 건강하고 문화적인 생활은 기본적 인권의 한 측면으로 그것을 보장하는 의무를 국가(정부)나 지방자치단체는 지고 있다고 보아야 할 것이다. 이는 공공질서나 시설을 통해 보장되어야 하며 환경오염이나 공해, 또한 산업경제를 우선하는 사회상황에서 자연스럽게 발생한 것으로 공공의 이익을 추구한다.

(2) WHO(세계보건기구) 건강권의 개념

WHO(세계보건기구)의 건강의 정의에서 '단지 질병이 없고 허약하지 않다는 것뿐만 아니라 양호한 사회 환경 밑에서 양호한 심신의 활동에 기초하는 생활이 유지되는 것'으로 건강의 생물 의학적 측면에서도 중요성이 강조되면서 건강권을 인권의 하나로 인정하는 경향이 국제적으로 확산되었다.

2) 건강보장

(1) 건강(의료)보장의 정의

건강보장(medical security)은 개인의 능력으로 해결할 수 없는 의료문제를 사회적 연대책임으로 해결하고자 하는 것이다(표 2).

※ 건강보장제도라 함은 전체국민의 의료를 보장하는 국가제도를 통칭하는 의미로 의료는 건강을 유지, 증진하기 위한 서비스의 하나이므로 건강에 문제가 있을 때 의료서비스를 필요로 하는데, 의료보장은 이러한 개인적인 의료수요가 발생 했을 때 의료서비스를 제공하여 건강문제로부터

사회구성원들을 보호하기 위해 요구되는 필요한 보건의료서비스를 국가나 사회가 제공하는 제도적 장치로 건강보장제도는 건강보험(의료보험), 의료급여(의료보호), 산재보험을 포괄한다.

가) 건강보험제도

의료보장제도를 유지하는데 소요되는 경비를 자기 스스로 조달 할 수 있는 사람을 대상으로 운영하는 제도이다.

나) 의료보호제도

의료보장제도를 유지하는데 소요되는 경비를 자기 스스로 조달 할 수 없는 사람을 대상으로 운영하는 제도이다.

표 1-2. 소득계층별 의료보장제도

소득계층	제도	대상
고소득층	민간의료보험제도 사회의료보험제도	전국민
중산층	민간의료보험제도 사회의료보험제도	
저소득층	의료보호제도	

(2) 건강권이 인정하는 범위

가) 자유권적 보장

건강권이 인정됨으로써 각 개인은 국가에 대해 자기 건강권이 침해 받지 않도록 요구할 수 있다. 예를 들어 국가가 승인한 신의료기술이나 의약품 등에 의한 피해, 인체실험 등으로 인한 신체적·정신적 피해를 입지 않도록 국가에 요구할 수 있으며 이 경우 생명·신체에 대한 피해방지의 요구에 대한 권리를 생명권, 신체권이라고 할 수 있다.

나) 사회권적 보장

국가에 대해 적극적인 건강의 유지 및 증진 그리고 질병 예방과 치료 등 기타 건강회복에 대한 조치, 건강보장 등의 충실 등을 위한 정책과 제도를 요구할 수 있다.

다) 건강권의 보호에 대한 보장

보건의료관련법에는 모든 국민은 법률이 정하는 바에 따라서 자신과 가족의 건강에 대해서 국가의 보호를 받을 권리를 가지며, 성별·연령·종교·사회적 신분 또는 경제적 사정 등에 따라 자신과 가족의 건강에 관련된 권리를 침해받지 않을 것에 대해 규정하고 있다. 또한, 국가는 보건의료발전계획을 수립하여 시행해야 하고 평생 국민건강관리사업을 통해 어린이와 여성, 노인과 장애인 등의 건강증진 및 질병예방과 학교보건의료, 산업보건의료, 환경보건의료, 식품위생·영양 등을 관리해야 한다고 규정함으로 건강권 보호를 위한 규정을 두고 있다.

(3) 건강보장의 정의질병의 비용개념

질병의 비용개념이라 함은 질병발생으로 인하여 환자나 환자 가족에게 야기되는 정신적, 육체적, 금전적 손해의 일체를 의미한다. 이에는 치료에 소요되는 일체의 직접비용과 간접비용이 포함된다.

가) 직접비용

직접비용이라 함은 진찰비, 약값, 검사비, 수술비 등의 환자 치료시에 직접적으로 소요되는 금액을 의미한다.

나) 간접비용

환자가 치료기간 동안의 소득상실, 생산성 감소, 육체적 고통, 정신적 고통 등의 치료와 회복에 소요되는 대기시간, 조기사망에 의한 손실, 교통비, 장례비 등 질병과 관련하여 부수적 제경비나 손실가지 여기에 포함된다.

(4) 질병발생 원인에 따른 구분

직업성 질병의 경우에는 산재보험을 적용하고 비직업성 질병의 경우에는 건강보험이나 의료급여로 적용한다.

2. 건강보장제도의 국가 간 비교

1) 건강보장제도의 역사

(1) 기원(태초)

생존 및 종족보존을 위한 투쟁과정에서 자연발생적으로 씨족을 지켜야 할 필요성에 직면하였다.

(2) 근대

근대자본주의의 발달로 인한 빈부의 격차를 해소하기 위하여 도입된 것이 사회보장제도이다.

(3) 중세

근대국가가 형성되면서 제도적인 복지프로그램이 증가하기 시작하였으며 영국의 구빈법 제정이 그 효시이다.

※ 독일의 광부금고 : 위험한 광산에서 산업재해와 질병에 노출되어 있던 광부들을 보호하기 위하여 강제 적용했던 초기 사회보장의 한 형태이다.

(4) 산업혁명이후

1883년에 의료보험법이 의회를 통과(이것이 인류역사에서 특정 직종의 사람이 아닌 일반인들에게 실시한 법률에 의한 강제보험의 효시가 된다.

※ 복지국가 개념의 대두 : 적용대상자가 점진적으로 확대(2차 대전 이후에 노동근로자 →전체 국민대상)

2) 건강보장제도의 유형

한 나라의 의료보장제도는 역사와 문화의 산물로 의료보장제도를 운영하는데 소요되는 재원을 조달하는 방식 역시 그 사회의 여건에 따라 다르다(표 3).

(1) 국가별 유형에 따른 분류

가) 한국의 사회보험방식(NHI : National Health Insurance)

의료비에 대한 국민의 자기 책임의식을 견지하되 이를 사회화하여 정부기관이 아닌 보험자가 보험료로 재원을 마련하여 의료를 보장하는 방식이다.

나) 미국의 민간보험방식(Consumer Sovereignty Model)

일반 민간기관이나 민간기구에서 운영하는 방식으로 공적 의료보장 제도로 분류하지 않으며 국가가 보험제도를 운영할 수 있는 능력이 부족하거나 민간보험제도가 잘 발달한 나라에서 주로 적용한다.

다) 영국의 국민보건서비스 방식(NHS : National Health Service)

국민의 의료문제는 국가가 모두 책임져야 한다는 관점에서 정부가 일반조세에 의한 재원조달을 통해 국민에게 무상으로 보건서비스를 제공하는 방식이다.

표 1-3. 사회보험방식(NHI)과 국가보건서비스(NHS)방식의 비교

구분	사회보험방식(NHI)	국가보건서비스방식(NHS)
기본이념	의료비에 대한 국민의 1차적 자기 책임의식 견지 (국민의 정부의존 최소화)	국민의료비에 대한 국가책임견지 (국민의 정부의존 심화)
적용대상 관리	국민을 임금소득자, 공무원, 자영업자 등 구분하여 관리(극빈자는 별도 구분)	전 국민을 일괄적으로 적용 (집단구분 없음)
재원조달	•보험료 •일부국고지원	정부 일반조세
진료보수 산정방법	행위별수가제 또는 총액계약제 등	•일반 개원의는 인두제 •병원급은 의사 봉급제
관리기구	보험자	정부기관(사회보장청 등)
채택국가	독일, 프랑스, 네덜란드, 일본 등	영국, 스웨덴, 이태리, 캐나다 등
국민의료비	의료비 억제기능이 취약	의료비 통제효과가 강함.
보험료 형평성	•보험자내 보험료부과 구체적 •형평성의 확보가 가능 •보험자가 다수일때 보험자가 재정불균형의 발생을 우려	(선진국) 조세에 의한 재원조달로 소득재분배 효과가 강함 (단, 조세체계가 선진화되지 않은 경우 소득역전 초래)
의료서비스	•상대적으로 양질의 의료를 제공 •첨단 의료기술발전에 긍정적 영향	•입원대기환자의 급증 - 대기기관 장기화 - 개원의의 입원의뢰 남발 •사보험 가입경향 증가로 국민의 이중 부담초래
연대의식	가입자간 연대의식 강함.	가입자간 연대의식 희박
관리운영	•보험자중심 자율운영 (대표기구를 통한 가입자의 조합운영 참여보장) •직접 관리운영비 소요 (보험료 징수 등)	•정부기간 직접관리 (가입자의 운영참여 배제) •직접 관리운영비의 부분적 축소 (보험료 징수비용이 조세관리 비용으로 전가)

(2) 의료재원에 따른 분류

건강보장제도는 의료분야에서의 사회보장제도로서 크게 조세와 사회보험기금으로 구분할 수 있다.

가) 사회보험(Social Health Insurance)형

보험가입자의 보험료를 주재원으로 하는 경우이다.

나) 국가보건서비스(National Health Service)형

조세를 의료재원으로 하는 경우이다.

3. 진료비 지불제도

진료비 지불제도는 그 나라의 정치, 경제, 사회, 문화 등 여러 가지 사회제도에 따라 각각 다르며 의료보장제도에 따라서도 다르기 때문에 각 나라마다 그 나라의 실정에 맞도록 적합한 제도를 선택하여 실시하고 있다.

1) 지불대상에 따른 분류

- 의사에 대한 지불(physician payment)
- 병원에 대한 지불(hospital payment)
- 혼합형태

※ attending system을 실시하고 있는 경우는 의사에 대한 지불(physician payment)과 병원에 대한 지불(hospital payment)이 구분되어 있다. 그러나 우리나라나 일본의 경우는 의사에 대한 지불과 병원에 대한 지불을 구분하지 않고 하나의 수가로 지불하는 혼합형태 방식이다.

2) 지불단위(payment unit)에 따른 분류

(1) 행위별 수가제(fee for service)

시술 점수제. 성과불제라고도 하며 진료 수가가 진료 행위의 내역에 의하여 결정되는 방식으로 진료내역이라 함은 진료 내용과 진료의 양을 의미한다.

표 1-4. 행위별수가제 장 · 단점

행위별 수가제	
장점	양질의 의료를 제공한다.
	의사의 입장에서는 진료의 수준 을 향상시키려 노력한다.
	환자의 입장에서 타 제도에서 보다 정중한 대우를 받는다.
단점	진료비의 크기가 진료비용뿐만 아니라 진료의 양을 증가시킴으로써 과잉진료의 소지가 있다.
	유형적인 서비스가 무형적인 서비스나 고도의 판단을 요하는 서비스보다 더 큰 비중을 요하게 되며 진단 기술이 장비에 의존한다.
	예방보다 치료서비스에 치중한다.
	보험자가 진료행위를 통제 내지 규제하기 위한 심사제도 등 제도적 장치를 마련하고 있어 의료계와 논쟁이 되기도 하며 보험자 측에서도 진료비 심사를 위한 관리 운영비가 많이 소요된다.

(2) 서비스 묶음(bundle of service)

몇 가지의 서비스 행위와 이에 동반되는 진료재료를 한 단위로 지불하는 것으로 대표적인 예로 DRG's(Diagnosis Related Groups)가 있으며 진료행위별로 합산해서 진료비를 계산하지 않고 환자 1인당, 진료일수 1일당으로 보수단가를 미리 정하여 지불하는 방식이다.

표 1-5. 포괄수가제 장 · 단점

	DRG(포괄수가제)
장점	총진료비와 과잉진료비를 억제하고 관련 업무가 다소 간편하다.
	외래수술 및 조기퇴원 유도로 재원일수를 감소시킬 수 있으므로 환자의 불만이 크고 의사의 진료행위에도 상당한 제한을 가져온다.
단점	합병증이 발생하는 경우는 처리가 어렵고 중증이면 의사의 손해가 크다.
	신약의 사용이나 새로운 의학기술 적용에 둔감하다.

※ DRG's(Diagnosis Related Groups : 포괄수가제)

미국에서 Medicare, Medicaid 환자의 진료비 지급제도로 실시되고 있으며 이는 입원환자에 대한 진료비 지급을 결정하기 위해 개발된 분류체계로서 입원 질병을 case-mix(질병명, 중증도, 인구학적 특성, 치료방법 등)를 종합하여 분류 후에 따라 일정액을 보상 지급하는 제도이다. 우리나라에서도 한시적 선택사업으로 8개 질병군에 대하여 신청 요양기관에 한하여 운영하였으며 2003년 9월부터 7개로 변경하여 2012년 7월에는 병원급으로 확대하고 2013년 7월 종합병원급 이상의 전체 요양기관으로 확대하였다. 포괄수가제를 운영하는 7개 질병군은 안과(백내장수술), 이비인후과(편도선수술), 일반외과(항문수술, 탈장수술, 충수절제술(맹장수술)), 산부인과(제왕절개분만, 자궁 및 자궁부속기 수술)이다.

(3) 인두제(capitation)

1차 진료를 담당하는 개업의에 대한 지불방식으로 주민 1인당 진료보수의 단위를 정하고 그 의사에게 등록된 주민의 수에 따라 진료비를 정하는 제도로 등록된 인구수를 단위로 한다.

영국의 국민보건 서비스제도(NHS)의 기본 골격으로 이 방식은 진료행위의 내용이나 진료의 양과는 전혀 무관하게 진료수가가 결정되며 등 록의가 모든 1차 진료를 담당하며 응급환자를 제외하고는 등록의의 지시에 따라야 한다.

※ 행위별 수가와 혼합하여 인두제를 전제로 일정 범위 내에는 인두제로 지불하고 초과분은 행위별 수가제로 지불하는 방식도 있다.

표 1-6. 인두제 장 · 단점

	인두제(capitation)
장점	행정비가 크게 들지 않으며 총진료비의 억제 효과가 있다.
	의사의 입장에서 단골환자의 예방의료 서비스를 조장 할 수 있고 환자 측에서는 의사 선택의 자유가 있고 진료의 계속성이 보장된다.
단점	의료전달체계가 확립되어 1차 의료기관에서 이송되어 오는 환자를 적절하게 치료할 수 있는 2, 3차 의료기관이 뒷받침 되어야 한다.
	진료비 절감을 위하여 과소 진료의 우려가 있으며 2차 진료기관의 대기시간이 길어 질 수 있으며 의학기술의 도입 및 시설 장비 투자의욕이 저하될 수 있다.

(4) 총액계약제(global budgeting)

지불 측인 민간단체나 협회 도는 지역사회와 진료를 하는 측인 의료단체가 미리 진료보수 총액을 정하는 총액 청부 계약을 체결하고 진료측의 단체는 그 총액을 지불 받아 그 범위 내에서 진료를 담당하며 개개의 의사, 의료기관에 대한 보수의 배분을 진료 측의 단체가 스스로 행하는 방식이다. 즉, 기관당 총액을 지불하는 것과 같이 지불단위를 세분하지 않고 총액화하는 제도이다.

표 1-7. 총액계약제 장 · 단점

	총액계약제(global budgeting)
장점	총진료비 억제를 할 수 있으며 진료 측을 대표하는 단체가 진료보수를 배분하므로 과잉진료에 대한 통제가 가능하고 진료비 배분에서 오는 이해 대립 등을 의사 스스로가 자율적으로 해결하게 된다.
단점	대기시간 증가한다.

3) 수가 결정시기(rate setting)에 따른 분류

(1) 사전결정(prospective rate setting, 선불상환제)

의료서비스가 이루어 지기 전에 이미 수가의 수준이 결정되고 정부나 보험자 같은 제 3자에 의해서 수가가 결정된다.

(2) 사후 결정(retrospective rate setting, 후불제)

의료서비스 행위가 일어난 후 수가를 결정한다.

4) 지불방법에 따른 분류

(1) 제3자 지불제도

의료보험 제도에서 일반적으로 채택하고 있는 방식이다. 진료비 지불을 환자가 하지 않고 보험자가 직접 의료기관에 지불하는 방식이다. 환자는 최고의 진료를 받으려하고 보험자는 진료비 억제를 하려고 한다. 의료기관은 과잉, 과다진료의 경향이 있어 3자의 대립과 알력이 발생한다. 환자의 수진 남용을 방지하기 위하여 환자에게 일부부담금을 내게하고 나머지를 보험자가 지불하기도 하고 보험자가 진료비 전액을 의료기관에 지불한 다음 환자부담금을 추후에 환자로부터 징수하는 국가도 있다.

(2) 선불제도

보험자가 직접 환자에게 의료급여를 제공하는 방법으로 보험자의 의료기관 등에서 진료를 받는 경우이다.

사회보험기구 자영의 병원, 의원, 약국을 가지고 있는 경우나 보험자가 스스로 의사를 고용하여 가입자에게 의료를 제공하는 미국의 HMO가 이에 속한다.

(3) 상환제

피보험자가 진료비를 의료기관에 선불하고 사후에 진료비를 보험자로 부터 상환 받는 제도로 프랑스, 스웨덴 등이 예가 된다. 의료인의 과잉진료와 환자의 의료 남용 등도 억제하는 효과가 있다. 상환액은 수진의 남용을 막기 위하여 전액으로 하지 않고 일부는 피보험자의 부담으로 돌리고 있다.

5) 진료비 지불제도 선택 시 감안할 점

- 의료의 질
- 만족도
- 관리비용
- 의료수준
- 건강수준
- 현실여건에 적합(인력, 시설, 제정, 제도, 문화 등 : 실행가능성)
- 정부, 국민 및 의료인의 제도 수용성
- 절차, 이용 등의 간편성
- 종합적인 체계 ; 민간, 공공, 상호보완적

02

건강보험제도

02 건강보험제도

제1절 국민건강보험제도의 개요

1. 건강보험제도의 목적

국민건강보험제도는 국민의 질병·부상에 대한 예방·진단·치료·재활과 출산·사망 및 건강증진에 대하여 보험급여를 실시함으로써 국민보건 향상 및 사회보장 증진에 기여함을 목적으로 한다.(국민건강보험법 제1조).

2. 건강보험의 법적근거

헌법 제34조 및 제36조에서 국민의 인간다운 생활을 할 권리와 이를 실현하기 위한 국가의 사회보장·사회복지증진에 노력할 의무 및 국민의 보건에 관한 국가의 보호를 규정하고 있다.

헌법 제34조, 제36조

- 헌법 제34조
  ① 모든 국민은 인간다운 생활을 할 권리를 가진다.
  ② 국가는 사회보장 · 사회복지의 증진에 노력할 의무를 진다.
- 헌법 제36조
  ③ 모든 국민은 보건에 관하여 국가의 보호를 받는다.

사회보장보장기본법에서는 사회적 위험으로부터 국민을 보호하고 빈곤을 해소하며 국민생활의 질을 향상시키기 위하여 사회보장제도 중 사회보험을 규정하고 있다.

국민의 건강권을 보호하고 국가에 부여된 사회보장증진에 노력할 의무를 실현하고자 국민건강보험법을 제정하여 건강보장제도를 시행하고 있다. 국민건강보험법에는 건강보험제도에 관한 국민의 수급권 등 권리보장, 적용대상 및 보험료 부담 의무 등이 규정되어 있다. 한편 국가에서는 생활유지능력이 없거나 생활이 어려운 국민의 건강보장을 위하여 "의료급여법"에 의한 의료급여제도를 실시하고 있다.

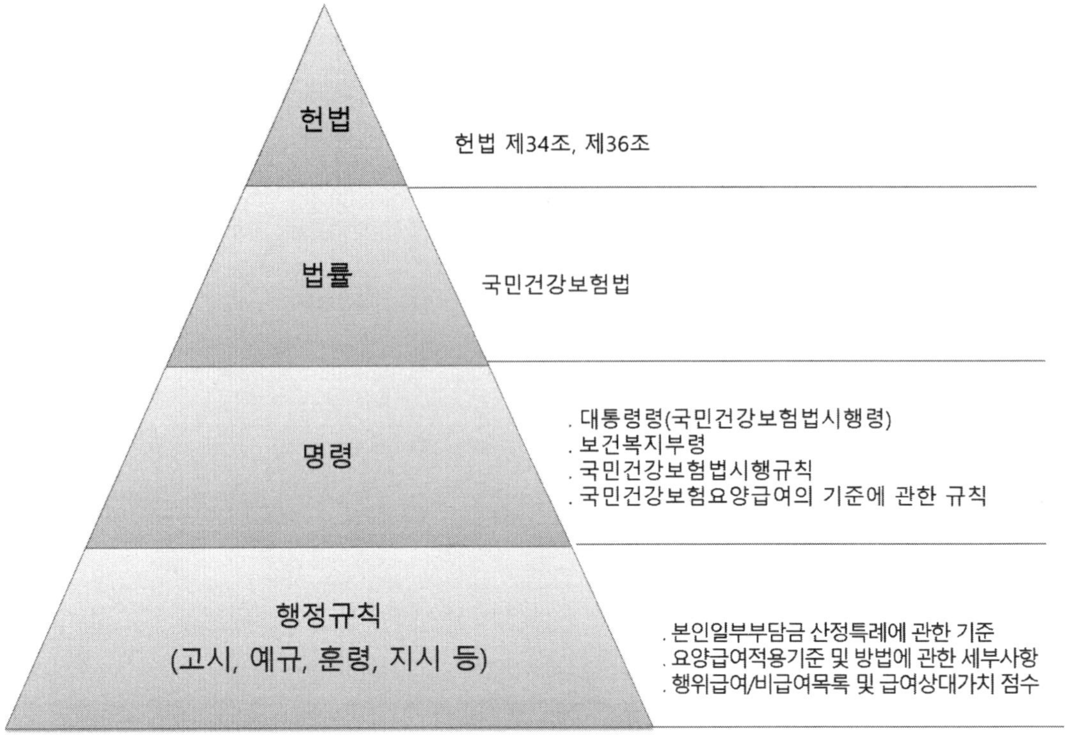

그림 2-1. 근거법령 체계

3. 건강보험의 연혁

(1) 임의보험 사업기(1963 - 1977)

- 1963.12.16. 국가재건최고회의에서 의료보험법 제정
- 1970. 8. 7. 의료보험법 개정(법률 제2228호)

(2) 피용자 의료보험의 단계적 실시

- 1977. 7. 1. 500인 이상 사업장 의료보험 실시
- 1979. 1. 1. 공·교 의료보험의 실시
- 1979. 7. 1. 300인 이상 사업장 의료보험 당연적용
- 1981. 1. 1. 100인 이상 사업장 의료보험 당연적용
  (16인 이상 사업장 임가입)

(3) 자영자 의료보험의 부분적 실시

- 1981. 7. 1. 지역의료보험 1차 시범사업 실시(홍천, 옥구, 군위)
- 1981.12. 1. 직종의료보험조합 발족(문화예술인, 이미용)
- 1982. 7. 1. 지역의료보험 제2차 시범사업(강화, 보은, 목포)

(4) 전국민 의료보험의 달성

- 1988. 1. 1. 농·어촌 지역의료보험 전국 확대 실시

- 1989. 7. 1. 도시지역의료보험 전국적 실시

(5) 의료보험 통합기(1998 - 현재)

- 1998.10. 1. 1차 의료보험 통합
  (공무원 및 사립학교 교직원 의료보험 및 227개 지역의료보험 통합)
  → 국민의료보험관리 공단 업무개시
- 2000. 7. 1. 의료보험 완전 통합
  (국민의료보험관리공단과 139개 직장조합)
  → 국민건강보험공단 및 건강보험심사평가원 업무 개시
- 2001. 7. 1. 5인 미만 사업장 근로자 직장가입자 편입
- 2002. 1. 19. 국민건강보험재정건전화특별법 제정
- 2003. 7. 1. 지역·직장재정 통합 운영
- 2011. 1. 1. 사회보험징수통합(건강보험, 국민연금, 고용보험, 산재보험)
- 2019. 7. 16. 외국인 지역가입자 당연적용

의료보험법제정(1963)

연도	피용자제도	자영자제도
1963	300인 이상 사업장 임의적용 근거마련	
1970	300인 이상 사업장 임의적용 근거마련	자영자에 대한 임의적용 근거마련
1977	500인 이상 사업장 당연적용	
1979	- 공무원 및 사립학교교직원 당연적용 - 300인 이상 사업장 당연적용	
1981	100인 이상 사업장 당연적용	- 지역 의료보험 1차 시범사업실시 (홍천, 옥구, 군위) - 직종의료보험조합설립
1982	16인 이상 사업장 당연적용	지역의료보험 2차 시범사업실시 (강화, 보은, 목포)
1988	5인 이상 사업장 당연적용	농어촌지역 자영자 당연적용
1989		도시지역 자영자 당연적용

연도	전국민의료보험실현
1998	국민의료보험법 제정 (공무원 및 사립학교 교직원의료보험 및 지역의료보험 통합
1999	국민건강보험법 제정 (공무원 및 사립학교 교직원의료보험 및 지역 · 직장의료보험 통합
2000	국민건강보험법 시행(2000.7.1)
2002	국민건강보험 재정건전화 특별법 제정(2002.1.19) - 2006.12.31. 종료되는 한시법
2003	직장 가입자와 지역 가입자의 보험제정 통합(2003.7.1)
2011	사회보험 징수 통합(건강보험 · 국민연금 · 보용보험 · 산재보험)

그림 2-2. 건강보험제도 연혁표

4. 건강보험 관리조직

1) 관리조직의 개요

국민건강보험법 상 국가를 대신하여 건강보험사업을 수행하는 주체에는 국민건강보험공단, 강보험심사평가원, 요양기관 등이 포함된다. 건강보험 운영에 있어 제도운영 전반에 관한 관리·감독은 보건복지부가 맡고 있다.

(1) 보건복지부

보건복지부는 국가의 보건·복지 정책을 관장한다. 빈곤, 질병, 노령 등 사회적 위험으로부터 국민을 보호하고 평생복지를 위한 아동, 청장년, 노인 등 생애 주기별 맞춤형 보건, 족지, 가족 정책으로 국민의 '삶의 질' 향상을 도모하는 기능을 수행한다. 주요기능으로는 국가의 사회복지, 인구정책, 건강정책, 공적부조, 건강보험, 국민연금, 장애인 정책, 보육정책 등에 관한 업무를 관장한다.

(2) 국민건강보험공단

2000년 7월 1일에 기존의 건강보험 관리운영 조직을 통합하여 탄생한 국민건강보험공단은 건강보험의 보험자로서 국민건강보험법 제13조에 의거 설립된 특수공법인이다. 가입자 및 피부양자의 자격 관리, 보험료와 그 밖에 국민건강보험법에 따른 징수금 부과·징수, 보험급여의 관리, 가입자 및 피부양자의 건강 유지·증진을 위한 예방사업, 보험급여 비용의 지급, 자산의 관리·운영 및 증식사업, 의료시설의 운영, 건강보험에 관한 교육훈련 및 홍보 실시, 건강보험에 관한 조사연구 및 국제협력 업무를 수행하고 있다.

(3) 건강보험심사평가원

건강보험심사평가원은 국민건강보험법 제62조에 의거하여 설립된 특수공법인이다. 요양급여비용 심사의 전문성·공정성·객관성 등의 제고를 통하여 심사의 효율성과 보험자 및 의료공급자와의 신뢰를 구축하고, 심사와 병행하여 요양급여의 적정성을 평가함으로 요양기관의 적정진료를 유도하고 국민이 양질의 의료서비스를 받도록 하는데 그 설립목적이 있다.

국민건강보험법 제63조에 따라 요양급여비용의 심사, 요양급여의 적정성 평가, 심사기준 및 평가기준의 개발, 다른 법률에 따라 지급되는 급여비용의 심사 또는 의료의 적정성 평가에 관하여 위탁받은 업무, 건강보험과 관련하여 보건복지부장관이 필요하다고 인정한 업무, 그 밖에 국민건강보험법 제48조에 의거 가입자 등의 요청이 있는 경우 가입자 등이 부담한 비용에 대한 요양급여 대상여부의 확인 업무 등을 수행하고 있다.

(4) 요양기관

요양기관이라 함은 가입자 및 피부양자의 질병·부상 또는 출산 시에 요양급여를 행하는 기관을 의미한다. 우리나라의 경우에는 의료기관이 국민건강보험법 상의 요양기관으로 참여함에 있어, 보험자가 일방적으로 요양기관을 지정하는 방식으로부터 전환하여 요양기관의 범위 및 종류를 구체적으로 법에서 규정하는 당연지정 요양기관제도를 채택하고 있다.

2) 건강보험사업 주체간의 역할분담 구조

건강보험법 하에서 국가를 대신하여 건강보험사업을 수행하는 주체는 국민건강보험공단, 건강보험심사평가원, 요양기관이다. 국민건강보험공단, 건강보험심사평가원(이하 '심평원') 및 요양기관은 국민건강증진이라는 건강보험법의 목적을 달성하기 위하여, 상호 대등한 당사자로서 국가의 건강보험사업의 일부를 법상 고유권한으로 각각 부여받아 수행하는 주체이다.

(1) 공단은 보험료를 부과·징수하고, 의료서비스의 비용(가격)을 요양기관과 계약으로 정하는 등 보험재정 관리주체로서의 역할을 수행한다.
(2) 요양기관은 건강보험에서 가장 중요한 가입자에 대한 의료서비스를 제공하며, 의료서비스의 비용을 공단과의 계약으로 정한다.
(3) 심사평가원은 요양기관이 제공한 의료서비스와 그 비용의 적정성을 객관적이고 공정하게 심사·평가하여 공단이 지급할 서비스 비용을 결정하고, 평가결과를 국민들에게 의료이용정보로 제공한다. 이 경우 심평원은 의료공급자(요양기관)와 의료수요자를 대표하는 공단과의 사이에서 요양기관이 제공한 의료서비스와 비용 산정에 대한 공정한 심판자로서의 역할을 수행하게 된다.

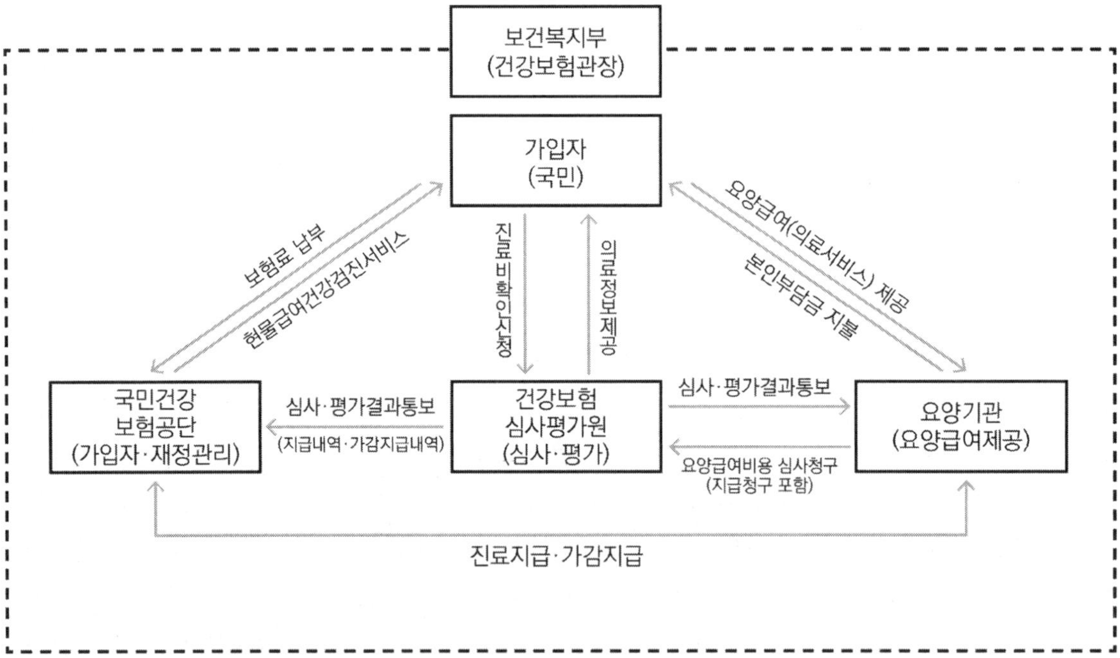

그림 2-3. 역할분담 구조

5. 건강보험료

보험료란 가입자와 피부양자의 질병·부상·분만·사망 등의 보험사고에 대하여 보험급여의 실시에 필요한 재원을 충당하기 위하여 가입자 및 사용자 등으로부터 징수하는 부담금을 말한다. 즉, 건강보험사업에 소요되는 비용을 충당하기 위하여 공단이 가입자 및 사용자 등으로부터 각출하는 금액을 지칭한다.

1) 직장(사업장) 가입자

(1) 특징

직장가입자의 소득 능력에 따라 보험료를 부과하며, 크게 보수월액보험료와 보수 외 소득월액보험료로 나뉜다.

보수월액보험료는 직장가입자가 지급받는 보수를 기준으로 산정하며, 보수가 지급되지 아니하는 개인 사업장의 사용자는 소득세법 제19조에 따른 사업소득 또는 사용자의 신고금액으로 산정한다.

보수 외 소득월액보험료(2024년도 기준)는 보수월액보험료 산정에 포함된 보수(소득)를 제외한 직장가입자의 소득(사업, 근로, 연금, 이자, 배당, 기타소득)이 연간 2,000만원을 초과하는 경우 보수 외 소득월액보험료 부과대상으로 산정한다.

(2) 보험료 산정(2024년 기준)

- 건강보험료 = 보수월액×보험료율(7.09% = 가입자 3.545% + 사용자 3.545%)

표 2-1. 건강보험료 부담비율

구분	계	가입자부담	사용자부담	국가부담
근로자	100	50	50	-
공무원	100	50		50
사립학교 교원	100	50	30	20

2) 지역가입자

(1) 특징

지역가입자의 건강보험료는 지역 세대의 가입자가 보유한 부과요소[소득, 재산(자동차, 전월세)]별 합산한 부과점수에 점수당 금액을 곱하여 세대 단위로 산정한다.

(2) 보험료 산정(2024년 기준)

= (소득월액* × 건강보험료율) + {재산(전월세 등 포함)보험료 부과점수 × 부과점수 당 금액(208.4원)}

- 부과요소*

소득 : 사업 · 이자 · 배당 · 연금 · 기타 · 근로소득

재산 : 주택, 건물, 토지, 선박, 항공기, 전월세

3) 가입자의 범위

"국내에 거주하는 국민"이 이 법의 적용대상인 가입자 등으로 규정되어 있습니다. 의료급여법에 따른 의료급여 수급권자, 국가유공자의 예우 및 지원에 관한 법률에 따른 국가유공자 중 의료보호를 받는 자는 건강보험에서의 가입자에서 제외한다.

피부양자는 직장가입자에 의하여 주로 생계를 유지하는 자로서 보수 또는 소득이 없는 자로 아래 사항에 해당되는 자를 말한다.

① 직장가입자의 배우자
② 직장가입자의 직계존속(배우자의 직계존속을 포함한다)
③ 직장가입자의 직계비속(배우자의 직계비속을 포함한다) 및 그 배우자
④ 직장가입자의 형제 · 자매

6. 보험급여

1) 보험급여의 정의

보험급여란 가입자 및 피부양자의 질병·부상에 대한 예방 · 진단 · 치료 · 재활과 출산 · 사망 및 건강 증진에 대하여 법령이 정하는 바에 따라 건강보험공단이 제공하는 의료서비스(현물) 또는 현금 형태로 제공하는 것을 보험급여라고 한다.

2) 보험급여의 수준

(1) 보편적 보호의 원칙

건강보험에 가입된 전체인구에 적용한다.

(2) 최저한의 적정급여

건강보험을 전인구 집단에게 적용하기 위하여 질병에 이환되었을 경우에는 인간의 존엄성을 상실함 없이 예방과 치료 및 재활서비스를 제공받아서 정상인으로 사회에 복귀하는데 필요한 최저수준의 급여를 제공하고 있다.

(3) 경제적 수준에 의해 결정

국민소득과 비례하며 의료체계의 유형에 따라 그 비율이 다양하도록 정하고 있다.

(4) 보험급여의 재원

보험료가 보험급여의 재원으로 사용되며 보험급여의 비용이 늘어나면 보험료 부담도 당연히 증가한다.

(5) 보험급여의 수준과 범위

정부나 보험자가 임의로 결정하기 보다는 해당국가의 경제체제 및 보건의료체계를 반영하여 국민의 공감과 합의를 거쳐 결정하는 것이 원칙이며 피보험자 및 사용자의 부담능력을 고려해서 결정한다.

3) 보험급여의 종류

우리나라에서 현재 시행되고 있는 건강보험급여는 건강보험법에서 정하고 있는 법정급여와 대통령령에 의한 부가급여로 나뉠 수 있다(표 9).

표 2-2. 보험급여의 종류

보험급여의 종류	종별	지급대상	비고
요양급여	현물급여	가입자, 피부양자	법정급여
건강검진	현물급여	가입자, 피부양자	법정급여
임신 · 출산 진료비	현물급여	가입자, 피부양자	부가급여
요양비	현금급여	가입자, 피부양자	법정급여
장애인보장구 급여비	현금급여	장애등록된 가입자, 피부양자	법정급여
본인부담상한액	현금급여	가입자, 피부양자	부가급여

(1) 요양급여(법 제41조)

가입자 및 피부양자의 질병·부상·출산 등에 대하여 진찰 · 검사, 약제 · 치료재료의 지급, 처치 · 수술 기타의 치료, 예방 · 재활, 입원, 간호, 이송 등의 요양급여를 실시한다. 요양급여의 방법 · 절차 · 범위 · 상한 등 요양급여의 기준은 보건복지부령(시행규칙)으로 정한다. 요양급여의 기준을 정함에 있어 업무 또는 일상생활에 지장이 없는 질환 및 기타 보건복지가족부령이 정하는 사항은 요양급여의 대상에서 제외할 수 있다(비급여).

(2) 건강검진(법 제52조)

가) 목적

- 정확한 건강검진을 통하여 질병의 조기발견
- 건강보험 가입자의 건강유지 도모
- 질병의 조기발견을 통한 조기치료로 재정지출을 최소화

나) 건강검진의 개요

1988년에 직장피부양자 건강검진 실시하여, 1990년에 공무원 및 사립학교교직원(이하공교) 피보험자 건강검진 실시(특정암 검진 포함)하였으며, 1995년 지역조합 피보험자 건강검진 실시하였습니다. 2000~2001 특정암검사 실시하여, 2007년 생애전환기 건강진단 및 영유아건강검진 실시하였으며, 2016년 학교 밖 청소년 건강 검진 등의 생애주기별 건강검진체계를 통해 평생 건강관리체계의 기반을 구축하였다.

일반건강검진 2차 · 생애전환기건강진단 일반건강검진으로 통합하고, 공통질환 · 성연령별질환 구분 및 고혈압, 당뇨병 질환의심자 확진검사 실시하고, 대장암검진 본인부담금 10% 폐지 및 대장암검진 유예, 66세이상 의료급여생애전환기검진을 실시하고 있다.

표 2-3. 건강검진제도 개선 연혁

년도	내용
2006	특정암 검진 본인부담 인하 : 50% → 20%
2007.4	생애전환기 건강진단 실시 : 만40세, 만66세
2007.11	영유아 건강검진 실시 : 생후 4개월~5세
2008.3	건강검진기본법 제정 (시행 2009.3.22.)
2009.1	건강검진제도 개선 : 1,2차 항목 통합
2010	영유아 검진대상 확대(4세) 암검진 본인부담률 인하 : 20% → 10%
2011	영유아구강검진 검진기간 5개월 연장
2011.7	자궁경부암검진 대상 확대 : 30대 모든여성
2012	의료급여수급권자 일반검진 실시 공휴일검진 실시
2012.4	영유아 검진대상 확대(66개월~71개월) (2014.4.1.)
2015	의료급여수급권자 자궁경부암 20대 이상 확대
2016	건강보험가입자 자궁경부암 20대 이상 확대 간암검진 주기 연2회(상하반기 각 1회) 확대
2016.6	학교 밖 청소년 건강검진 실시
2018	일반건강검진 2차 · 생애전환기건강진단을 일반건강검진으로 통합 66세이상 의료급여 생애전환기검진 실시
2019	20~30대 직장 피부양자 및 지역세대원 건강검진 확대 실시
2019.7	폐암검진 실시
2021.1	영유아 검진대상 확대(14~35일) (2021.1.1.)

① 일반건강검진

■ 검진대상

- 지역가입자는 세대주 및 만 20세 이상 세대원을 대상으로 2년에 1회 실시한다.
- 직장피부양자는 만 20세 이상 피부양자를 대상으로 2년에 1회 실시한다.
- 직장가입자는 사무직 근로자 중 격년제 실시에 따른 대상자, 비사무직 대상자 전체를 대상으로 사무직은 2년에 1회, 비사무직은 1년에 1회 실시한다.
- 의료급여수급권자는 만 19세 ~ 64세 의료급여 수급권자가 대상이며 만 65세 이상은 노인복지법에 의한 검진실시로 제외하며 주기는 2년에 1회 실시하고 66세 이상은 "의료급여 생애전환기검진" 실시한다.
- 일반건강검진결과 고혈압·당뇨병 질환의심자에 한하여 병의원에서 확진검사 실시한다.

■ 검진항목

- 공통항목 : 문진 및 체위검사, 흉부방사선 검사, 혈액검사(혈색소, 공복혈당, AST, ALT, γ-GTP, 혈청크레아티닌, e-GFR), 요검사(요단백), 구강검진
- 남성 만 24세 이상, 여성 만 40세 이상(4년 마다) : 혈액검사(이상지질혈증 검사)로 총콜레스테롤, HDL콜레스테롤, 트리글리세라이드, LDL콜레스테롤
- 만 40세 : B형간염
- 만 54세, 66세 여성 : 골다공증

- 만 66세 이상(2년에 1회) : 인지기능장애
- 만 20, 30, 40, 50, 60, 70세 : 우울증
- 만 40, 50, 60, 70세 : 생활습관평가
- 만 66, 70, 80세 : 노인신체기능
- 만 40세 : 치면세균막검사

② **암검진**

■ 검진대상

- 위암은 만 40세 이상인 자로 2년 주기로 실시한다.
- 유방암은 만 40세 이상 여성인 자로 2년 주기로 실시한다.
- 대장암은 만 50세 이상인 자로 1년 주기로 실시한다.
- 간암은 만 40세 이상인 자 중 해당연도 전 2년간 보험급여내역간암발생고위험군(간경병증, 만성 간질환자 등 해당자)와 과거년도 일반건강검진의 B형 간염표면항원 검사 또는 C형 간염 항체 HCV Antibody 검사 결과가 '양성'인 자로 6개월 주기로 실시한다.
- 자궁경부암은 만 20세 이상 여성인 자로 2년 주기로 실시한다.
- 폐암은 만 54~74세 폐암발생 고위험군인 자와 고위험군 기준으로 현재 흡연중인 자로 해당연도 전 2년 내 국가건강검진(일반·생애) 시 작성하는 문진표로 흡연력이 30갑년 이상으로 확인되는 자 그리고 해당연도 전 2년 내 건강보험 금연치료 사업참여를 위해 작성하는 문진표로 흡연력이 30갑년 이상으로 확인되는 자는 2년 주기로 실시한다.
- 암 산정특례 적용자 또는 암검진 실시기준에 따른 대장내시경 검사 후 5년이 경과하지 않은 자는 해당 암검진 대상에서 유예한다.

■ 비용부담

- 일반건검진 : 건강보험 공단 전액 부담
- 국가암검진대상자, 의료급여수급권자 : 본인부담 없음

③ 영유아 건강검진

6세 미만의 가입자 및 피부양자를 대상으로 하며 비용은 공단이 전액 부담한다.

표 2-4. 영유아 건강검진 구분

구분	검진시기 (유효기간)	검진항목	검진방법	구강 검진
1차	14일 (14-35일)	문진 및 진찰	시각문진, 외안부시진, 청각문진	
		신체계측	키, 몸무게, 머리둘레	
		건강교육 및 상담	영양, 수면, 안전사고 예방	
2차	4개월 (4-6개월)	문진 및 진찰	시각문진, 외안부 시진, 청각문진	
		신체계측	키, 몸무게, 머리둘레	
3차	9개월 (9-12개월)	문진 및 진찰	시각문진, 외안부 시진, 청각문진	
		신체계측	키, 몸무게, 머리둘레	
		발달평가 및 상담	검사 도구에 의한 평가 및 상담	
		건강교육 및 상담	안전사고 예방, 영양, 구강, 정서 및 사회성	
4차	18개월 (18-24개월)	문진 및 진찰	시각문진, 외안부 시진, 청각문진	ㅇ (18~29개월)
		신체계측	키, 몸무게, 머리둘레	
		발달평가 및 상담	검사 도구에 의한 평가 및 상담	
		건강교육 및 상담	안전사고 예방, 영양, 대소변가리기, 전자미디어 노출, 개인위생, 정서 및 사회성	
5차	30개월 (30-36개월)	문진 및 진찰	시각문진, 외안부 시진, 청각문진	ㅇ (30~41개월)
		신체계측	키, 몸무게, 머리둘레	
		발달평가 및 상담	검사 도구에 의한 평가 및 상담	
		건강교육 및 상담	영양, 대소변 가리기, 정서 및 사회성, 취학 전 준비	
6차	42개월 (42-48개월)	문진 및 진찰	시각문진, 시력검사, 청각문진, 귓속말 검사	ㅇ (42~53개월)
		신체계측	키, 몸무게, 머리둘레, 체질량지수	
		발달평가 및 상담	검사 도구에 의한 평가 및 상담	
		건강교육 및 상담	안전사고 예방, 영양, 정서 및 사회성	
7차	54개월 (54-60개월)	문진 및 진찰	시각문진, 시력검사, 청각문진	ㅇ (54~65개월)
		신체계측	키, 몸무게, 머리둘레, 체질량지수	
		발달평가 및 상담	검사 도구에 의한 평가 및 상담	
		건강교육 및 상담	안전사고 예방, 영양, 전자미디어 노출	
8차	66개월 (66-71개월)	문진 및 진찰	시각문진, 시력검사, 청각문진, 예방접종확인	
		신체계측	키, 몸무게, 머리둘레, 체질량지수	
		발달평가 및 상담	검사도구에 의한 평가 및 상담	
		건강교육 및 상담	안전사고 예방, 영양, 취학전준비	

④ 학교 밖 청소년 건강검진

9세 이상 18세 이하 학교 밖 청소년과 19세 학교 밖 청소년은 다른 국가건강검진과 중복되지 않는 경우에 검진이 가능하며, 전액 국고에서 부담한다.

표 2-5. 청소년 건강검진 구분

<table>
<tr><th>구분</th><th colspan="12">검사항목 및 방법</th></tr>
<tr><td rowspan="2">일반</td><td rowspan="2">건강
상담
(문진등)</td><td>요검사</td><td colspan="5">혈액검사</td><td colspan="2">B형간염검사</td><td>C형간염
검사</td><td>구강
검진</td><td>흉부
방사선
촬영</td></tr>
<tr><td>요단백
요잠혈</td><td>혈
색
소</td><td>혈
당</td><td>총콜레
스테롤</td><td>AST</td><td>ALT</td><td>B형간염
표면항원</td><td>B형간염
표면항체</td><td>C형간염
항체</td><td></td><td></td></tr>
<tr><td>선택</td><td>상담료</td><td colspan="4">매독</td><td colspan="4">후천성면역결핍증(HIV)</td><td colspan="3">클라미디아,임질
(성매개질환)</td></tr>
<tr><td rowspan="2">확진</td><td rowspan="2">상담료</td><td colspan="2">고혈압</td><td colspan="2">당뇨병</td><td colspan="2">신장질환</td><td colspan="2">이상지질혈증</td><td>C형간염</td><td colspan="2">매독</td></tr>
<tr><td colspan="2">혈압측정</td><td colspan="2">공복혈당</td><td colspan="2">요단백,
요잠혈</td><td colspan="2">총콜레스테롤,
HDL,LDL,중성지방</td><td>C형간염
정밀
검사</td><td colspan="2">매독
정밀검사</td></tr>
</table>

(3) 부가급여(임신 · 출산 진료비, 상병수당 등)

가) 정의

공단은 건강보험법 제50조에서 임신·출산(유산 및 사산을 포함한다. 이하 같다) 진료비로 하며 임신·출산 진료비 지원 대상은 ① 임신·출산한 가입자 또는 피부양자, ② 2세 미만인 가입자 또는 피부양자(이하 "2세 미만 영유아"라 한다)의 법정대리인(출산한 가입자 또는 피부양자가 사망한 경우에 한정한다)이다.

또한 공단은 ① 임신·출산한 가입자 또는 피부양자의 진료에 드는 비용, ② 임신·출산한 가입자 또는 피부양자의 약제·치료재료의 구입에 드는 비용, ③ 2세 미만 영유아의 진료에 드는 비용, ④ 2세 미만 영유아에게 처방된 약제·치료재료의 구입에 드는 비용 어느 하나에 해당하는 사람에게 비용을 결제할 수 있는 임신·출산 진료비 이용권(이하 "이용권"이라 한다)을 발급할 수 있다.

이용권을 발급받으려는 사람(이하 이 조에서 "신청인"이라 한다)은 보건복지부령으로 정하는 발급 신청서에 임신·출산(유산 및 사산을 포함)중 어느 하나에 해당한다는 사실을 확인할 수 있는 증명서를 첨부해 공단에 제출해야 하며, 이용권 발급 신청을 받은 공단은 신청인의 사유를 확인한 후 신청인에게 이용권을 발급해야 해야 한다. 이용권을 사용할 수 있는 기간은 이용권을 발급받은 날부터 ① 임신·출산한 가입자 또는 피부양자: 출산일(유산 및 사산의 경우 그 해당일)부터 2년이 되는 날, ② 2세 미만 영유아의 법정대리인: 2세 미만 영유아의 출생일부터 2년이 되는 날까지이다.

이용권으로 결제할 수 있는 금액의 상한은 ① 하나의 태아를 임신·출산한 경우: 100만원, ② 둘 이상의 태아를 임신·출산한 경우: 140만원이다. 다만, 보건복지부장관이 필요하다고 인정하여 고시하는 경우에는 상한을 초과하여 결제할 수 있다.

나) 기타

① 장제비는 2008년에 폐지되었으며 그전에는 사망일로부터 3년 이내에 신청하면 25만원이 지급되었습니다. 이 제도는 건강보험 재정안정 등을 이유로 대통령령 제20461(2007.12.27. 공포)에 의해 폐지되었다.

② '상병수당' 제도란 근로자가 업무와 관계없는 질병·부상으로 인하여 경제활동이 불가한 경우, 적시에 치료를 받을 수 있도록 소득의 일정 부분을 보장해 주는 사회보장제도로 우리나라와 미국의 일부 주를 제외한 모든 OECD 국가들에서는 이미 상병수당 제도를 시행하고 있다. 따라서 우리나라는 코로나19 겪으며 필요성이 대두되었으며 현재 시범사업으로 시행되고 있다. 상병수당 지원자격은 대한민국 국적자로서 시범사업 지역 거주 취업자 또는 해당 지역 내 사업장에서 일하는 근로자가 대상이며, 연령은 만15세 이상~만 65세 미만이다. 시범사업 지역으로 2022년7월4일부터 1단계 시범사업 지역은 서울 종로구, 경기 부천시, 충남천안시, 전남 순천시, 경북 포항시, 경남창원시이며, 2023년7월3일부터 2단계 시범사업 지역은 경기 안양시, 경기 용인시, 대구 달서구, 전북 익산시이다.

(4) 요양비(법 제49조)

공단은 가입자나 피부양자가 보건복지부령으로 정하는 긴급하거나 그 밖의 부득이한 사유로 요양기관과 비슷한 기능을 하는 기관으로서 보건복지부령으로 정하는 기관(제98조제1항에 따라 업무정지기간 중인 요양기관을 포함한다. 이하"준요양기관"이라 한다)에서 질병·부상·출산 등에 대하여 요양을 받거나 요양기관이 아닌 장소에서 출산한 경우에는 그 요양급여에 상당하는 금액을 보건복지부령으로 정하는 바에 따라 가입자나 피부양자에게 요양비로 지급한다.

준요양기관은 보건복지부장관이 정하는 요양비 명세서나 요양명세를 적은 영수증을 요양을 받은 사람에게 내주어야 하며, 요양을 받은 사람은 그 명세서나 영수증을 공단에 제출하여야 한다.

제1항 및 제2항에도 불구하고 준요양기관은 요양을 받은 가입자나 피부양자의 위임이 있는 경우 공단에 요양비의 지급을 직접 청구할 수 있으며, 이 경우 공단은 지급이 청구된 내용의 적정성을 심사하여 준요양기관에 요양비를 지급할 수 있다.

제3항에 따른 준요양기관의 요양비 지급 청구, 공단의 적정성 심사 등에 필요한 사항은 보건복지부령으로 정한다.

가) 요양비 청구가 가능한 항목

① 요양기관을 이용할 수 없거나 요양기관이 없는 경우

② 만성신부전증 환자가 의사의 처방전에 따라 복막관류액 또는 자동복막투석에 사용되는 소모성 재료를 요양기관 외의 의약품판매업소에서 구입·사용한 경우

③ 산소치료를 필요로 하는 환자가 의사의 산소치료 처방전(의료용 산소발생기 등)에 따라 보건복지부장관이 정하여 고시하는 방법으로 산소치료를 받는 경우

④ 당뇨병 환자가 의사의 처방전에 따라 혈당검사 또는 인슐린주사에 사용되는 소모성 재료나 당뇨병 관리기기를 요양기관 외의 의료기기판매업소에서 구입·사용한 경우

⑤ 신경인성 방광환자가 의사의 처방전에 따라 자가도뇨에 사용되는 소모성 재료를 요양기관 외의 의료기기판매업소에서 구입·사용한 경우

⑥ 보건복지부장관이 정하여 고시하는 질환이 있는 사람으로서 인공호흡기 또는 기침유발기를 필요로 하는 환자가 의사의 처방전에 따라 인공호흡기 또는 기침유발기를 대여받아 사용하는 경우

⑦ 수면무호흡증 환자가 의사의 처방전에 따라 양압기(수면 중 좁아진 기도에 지속적으로 공기를 불어 넣어 기도를 확보해 주는 기구를 말한다)를 대여받아 사용하는 경우

⑧ 상기①항에 해당하는 사유로 질병 · 부상 · 출산[사산(死産)의 경우에는 임신 16주 이상인 경우를 말한다]에 대하여 요양을 받은 경우에는 별지 제18호서식의 요양비 지급청구서와 아래 서류를 제출하여야 한다.

가. 요양비 명세서 또는 세금계산서(약국의 경우에는 처방전과 세금계산서를 말한다) 사본 1부
나. 요양기관에서 요양을 받을 수 없었던 사유를 증명할 수 있는 서류 1부

나) 임신 · 출산 진료비 이용권의 신청 및 발급 등

임신 · 출산 진료비 이용권(이하 "이용권"이라 한다)의 발급을 신청하려는 사람은 산부인과전문의 또는 「의료법」 제6조에 따른 조산사가 임신 · 출산 사실을 확인한 신청서를 공단에 제출해야 한다. 이 경우 임신 사실은 산부인과전문의만 확인할 수 있다.

(5) 장애인보조기기(시행규칙 제26조제1항 관련, 복지부 고시 제2021-191호, 2023.11.15. 개정)

가) 목적

장애인복지법에 의하여 등록된 장애인인 가입자 및 피부양자가 장애인보조기기를 구입할 경우 구입금액 일부를 국민건강보험공단에서 보험급여비로 지급하는 제도입니다「국민건강보험법 시행규칙」 제26조 및 별표 7에 따라 장애인보조기기에 대한 보험급여의 기준 및 방법 등에 관한 사항을 규정한다.

보험급여 품목은 의지 및 보조기, 휠체어, 보청기 등 9개 분류 88개 품목이다.

나) 보조기기 처방 등의 전문과목

표 2-6. 보조기기 유형별 처방 · 검수확인 전문의의 전문과목

<table>
<tr><th colspan="3">보조기기 분류 및 유형</th><th colspan="2">전문과목</th></tr>
<tr><td colspan="3">팔의지, 다리의지,
팔보조기, 척추보조기,
골반보조기, 다리보조기,
교정용신발류</td><td colspan="2">재활의학과, 정형외과, 신경외과, 신경과, 외과</td></tr>
<tr><td rowspan="8">그 밖의
보조기기</td><td colspan="2">저시력 보조안경,
콘택트렌즈,
돋보기, 망원경, 의안</td><td colspan="2">안과</td></tr>
<tr><td colspan="2">보청기,
개인용 음성 증폭기</td><td colspan="2">이비인후과</td></tr>
<tr><td colspan="2" rowspan="3">수동휠체어
전동휠체어
전동스쿠터</td><td>지체장애
뇌병변장애</td><td>재활의학과, 정형외과,
신경외과, 신경과, 외과</td></tr>
<tr><td>심장장애</td><td>재활의학과,
내과(순환기분과), 흉부외과</td></tr>
<tr><td>호흡기장애</td><td>재활의학과,
내과(호흡기분과, 알레르기분과),
흉부외과, 결핵과</td></tr>
<tr><td colspan="2">자세보조용구</td><td colspan="2">재활의학과, 정형외과</td></tr>
<tr><td colspan="2">욕창예방방석
욕창예방매트리스
이동식전동리프트
전방보행차
후방보행차</td><td colspan="2">재활의학과, 정형외과, 신경외과, 신경과, 외과</td></tr>
</table>

다) 보험급여 지급 대상자 기준

①-1 가군 전동휠체어

<table>
<tr><th colspan="3">장애유형</th><th>대상자 세부 인정기준</th></tr>
<tr><td rowspan="8">지
체
장
애</td><td>절단장애</td><td>하지절단</td><td>다음 각 호의 요건을 모두 충족하는 사람
1. 절단장애가 발생한 날부터 1년이 경과된 뒤에도 의지를 장착한 상태로 평지에서 100m 이상 보행이 어려울 것
2. 팔의 기능장애로 팔에 대한 맨손 근력검사 결과가 최대근력 3등급 이하일 것</td></tr>
<tr><td>관절장애</td><td>하지관절</td><td rowspan="5">다음 각 호의 요건을 모두 충족하는 사람
1. 평지에서 100m 이상 보행이 어려울 것
2. 팔의 기능장애로 팔에 대한 맨손 근력검사 결과가 최대근력 3등급 이하일 것</td></tr>
<tr><td rowspan="2">지체기능장애</td><td>하지기능</td></tr>
<tr><td>척추장애</td></tr>
<tr><td colspan="2">변형 등의 장애</td></tr>
<tr><td rowspan="2">척수장애</td><td>불완전손상</td></tr>
<tr><td>완전손상</td><td>다음의 요건을 모두 충족하는 사람
1. 척수신경 중, 10번 가슴신경(T10)부터 목신경 사이에 손상이 있을 것
2. 팔에 대한 맨손 근력검사 결과가 최대근력 3등급 이하일 것</td></tr>
<tr><td colspan="3">뇌병변장애</td><td>다음 각 호의 요건을 모두 충족하는 사람
1. 평지에서 100m 이상 보행이 어려울 것
2. 팔의 기능장애로 팔에 대한 맨손 근력검사 결과가 최대근력 3등급 이하일 것</td></tr>
<tr><td colspan="3">심장장애</td><td>다음 각 호의 요건을 모두 충족하는 사람
1. 전신기능 저하로 평지에서 100m 이상 보행이 어려울 것
2. 운동부하 검사: 2METs 이상 4METs 미만</td></tr>
</table>

호흡기장애	다음 각 호의 요건을 모두 충족하는 사람 1. 전신기능 저하로 평지에서 100m 이상 보행이 어려울 것 2. 다음 각 목의 어느 하나 이상에 해당하는 사람 가. 만성호흡기 질환으로 인하여 기관절개관을 유지하고 24시간 인공호흡기로 생활하는 사람 나. 폐환기 기능(1초시 강제날숨량, FEV1) 또는 폐확산능(DLco)이 정상예측치의 30% 이하인 사람 다. 동맥혈 산소분압이 60mmHg 이하인 사람
지체·뇌병변· 심장 및 호흡기장애	위 장애유형별 기준에 적합하고, 다음 각 호의 어느 하나에 해당하는 사람(최소한의 교통규칙을 이해하고 전동휠체어의 조작을 원활하게 할 수 있을 것) 1. 자동차 운전면허 취득자 2. 다음 각 목의 검사 결과에 모두 해당할 것 가. 간이인지기능 검사(MMSE): 24점 이상 나. 일상생활동작 검사(MBI이용): 적합

(비고)
- 심장장애 또는 호흡기장애를 가진 사람이 지체장애를 중복하여 가진 경우에는 둘 중의 하나의 장애에 대하여 대상자 세부인정 기준을 충족하면 전동휠체어에 대하여 보험급여를 실시할 수 있다.
- 팔에 대한 맨손 근력검사 결과 양쪽 최대근력등급이 상이한 경우 낮은 쪽의 최대근력 등급을 적용한다.
- 팔에 대한 맨손근력 검사 결과 최대 근력이 4등급이라도 근육 노화 등 기타 사유로 팔의 근력 유지가 힘든 경우에는 전동휠체어를 급여할 수 있다.

①-2 나군 전동휠체어

장애유형	대상자 세부 인정기준
지체장애 또는 뇌병변장애	다음 각 호의 요건을 모두 충족하는 사람 1. 가군 전동휠체어 급여 대상에 해당하는 자 중 정도가 심한 지체 또는 뇌병변 장애인 2. 수정바델지수 항목 중 화장실 이용, 대 · 소변 관리의 점수가 5점 이하일 것 3. 스스로 앉기가 어렵고, 기대지 않고는 독립적으로 앉은 자세를 유지하여 못하여 욕창 또는 자세 관리가 필요한 장애인 4. 의사의 평가 및 소견 결과 나군 전동휠체어가 의료적으로 필요하다고 인정되는 장애인 5. 대상자는 방광 관리를 위해 카테터 삽입을 이용하거나, 휠체어에서 침대로 독립적으로 이동할 수 없을 것 6. 증가된 근긴장도 또는 떨림을 관리하기 위해 전동식 자세변경장치가 필요할 것

② 의료용스쿠터

<table>
<tr><th colspan="3">장애유형</th><th>대상자 세부 인정기준</th></tr>
<tr><td rowspan="6">지
체
장
애</td><td>절단장애</td><td>하지절단</td><td>다음 각 호의 요건을 모두 충족하는 사람
1. 절단장애가 발생한 날부터 1년이 경과된 뒤에도 의지를 장착한 상태로 평지에서 100m 이상 보행이 어려울 것
2. 다음 각 목의 어느 하나에 해당할 것
가. 팔의 기능장애로 팔에 대한 맨손 근력검사 결과가 최대근력 4등급 이상일 것
나. 팔의 기능에 이상이 없는 경우, 내부기관에 대한 중복장애가 있을 것</td></tr>
<tr><td>관절장애</td><td>하지관절</td><td rowspan="5">다음 각 호의 요건을 모두 충족하는 사람
1. 평지에서 100m 이상 보행이 어려울 것
2. 다음 각 목의 어느 하나에 해당할 것
가. 팔의 기능장애로 팔에 대한 맨손 근력검사 결과가 최대근력 4등급 이상일 것
나. 팔의 기능에 이상이 없는 경우, 내부기관에 대한 중복장애가 있을 것</td></tr>
<tr><td rowspan="2">지체기능장애</td><td>하지기능</td></tr>
<tr><td>척추장애</td></tr>
<tr><td colspan="2">변형 등의 장애</td></tr>
<tr><td>척수장애</td><td>불완전손상</td></tr>
</table>

	완전손상	다음 각 호의 요건을 모두 충족하는 사람 1. 척수신경 중, 10번 가슴신경(T10)부터 목신경 사이에 손상이 있을 것 2. 다음 각 목의 어느 하나에 해당할 것 가. 팔의 기능장애로 팔에 대한 맨손 근력검사 결과가 최대근력 4등급 이상일 것 나. 팔의 기능에 이상이 없는 경우, 내부기관에 대한 중복장애가 있을 것
뇌병변장애		다음 각 호의 요건을 모두 충족하는 사람 1. 평지에서 100m 이상 보행이 어려울 것 2. 다음 각 목의 어느 하나에 해당할 것 가. 팔의 기능장애로 팔에 대한 맨손 근력검사 결과가 최대근력 4등급 이상일 것 나. 팔의 기능에 이상이 없는 경우, 내부기관에 대한 중복장애가 있을 것
심장장애		다음 각 호의 요건을 모두 충족하는 사람 1. 전신기능 저하로 평지에서 100m 이상 보행이 어려울 것 2. 운동부하 검사: 2METs 이상 4METs 미만
호흡기 장애		다음 각 호의 요건을 모두 충족하는 사람 1. 전신기능 저하로 평지에서 100m 이상 보행이 어려울 것 2. 다음 어느 하나 이상에 해당하는 사람 가. 만성호흡기 질환으로 인하여 기관절개관을 유지하고 24시간 인공호흡기로 생활하는 사람 나. 폐환기 기능(1초시 강제날숨량, FEV1) 또는 폐확산능(DLco)이 정상예측치의 30% 이하인 사람 다. 동맥혈 산소분압이 60mmHg 이하인 사람
지체 · 뇌병변 · 심장 및 호흡기 장애		위 장애유형별 기준에 적합하고, 다음 각 호의 어느 하나에 해당하는 사람(최소한의 교통규칙을 이해하고 전동스쿠터의 조작을 원활하게 할 수 있을 것) 1. 자동차 운전면허 취득자 2. 다음 각 목의 검사 결과에 모두 해당할 것 가. 간이인지기능 검사(MMSE): 24점 이상 나. 일상생활동작 검사(MBI이용): 적합

(비고)

■ 팔에 대한 맨손 근력검사 결과 양쪽 최대근력등급이 상이한 경우 낮은 쪽의 최대근력 등급을 적용한다.

③ 자세보조용구

자세보조용구에 대한 보험급여는 장애의 정도가 심한 뇌병변장애 또는 지체장애로 스스로 앉기가 어렵고, 기대지 않고는 독립적으로 앉은 자세를 유지하지 못하는 사람으로서 아래의 기준을 충족하는 사람에 대하여 실시한다.

장애유형	대상자 세부 인정기준
뇌병변·지체장애	다음 각 호의 어느 하나의 요건을 충족하는 사람 1. 큰동작기능분류체계(Gross Motor Function Classification System, GMFCS) Ⅳ등급 또는 Ⅴ등급에 해당할 것 2. 다리에 대한 맨손 근력 검사: 0등급 ~ 2등급 3. 영상의학 검사 결과가 다음 각 목의 어느 하나에 해당할 것 가. 코브각도(Cobb's angle): 20도 이상 나. 척추앞뒤굽음: 50도 이상 다. 엉덩이관절이동지수(Hip migration index): 30% 이상

④ 보청기

장애유형	대상자 세부 인정기준
청각장애	1. 편측 : 청각장애인(청력장애에 한함)으로 보청기 사용이 일상생활에 도움이 된다고 이비인후과 전문의가 판단한 경우 2. 양측 : 편측 급여대상에 해당하는 자 중 다음 각 목의 요건을 모두 충족하는 경우 가. 19세 미만의 청각장애인 나. 양측 80dB 미만의 난청환자 다. 양측 말소리명료도가 50%이상 라. 양측 순음청력역치 차이가 15dB이하 마. 양측 말소리명료도 차이가 20%이하 3. 의식이 명료하지 않거나 보청기를 사용할 수 없다고 이비인후과 전문의가 판단한 경우에는 보청기 적용(편측, 양측) 제외

⑤ 욕창예방방석

장애유형	대상자 세부 인정기준
지체장애 또는 뇌병변 장애	다음 각 호의 요건을 모두 충족하는 사람 1. 전동휠체어나 수동휠체어 급여대상자일 것 2. 신경손상, 근 약화 등으로 스스로 체위변환을 할 수 없거나, 하반신 기능 상실 등으로 욕창 발생 가능성이 있을 것

⑥ 욕창예방매트리스

장애유형	대상자 세부 인정기준
지체장애 또는 뇌병변 장애	다음 각 호의 요건을 모두 충족하는 사람 1. 정도가 심한 지체 · 뇌병변 장애 2. 신경손상, 근 약화 등으로 스스로 체위 변환을 할 수 없어 욕창 발생 가능성이 있을 것 3. 수정바델지수(MBI) 점수가 53점 이하 또는 두 다리에 대한 맨손근력검사 결과가 각각 0~2등급일 것, 단 종전 지체 · 뇌병변 1 · 2급 장애인으로 확인되는 경우 동 기준 적용 제외

⑦ 이동식전동리프트

장애유형	대상자 세부 인정기준
지체장애 또는 뇌병변 장애	다음 각 호의 요건을 모두 충족하는 사람 1. 정도가 심한 지체 · 뇌병변 장애 2. 수정바델지수(MBI) 점수 중 의자/침대 이동 항목의 점수가 3점 이하일 것 3. 수정바델지수(MBI) 점수가 32점 이하 또는 두 다리에 대한 맨손근력검사 결과가 각각 0~1등급일 것, 단 종전 지체 · 뇌병변 1급 장애인으로 확인되는 경우 동 기준 적용 제외

⑧ 전방보행차

장애유형	대상자 세부 인정기준
지체장애 또는 뇌병변 장애	다리 근력저하 또는 강직이 있으나 팔의 보조로 보행이 가능한 사람

⑨ **후방보행차**

장애유형	대상자 세부 인정기준
뇌병변 장애	다음 각 호의 요건을 모두 충족하는 사람 1. 뇌성마비로 인한 뇌병변 장애 2. 상지의 보조로 보행이 가능

⑩ **수동휠체어**

유형	장애유형	대상자 세부 인정기준
일반형	지체 · 뇌병변 · 심장 · 호흡기 장애	의지 · 보조기, 지팡이 등 다른 보조기기를 사용해서도 실외보행이 곤란한 자
활동형	지체장애	일반휠체어 급여 대상에 해당하는 자 중에서 양팔 및 자세균형 제어 기능이 양호하여 다른 사람의 도움 없이 휠체어를 안전하게 작동할 수 있는 자
틸팅형/ 리클라이닝형	지체 · 뇌병변장애	다음 각 호의 요건을 모두 충족하는 사람 1. 일반휠체어 급여 대상에 해당하는 자 중 정도가 심한 지체 또는 뇌병변 장애 2. 스스로 앉기가 어렵고, 기대지 않고는 독립적으로 앉은 자세를 유지하지 못하여 압박과 자세관리가 필요할 것

다) 지급 일반원칙

① 보장구는 재료의 재질 · 형태 · 기능 및 종류에 관계없이 같은 보장구의 유형별로 내구연한(耐久年限) 내에 1인당 한 번만 보험급여를 한다. 다만, 다음의 어느 하나에 해당하는 경우에는 각각을 1회로 본다.

가. 같은 유형의 팔 의지, 다리 의지, 팔 보조기, 다리 보조기, 의안(義眼) 또는 보청기를 양쪽에 장착하는 경우

나. 손가락 의지를 2개 이상 장착하는 경우

다. 몸통 및 골반 지지대를 다음 자세보조용구 중 하나 이상과 동시에 장착한 경우나 몸통 및 골반 지지대를 장착한 후 그 내구연한 내에서 다음 자세보조용구의 하나이상을 추가로 장착한 경우

- 머리 및 목 지지대
- 팔 지지대 및 랩트레이(lap tray)
- 다리 및 발 지지대

라. 보청기를 구입한 후 판매자로부터 보청기의 청력개선 효과를 높이기 위한 성능 유지관리 서비스(이하 "적합관리서비스"라 한다)를 받는 경우

라) 보장구에 대한 공단의 부담금액

① 전동휠체어, 전동스쿠터, 자세보조용구

가. 기준액, 고시금액 및 실구입금액 중 최저금액(이하 이 난에서 “지급기준금액”이라 한다)의 100분의 90에 해당하는 금액

나. 가목에도 불구하고 희귀난치성질환등을 가진 사람과 희귀난치성질환등 외의 질환으로 6개월 이상 치료를 받고 있거나 6개월 이상 치료가 필요한 사람 또는 18세 미만의 아동인

경우에는 지급기준금액에 해당하는 금액

② 그 밖의 보장구

가. 기준액 및 실구입금액 중 최저금액(이하 이 난에서 "지급기준금액"이라 한다)의 100분의 90에 해당하는 금액

나. 가목에도 불구하고 희귀난치성질환등을 가진 사람과 희귀난치성질환등 외의 질환으로 6개월 이상 치료를 받고 있거나 6개월 이상 치료가 필요한 사람 또는 18세 미만의 아동인 경우에는 지급기준금액에 해당하는 금액

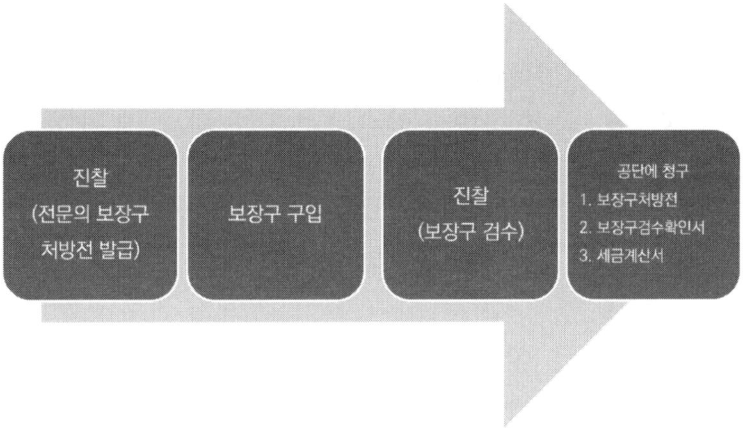

그림 2-4. 보장구 급여청구 과정

(6) 본인부담상한제

가) 정의 및 목적

고액 · 중증질환자의 과다한 진료비지출로 인한 가계의 경제적 부담을 덜기 위한 제도로 2004. 7. 1.부터 시행하였다. 병 · 의원(약국포함)에서 진료를 받고 부담하는 가입자 또는 피부양자 본인이 부담하는 본인부담상한액은 지역가입자의 세대별 보험료 부담수준 또는 직장가입자의 개인별 보험료 부담수준에 따라 그 금액을 달리 한다.

나) 관련근거

국민건강보험법 시행령 제19조 제4항(별표 3 요양급여비용 중 본인이 부담하는 상한액)에 근거한다.

다) 연도별 본인부담상한액

연도	연평균 보험료 분위 (저소득→고소득)						
	1분위	2-3분위	4-5분위	6-7분위	8분위	9분위	10분위
2015년	121만원	151만원	202만원	253만원	303만원	105만원	506만원
2016년	121만원	152만원	203만원	254만원	305만원	107만원	509만원
2017년	122만원	153만원	205만원	256만원	308만원	411만원	514만원
2018년	80만원	100만원	150만원	260만원	313만원	418만원	523만원
*요양병원 입원일수 120일 초과	124만원	155만원	208만원				
2019년	81만원	101만원	152만원	280만원	350만원	430만원	580만원
*요양병원 입원일수 120일 초과	125만원	157만원	211만원				
2020년	81만원	101만원	152만원	281만원	351만원	431만원	582만원
*요양병원 입원일수 120일 초과	125만원	157만원	211만원				
2021년	81만원	101만원	152만원	282만원	352만원	433만원	584만원
*요양병원 입원일수 120일 초과	125만원	157만원	212만원				
2022년	83만원	103만원	155만원	289만원	360만원	443만원	598만원
*요양병원 입원일수 120일 초과	128만원	160만원	217만원				
2023년	87만원	108만원	162만원	303만원	414만원	497만원	780만원
*요양병원 입원일수 120일 초과	134만원	168만원	227만원	375만원	538만원	646만원	1,014만원
2024년	87만원	108만원	167만원	313만원	428만원	514만원	808만원
*요양병원 입원일수 120일 초과	138만원	174만원	235만원	388만원	557만원	669만원	1,050만원

※ 2018년부터 요양병원 입원일수 120일 초과 여부에 따라 1~5분위까지 상한액 차등 적용한다.

라) 본인부담상한액 산정방법

① 계산식: 해당 연도 본인부담상한액 = 전년도 본인부담상한액 × (1+전국소비자물가변동률)

※ 전국소비자물가변동률(통계청 2023.12.31. 발표): 3.6%

② 전국소비자물가변동률은「통계법」제3조에 따라 통계청장이 매년 고시하는 전전년도와 대비한 전년도 전국소비자물가변동률을 적용하되, 그 전국 소비자물가변동률이 100분의 5를 넘는 경우에는 100분의 5를 적용하되 해당 연도 본인부담상한액을 산정한 경우에 1만원 미만의 금액은 버린다.

마) 적용방법

① 상한제 사전급여: 같은 요양기관에서 연간 본인부담금 총액이 1,050만원을 넘을 경우 진료받은 사람은 1,050만원까지만 납부하고 그 초과액은 요양기관이 공단에 청구하여 지급 받는다.

② 상한제 사후환급: 연간 본인부담금 총액이 본인부담상한액을 넘고 사전급여를 받지 않은 경우 그 초과액을 공단이 환급한다.

가. 본인부담상한액 산정 전('24년 7월): 요양급여내역의 본인부담금 누적액이 1,050만원을 넘을 경우 그 초과액을 지급한다.

나. 본인부담상한액 산정 후('24년 8월) : '24년 보험료 부담수준에 따라 결정한 본인부담상한액과 최고상한액(1,050만원)과의 차액을 정산 지급한다.

바) 적용제외 및 환수대상

상급병실료 차액, 100/100전액 본인부담진료 등 비급여항목, 보험료체납 후 진료, 사위 기타 부당한 방법, 고의·중대한 과실에 의한 진료, 교통사고, 업무상 부상으로 인한 진료, 제3자 가해 행위로 인한 진료 등의 경우는 본인부담상한제 제외대상이다. 병원의 착오 중복 청구분 등으로 확인 되었을 시 이미 지급한 금액의 전부 또는 일부가 환수될 수 있는 점에 주의해야 한다.

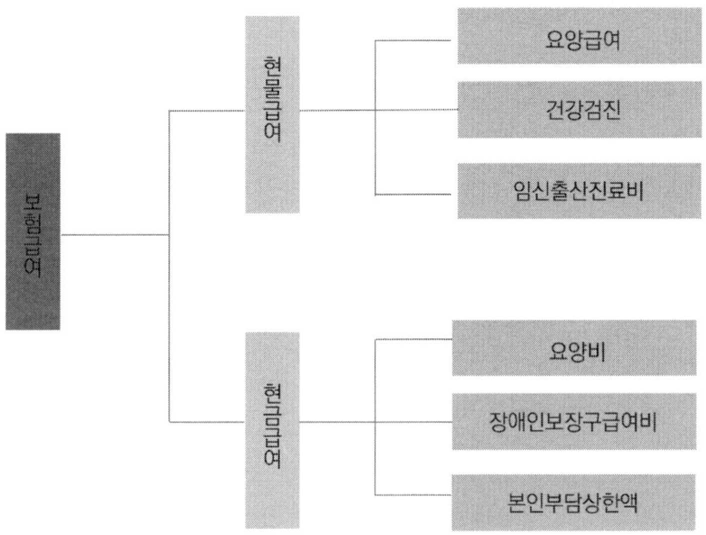

그림 2-5. 보험급여의 종류

7. 보험급여의 제한(법 제53조)

제1항.

보험급여의 제한은 건강보험법의 급여를 받을 수 있는 자가 일정한 사유에 기인하는 보험사고에 대하여 공공성을 유지하기 위하여 가입자의 부당한 이익을 배제시키는 것을 말한다.

① 고의 또는 중대한 과실로 인한 범죄행위에 그 원인이 있거나 고의로 사고를 일으킨 경우, ② 고의 또는 중대한 과실로 공단이나 요양기관의 요양에 관한 지시에 따르지 아니한 경우, ③ 고의 또는 중대한 과실로 제55조에 따른 문서와 그 밖의 물건의 제출을 거부하거나 질문 또는 진단을 기피한 경우. ④ 업무 또는 공무로 생긴 질병·부상·재해로 다른 법령에 따른 보험급여나 보상(보상) 또는 보상(보상)을 받게 되는 경우는 급여가 제한된다.

제2항.

공단은 보험급여를 받을 수 있는 사람이 다른 법령에 따라 국가나 지방자치단체로부터 보험급여에 상당하는 급여를 받거나 보험급여에 상당하는 비용을 지급받게 되는 경우에는 그 한도에서 보험급여를 하지 아니한다.

제3항.

공단은 가입자가 대통령령으로 정하는 기간 이상 다음 각 호의 보험료를 체납한 경우 그 체납한 보험료를 완납할 때까지 그 가입자 및 피부양자에 대하여 보험급여를 실시하지 아니할 수 있다. 다만, 월별 보험료의 총체납횟수(이미 납부된 체납보험료는 총체납횟수에서 제외하며, 보험료의 체납기간은 고려하지 아니한다)가 대통령령으로 정하는 횟수 미만이거나 가입자 및 피부양자의 소득·재산 등이 대통령령으로 정하는 기준 미만인 경우에는 그러하지 아니하다. ① 제69조제4항제2호에 따른 소득월액보험료. ② 제69조제5항에 따른 세대단위의 보험료

제4항.

공단은 제77조제1항제1호에 따라 납부의무를 부담하는 사용자가 제69조제4항제1호에 따른 보수월액보험료를 체납한 경우에는 그 체납에 대하여 직장가입자 본인에게 귀책사유가 있는 경우에 한하여 제3항의 규정을 적용한다. 이 경우 해당 직장가입자의 피부양자에게도 제3항의 규정을 적용한다.

제5항.

제3항 및 제4항에도 불구하고 제82조에 따라 공단으로부터 분할납부 승인을 받고 그 승인된 보험료를 1회 이상 낸 경우에는 보험급여를 할 수 있다. 다만, 제82조에 따른 분할납부 승인을 받은 사람이 정당한 사유 없이 5회(같은 조 제1항에 따라 승인받은 분할납부 횟수가 5회 미만인 경우에는 해당 분할납부 횟수를 말한다. 이하 이 조에서 같다) 이상 그 승인된 보험료를 내지 아니한 경우에는 그러하지 아니하다.

제6항.

제3항 및 제4항에 따라 보험급여를 하지 아니하는 기간(이하 이 항에서 "급여제한기간"이라 한다)에 받은 보험급여는 다음 각 호의 어느 하나에 해당하는 경우에만 보험급여로 인정한다. ① 공단이 급여제한기간에 보험급여를 받은 사실이 있음을 가입자에게 통지한 날부터 2개월이 지난 날이 속한 달의 납부기한 이내에 체납된 보험료를 완납한 경우, ② 2. 공단이 급여제한기간에 보험급여를 받은 사실이 있음을 가입자에게 통지한 날부터 2개월이 지난 날이 속한 달의 납부기한 이내에 제82조에 따라 분할납부 승인을 받은 체납보험료를 1회 이상 낸 경우. 다만, 제82조에 따른 분할납부 승인을 받은 사람이 정당한 사유 없이 5회 이상 그 승인된 보험료를 내지 아니한 경우에는 그러하지 아니하다.

8. 보험급여의 정지(법 제54조)

보험급여를 받을 수 있는 사람이 다음 각 호의 어느 하나에 해당하면 그 기간에는 보험급여를 하지 아니한다. 다만, 제3호 및 제4호의 경우에는 제60조에 따른 요양급여를 실시한다.

① 국외에 여행 중인 경우는 2020.4.7.일자로 삭제되었다.

② 국외에 체류하는 경우

③ 제6조제2항제2호에 해당하게 된 경우

- 「병역법」에 따른 현역병(지원에 의하지 아니하고 임용된 하사를 포함), 전환복무된 사람 및 군간부후보생

④ 교도소, 그 밖에 이에 준하는 시설에 수용되어 있는 경우

✓ **참고) 제60조(현역병 등에 대한 요양급여비용 등의 지급)**

- 공단은 제54조제3호 및 제4호에 해당하는 사람이 요양기관에서 대통령령으로 정하는 치료 등(이하 이 조에서 "요양급여"라 한다)을 받은 경우 그에 따라 공단이 부담하는 비용(이하 이 조에서 "요양급여비용"이라 한다)과 제49조에 따른 요양비를 법무부장관 · 국방부장관 · 경찰청장 · 소방청장 또는 해양경찰청장으로부터 예탁 받아 지급할 수 있다. 이 경우 법무부장관 · 국방부장관 · 경찰청장 · 소방청장 또는 해양경찰청장은 예산상 불가피한 경우 외에는 연간(年間) 들어갈 것으로 예상되는 요양급여비용과 요양비를 대통령령으로 정하는 바에 따라 미리 공단에 예탁하여야 한다.

9. 건강보험 요양급여의 절차

요양급여는 1단계 요양급여와 2단계 요양급여로 구분하며 가입자 등은 1단계 요양급여를 받은 후 2단계 가입자 등이 요양급여를 받아야 한다. 대형 종합병원(상급종합병원)을 이용하고자할 때에는 상급종합병원을 제외한 요양기관에서 1단계 요양급여를 받은 후 2단계 요양급여를 받아야 하며, 1단계 요양급여를 한 요양기관의 요양급여의뢰서를 제출하여야 한다.

다만, 응급환자, 분만, 치과, 재활의학과, 가정의학과, 당해 요양기관에서 근무하는 가입자가 요양급여를 받는 경우, 혈우병환자가 요양급여를 받는 경우에는 예외적으로 상급종합병원에서 1단계 요양급여를 받을 수 있다.

1) 요양급여는 1단계 요양급여와 2단계 요양급여로 구분하며, 가입자 또는 피부양자(이하 "가입자 등"이라 한다)는 1단계 요양급여를 받은 후 2단계 요양급여를 받아야 한다.
2) 제1항의 규정에 의한 1단계 요양급여는 「의료법」제3조의4에 따른 상급종합병원(이하 "상급종합병원"이라 한다)을 제외한 요양기관에서 받는 요양급여(건강진단 또는 건강검진을 포함한다)를 말하며, 2단계 요양급여는 상급종합병원에서 받는 요양급여를 말한다.
3) 제1항 및 제2항의 규정에 불구하고 가입자등이 다음 각호의 1에 해당하는 경우에는 상급종합병원에서 1단계 요양급여를 받을 수 있다.
   ① 「응급의료에 관한 법률」 제2조제1호에 해당하는 응급환자인 경우
   ② 분만의 경우
   ③ 치과에서 요양급여를 받는 경우
   ④ 「장애인복지법」 제32조에 따른 등록 장애인 또는 단순 물리치료가 아닌 작업치료 · 운동치료 등의 재활치료가 필요하다고 인정되는 자가 재활의학과에서 요양급여를 받는 경우
   ⑤ 가정의학과에서 요양급여를 받는 경우
   ⑥ 당해 요양기관에서 근무하는 가입자가 요양급여를 받는 경우
   ⑦ 혈우병환자가 요양급여를 받는 경우
4) 가입자등이 상급종합병원에서 2단계 요양급여를 받고자 하는 때에는 상급종합병원에서의 요양급여가 필요하다는 의사소견이 기재된 건강진단 · 건강검진결과서 또는 별지 제4호서식의 요양급여의뢰서를 건강보험증 또는 신분증명서(주민등록증, 운전면허증 및 여권을 말한다. 이하 같다)와 함께 제출하여야 한다.

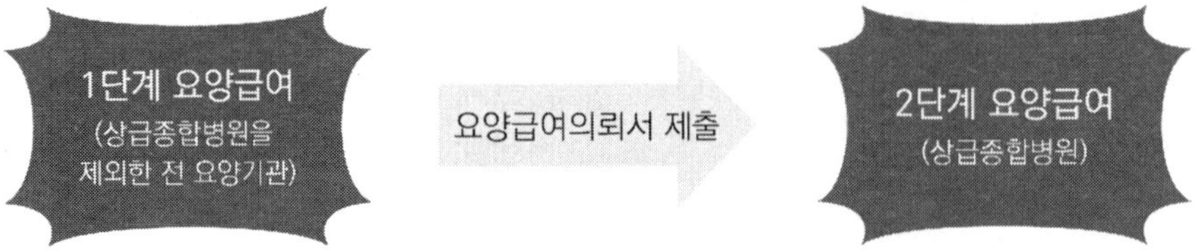

※ 상급종합병원의 요양급여가 필요하다는 의사소견이 기재된
건강진단·건강검진결과서 포함

그림 2-6. 요양급여 절차

제2절 건강보험수가 제도의 개요

1. 건강보험제도상 급여/비급여의 범위

구 분		범 위
급여	법정급여 (본인 일부부담)	* 안정성 · 유효성이 있으며 보험급여 원리에 부합되는 것 * 질병치료에 필요하고 보편적으로 시술되는 경우 * 유사 또는 대체가능한 행위 · 약제 · 재료와 비교시 보험 재정에 변화가 적은 경우 - 약품은 고시로 지정된 항목만 급여대상으로 하고 나머지는 모두 비급여로 하는 Positive-System 형식으로 급여목록에서 제외된 약은 당연히 비급여이며 급여목록에 있는 약은 일단은 무조건 급여 - 행위의 경우 비급여대상을 먼저 정하고 그 이외는 모두 급여대상으로 하는 Negative-System 형식으로 급여, 비급여 판단을 위해서는 비급여 기준을 숙지, 비급여 기준에 의거 비급여로 판단되는 경우는 비급여로 처리, 비급여로 판단되지 않는 모든 경우에서 급여로 처리
	100/100 (전액본인부담)	* 안정성 · 유효성이 있으며 보험급여 원리에 부합되나 보험재정에 상당한 부담을 초래하거나 추정 산출원가가 대체 가능한 경우보다 상대적으로 고가인 경우
비 급 여	법정 비급여	* 건강보험 혜택이 적용되지 않아 환자가 전액 부담하는 비용으로, 의료기관이 자체적으로 금액을 정하여 의료기관마다 다를 수 있다. * 일상생활에 지장이 없는 경우 - 단순 피로, 주근깨, 여드름 등 * 신체의 필수기능개선 목적이 아닌 경우 - 미용 성형술 및 그 후유증, 시력교정술 등 * 시책상 요양급여로 인정하기 어려운 경우 - 상급병실차액, 식대, 선택진료비, 보청기 등의 보장구(장애인 예외), 치과보철 등 * 예방진료로서 질병 부상의 직접진료를 목적으로 하지 않는 경우 - 예방접종, 치석제거, 금연을 위한 진료 등
	한시적 비급여	* 안정성 · 유효성이 있으며 보험급여원리에 부합되나 보험재정상 비급여로 일단 운영하고 일정기간 경과 후 보험급여(법정급여, 100/100급여)로 적용 가능한 것 - 초음파, MRI, 감마나이프 수술 등으로 현재는 거의 운영하고 있지 않음
	임의 비급여	* 보험 인정 되는 재료이나 보험기준 초과 또는 기준 이외에 사용하는 경우 * 보험여부를 검토 중인 신규 진료재료 * 소정인정 진료재료보다 고가인 재료 * 진료재료가 소정의 수술료에 포함된 것으로 규정되어 있으나 가격이 일정금액 이상인 경우 * 신의료기술 등의 승인기간 이전에 비급여 되는 경우 * 의료보험 진료수가기준 및 보건복지부의 유권해석에 의거 심사삭감이 우려되어 비급여 처리하는 경우

2. 건강보험 수가

건강보험 수가는 보건복지부에서 발간한 '건강보험요양급여 비용"에 명시되어 있다.

건강보험 행위별수가제(fee-for-service)는 의료기관에서 의료인이 제공한 의료서비스(행위, 약제, 치료재료 등)에 대해 서비스 별로 가격(수가)을 정하여 사용량과 가격에 의해 진료비를 지불하는 제도로 우리나라는 의료보험 도입 당시부터 채택하고 있다. 또한, 행위별수가제의 보완 및 의료자원의 효율적 활용을 위하여 「질병군별 포괄수가제(DRG)」와 「정액수가제(요양병원, 보건기관 등)」도 병행하여 실시하고 있다.

진료수가 산출구조는 수가금액 = 상대가치점수 × 유형별 점수당 단가(환산지수)로 구성되어 있다.

※ 진료수가는 진료행위 별로 분류된 각 수가항목별 점수에 요양기관 유형별 환산지수(점수당 단가)를 곱하여 금액으로 나타낸다.

1) 보험수가 분류

(1) 기술료

가. 순수 의료행위 구사

나. 의료행위와 시설, 장비 및 재료비가 포함된 수가

(2) 약제수가

(3) 진료재료 수가

2) 급여 형태의 분류

(1) 급여

가) 진료수가 기준, 지침 사례

① 입원/외래 본인부담률에 의해 요양급여 비용의 일부를 본인부담하는 항목

② 요양급여 비용의 100/100 본인부담하는 항목

가. 보험수가의 전액을 본인이 부담하는 것이다.

나. 전액본인부담 또는 100분의 100이라고도 한다.

다. 비급여수가가 아닌 보험수가대로 지급하므로 '급여'에 해당한다.

라. 전액본인부담 항목으로 관련근거는 국민건강보험법시행규칙[별표5]에 의거한다,

(2) 비급여

가. 건강보험 급여 항목은 아니나 일반 수가를 적용할 수 있는 항목으로 진료수가 기준, 유권해석, 사례 등이다.

나. 보험 불인정 항목으로 우리나라에서는 시행하여도 보상이 되지 않는 항목이다.

다. 국민건강보험요양급여의기준에관한규칙 제9조(비급여대상) ①법 제41조제4항에 따라 요양급여의 대상에서 제외되는 사항(이하 "비급여대상"이라 한다)은 별표 2와 같다.

「국민건강보험 요양급여의 기준에 관한 규칙」 [별표2] 비급여대상

1. 업무 또는 일상생활에 지장이 없는 경우에 실시 또는 사용되는 행위 · 약제 및 치료재료
2. 신체의 필수 기능개선 목적이 아닌 경우에 실시 또는 사용되는 행위 · 약제 및 치료재료
3. 예방진료로서 질병·부상의 진료를 직접목적으로 하지 아니하는 경우에 실시 또는 사용되는 행위·약제 및 치료재료
4. 보험급여시책상 요양급여로 인정하기 어려운 경우 및 그 밖에 건강보험급여원리에 부합하지 아니하는 비용 · 행위 · 약제 및 치료재료
5. 삭제
6. 영 제21조제3항제2호에 따라 보건복지부장관이 정하여 고시하는 질병군에 대한 입원진료의 경우에는 제1호 내지 제4호(제4호 하목을 제외한다), 제7호에 해당되는 행위 · 약제 및 치료재료

6의2. 영 제21조제3항제3호에 따른 호스피스 · 완화의료 입원진료의 경우에는 제1호부터 제3호까지, 제4호나목(2) · 더목에 해당되는 행위·약제 및 치료재료. 다만, 제2호사목, 제3호아목 및 제4호더목은 보건복지부장관이 정하여 고시하는 행위 및 치료재료

7. 건강보험제도의 여건상 요양급여로 인정하기 어려운 경우
8. 약사법령에 따라 허가를 받거나 신고한 범위를 벗어나 약제를 처방 · 투여하려는 자가 보건복지부장관이 정하여 고시하는 절차에 따라 의학적 근거 등을 입증하여 비급여로 사용할 수 있는 경우

[별표2] 비급여대상(제9조제1항관련) 〈개정 2018. 6. 29.〉

1. 다음 각목의 질환으로서 업무 또는 일상생활에 지장이 없는 경우에 실시 또는 사용되는 행위·약제 및 치료재료
   가. 단순한 피로 또는 권태
   나. 주근깨 · 다모(多毛) · 무모(無毛) · 백모증(白毛症) · 딸기코(주사비) · 점(모반) · 사마귀 · 여드름 · 노화현상으로 인한 탈모 등 피부질환
   다. 발기부전(impotence)·불감증 또는 생식기 선천성기형 등의 비뇨생식기질환
   라. 단순 코골음
   마. 질병을 동반하지 아니한 단순포경(phimosis)
   바. 검열반 등 안과질환
   사. 기타 가목 내지 바목에 상당하는 질환으로서 보건복지부장관이 정하여 고시하는 질환
2. 다음 각목의 진료로서 신체의 필수 기능개선 목적이 아닌 경우에 실시 또는 사용되는 행위·약제 및 치료재료
   가. 쌍꺼풀수술(이중검수술), 코성형수술(융비술), 유방확대 · 축소술, 지방흡인술, 주름살제거술 등 미용목적의 성형수술과 그로 인한 후유증치료
   나. 사시교정, 안와격리증의 교정 등 시각계 수술로써 시력개선의 목적이 아닌 외모개선 목적의 수술
   다. 〈삭제〉
   라. 저작 또는 발음기능개선의 목적이 아닌 외모개선 목적의 악안면 교정술 및 교정치료
   마. 관절운동 제한이 없는 반흔구축성형술 등 외모개선 목적의 반흔제거술
   바. 안경, 콘텍트렌즈 등을 대체하기 위한 시력교정술

사. 질병 치료가 아닌 단순히 키 성장을 목적으로 하는 진료
아. 그 밖에 가목부터 사목까지에 상당하는 외모개선 목적의 진료로서 보건복지부장관이 정하여 고시하는 진료

3. 다음 각목의 예방진료로서 질병·부상의 진료를 직접목적으로 하지 아니하는 경우에 실시 또는 사용되는 행위·약제 및 치료재료
   가. 본인의 희망에 의한 건강검진(법 제52조의 규정에 의하여 공단이 가입자 등에게 실시하는 건강검진 제외)
   나. 예방접종(파상풍 혈청주사 등 치료목적으로 사용하는 예방주사 제외)
   다. 구취제거, 치아 착색물질 제거, 치아 교정 및 보철을 위한 치석제거 및 구강보건증진 차원에서 정기적으로 실시하는 치석제거. 다만, 치석제거만으로 치료가 종료되는 전악(全顎) 치석제거로서 보건복지부장관이 정하여 고시하는 경우는 제외한다.
   라. 불소국소도포, 치면열구전색(치아홈메우기) 등 치아우식증 예방을 위한 진료. 다만, 18세 이하의 치아우식증에 이환되지 않은 순수 건전치아인 제1 큰어금니 또는 제2큰어금니에 대한 치면열구전색(치아홈메우기)은 제외한다.
   마. 멀미 예방, 금연 등을 위한 진료
   바. 유전성질환 등 태아 또는 배아의 이상유무를 진단하기 위한 유전학적 검사
   사. 장애인 진단서 등 각종 증명서 발급을 목적으로 하는 진료
   아. 기타 가목 내지 마목에 상당하는 예방진료로서 보건복지부장관이 정하여 고시하는 예방진료

4. 보험급여시책상 요양급여로 인정하기 어려운 경우 및 그 밖에 건강보험급여 원리에 부합하지 아니하는 경우로서 다음 각목에서 정하는 비용·행위·약제 및 치료재료
   가. 가입자 등이 다음 각 항목 중 어느 하나의 요건을 갖춘 요양기관에서 1개의 입원실에 3인(상급종합병원, 종합병원의 경우 1인) 이하가 입원할 수 있는 병상(이하 "상급병상"이라 한다)을 이용함에 따라 제8조에 따라 고시한 요양급여대상인 입원료(이하 "입원료"라 한다) 외에 추가로 부담하는 입원실 이용비용. 다만, 상급종합병원의 상급병상을 이용하는 경우에는 입원료를 포함한 입원실 이용비용 전액(다만, 격리치료 대상인 환자가 1인실에 입원하는 경우 등 보건복지부장관이 정하여 고시하는 불가피한 경우는 제외한다)
      (1) 의료법령에 따라 허가를 받거나 신고한 병상 중 입원실 이용비용을 입원료만으로 산정하는 일반병상(이하 "일반병상"이라 한다)을 다음의 구분에 따라 운영하는 경우. 다만, 규칙 제12조제1항 또는 제2항에 따라 제출한 요양기관 현황신고서 또는 요양기관 현황 변경신고서 상의 격리병실, 무균치료실, 특수진료실 및 중환자실과 「의료법」 제27조제3항제2호에 따른 외국인환자를 위한 전용 병실 및 병동의 병상은 일반병상 및 상급병상의 계산에서 제외한다.
         (가) 의료법령에 따라 신고한 병상이 10병상을 초과하는 「의료법」 제3조제2항 제1호에 따른 의원급 의료기관과 같은 항 제3호에 따른 병원급 의료기관(종합병원 및 상급종합병원은 제외하되, 「의료법」 제3조의5에 따라 지정된 산부인과 전문병원은 포함한다): 일반병상을 총 병상의 50퍼센트 이상 확보할 것
         (나) 「의료법」 제3조제2항제3호마목에 따른 종합병원(상급종합병원을 포함하되, 「의료법」 제3조의5에 따라 지정된 산부인과 전문병원은 제외한다): 일반병상을 총 병상의 80퍼센트 이상 확보할 것

(2) 의료법령에 의하여 신고한 병상이 10병상 이하인 경우

나. 가목에도 불구하고 다음 각 항목에 해당하는 경우에는 다음의 구분에 따른 비용

(1) 가입자등이 「의료법」 제3조제2항제3호라목에 따른 요양병원(「정신보건법」 제3조제3호에 따른 정신의료기관 중 정신병원, 「장애인복지법」 제58조제1항제4호에 따른 장애인 의료재활시설로서 「의료법」 제3조의2의 요건을 갖춘 의료기관은 제외한다. 이하 같다) 중 입원실 이용비용을 입원료만으로 산정하는 일반병상(규칙 제12조제1항 또는 제2항에 따라 제출한 요양기관 현황신고서 또는 요양기관 현황 변경신고서 상의 격리병실, 무균치료실, 특수진료실 및 중환자실과 「의료법」 제27조제3항제2호에 따른 외국인환자를 위한 전용 병실 및 병동의 병상은 제외한다)을 50퍼센트 이상 확보하여 운영하는 요양병원에서 1개의 입원실에 5인 이하가 입원할 수 있는 병상을 이용하는 경우: 제8조제4항 전단에 따라 고시한 입원료 외에 추가로 부담하는 입원실 이용 비용

(2) 가입자등이 가목(1)에서 정한 요건을 갖춘 상급종합병원, 종합병원, 병원 중 「호스피스·완화의료 및 임종과정에 있는 환자의 연명의료결정에 관한 법률」제25조에 따라 호스피스전문기관으로 지정된 요양기관에서 1인실 병상을 이용하여 같은 법 제28조에 따른 호스피스·완화의료를 받는 경우(격리치료 대상인 환자가 1인실에 입원하는 경우, 임종실을 이용하는 경우 등 보건복지부장관이 정하여 고시하는 불가피한 경우는 제외한다): 제8조제4항 전단에 따라 고시한 호스피스·완화의료 입원실의 입원료 중 4인실 입원료 외에 추가로 부담하는 입원실 이용 비용

다. 법 제51조에 따라 장애인에게 보험급여를 실시하는 보장구를 제외한 보조기·보청기·안경 또는 콘택트렌즈 등 보장구. 다만, 보청기 중 보험급여의 적용을 받게 될 수술과 관련된 치료재료인 보건복지부장관이 정하여 고시하는 보청기는 제외한다.

라. 삭제 〈2017. 9. 1.〉

마. 친자확인을 위한 진단

바. 치과의 보철(보철재료 및 기공료 등을 포함한다) 및 치과임플란트를 목적으로 실시한 부가수술(골이식수술 등을 포함한다). 다만, 보건복지부장관이 정하여 고시하는 65세 이상인 사람의 틀니 및 치과임플란트는 제외한다.

사. 및 아. 삭제 〈2002.10.24.〉

자. 이 규칙 제8조의 규정에 의하여 보건복지부장관이 고시한 약제에 관한 급여목록표에서 정한 일반의약품으로서 「약사법」 제23조에 따른 조제에 의하지 아니하고 지급하는 약제

차. 삭제 〈2006.12.29.〉

카. 「의료법」 제46조에 따른 선택진료를 받는 경우에 선택진료에 관한 규칙에 따라 추가되는 비용

타. 「장기등 이식에 관한 법률」에 따른 장기이식을 위하여 다른 의료기관에서 채취한 골수 등 장기의 운반에 소요되는 비용

파. 「마약류 관리에 관한 법률」 제40조에 따른 마약류중독자의 치료보호에 소요되는 비용

하. 이 규칙 제11조제1항 또는 제13조제1항의 규정에 따라 요양급여대상 또는 비급여대상으로 결정·고시되기 전까지의 행위·치료재료(「신의료기술 평가에 관한 규칙」 제2조제2항에 따른 평가 유예 신의료기술을 포함하되, 같은 규칙 제3조의4에 따른 신의료기술평가 결과 안전성·유효성을 인정받지 못한 경우에는 제외한다). 다만, 제11조제8항 또는 제13조제1항 후단의 규정

에 따라 소급하여 요양급여대상으로 적용되는 행위 · 치료재료(「신의료기술평가에 관한 규칙」 제2조제2항에 따른 평가 유예신의료기술을 포함한다)는 제외한다.

거. 「신의료기술평가에 관한 규칙」 제3조제8항제2호에 따른 제한적 의료기술

너. 「의료기기법 시행규칙」 제32조제1항제6호에 따른 의료기기를 장기이식 또는 조직이식에 사용하는 의료행위

더. 그 밖에 요양급여를 함에 있어서 비용효과성 등 진료상의 경제성이 불분명하여 보건복지부장관이 정하여 고시하는 검사 · 처치 · 수술 기타의 치료 또는 치료재료

5. 삭제 〈2006.12.29.〉

6. 영 제21조제3항제2호에 따라 보건복지부장관이 정하여 고시하는 질병군에 대한 입원진료의 경우에는 제1호 내지 제4호(제4호 하목을 제외한다), 제7호에 해당되는 행위 · 약제 및 치료재료. 다만, 제2호 사목, 제3호 아목, 제4호더목은 다음 각목에서 정하는 경우에 한한다.

가. 보건복지부장관이 정하여 고시하는 행위 및 치료재료

나. 질병군 진료 외의 목적으로 투여된 약제

6의2. 영 제21조제3항제3호에 따른 호스피스 · 완화의료 입원진료의 경우에는 제1호부터 제3호까지, 제4호나목(2) · 더목에 해당되는 행위 · 약제 및 치료재료. 다만, 제2호사목, 제3호아목 및 제4호더목은 보건복지부장관이 정하여 고시하는 행위 및 치료재료에 한정한다.

7. 건강보험제도의 여건상 요양급여로 인정하기 어려운 경우

가. 보건복지부장관이 정하여 고시하는 한방물리요법

나. 한약첩약 및 기상한의서의 처방 등을 근거로 한 한방생약제제

8. 약사법령에 따라 허가를 받거나 신고한 범위를 벗어나 약제를 처방·투여하려는 자가 보건복지부장관이 정하여 고시하는 절차에 따라 의학적 근거 등을 입증하여 비급여로 사용할 수 있는 경우. 다만, 제5조제3항에 따라 중증환자에게 처방 · 투여하는 약제 중 보건복지부장관이 정하여 고시하는 약제는 건강보험심사평가원장의 공고에 따른다.

03

건강보험 요양급여

03 건강보험 요양급여

제1절 건강보험의 진료수가

1. 건강보험 요양급여 비용의 의의

요양급여비용은 요양기관이 가입자 또는 피부양자에게 행하는 요양급여 대상에 대한 비용으로, 여기에는 공단부담금과 본인부담금 모두 포함된다. 다만, 비급여 대상에 대한 비용은 모두 제외된다.

2. 건강보험 요양급여비용의 구성

요양급여비용은 행위료(수기료, 기술료 등으로 표현), 약가, 재료대로 구성되어 있다. 현행 건강보험에서는 요양급여비용은 요양급여 각각에 대하여 비용을 산정하는 행위별수가제를 채택하고 있으나, 일부 질환 및 항목에 대하여는 포괄수가제, 정액수가제를 채택하고 있다(표 3-1).

표 3-1. 건강보험 수가 산정 기준 내역

산정기준	항목	관련 내역
1. 국민건강보험법	제1조~제100조	국민건강보험법, 시행령, 시행규칙
2. 요양급여 규칙	제1조~제14조	보건복지부령
3. 요양급여행위	약 30,000항목	요양급여행위 및 상대가치점수
4. 약가 기준액표	약 60,000여 품목	의약품 실거래가 '00.02.01일 시행
5. 진료재료대	약 40,000품목이상	진료재료대 구입증빙자료 목록표 제출(소명자료)
6. 수입약품	약 500여 품목이상	수입의약품 구입증빙자료 목록표 제출(소명자료)
7. 유권해석	약 40,000여건 이상	분과위원회 지침, 진료비심사 지침, 운영위원회 지침, 심사사례 등
합 계	약 200,000여 항목 이상	

3. 건강보험 수가체계

1) 의료수가 구성

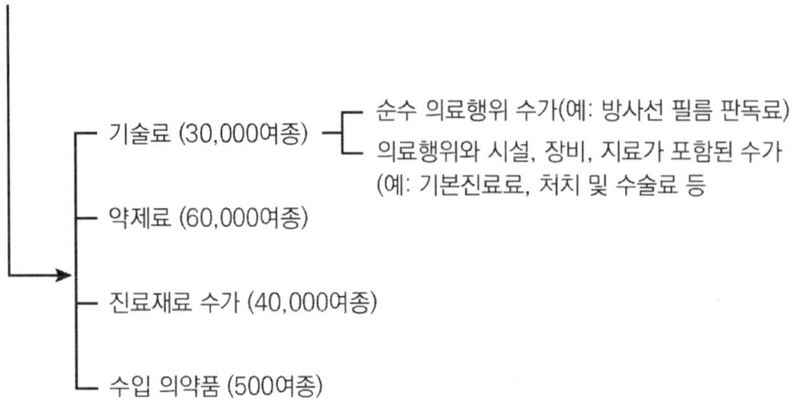

그림 3-1. 의료수가 구성요소

(1) 행위료

행위료에 대한 내역을 보면 의료기관의 경우 행위료에는 방사선필름 판독료와 같은 순수한 의료기술수가도 있지만, 기본진료료나 검사, 처치 및 수술료 등은 의료행위에 그 의료행위를 위한 시설·장비 및 재료대가 포함될 수도 있다.

약국의 경우 기술료에 해당되는 조제료에는 약국관리료, 기본조제기술료, 복약지도료가 포함되어 있다.

행위에는 비급여 1,000여 품목을 비롯 10,000여 품목이 행위급여·비급여목록으로 등재되어 있다.

(2) 약가

약가는 요양급여에 소요되는 약제에 대한 가격을 말하며, 약제에는 비급여 10,000여 품목을 비롯 40,000여 품목이 약제급여·비급여목록에 등재되어 있다.

(3) 치료재료대

치료재료대는 요양급여에 소요되는 치료재에 대한 가격을 말하여, 치료재료에는 비급여 1,000여 품목을 비롯 3,000여종의 치료재료가 급여 및 비급여목록에 등재되어 있다.

2) 건강보험 요양급여행위 및 상대가치 점수 내역

건강보험에서의 요양급여 행위 분류에 따른 항목과 행우 급여 목록의 분류 번호는 아래와 같다(표 3-2).

표 3-2. 건강보험 요양급여 분류 및 행위급여목록

분 류	행위급여목록	분류 번호
제1장 기본진료료	1.1 진찰료 및 입원료	가1~가14
제2장 검 사 료	2.1 요검사 2.2 체액 및 천자액검사 2.3 분변검사 2.4 혈액학 검사 2.5 출혈, 혈전 검사 2.6 수혈검사 2.7 혈장 단백검사 2.8 지질, 영양관련 검사 2.9 효소검사 2.10 전기영동 검사 2.11 내분비 검사 2.12 일반화학 검사 2.13 미생물 검사 2.14 종양표지자 검사 2.15 유전선 대사질환 검사 2.16 약물, 독물, 유기용제, 중금속검사 2.17 감염증 혈청검사 2.18 바이러스성간염혈청검사 2.19 자가면역질환 검사 2.20 세포면역 검사 2.21 조직병리 검사 2.22 세포병리 검사 2.23 분자병리 검사 2.24 기능검사 2.25 핵의학적 기능검사 2.26 내시경 검사 2.27 천자 2.28 생검 2.29 치아검사	나1 ~ 나27 나50 ~ 나58 나60 ~ 나74 나100~나126 나150~나185 나201~나212 나220~나236 나241~나255 나257~나271 나300~나308 나321~나363 나370~나396 나400~나416 나420~나432 나440~나444 나450~나501 나460~나476 나480~나487 나490~나501 나511~나519 나550~나557 나592~나594 나595~나600 나656~나732 나740~나745 나750~나776 나800~나814 나850~나858 나859~나861 나900~나902
제3장 방사선진단 및 치료료	3.1 방사선 단순영상 진단료 3.2 방사선 단순영상 진단료 3.3 핵의학 영상 진단료 3.4 방사선 치료료	다101~다197 다201~다276 다301~다334 다401~다489
제4장 투약/처방	4.1 처방 조제료	라1~라4
제5장 주사료	5.1 주사료 5.2 체혈 및 수혈료	마1 ~ 마15 마102~마107
제6장 마취료	6.1 마취료	바1 ~ 바35
제7장 이학요법료	7.1 기본 물리치료료 7.2 단순 재활치료료 7.3 전문 재활치료료 7.4 기타 이화요법료	사101~사106 사111~사117 사121~사129 사30 ~사36
제8장 정신요법료	8.1 정신요법료	아1 ~ 아11
제9장 처치 및 수술	9.1 기본처치 9.2 피부 9.3 유방 9.4 근골 9.5 코 9.6 후두	자1 ~ 자7 자8 ~ 자21 자22 자23 ~자94 자95 ~자119 자120~자129

	9.7 기관, 기관지, 폐 9.8 흉곽 9.9 순환기 9.10 비, 림프절 9.11 입, 타액선 9.12 인두, 편도 9.13 식도 9.14 소화기 내시경 수술 9.15 개복, 복막 9.16 위 9.17 장 9.18 허니아, 장간막 9.19 직장, 항문 9.20 간 9.21 담낭, 담도 9.22 췌장 9.23 요, 성기 9.24 여성생식기, 분만 9.25 내분비기 9.26 신경	자130~자146 자147~자162 자163~자207 자208~자214 자215~자224 자225~자232 자459~자486 자244~자 자245~자250 자251~자262 자264~자271 자272~자287 자288~자301 자303~자306 자307~자309 자311~자314 자315~자401 자402~자453 자454~자458 자459~자486
	9.27 감각기(시기) 9.28 감각기(청기) 9.29 응급처치 9.30 중재적 방사선시술 9.31 캐스트료	자488~자554 자555~자579 자585~자595 자651~자680 자601~자616
제10장 치과	10.1 치아질환의 처치료 10.2 수술후 처치, 치주조직처치등 10.3 수술료	차1 ~ 차20 차21 ~ 차29 차41 ~ 차64
제11장 조산료	11.1 조산료	카1
제12장 보건진료 기관의 진료수가	12.1 보건진료소 수가 12.2 보건지소 수가 12.3 보건소 수가(모자보건센터) 12.4 보건소 한방료비	타1 ~ 타2 타3 타4 타6
제13장 한방검사	13.1 한방검사	한5 ~ 한6
제14장 한방시술 및 처치료	14.1 시술료 14.2 처치료 14.3 한방요법료	하1 ~ 하40 하50 ~ 하60 하101~하103
제15장 약국 약제비	15.1 약국약제비	약1 ~ 약6
제16장 전혈 및 혈액성분제재료	16.1 전혈 및 혈액성분 제제료	파1 ~ 파2
제17장 입원환자 식대	17.1 입원환자 식대	파51

3) 진료비 청구과정

건강보험 수진자가 진료 과정에서 발생된 진료비 즉 진료 행위와 진료 재료에 대하여 건강보험 진료수가 산정기준을 적용시키는 업무로 수진자가 요양기관에 도착하여 접수한 시점부터 귀가 전까지 의료기관에서 행한 진료에 관련된 전 과정에 대하여 건강보험진료수가를 적용한 명세서를 작성한 후 가입자에게 본인부담금을 징구하고, 보험자부담금액에 대하여 청구하는 업무이다.

이는 진료행위별수가제를 부담금액에 대하야 청구하는 업무를 말한다. 이는 진료행위 수가제를 적용한 진료비를 산정하기 때문에 병원행정 업무중 가장 큰 비중을 차지하고 있다.

4. 건강보험 의료행위비용의 산정

1) 행위료 산정연혁

(1) 행위별 점수제(1977.7.1 시행)

행위에 대한 최초 수가제도는 일본의료보험의 수가체계를 기본으로 만들어 졌는데, 행위별 난이도, 빈도, 시술시간 등을 표본조사하여 관행수가와 비례한, 배점방식(점수제)으로 행위를 분류하였고, 행위마다 비용계산은 1점당 10원으로 보상하는 방식이었다.

(2) 행위별 수가제(1981. 6. 15 시행)

의료기술의 발달로 인한 행위의 난이도 변화, 질병발생 양상의 변화, 성비의 변화 등 환경변화를 반영한 재조정이 원활하게 이루어지지 못하고, 환산과정에서의 요양기관의 빈번한 행정상 착오발생 등으로 현행 행위별수가제로 전환하게 되었다.

(3) 상대가치점수제(2001.1.1. 시행)

행위별수가제하에서 진료과목 간 의료자원의 불균형 등 의료자원의 효율적 사용을 위하여 상대가치점수제로 전환하게 되었다.

가) 상대가치 구성요소

① 업무량 : 주시술자의 전문적인 노력에 대한 보상, 시간과 강도 고려
- 행위시간 및 강도(육체적, 기술적 노력, 정신적 스트레스)를 반영

② 진료비용 : 임상인력 임금, 의료시설 및 장비, 의료소모품에 대한 보상
- 임상인력의 업무와 관여시간
- 의료장비, 기구의 사용개수와 사용시간
- 별도 보상되지 않는 의료소모품 종류별 사용량

③ 위험도 : 의료사고와 관련된 분쟁해결 비용을 고려한 보상
- 의료사고 빈도, 관련 비용조사를 통해 의료사고 전체비용 추정 및 진료과별, 행위별 위험도 산출

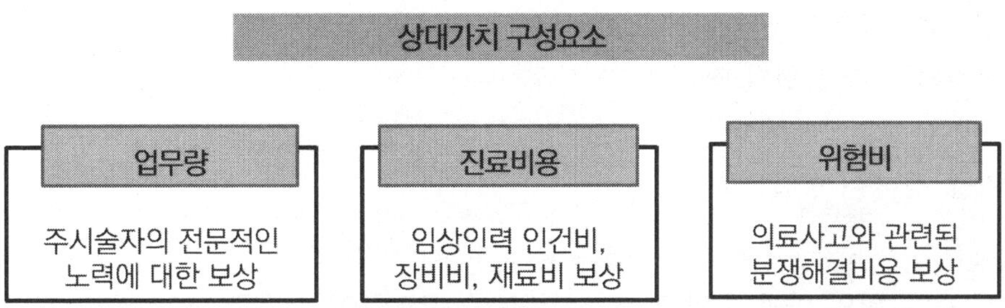

그림 3-2. 상대가치 구성요소

2) 계약제

(1) 계약제 도입배경

국민건강보험법에서 계약제를 도입한 것은 요양급여비용을 의약계 요구대로 반영하여 가입자·정부·사용자의 부담을 가중시키겠다는 측면보다는 요양급비용의 지급·수령주체가 서로의 입장을 이해하여 요양급여비용을 결정하고, 계약절차를 공개하고 투명하게 함으로써 체결된 계약내용에 대한 요양기관의 수용성을 제고하겠다는 의지로 볼 수 있다.

(2) 계약의 주체

국민건강보험법 제45조1항에서는 요양급여비용은 공단의 이사장과 대통령이 정하는 의약계를 대표하는 자와의 계약으로 정하는데, 시행령 제20조에서는 요양급여비용의 계약 당사자인 의약계를 대표하는 사람으로 규정하고, 아래 내용으로 한다.

가) 「의료법」제3조제2항제1호가목에 따른 의원에 대한 요양급여비용: 같은 법 제28조제1항에 따른 의사회의 장
나) 「의료법」제3조제2항제1호나목 및 제3호나목에 따른 치과의원 및 치과병원에 대한 요양급여비용: 같은 법 제28조제1항에 따른 치과의사회의 장
다) 「의료법」제3조제2항제1호다목 및 제3호다목에 따른 한의원 및 한방병원에 대한 요양급여비용: 같은 법 제28조제1항에 따른 한의사회의 장
라) 「의료법」제3조제2항제2호에 따른 조산원에 대한 요양급여비용: 같은 법 제28조제1항에 따른 조산사회 또는 간호사회의 장 중 1명
마) 「의료법」제3조제2항제3호가목 및 라목부터 바목까지의 규정에 따른 병원·요양병원·정신병원 및 종합병원에 대한 요양급여비용: 같은 법 제52조에 따른 단체의 장
바) 「약사법」제2조제3호에 따른 약국 및 같은 법 제91조에 따른 한국희귀·필수의약품센터에 대한 요양급여비용: 같은 법 제11조제1항에 따른 대한약사회의 장
사) 「지역보건법」에 따른 보건소·보건의료원 및 보건지소와 「농어촌 등 보건의료를 위한 특별조치법」에 따라 설치된 보건진료소에 대한 요양급여비용: 보건복지부장관이 지정하는 사람

(3) 계약내용

계약은 매년하되, 전년도 11월 15일까지 하여야 하며, 계약이 체결되지 않는 경우 보건복지부장관이 건강보험정책심의위원회의 심의를 거쳐 정한다.

이 경우 계약은 보건복지부장관이 국민건강보험법 시행령 제21조의 규정에 의하여 정한 상대가치점수당 단가를 정하는 방법으로 한다.

※ 상대가치점수 : 요양급여의 상대가치점수는 요양급여에 소요되는 시간·노력 등 업무량, 인력·시설·장비 등 자원의 양과 요양급여의 위험도를 고려하여 산정한 요양급여의 가치를 각 항목간에 상대적 점수로 나타낸 것을 말하며, 이는 의료인력 공급구조 및 의료행태의 왜곡을 방지하고 의료자원의 효율적 배분을 위하여 2001년부터 도입된 제도이다.

☞ **연도별(2001~2007년) 단일수가 점수당 단가(환산지수)**
2001년(55.4원)→ 2002년(53.8원)→ 2003년(55.4원) → 2004년(56.9원)→ 2005년(58.6원)→ 2006년(60.7원)→ 2007년(62.1원)

표 3-3. 2008년도 이후 유형별 환산지수 현황

년도	병원	의원	치과	한방	약국	조산원	보건기관
2008년	62.2	62.1	63.6	63.3	63.1	80.7	62.1
2009년	63.4	63.4	65.8	65.6	64.5	88.2	63.7
2010년	64.3	65.3	67.7	66.8	65.7	93.5	64.8
2011년	64.9	66.6	70.1	68.8	67.1	100	66.4
2012년	66	68.5	71.9	70.6	68.8	104.2	67.7
2013년	67.5	70.1	73.8	72.5	70.8	106.9	69.1
2014년	68.8	72.2	75.8	74.4	72.8	110	71
2015년	70	74.4	77.5	76	75.1	113.5	73.1
2016년	71	76.6	79	77.7	77.4	117.1	74.9
2017년	72.3	79	80.9	80	80.1	121.4	77.1
2018년	73.5	81.4	83.1	82.3	82.4	125.5	79.3
2019년	74.9	83.4	84.8	84.8	85.0	130.1	81.5
2020년	76.2	85.8	87.4	87.3	88.0	135.2	83.8
2021년	77.3	87.6	88.7	89.8	90.9	140.3	86.1
2022년	78.4	90.2	90.7	92.6	94.2	146.1	88.5
2023년	79.7	92.1	93.0	95.4	97.6	151.9	91.0
2024년	81.2	93.6	96.0	98.8	99.3	158.7	93.5

3) 계약대상

국민건강보험법 제46조 및 시행령 제22조의 규정에 의한 계약 대상은 요양급여중 진료 및 조제 행위료에 대한 비용을 계약하는 것이며, 이 경우도 상대가치점수는 보건복지부장관이 정하고 계약은 상대가치점수당 단가를 정하는 것이다.

요양급여비용은 의료행위료, 약제료, 치료재료대로 구성되나 위에서 본바와 같이 요양급여시 간접비용에 해당되는 약제 · 치료재료에 대한 비용은 원가를 보상하는 방법으로 결정되므로 계약의 대상은 요양급여를 행한 자에 대한 보수성격의 직접비용인 행위에 대한 비용에 한정된다 할 것이다.

4) 약제비용의 산정

(1) 실구입가 보상

건강보험법시행령 제22조에서는 약제에 대한 비용은 보건복지부장관이 심의조정위원회의 심의를 거쳐 정하여 고시하는 금액의 범위 안에서 요양기관이 당해 약제 및 치료재료를 구입한 금액으로 한다고 규정하고 있다.

(2) 보험약가제도의 연혁

가) 고시가제도(1977.7.1 시행)

1977년 의료보험제도 시행과 동시에 실시된 고시가는 각 제약회사 생산원가(공장도 출하가격)을 조사하여 판매신고가에 유통거래폭을 고려하여 보건복지부장관이 보험약가를 책정 고시하였다.

나) 실거래가제도(1999.11.1 시행)

상환제도는 요양기관이 실제 구입한 가격과 무관하게 정부 고시가격으로 상환함에 따라 과다한 약가 차액이 발생하여도 보험재정으로 환원되지 아니하고 병·의원 등 요양기관과 약국의 음성적 수입원으로 자리잡게 되어 이들에 대한 사회적 문제가 제기되었다.

이에 그 동안 시행하여 오던 건강보험 약가제도인 고시가 상환제도를 의료계, 시민·소비자대표 정부의 3자간 합의로 '99.11.15일 실거래가 상환제도를 도입 시행하게 되었다. 실거래가 상환제도는 종전의 고시가에 의한 건강보험 의약품 상환방식을 개별 요양기관의 품목별 실제 구입가격에 의한 상환방식으로 전환하는 제도로서 요양기관이 의약품을 사용할 때 발생하는 약가이윤을 배제하는데 그 근본취지가 있다.

다) 실거래가 산정방법

의료기관 및 약국을 대상으로 상한금액 범위 내에서 전분기에 구입한 약제 실구입가격의 가중평균가격으로 청구하되, 처음 구입한 약제를 사용하는 경우에는 상한금액 범위 내에서 최초 구입한 실구입가격으로 청구한다.

라) 실거래내역의 사후관리

요양기관에 대한 약제의 비용을 실구입가로 상환하는 실거래가 상환제도에서 매분기 요양기관으로부터 제출·신고된 약제의 실구입가격의 정확성여부와 공급업소(제약사, 도매업소)와의 의약품 유통 거래내역을 현지 확인 조사하여 할인·할증 등으로 상한금액보다 낮게 거래된 품목에 대해서는 품목별 실구입가격을 가중평균가격으로 상한금액을 조정한다.

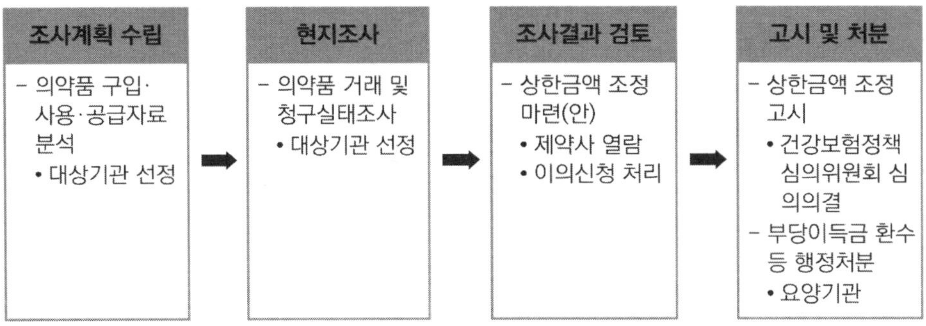

그림 3-3. 약제비용 산정 절차

마) 약가 재평가업무

최초 상한금액 산정 이후의 여건 변화를 반영하기 위하여 3년마다 상한 금액을 다시 산정·조정하는 업무로서 성분별 최고가 품목 기준으로 「A7국 조정평균가」를 산정, 해당 품목을 재평가하고 복제 의약품은 최고가 품목의 인하율과 같은 비율로 가격을 인하한다.

※ A7국(미국, 영국, 일본, 프랑스, 독일, 이태리, 스위스)의 공장도 출하가에 부가세, 유통거래폭을 더한 금액의 평균가격을 조정평균가격으로 이용한다.

☞ 적용방법은 해당품목의 「A7 조정평균가」를 조사하여 국내약가를 현행 등재약가상한금액의 상한선인 「A7 조정평균가」 이하로 조정한다.

바) 의약품사용평가(DUR)

① 개요

의약품사용평가(DUR : Drug Utilization Review)란 의약품의 사용에 있어서 의학적으로 부적절하고 불필요한 처방 및 조제를 개선하여 약물사용을 적정화하기 위한 제도 또는 시스템을 말한다.

② 도입배경

의약분업 실시 이후 증가된 약제 사용량 관리를 위하여 '02년 서울 및 경기지역의 15일 약국 청구자료(약 780만 건)를 대상으로 한 조사결과, 미국기준 초과 건수는 전체의 약 4.8% 정도가 발생했다. 이와 같이 부적절한 약물 투여사례가 발생함에 따라 약물사용을 적정화하기 위한 제도 또는 시스템 구축 필요성이 제기되었고, '04년 국정감사에서도 약물 사용기준을 마련하여 부적절한 투약을 방지할 수 있는 관리대책 수립요청 등이 있어 도입하게 되었다.

③ 병용금기 및 특정연령대금기 약제 고시

국민건강에 위해가 큰 병용금기 및 연령금기 기준 마련을 위해 다빈도 발생 품목이 속한 효능군 순으로 검토를 한 후 2004년 1월 16일 병용금기 162항목, 특정연령대 금기 10항목 등 172항목을 1차 고시하였고, 2005년 3월 9일 병용금기 42항목, 특정연령대금기 14항목 등 56항목을 2차 추가 고시하여 현재 총 228개 항목(144성분, 약 2,600여 품목)이 고시되어 있다.

5) 치료재료의 산정

(1) 실구입가 보상

국민건강보험법시행령 제22조에서는 치료재료에 대한 비용은 약제비용과 마찬가지료 보건복지부장관이 심의조정위원회의 심의를 거쳐 정하여 고시하는 금액의 범위 안에서 요양기관이 당해 약제 및 치료재료를 구입한 금액으로 한다고 규정하고 있다.

(2) 치료재료비용 산정연혁

1977.7.1 의료보험이 시작되면서 치료재료 비용은 요양기관의 실구입가격으로 상환하였으나, 대부분이 행위료에 포함되어 별도 산정하지 않았다. 1984. 12월에 이르러 방사선 필름 등 62품목에 대한 협약각 제도가 도입되었으며, 1995. 4월 치료재료의 보험적용 및 인정절차를 마련을 위한「진료용재료인정기준」이 제정되었으며, 치료재료비용은 등재신청업체 판매예정가 가중평균유통가 이내로 인정하고, 1998. 2월에 품목군별 단일상한가제도가 도입되었으며, 2000.7월에 상한금액 범위내 실거래가 상환제도로 변경되었다.

(3) 실거래내역의 사후관리

치료재료의 비용을 실구입가로 상환하는 실거래가 상환제도에서 매분기 요양기관으로부터 제출·신고된 치료재료의 실구입가격의 정확성 여부와 공급업소와의 치료재료 유통 거래내역을 현지확인 조사하여 할인·할증 등으로 상한금액보다 낮게 거래된 품목에 대해서는 품목별 실구입가격을 가중평균가격으로 상한금액을 조정한다.

제2절 건강보험의 진료수가 체계 및 구성

1. 개요

우리나라의 건강보험은 행위별수가제(fee-for-service)를 기본으로 의료기관에서 의료인이 제공한 의료서비스(행위, 약제, 치료재료 등)에 대해 서비스 별로 가격(수가)을 정하여 사용량과 가격에 의해 진료비를 지불하는 제도로 우리나라는 의료보험 도입 당시부터 채택하고 있다. 또한, 행위별수가제의 보완 및 의료자원의 효율적 활용을 위하여 「질병군별 포괄수가제(DRG)」와 「정액수가제(요양병원, 보건기관 등)」도 병행하여 실시하고 있으며 신포괄수가제의 시범사업이 운영 중이다.

2. 수가체계의 변화

1) 우리나라 년도별 수가변경 사항

우리나라의 수가는 아래 년도별로 변경되었다.

(1) 1977. 7. 9장으로 시작
(2) 1989. 7. 13장으로 변경
(3) 1999. 11. 16장으로 변경
(4) 2002. 1. 제2편 '질병군 및 그 상대가치점수' 신설
(5) 2006. 6. 제1편 17장으로 변경
(6) 2008. 1. 제1편 '요양병원 급여 목록 및 상대가치점수' 신설
(7) 2012. 7. 제1편 18장으로 변경
(8) 2015. 7, 제4편 '완화의료급여비급여 목록 및 급여상대가치점수' 신설
(9) 2016. 1. 제1편 19장 '응급의료수가' 신설
(10) 2017. 1. 기준 총 4편 14부 23장으로 구성
(11) 2019.3 제1편 20장 '치과의 교정치료료' 신설
(12) 2022.8 제5편'혁신의료기술 급여·비급여목록 및 급여상대가치점수'신설
(13) 2023.12 제6편 '공공정책수가목록'신설

〈제6편 21부 33장 구성〉

- 제1편 행위 급여 · 비급여 목록 및 급여 상대가치점수
  제1장 기본진료료 ~ 제20장 치과의 교정치료료 총 32절로 구성되어 있고, 행위급여 · 비급여 목록은 아래 표3-4와 같다.
- 제2편 질병군 급여 · 비급여 목록 및 급여 상대가치점수로 구성되어 있다.
- 제3편 요양병원 급여 목록 및 상대가치점수로 구성되어 있다.
- 제4편 호스피스, 연명의료중단등결정 급여 · 비급여 목록 및 급여 상대가치 점수로 구성되어 있다.
- 제5편 혁신의료기술 급여 · 비급여 목록 및 급여 상대가치점수로 구성되어 있다.
- 제6편 공공정책수가 목록으로 구성되어 있다.

2) 우리나라 년도별 급여·비급여 항목수

행위목록수는 1977년부터 2017.1월까지 40년에 걸쳐 수가 항목은 10배 이상 증가하여 현재 9,584항목(2024.3 기준)에 이른다(표 3-4).

표 3-4. 행위 급여·비급여 목록 (20장, 2024.3월 기준)

구분	항목수		
장	급여	비급여	합계
제1장 기본진료료	1030	19	1049
제2장 검사료	1674	215	1889
제3장 영상진단 및 방사선 치료료	1142	14	1156
제4장 투약 및 조제료	82	0	82
제5장 주사료	92	5	97
제6장 마취료	125	1	126
제7장 이학요법료	81	15	96
제8장 정신요법료	25	8	33
제9장 처치 및 수술료 등	2763	67	2830
제10장 치과 처치·수술료	400	28	428
제11장 조산료	9	0	9
제12장 보건기관의 진료수가	31	0	31
제13장 한방 검사료(檢査料)	9	9	18
제14장 한방 시술(施術) 및 처치료(處置料)	60	7	67
제15장 약국 약제비	39	0	39
제16장 전혈 및 혈액성분제제료	39	0	39
제17장 입원환자 식대	41	0	41
제18장 치과의 보철료	198	0	198
제19장 응급의료수가	239	0	239
제20장 치과의교정치료	45	0	45
기타	193	2	195
총 합계	**8,317**	**390**	**8,707**

3) 우리나라 년도별 급여 · 비급여 목록수 변경이력

우리나라의 행위 급여 · 비급여 목록은 아래 표 3-4와 같이 년도별로 변경되었다.

표 3-4. 행위 급여 · 비급여 목록 이력

행위 급여 · 비급여 목록	연도별 항목수										
	2024..3	1977.7	1989.7	1999.11	2001.1	2005.1	2008.1	2011.1	2014.1	2018.1	2023.2
제1장 기본진료료	1,049	5	2	85	95	261	312	349	314	667	950
제2장 검사료	1,889	107	429	834	1,058	1,725	1,964	2,101	2,232	1,765	1,876
제3장 영상진단 및 방사선 치료료	1,156	11	15	461	599	858	908	917	917	939	1,150
제4장 투약 및 조제료	82	3	5	61	63	62	77	77	80	80	82
제5장 주사료	97	14	14	34	95	110	86	86	86	86	96
제6장 마취료	126	9	9	296	31	81	94	94	96	108	121
제7장 이학요법료	96	13	20	52	57	77	80	83	84	91	95
제8장 정신요법료	33	11	11	20	20	35	27	27	27	27	33
제9장 처치 및 수술료 등	2,830	590	623	1,196	1,852	1,964	2,222	2,276	2,301	2,560	2,762
제10장 치과 처치 · 수술료	428		49	114	171	217	218	219	259	261	300
제11장 조산료	9		1	6	6	6	6	6	6	9	9
제12장 보건기관의 진료수가	31		4	31	31	31	31	31	31	31	31
제13장 한방검사료	18			3	11	15	16	16	17	17	18
제14장 한방시술 및 처치료	67			25	43	43	46	50	50	62	67
제15장 약국약제비	39			24	26	44	58	58	36	38	41
제16장 전혈 및 혈액성분제제료	39		4	47			33	39	39	39	39
제17장 입원환자 식대	41						129	129	129	41	41
제18장 치과의 보철료	198								126	198	198
제19장 응급의료수가	239									242	236
제20장 치과의교정치료	45										45
기타	195					2	2	2	2	2	148
합계	**8,707**	**763**	**1,186**	**3,289**	**4,158**	**5,531**	**6,309**	**6,560**	**6,832**	**7,263**	**8,338**
요양병원 급여 목록	**309**						**866**	**1,396**	**1,396**	**1,296**	**295**
호스피스 급여·비급여 목록	**543**									**428**	**543**
혁신의료기술	**19**										**8**
공공정책수가	**6**										

3. 전체 행위, 치료재료, 약제 분류체계 및 코드 진료수가 구조

1) 급여항목(행위수가)

기본적으로 4단계의 계층구조를 갖고 있으며, 추가적 세분류가 필요한 경우 개별 항목 단위 하부에 2단계의 계층구조를 두고 있어 총6단위로 구분된다.

단계	구분	설명
1단계	장	총 몇(?)개의 장으로 분류(최대 6단계)
2단계	절	각 장별 2개~32개의 절로 분류 *절 분류의 필요가 없는 경우 미분류
3단계	항목군	각 절별로, 개별 행위항목 중 유사한 성질을 갖는 행위 틀을 묶어 [항목군]으로 분류 *항목군 분류의 필요가 없는 경우 미분류
4단계	개별항목	각 항목군 별로 해당하는 개별 행위 항목 분류
5단계	개별항목의 하위 세분류	일부 동일 행위 항목 내 세분류(부위 별, 검체 종류별 등으로 구분)와 세세분류(부위별, 시술방법 등으로 구분)
6단계	세분류 하위 세세분류	*동일 행위를 부위, 검체종류, 검사의 종류 등에 따라 세분류할 필요가 있는 개별항목의 경우 하부네 세분류(가, 나, 다…)를 두고 동일 세분류 항목내에서 더 ((1), (2), (3)…)를 두고 있음

그림 3-4. 급여항목의 분류체계 구조

기본 5자리와 산정코드 3자리로 구성하여 건강보험요양급여비용 고시에는 기본 5자리에 대해서만 구분하여 표기하되, 산정코드는 세부 급여비용 산정을 위한 목적으로 활용한다. 기본 5자리 코드는 대분류, 분류번호, 일련번호로 구성되며, 세부 코드구조는 아래와 같다.

2) B형 간염표면 항원검사(행위) 수가 예시

단계	구분	내용
1단계	장	제2장 검사료
2단계	절	제1절 검체검사료
3단계	항목군	[바이러스성 간염 혈청검사]
4단계	개별항목	나480 B형간염 표면 항원
5단계	세분류	가. 정성검사
6단계	세세분류	① 일반 → C4801 ② 정밀 → C4802

3) 코드사용 현황

	기본코드(5자리)			산정코드(3자리)		
	대분류	분류번호	일련번호	의미1	의미2	의미3
MODE	X (A-Z)	X(3) (001-999) (A01-Z99)	9	9	9	9
약국	X	9(2)	9(2)			
한방	9(2)	9(2)	9(1)			

대분류는 대분류는 제1장 기본진료료를 시작으로 제19장까지 분류되어 있으며 하위절까지의 의미를 포함하고 있으며, 대분류에 따라 알파벳을 부여하였고 알파벳 'N'의 경우 제8장의 정신요법료에도 사용되고 있으며 제9장 처치 및 수술료의 제1절 근골에서도 알파벳 'N'을 사용하고 있다. 분류번호는 분류번호라고 정의하여 일련의 순서대로 부여한 것들도 있지만 순차적 부여를 하지 않은 것도 상당히 많아 아마도 확장성을 두고 부여한 것으로 보여지며, 산정코드에는 가산산정의 유형을 나타내고 있으며 3자리를 사용하여 자리마다 각각의 의미가 있으나 같은 자리에서도 의미들이 무도 달라 통일성이 없으며 기준자체도 모호한 부분이 있다.

표 3-5. 건강보험 급여항목에 대한 분류체계 목록표

장	장명칭	절	명칭	분류번호	급여코드체계
제1장	기본진료료			가	A
제2장	검사료	제1절	검체 검사료	나, 너	B, BX, BY, C, CX, CY, CZ
		제2절	병리 검사료	나, 너	C, CX, CY
		제3절	기능 검사료	나, 너	E, EX, EY, F, FA, FX, FY
		제4절	내시경, 천자 및 생검, 초음파 검사료	나, 너	C, E, EX
제3장	영상진단 및 치료료	제1절	방사선 단순영상진단료	다	G
		제2절	방사선 특수영상진단료	다	HA, HE, HF
		제3절	핵의학 영상징단 및 골밀도 검사료	다	HC, HZ
		제4절	방사선 치료료	다	HD, HZ
제4장	투약 및 조제료			라	J
제5장	주사료	제1절	주사료	마	KK
		제2절		마	X
제6장	마취료	제1절		바	L, LX
		제2절		바	L
		제3절		사	LA
		제4절		사	LB
제7장	이학교법료	제1절		사	MM
		제2절		사	MM, MX
		제3절		사	MM, MX
		제4절		사	MM, MX

제8장	정신요법료			아	NN
제9장	의과 처치 및 수술료	제1절	처치 및 수술료		
			기본처치	자	S, SA, SB, SC, M
			피부 및 연부조직	자, 저	N, S, SB, SC, NA, NX
			근골	자, 저	N, NY
			코	자	O
			후두	자	O, OA
			기관, 기관지 및 폐	자	O
			흉곽	자, 저	O, OX
			순환기	자	O, OA, OB
			비장 및 림프절	자	P
			입, 이하선	자	Q, QZ
			인두 및 편도	자	Q
			식도	자	Q, QA
			복막 및 후복막	자	Q
			위	자	Q
			장, 장간막, 허니아	자	Q, QA
			직장 및 항문	자	Q
			비뇨기	자	R
			남성생식기	자	R
			여성생식기, 임신과 분만	자, 저	R, RA, RY
			내분비기	자	P
			신경	자, 저	S, SA, SY
			감각(시기, 청기)	자, 저	S, SZ
			응급처치	자	M
			중재적 방사선시술	자, 저	M, MX, MY
			투석	자	O
			유방	자	N
			간	자	Q
			담낭 및 담도	자, 저	Q, QX
			췌장	자	Q
			소화기 내시경하 시술	자, 저	Q, QX
			장기이식	자	Q

표 3-6. 건강보험 급여항목 코드에서 산정코드의 의미

대분류		정코드		
코드	대분류명칭	의미1	의미2	의미3
AA	진찰료	1: 만1세미만 6: 만6세미만 7: 만1세이상 만3세미만 9: 뇌병변, 지적, 정신, 자폐성 장애인(치과)	1: 야간 2: 심야(만6세미만) 3: 토요(09-13시) 5: 공휴일 8: 시설내 처방 9: 보호자내원약제 또는 처방전만 수령	1: 차등수가 제외 2: 영유아 건강검진 당일진찰 3: 일반건강검진 당일진찰 4: 생애전환기건강검진 당일진찰 5: 암검진 당일진찰
AB	입원료	1: 0-6시입원 2: 18-24시퇴원 6: 입원 181-360일 까지 7: 입원 361일부터 8: 입원 16일째부터 30일째까지 9: 입원 31일째부터	03: 강내치료 04: 내과질환자, 정신질환자, 만8세미만의 소아	
AD	무균치료실입원료	1:0-6시 입원 2:18-24시 퇴원		
AG	신생아입원료			
AJ	중환자실입원료	1:0-6시 입원 2:18-24시 퇴원 8:입원 16일째부터 30일째까지 9:입원 31일째부터		
AK	격리실입원료			
AN	가정간호 기본방문료	3:만8세미만 4:만70세이상	1:야간 5:공휴	
AQ	납차폐득수치료실 입원료	1:0-6시 입원 2:18-24시 퇴원 8:입원 16일째부터 30일째까지 9:입원 31일째부터		
BC, BX, BY, CX, CY	검체검사료	항글로불린, 약물, 독물, 유기용제 및 중금속, 세균, 진균, 바이러스, 기생출, 기타감염증		6: 진단검사의학과전문의 등 판독 9: 병리과전문의 외부슬라이드판독
C, CX CY, CZ	병리검사료			6: 진단검사의학과전문의 등 판독 9: 병리과전문의 외부슬라이드판독
C	천자 및 생검	1: 외과전문의 2: 흉부외과전문의 3: 만8세미만	1:치료목적	
E, EA, EX	내시경, 초음파검사	2: 흉부외과전문의 3: 만8세미만	1:내시경하 생검	1: 다태아임신시 제2태아부터의 검사료
F, FA	기능검사	6: 만6세미만	1:Digital뇌파분석	
G	방사선단순영상	3: 만8세미만		6: 영상의학과 전문의판독 7: 촬영료 등
HA, HE, HF	방사선특수영상	3: 만8세미만	1: 양측협관촬영 2: 두번째혈관촬영부터 3: 두번째혈관의양측촬영	1: 외부병원필름판독료 6: 영상의학과전문의 판독 7: 촬영료 등
HC, HX, HY, HZ	핵의학영상진단	3:만8세미만	1: 정량분석 2: 동적영상	1: 외부병원필름판독료 6: 핵의학과전문의판독

			3: 혈류영상 4: 정량+동적 5: 동적+혈류 6: 혈류+정량 7: 정량+동적+혈류	
HD, HX, HY	방사선치료료	3:만8세미만		
J	투약 및 조제료	6:만6세미만		
KK, KX	주사료	3:만8세미만		
X	채혈 및 수혈료	6:만6세미만		
L	마취료	1: 신생아 2: 장기이식수술 3: 만8세미만 4: 만70세이상 5: 심폐체외순환법 6: 일축폐환기법 7: 고빈도제트환기법 8: 개흉적심장수술 9: 개두술(뇌종양, 뇌혈관질환)	1:야간 5:공휴일	
LX		1: 신생아 2: 만8세미만 4: 만70세이상		
LA, LY	신경차단술	1: 신생아 2: 만8세미만 4: 만70세이상		
LB, LX	신경파괴술			
M-S MX-SY	처치 및 수술 중재적방사선시술	1: 외과전문의 2: 흉부외과전문의 3: 자연분만(만35세미만산모) 5: 자연분만(만35세이상산모) 6: 신생아 7: 만8세미만 8: 건강검진당일 소화기내시경 하시술 9: 화상치료 목적 U: 신생아 외과전문의 V: 신생아 흉부외과 전문의 W: 신생아 화상지료 목적 X: 만8세미만 외과전문의 Y: 만8세미만 흉부외과 전문의 Z: 만8세미만 화상지료 목적	1:야간 2:응급 3:공휴일	1:제2의수술 4:제2의수술 (종합병원이상)
T	캐스트	3:만8세미만	1:야간 5:공휴일	
U, UX, UY	치과	3:만8세미만	1:야간 5:공휴일	1: 제2의수술
V	조산료	3:자연분만(만35세미만산모) 5:자연분만(만35세이상산모)		1: 다태아분만시 제2태아부터 조산료
UB	치과의 보철료			2:재수술
A	요양병원정액수가	1:0-6시입원 2:18-24시퇴원 6:입원181-360일까지 7:입원361일부터		

4) 급여항목(치료재료수가)

건강보험에서 별도보상을 목적으로 치료재료를 분류하여 관리하고 있으며, 치료재료는 보건복지부장관이 인정·고시하여 '치료재료 급여·비급여 목록 및 급여상한 금액표'에 등재된 품목별 코드를 사용한다. 대분류, 중분류, 소분류로 크게 나뉘어, 대분류는 용도와 가능을 구분하고, 중분류는 행태, 재질, 규격, 사용부위, 사용방법을 구분하며, 소분류는 제품과 제조(수입)회사를 구분한다. 중분류는 대분류별로 구성되며 형태, 재질, 규격 등에 따라 구분은 하지만 해당 구분을 코드가 고유하게 표현하지 않는다. 치료 재료의 각 분류에 대한 코드부여의 원칙은 다음과 같다.

① 대분류는 2자리 코드를 가지고 용도와 기능에 따라 구분되며 용도의 코드는 첫째 자리로, 알파벳(A~M,P)으로 구성되며 총 14개로 분류하며, 기능의 코드는 둘째 자리로, 숫자(0~9)로 구성되며 총71개로 분류한다.

② 중분류의 형태, 재질, 규격, 사용부위, 사용방법에 따라 총 1,655개로 분류되며, 코드 3자리(셋째 자리부터 다섯째 자리까지)로 구성된다.

③ 소분류는 제품 수와 제조(수입)회사를 구분하여 총 17,811개이고 코드 3자리(여섯째 자리부터 여덟째 자리까지)로 구성된다.

5) 코드사용 현황

대분류	중분류	분류
X(2)	9(3)	9(3)

표 3-7. 건강보험 별도보상(급여 및 비급여) 치료재료 대분류 목록표

대분류	대분류 목록
A: 핵의학검사용 군	A0: 폐스캔용 류
B: 봉합용 군	B0: 봉합사 류
	B1: 자동봉합기 류
	B2: 내시경 & 관혈적 수술용 결찰재료 류
C: 골유합 및 골절 고정용 군	C0: 골대체제 류
	C1: 체외고정기(screw/pin 포함) 류
	C2: WIRE & BAND 류
	C3: NAIL(SET) 류
	C4: PIN 류
	C5: TRAUMA 용 PLATE 류
	C6: TRAUMA용 SCREW 류
	C7: 두개, 악안면 PLATE 류
	C8: 두개, 악안면 SCREW 류
	C9: STAMPLE 류
D: 관절경 수술 관련 연부조직고정용군	D0: 연부조직(LIGAMENT, TENDON) 고정용& ANCHOR 류
	D1: 관절경 CANNULA 류
	D2: 연골이식 류
E: 인공관절 군	E1: HIP PROSTHESIS & CABLE SYSTEM 류
	E2: KNEE PROSTHESIS 류

	E3: TUMOR PROSTHESIS 류
	E4: SHOULDER PROSTHESIS FB
	E5: BONE CEMENT 류
	E6: ELBOW PROSTHESIS 류
	E7: 수근관절 및 수지관절 치환 류
	E8: 족관절 치환 류
	E9: 측두하악관절 치환 류
F: 척추재료 군	F0: 척추장치용 류
	F1: 척추시술용 류
G: 흉부외과용 군	G0: 인조혈관 류
	G1: 생체 · 합성 섬유포 류
	G2: HEART VALVE & ANNULOPLASTY RING 류
	G3: 개심술용 CANNULA & 심정지액 주입용 류
	G5: OXYGENATOR & TUBING PACK &PUMP(OFF-PUMP포함) 류
	G6: 흉부외과용 선택품목 류
	G8: PACEMAKER, CRT, ICD & LEAD 류
H: 신경외과용 군	H0: 생체 · 합성 뇌막 류
	H1: 뇌혈관용 클립 류
	H2: 뇌척수액 배액용 재료 류
	H3: 신경자극기 류
	H4: 뇌신경자극기 류
	H5: 두개성형용 CEMENT 류
I: 안 · 이비인후과용 군	I0: 안과용 재료 류
	I1: 인공수정체
	I2: 이비인후과용 류
	J0: VENA CAVA FILTER 류
	J1: 배액관 고정 류
	J2: 소화기 시술용 류(FEELING TUBE, EVL KIT, INJECTOR, KNIFE 등)
	J3: 색전물질 류
	J4: CATHETER 류
	J5: INTRODUCER, BASKET 류
	J6: GUID WIRE 류
	J7: PORT NEEDLE 류
	J8: 확장용 풍선카테터 & STENT 류
K: 일반재료군(Ⅰ)	K0: ELECTRODE & EKG 재료 류
	K1: 조직(피부 등) 확장 및 수복용 재료 류
	K2: FILM 류
	K3: 지속적 배액용 류
	K4: 기관내 삽입관 류
	K5: 비뇨생식기 류
	K6: GAUZE 류
	K6: GAUZE 류
	K8: CAST 류(SPLINT 포함)
L: 일반재료군(Ⅱ)	L0: TPN BAG
	L3: OSTOMY 류
	L4: MESH 류

	L5: H.D & C.A.P.D용 류
	L6: PHERESIS용 류
	L7: 치과용재료 류
	L8: COPPER
	L9: 마취재료
M: 일반재료군(Ⅲ)	M0: 검사용 류
	M1: 혈액 및 용액 주입용 류
	M2: 외과수술용 선택품목 류
	M3: 드레싱 품목 류
P: 한방재료 군	P0: 부항 류
T: 인체조직 군	TB: 뼈
	TC: 연골
	TF: 근막
	TH: 심장판막
	TL: 인대
	TS: 피부
	TT: 건
	TV: 혈관

6) 급여항목(약제수가 코드)

약제 비급여 코드부여를 위해서는 식약처의 표준코드와 보건복지부의 주성분 코드에 대한 이해가 필요하다. 식약처는 의약품을 분류·관리하기 위해 표준코드(총 13자리)를 부여하고 있으며, 보건복지부는 약제급여목록을 관리하기 위해 의약품 표준코드의 업체식별코드(4자리)와 품목코드(5자리)의 9자리(제품코드)를 사용하고 있다. 또한 주성분코드를 별도로 부여하여 관리하고 있다(9자리 코드). 식약처 의약품 표준코드는 13자리중 업체식별코드(4자리)와 품목코드(5자리)를 사용하고 있다.

표 3-8. 의약품 표준코드(13자리)의 기본구조

<table>
<tr><th>자릿수(13)</th><th>3</th><th colspan="4">4</th><th colspan="5">5</th><th>1</th></tr>
<tr><td rowspan="2">내용</td><td rowspan="2">국가식별
코드</td><td colspan="4" rowspan="2">업체식별
코드</td><td colspan="5">품목코드</td><td rowspan="2">검증
번호</td></tr>
<tr><td colspan="4">함량 포함한 품목코드</td><td>포장단위</td></tr>
<tr><td>부여 예</td><td>880</td><td colspan="4">6400-6999</td><td colspan="4">0001-9999</td><td>0:대표코드
1-9:포장단위</td><td>0-9</td></tr>
<tr><td></td><td></td><td>①</td><td>②</td><td>③</td><td>④</td><td>⑤</td><td>⑥</td><td>⑦</td><td>⑧</td><td>⑨</td><td></td></tr>
</table>

업체의 식별코드는 6400부터 6999까지 부여되며, 품목코드는 앞에 세 자리는 함량을 포함한 품목이며, 마지막 한자리는 포장단위를 구분하는 것이다.

구 분	내 용		부 여
①~④	업체식별코드		6400-6999
⑤~⑨	품목코드	⑤~⑧: 함량 포함한 품목코드	0001-9999
		⑨ : 포장단위 *단, 대표코드로 품목구분이 불가능할 경우 숫자를 달리 부여	0

보건복지부에서 별도로 부여하여 관리하고 있는 주성분코드는 9자리이며, 앞에 4자리는 일련번호, 다음 2자리는 함량구분, 다음 1자리는 투여경로, 그리고 마지막 2자리는 제형 구분이다.

1	2	3	4	5	6	7	8	9

①~④	일련번호
⑤~⑥	함량구분
⑦	투여경로(A:내복제, B:주사제, C:외용제)
⑧~⑨	제형구분(일반정제, 서방정제, 시럽제, 액제, 신제…. 등)

등재된 한약제제의 기본 구조는 약제 코드와 동일하다.

① **대분류**

G	H	I	J	K	L	M
원료약	조제 내복약	조제 주사약	조제 외용약	제제 내복약	제제 주사약	제제외용

② **중분류**:

원료약

0	0	★

★ 약품명의 알파벳 첫글자

조제(제제)약

9	9	9

③ **소분류**: 종류, 투여방법 및 의약품 분류번호가 동일한 의약품별 일련번호

제3절 건강보험 요양급여비용의 심사

1. 심사의 개념 및 필요성

1) 심사의 개념

요양급여비용의 심사는 요양기관에서 환자를 진료하고 청구한 요양급여 비용이 의약학적으로 타당하고 비용효과적인 방법으로 이루어졌는지, 국민건강보험법령에서 정한 요양급여비용 산정기준에 따라 산정되었는지 여부 등을 대조·확인하여 요양기관에 지급할 금액을 확정하는 행위이다.

2) 심사의 필요성

요양기관에서의 진료, 특히 행위별수가제(fee-for-service)하에서는 양질의 의료서비스가 가능한 반면, 진료행위 하나하나가 비용을 발생시켜 수입증대를 위한 과잉진료의 가능성이 높기 때문에 의학적으로 보편타당하고 경제적으로 비용효과적인 방법으로 진료(급여)하고 그 비용을 청구하였는지 심사하여 지급할 필요성이 있다.

2. 심사의 법적 근거

1) 요양급여비용의 청구와 지급 등(국민건강보험법 제47조)

(1) 요양급여비용의 청구 등(시행규칙 제19조)
(2) 요양급여비용의 심사·지급(시행규칙 제20조)

2) 심사평가원의 업무 등(국민건강보험법 제63조)

(1) 요양급여비용의 심사(제1항 제1호)
(2) 다른 법률의 규정에 의하여 지급되는 급여비용의 심사 또는 의료의 적정성 평가에 관하여 위탁받은 업무(제1항 제5호)

3. 진료심사평가위원회

1) 법적근거 및 구성

국민건강보험법 제66조에 의하여 심사평가원의 업무를 효율적으로 수행하기 위하여 심사평가원에 진료심사평가위원회(이하 "심사위원회")를 설치·운영하고 있다. 심사위원회는 위원장 포함 90인 이내의 상근심사위원과 1천명 이내의 비상근심사위원으로 구성되어있다.

2) 심사위원(회)의 기능

(1) 심사위원(회)는 요양급여비용 심사, 심사처분에 대한 이의신청 건 중 의학적·전문적 판단을

요하는 건의 심사 등에 관한 사항을 심의한다.

(2) 의학적 · 전문적 판단을 요하는 행위, 약제 및 치료재료의 급여여부 및 상대가치에 관한 사항을 심의한다.

(3) 심사기준의 개발에 관한 사항을 심의한다.

4. 심사기준

1) 심사기준의 정의

요양기관에서 청구한 요양급여내용과 비용산정의 적합성 여부를 판단하는 기준이 되는 실체적인 내용을 심사기준이라 한다.

2) 법령상 심사기준

국민건강보험법 제41조제2항 및 제3항의 규정에 의한 요양급여의 기준과 법 제42조의 규정에 의하여 정하여진 요양급여비용의 내역이 심사기준이라 할 수 있다.

3) 요양급여의 기준

(1) 국민건강보험요양급여의 기준에 관한 규칙(보건복지부령)

요양급여의 절차, 요양급여의 적용기준 및 방법, 요양급여의 범위, 비급여대상, 신의료기술 등의 신청 및 결정절차 등을 규정하고 있다..

(2) 요양급여의 적용기준 및 방법에 관한 세부사항(보건복지부장관고시)

요양급여의 적용기준 및 방법은 요양기관이 건강보험 환자에게 행하는 요양급여의 기본원칙과 방법을 의미한다. 세부적인 기준은 보건복지부장관이 의약계 · 공단 · 심사평가원의 의견을 들어 고시로 정하고 있다.

(3) 중증환자에게 처방·투여하는 약제에 대한 요양급여의 적용기준 및 방법에 관한 세부사항(심사평가원장 공고)

국민건강보험법시행령에서 규정한 중증환자에게 처방 · 투여하는 약제는 심사평가원에 설치된 중증질환심의위원회의 심의를 거쳐 심사평가원장이 정하여 공고한다.

4) 요양급여비용의 내역

(1) 건강보험 요양급여비용의 내역 및 건강보험 요양급여행위 및 그 상대가치점수(보건복지부장관고시)

요양급여비용은 국민건강보험공단 이사장과 의약계 대표자가 계약으로 정하며 계약은 연도별로 요양급여의 상대가치점수당 단가를 정하는 것으로 체결한다.

(2) 약제 및 치료재료 비용의 산정기준(보건복지부장관 고시)

요양급여에 소요되는 약제와 치료재료에 대한 가격은 보건복지부장관이 고시하는 상한금액 범위 안에서 요양기관이 구입한 금액으로 산정한다.

5) 기타 심사기준

(1) 보건복지부 행정해석

행정해석은 법령상 심사기준이 불명확하고, 포괄적인 경우 이에 대한 장관의 명시적 해석으로서, 법령상의 심사기준과는 달리 법적 구속력은 없으나, 심사평가원이 심사기준으로 적용하고 있다.

(2) 심사평가원 심사지침

보건복지부령 또는 고시에서 명시적으로 정하고 있지 아니한 행위, 약제, 치료재료에 대하여 국민건강보험법 제59조에 의하여 심사평가원에 두는 진료심사평가위원회의 심의를 거쳐 심사평가원장이 정하여 공개한다.

5. 심사의 절차 및 방법

1) 청구 및 접수

요양기관에서 환자 개인별 진료내역을 요양급여비용청구명세서에 작성하여 월별 또는 주단위, 입원 또는 외래, 진료분야별로 구분하여 건강보험심사평가원에 서면, EDI, 디스켓으로 청구·접수한다.

2) 심사

접수된 청구명세서는 심사·지급을 위한 인적사항 등 필수기재사항, 약가, 수가 등 단가착오, 정형화가 가능한 심사기준 산정 착오 등을 전산 점검하는 절차를 거쳐 정밀심사 및 지표심사 대상기관으로 구분한다.

○ 정밀심사란?

요양급여비용 청구명세서 전체를 진료내용의 적정성, 심사기준과의 적합성 여부 등을 단계별로 정밀하게 심사하는 것을 말한다.

○ 지표심사란?

요양급여비용의 청구경향이 양호하여 정밀심사의 필요성이 적다고 판단되는 경우, 해당기관의 외래 요양급여비용청구명세서에 대하여 필요한 필수특정항목 외에는 일정기간 심사를 하지 아니하고 지표관리로 가름하는 것을 말한다.

(1) 정밀검사

가. 심사직원의 심사

요양기관의 진료 경향을 분석하고 수가·약가 등 일반사항에 대하여 심사기준 범위 내에서 행하는 심사를 말하며, 기준적합 여부를 판단하기 어려워 전문의학적 판단을 필요로 하는 건등은 해당 전문과목심사위원에게 심사 의뢰한다.

나. 심사위원의 심사

심사직원이 심사 의뢰한 청구명세서에 대하여 전문 의·약학적 판단에 의한 기관별 심사와 청구사례에 대하여 진료의 적정성 여부를 심사한다.

다. 심사위원회의 심사

전문의학적 판단에 의한 새로운 기준이 필요한 사항이나 심사기준 설정을 요하는 사항 및 심사기준 적용 시 이견이 있는 사항, 기타합의에 의한 결정을 필요로 하는 사항을 심사 결정한다.

3) 심사결과 통보

심사가 완료되면 심사결정금액과 심사결과를 기재한 「요양급여비용심사결과통보서」를 공단 및 요양기관에 송부하며, 이 결과에 따라 공단은 요양급여비용을 지급하여야 하고, 요양기관은 심사결과를 확인할 수 있다.

6. 요양급여대상여부 확인

1) 개요

요양기관에 납부한 진료비용이 적정한지, 비급여대상으로 처리된 진료내역이 건강보험 적용대상에 해당되는지 여부를 심사평가원에 확인요청하면 심사평가원에서 국민건강보험법령 등에 의한 기준에 의거 본인부담금의 적정여부를 확인 심사하여 과다하게 납부한 진료비에 대하여는 환자에게 환급하는 제도이다.

2) 관련근거

국민건강보험법 제48조의2(요양급여의 대상여부의 확인 등)

3) 절차

(1) 건강보험 가입자나 피부양자가 진료비영수증을 첨부하여 서면 또는 심사평가원 홈페이지를 통하여 요양급여대상여부 확인 건을 접수한다.

(2) 심사평가원에서는 해당 건에 대하여 요양기관에 진료기록부, 검사기록지, 의사소견서 등을 요청하여 정밀심사방법으로 확인한다.

(3) 확인결과 요양기관에서 비용을 과다하게 징수한 것으로 확인되는 경우는 과다징수금액을 환불조치토록 통보한다. 통보에도 불구하고 요양기관에서 이를 이행치 않을 경우 공단이 당해요양기관에 지급하여야할 요양급여비용에서 해당금액을 공제하여 수진자에게 지급한다.

7. 건강보험 진료비 청구 및 지급관리

1) 진료비 청구과정

건강보험 수진자가 진료 과정에서 발생된 진료비 즉 진료 행위와 진료 재료에 대하여 건강보험 진료수가 산정기준을 적용시키는 업무로 수진자가 요양기관에 도착하여 접수한 시점부터 귀가 전까지 의료기관에서 행한 진료에 관련된 전 과정에 대하여 건강보험진료수가를 적용한 명세서를 작성한 후 가입자에게 본인부담금을 징구하고, 보험자부담금액에 대하여 청구하는 업무이다.

이는 진료행위별수가제를 부담금액에 대하야 청구하는 업무를 말한다. 이는 진료행위 수가제를 적용한 진료비를 산정하기 때문에 병원행정 업무중 가장 큰 비중을 차지하고 있다.

2) 건강보험 당사자 간의 관계

건강보험심사평가원의 특징은 진료비 심사의 공정성, 관리비용의 절감, 진료비 지불의 신속성, 기능의 전문성 등이 있다(그림 3-5).

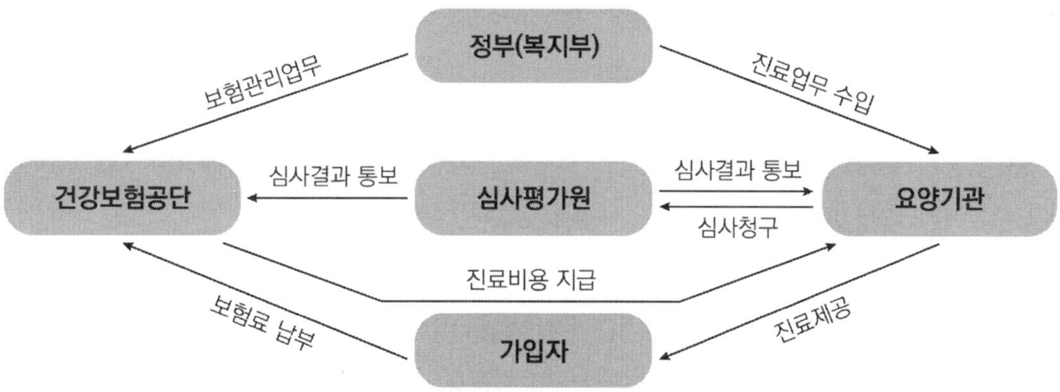

그림 3-5. 건강보험 심사 및 지급 관계

3) 건강보험 진료비 심사/지급 절차

진료비 심사의 경우 일반심사와 보충심사 기준으로 나눌 수 있다.

(1) 일반심사 기준

- 건강보험법 관계법령
- 진료비 심사 지급에 관한 법령 및 기준(진료비 심사 위원회)
- 요양급여규칙
- 진료수가 산정지침 약가 산정기준
- 유권해석 및 복지부 행정지시 사항

(2) 보충심사 기준

- 진료용 재료대 실구입가
- 진료용 재료대 실구입가
- 수입의약품
- 원료 의약품(조제약 및 제제약)

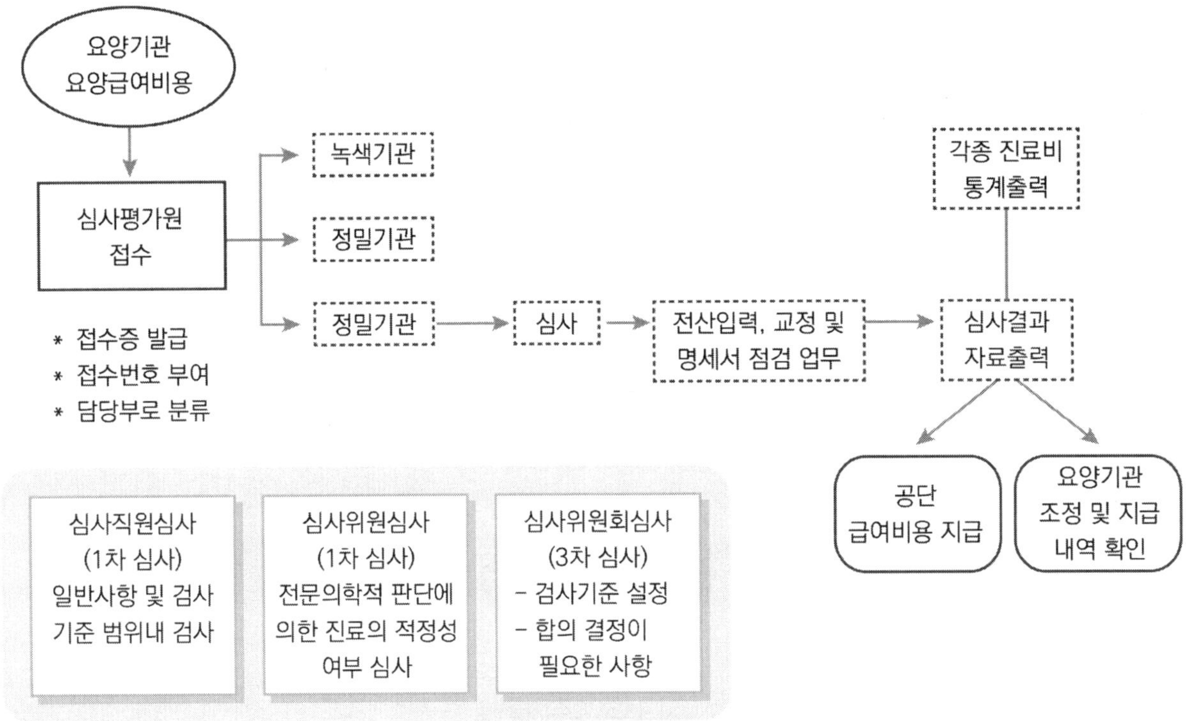

그림 3-6. 건강보험 심사 및 지급 절차

제4절 건강보험 요양급여 비용의 적절성 평가

1. 평가의 개요

1) 도입배경

의료보험법 하에서 진료비 심사는 비용 지급의 정확성을 확보하기 위한 것으로 요양급여 범위와 산정기준을 벗어난 자원의 과다 사용이나 비용의 부당 청구의 적발에 초점을 맞추었기 때문에 제공되는 의료서비스의 적정성, 즉 제대로 된 의료서비스가 적정하게 제공되었는지를 평가하지 못하였다.

국민건강 보호라는 측면에서는 단편적인 자원의 과다 이용이나 부당 청구 적발보다는 의료서비스의 적정성에 대한 포괄적인 평가가 훨씬 중요하지만, 의료보험법 하에서는 이러한 측면이 무시되어 왔다.

의료서비스가 고도화되고 질 높은 의료서비스에 대한 국민적 요구가 증대함에 따라 요양급여의 심사만으로 양질의 의료서비스를 보장하는 데 한계가 있다는 문제점이 대두되었다. 즉, 의료공급자들이 적정 의료를 제공하도록 하면서, 의료의 질을 향상시키도록 유도하여 보험재정을 효율적으로 사용할 수 있도록 하는 제도적 기반이 필요하다는 사회적 결론에 이르렀다.

이에 건강보험법은 새로 출범하는 심사평가원에 요양급여비용의 심사와 더불어 의료서비스의 질적 적정성을 담보하기 위한 요양 급여의 적정성 평가기능까지 부여함으로써 국민건강 증진이라는 건강보험법의 목적을 달성하기 위하려 함이다.

○ **서비스 과다 제공(over-service)의 가능성**
- 행위별수가제 하에서는 불필요한 서비스의 과다 제공 가능성
- 의료자원의 낭비 및 의원성(醫原性 : iatrogenic) 질환 초래 가능성

○ **서비스 과소 제공(under-service)의 가능성**
- 의료제공자에게 이익이 되지 않는 서비스의 경우 과소 제공 가능성
- DRG지불제도의 경우 서비스 과소 제공 가능성

○ **의료서비스의 질적 수준 차이**
- 같은 수가를 받는 의료서비스에서 의료기관이나 시술자에 따라 질적 수준에 차이 발생

2) 개념

국민건강보험법에 의하면 건강보험심사평가원이 요양기관별·진료과목별, 상병별로 구분하여 의약학적 측면과 비용 효과적인 측면에서 평가하도록 규정하고 있다. 따라서 건강보험의 틀 안에서 제공하는 서비스 전반에 대해서 기관, 과목, 질병별로 구분하여 의약학적, 경제학적 평가를 하는 것을 요양급여의 적정성평가라고 말할 수 있다.

3) 목적

요양급여에 대한 평가는 의료서비스 제공자들에게 적정 의료를 유도하여 의료의 질 향상을 도모하며, 국민에게는 의료이용의 적정성을 보호하여 양질의 의료와 비용의 적정성을 보장하는데 그 목적이 있다.

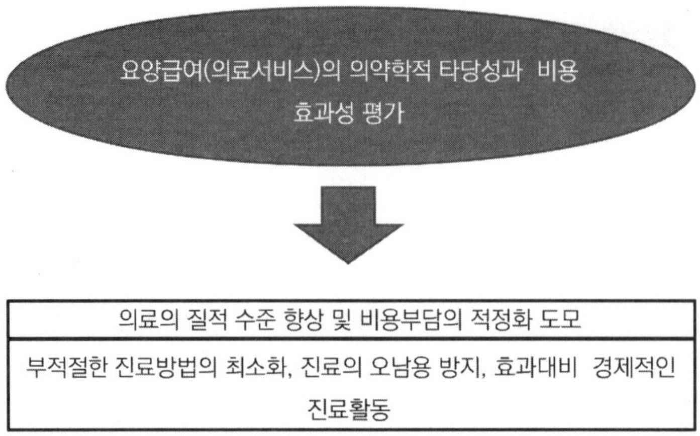

그림 3-7. 진료비 적절성 평가의 목적

2. 평가의 방법

1) 평가의 범위

건강보험심사평가원은 원칙적으로 모든 요양기관을 대상으로 요양기관별 · 진료과목별 또는 상병별로 구분하여 진찰·검사, 약제 · 치료 재료의 지급, 처치 · 수술 기타의 치료 등 요양급여항목 중 선정할 수 있다.

평가대상의 선정은 의약학적 타당성과 비용효과성 측면에서 평가의 필요성이 제기되는 분야를 대상으로 선정하되, 전체 요양급여에서 차지하는 비중 또는 빈도 등 문제의 크기, 의약학적 중요성, 사회적 관심 정도, 평가실시로 기대되는 개선 효과, 평가의 용이성 등을 고려하여 선정한다.

2) 평가수행절차

평가는 의약분야별 전문학회, 의약계단체, 소비자단체, 전문기관, 공단 또는 학계 등의 의견을 수렴하여 매년도 마다 평가계획을 수립하고 보건복지부의 승인을 얻어 시행한다.

평가계획에 대한 구체적인 평가를 위해 세부시행 계획을 수립하면 그 결과를 보건복지부에 보고하고, 그 내용을 요양기관 또는 관련기관이 사전에 알 수 있도록 공개한다. 평가 수행절차는 아래 그림과 같으며 평가수행 과정에서 중요사항은 진료심사평가위원회의 심의를 거쳐 정한다.

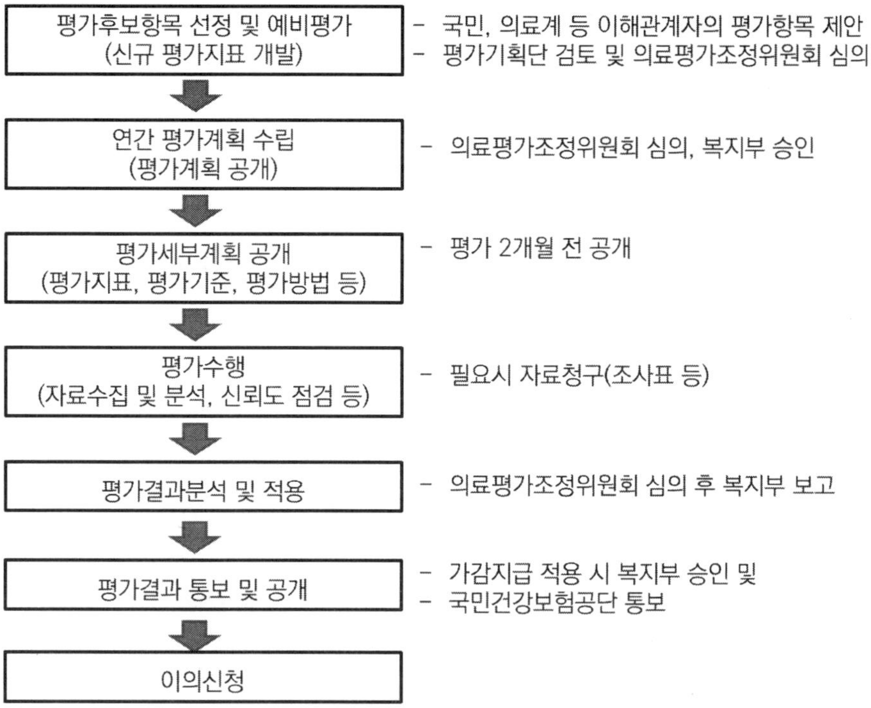

그림 3-8. 진료비 적절성 평가수행과정

3) 평가결과의 활용

(1) 공단통보 및 가감지급

평가결과에 대하여는 공단에 통보하고, 공단은 심사평가원이 요양급여의 적정성을 평가하여 통보한 경우에는 그 평가결과에 따라 요양급여비용을 가산 또는 감액 조정하여 지급한다.

이 경우 가감 지급하는 금액은 평가대상 요양기관의 전년도 심사결정공단부담액의 100분의 10의 범위 안에서 보건복지부장관이 정하여 고시한 기준에 의하여 산정한 금액으로 한다. 그러나 가감지급사업은 지난 2007년 시범사업 형태로 시작됐으며 현재 급성기 뇌졸중(종합병원급 이상), 수술의 예방적 항생제 사용(병원급 이상) 등 총 6개 항목에 대해 본 사업이 진행 중이다. 하지만 최근 건강보험심사평가원과 보건사회연구원이 진행하는 인식도 조사를 바탕으로 가감지급사업 확대를 우려하는 목소리도 나오고 있다. 의료계는 일선 의원급 의료기관의 상대적 박탈감, 무리한 사업진행 등을 지적하며 사업 확대 보다는 적정수가 책정이 우선이라고 강조했다.

가감지급사업은 요양급여 적정성 평가 결과에 따라 인센티브(디스인센티브)를 지급하는 제도다. 지난 2007년 상급종합병원을 대상으로 급성심근경색증과 제왕절개분만에 대해 시범사업 형태로 시작됐다. 이후 지난 2011년 1월부터 급성기 뇌졸중(종합병원급 이상), 수술의 예방적 항생제 사용(병원급 이상), 외래약제 3항목(의원급), 혈액투석(의원급 이상) 등 총 6개 항목에 대해 본 사업을 실시되고 있다. 심평원은 적정성 평가 결과에 따라 상위등급기관·질 향상 기관에 급여액 1~5%를 가산하고 감액 기준선 이하 의료기관에는 급여액 1~5%를 감산 적용한다.

(2) 평가결과의 요양기관 통보 및 공개

평가결과는 해당 요양기관에 통보 및 국민에게 공개는 요양기관의 자율적인 질 향상 활동을 유도하고 국민의 의료이용의 합리적 선택을 보장한다.

(3) 다른 업무와 연계활용

평가결과 심사평가원의 종합관리제와 보건복지부장관의 급여기준개선 및 현지조사업무에 반영함으로써 각 업무의 효율성을 제고한다. 약제평가 결과 현지조사에 반영하거나, 사회복지법인요양기관 평가결과 수가나 급여기준개선에 반영하였다.

4) 적정성 평가 항목

(1) 2022년 적정성 평가 항목

구분(총 37항목)		평가항목(54개 세부항목)
신규(2)	진료행위 및 약제(1)	①영상검사
	기관단위(1)	②입원일수
계속(35)	환자중심(1)	①환자경험
	급성질환(5)	②관상동맥우회술, ③급성기뇌졸중, ④폐렴 ⑤~⑥허혈성심질환(급성심근경색증, 경피적관상동맥중재술)주1
	만성질환(4)	⑦고혈압, ⑧당뇨병, ⑨천식, ⑩만성폐쇄성폐질환
	암질환(5)	⑪대장암, ⑫유방암, ⑬폐암, ⑭위암, ⑮간암 진료결과
	감염질환(1	⑯결핵
	정신건강(4)	⑰의료급여 정신과, ⑱정신건강 입원영역, ⑲우울증 외래 ⑳치매
	진료행위 및 약제(9)	㉑~㉔약제급여(급성상·하기도감염 항생제, 주사제, 약품목수, 투약일당 약품비), ㉕수술의예방적 항생제 사용(18개 수술)주2, ㉖혈액투석, ㉗마취, ㉘치과근관치료, ㉙수혈
	기관단위(6)	㉚요양병원, ㉛중환자실, ㉜신생아중환자실, ㉝병원표준화사망비, ㉞위험도표준화재입원비, ㉟중소병원
예비	예비평가주3	신경차단술, 류마티스관절염, ADHD, 의료관련감염

주1) 향후 평가방향 협의 중
주2) 18개 수술(대장수술, 담낭수술, 고관절치환술, 슬관절치환술, 개두술, 자궁적출술, 제왕절개술, 전립선절제술, 유방수술, 척추수술, 견부수술, 후두수술, 허니아수술, 폐절제술, 골절수술, 혈관수술, 인공심박동기삽입술, 충수절제술)
주3) 인력·예산 등 평가 수행 여건 고려하여 순차적으로 수행예정으로 정책적 우선순위에 따라 항목 변경 가능

- 2022년 적정성 평가 항목은 신규평가(영상검사, 입원일수)와 계속평가(기존 35개 항목), 예비평가(신경차단술, 류마티스 관절염, 주의력결핍과잉행동장애(ADHD), 의료관련감염)
- 2022년 가감지급 및 인센티브 대상 항목은 다음과 같다.

가. 가감지급(6항목)
- (의원급) 외래약제(급상상기도감염 항생제 처방률, 주사제 처방률, 6품목이상 처방비율)
- (의원급 이상) 혈액투석
- (병원급 이상) 수술의예방적항생제사용
- (종합병원급 이상) 급성기 뇌졸중

나. 만성질환 인센티브(2항목)
- (의원급) 고혈압, 당뇨병

※ 의료평가조정위원회 결정 및 예산, 인력 등 평가 수행 여건 감안하여 향후 일정 변경될 수 있음

(2) 2023년 적정성 평가 항목

구분(총 37항목)			평가항목(54개 세부항목)
계속(36)	일차의료 및 만성질환 관리	만성질환(7)	①고혈압, ②당뇨병, ③천식, ④만성폐쇄성폐질환, ⑤결핵, ⑥혈액투석, ⑦치과근관치료 주1)
		약제(3)	⑧~⑩약제급여(급성상·하기도감염 항생제,주사제,약품목수)
	급성기 치료	심뇌혈관 질환(4)	⑪관상동맥우회술, ⑫급성기뇌졸중, ⑬~⑭허혈성심질환(급성심근경색증, 경피적관상동맥중재술) 주2)
		암질환(5)	⑮대장암, ⑯폐암, ⑰위암, ⑱유방암, ⑲간암
		일반질(3)	⑳병원표준화사망비, ㉑위험도표준화재입원비, ㉒입원일수
		기타(9)	㉓수혈, ㉔수술의 예방적 항생제 사용(18개 수술) 주3), ㉕마취, ㉖폐렴, ㉗중환자실, ㉘신생아중환자실, ㉙환자경험, ㉚중소병원, ㉛영상검사
	정신건강(4)		㉜의료급여 정신과, ㉝정신건강 입원영역, ㉞우울증 외래, ㉟치매 주1)
	장기요양(1)		㊱요양병원 입원급여
신규(1)	일차의료 및 만성질환 관리	만성질환	①류마티스관절염 주4)
예비	예비평가		의료관련감염, 슬관절치환술, 고관절치환술

주1) 향후 평가방향 논의 예정
주2) 향후 평가방향 협의 중
주3) 18개 수술(대장수술, 담낭수술, 고관절치환술, 슬관절치환술, 개두술, 자궁적출술, 제왕절개술,전립선절제술, 유방수술, 척추수술, 견부수술, 후두수술, 허니아수술, 폐절제술, 골절수술,혈관수술, 인공심박동기삽입술, 충수절제술)
주4) 본 평가(안) 검토 후 추진 예정

- 2023년 적정성 평가 항목은 계속평가(기존 36개 항목)와 예비평가(의료관련감염, 슬관절치환술, 고관절치환술)이다
- 2023년 가감지급 및 인센티브 대상 항목

가. 가감지급(3항목)
 - (의원급) 외래약제(급상 상기도감염 항생제 처방률, 주사제 처방률, 6품목이상 처방비율)

나. 만성질환 인센티브(2항목)
 - (의원급) 고혈압, 당뇨병

※ 의료평가조정위원회 결정 및 예산, 인력 등 평가 수행 여건 감안하여 향후 일정 변경될 수 있음

(3) 2024년 적정성 평가 항목

구분(총 36항목)			평가항목
계속(35)	일차의료 및 만성질환 관리	만성질환(6)	①고혈압·당뇨병, ②천식, ③만성폐쇄성폐질환, ④결핵, ⑤혈액투석, ⑥류마티스관절염
		약제(3)	⑦~⑨약제급여(항생제, 주사제, 약품목수)
	급성기 치료	심뇌혈관 질환(4)	⑩관상동맥우회술, ⑪급성기뇌졸중, ⑫~⑬허혈성심질환(급성심근경색증, 경피적관상동맥중재술)주1)
		암질환(5)	⑭대장암, ⑮폐암, ⑯위암, ⑰유방암, ⑱간암
		일반질(3)	⑲병원표준화사망비, ⑳위험도표준화재입원비, ㉑입원일수
		기타(9)	㉒수혈, ㉓수술의 예방적 항생제 사용(18개 수술) 주2), ㉔마취, ㉕폐렴, ㉖중환자실, ㉗신생아중환자실, ㉘환자경험, ㉙중소병원1), ㉚영상검사

구분(총 36항목)			평가항목
	정신건강(4)		㉛의료급여 정신과, ㉜정신건강 입원영역, ㉝우울증 외래, ㉞치매 주1)
	장기요양(1)		㉟요양병원 입원급여
신규 (1)	일차의료 및 만성질환 관리	만성질환	①슬관절치환술 주3)
예비	예비평가		의료관련감염, 고관절치환술

주1) 향후 평가방향 협의 중
주2) 18개 수술(대장수술, 담낭수술, 고관절치환술, 슬관절치환술, 개두술, 자궁적출술, 제왕절개술, 전립선절제술, 유방수술, 척추수술, 견부수술, 후두수술, 허니아수술, 폐절제술, 골절수술, 혈관수술, 인공심박동기삽입술, 충수절제술)
주3) 본 평가(안) 의평조 심의 후 추진 예정

- 2024년 적정성 평가 항목은 신규평가(슬관절치환술_예정)와 계속평가(기존 35개 항목), 예비평가(고관절치환술, 의료관련감염)이다.
  ※ 의료평가조정위원회 결정 및 예산, 인력 등 평가 수행 여건 감안하여 향후 일정 변경될 수 있음
- 2024년 가감지급 및 인센티브 대상 항목
  가. 가감지급(7항목)
  - (의원급) 외래약제(급성상기도감염 항생제 처방률, 주사제 처방률, 6품목이상 처방비율), 만성폐쇄성폐질환
  - (의원급 이상) 혈액투석
  - (병원급 이상) 수술의 예방적 항생제 사용
  - (종합병원급 이상) 급성기뇌졸중
  나. 만성질환 인센티브(1항목)
  - (의원급) 고혈압·당뇨병

5) 적정성 평가의 성과

(1) 약제급여 적정성평가

약제급여평가는 약제급여 중에서 차지하는 비중과 부신피질호르몬제 등 오・남용으로 국민건강에 미치는 영향이 큰 약제를 대상으로 2001년부터 매분기별로 평가하여 해당 요양기관에 정보를 제공함으로써 자율적인 처방행태 개선으로 약제사용의 적정성을 유도하여 국민건강증진에 기여하는 것을 목적으로 하고 있다.

2006년부터는 항생제 처방률과 주사제 처방률 등을 전면 공개하였고, 그 결과 급성 상기도 감염에서 항생제 처방률이 현저하게 감소하였다는 사실을 확인하였다.

(2) 허혈성심장질환

허혈성심장질환 중 급성심근경색증과 스텐트 등 재료를 이용하여 막힌 혈관을 뚫어주는 경피적관상동맥중재술, 외과적으로 수술하는 관상동맥우회로술은 질병의 규모나 사회적 비용, 건강보험급여에서 차지하는 비율이 점차 증가하고 또한 치료 과정의 적정성이 결과에 미치는 영향이 매우 크기 때문에 선진 각국에서도 의료의 질을 평가함에 있어서 중요한 위치를 점하고 있다.

이 평가를 이용하여 급성심근경색 증상에 대한 내용과 응급대처요령, 신속한 병원이송을 위한 구급차 이용의 중요성 등을 홍보하였으며, 아울러 신속하고도 적절한 환자이송에 필요한 정보 즉, 지역별 경피적관상동맥중재술 등 진료기관의 명단을 소방방재청 등 관련기관에 제공하였다.

또한 개별 의료기관과 관련 의약단체 및 기관 등에 평가결과를 제공하여 자발적으로 의료의 질 개선활동을 유도하였고, 국민의 알권리와 의료선택권을 보장하기 위해 평가결과가 양호한 기관을 건강보험심사평가원 홈페이지에 공개하였다.

제5절 요양기관 현지조사 및 행정처분

1. 현지조사의 개요

현지조사는 보건복지부 장관이 주관하여 요양기관의 진료 및 비용청구가 적법·타당한 지에 대하여 현장 에 출장하여 조사하고 그 결과에 따라 부당이득환수 및 행정처분 등을 하는 장관의 공권력 작용을 말한다.

현지조사의 개념은 요양기관이 지급받은 요양급여비용 등에 대해 세부진료내역을 근거로 사실관계 및 적법 여부를 확인·조사하는 것이다.

1) 현지조사의 목적

(1) 허위·부당청구 예방

현지조사를 통한 사실관계 확인결과 허위·부당내용이 적발된 경우, 행정처분, 형사고발 등 엄정한 처벌을 가하여 요양기관의 허위·부당청구를 사전에 예방하고 파급효과(경찰효과)를 높인다.

(2) 건전한 청구질서 확립 및 보험재정의 누수 방지와 수급권 보호

이러한 허위·부당청구 예방, 심사에 대한 보완 기능을 통하여 요양기관의 건전한 청구질서를 확립하고, 보험재정의 누수 방지 및 수진자에게 본인부담금을 과다하게 징수하는 것을 사전에 방지하여 환자의 수급권을 보호하는 기능을 한다.

(3) 불필요한 건강보헌재정의 누수를 방지하는 것이다.

2. 법적 근거

1) 현지조사근거

장관은 요양기관에 대하여 보험급여에 관한 보고 또는 서류제출을 명하거나 소속공무원으로 하여금 관계인에게 질문을 하게 하거나 관계서류를 검사하게 할 수 있다. 아래는 현지조사와 관련된 법적근거 항목이다.

국민건강보험법 제97조(보고와 검사), 국민건강보험법 제98조(업무정지), 제99조(과징금) 및 시행령 제70조(행정처분기준), 국민건강보험법 제115조(벌칙), 제116조(벌칙), 제119조(과태료), 의료급여법 제23조(부당이득의 징수), 제28조(업무정지), 제29조(과징금), 의료급여법 제32조(보고 및 검사), 의료급여법 제35조(벌칙), 37조(과태료), 행정조사기본법 등이다.

조사내용은 요양기관의 요양급여 및 비용의 청구가 적법타당하지의 여부로 청구한 진료내역의 사실여부와 요양급여 지급과 관련된 법령(국민건강보험법, 의료법 약사법 등)등 관계 규정 준수여부이다.

2) 행정처분

국민건강보험법 제99조(과징금 등)

요양기관이 사위 기타 부당한 방법으로 공단·가입자 및 피부양자에게 요양급여비용을 부담하게 한 때에는 1년의 범위 안에서 요양기관의 업무정지를 명 할 수 있으며, 업무정지처분으로 요양기관 이용에 심한 불편을 주는 경우 업무정지에 갈음하여 부당금액의 5배 이하의 금액을 과징금으로 부과·징수할 수 있다.

3) 형사처벌 근거(국민건강보험법 제116조(벌칙))

보건복지부장관은 요양기관(제49조에 따라 요양을 실시한 기관을 포함한다)에 대하여 요양·약제의 지급 등 보험급여에 관한 보고 또는 서류 제출을 명하거나, 소속 공무원이 관계인에게 질문하게 하거나 관계 서류를 검사하게 할 수 있다(법 97조 보고와 검사). 이를 위반하여 보고 또는 서류 제출을 하지 아니한 자, 거짓으로 보고하거나 거짓 서류를 제출한 자, 검사나 질문을 거부·방해 또는 기피한 자는 1천만원 이하의 벌금에 처한다.

4) 현지조사 지침 근거(「건강보험요양기관 조사지침」(보험관리과-2407호, 2005. 5. 12))

현지조사의 객관성, 공정성 및 투명성을 확보하기 위하여 보건복지부장관은 「건강보험요양기관현지조사지침」을 마련하여 공개하고 이에 따라 조사계획 수립, 대상기관선정, 조사실시, 정산심사 및 처분 등 업무를 수행한다.

3. 현지조사 방법과 유형

1) 현지조사 방법

(1) 서면조사

조사원이 조사대상기관에 현장방문하지 않고 요양급여 사항에 관한 보고 또는 관련 자료를 제출하도록 요구하여 요양급여비용 청구의 적법 타당성을 조사하는 방식이다.

(2) 현장조사

조사원이 조사대상기관에 현장방문하여 요양급여비용 청구의 적법 타당성을 조사하는 방식이다.

2) 현지조사 유형

(1) 정기조사

지표점검기관, 외부의뢰 기관 등 부당청구 개연성이 높다고 판단되는 요양기관에 대해 실시하는 일반적이고 통상적인 현지조사이다.

가. 지표점검기관은 지표연동자율개선제, 부당청구감지시스템 및 본인부담금과다징수 다발생기관 등에 의해 부당청구 개연성이 높다고 판단되는 요양기관을 의미한다.

- 지표연동자율개선제란 의료의 질 향상이 필요하거나, 진료비 증가에 영향이 큰 분야에 대해

관련 정보를 요양기관에 제공함으로 자율적으로 개선을 유도하고 개선되지 않는 경우에 현지조사, 적정성평가와 연계하여 포괄적으로 관리하는 제도를 의미한다.

나. 외부의뢰기관이란 국민건강보험공단(이하 "공단"이라 한다) 및 건강보험심사평가원(이하 "심사평가원"이라 한다)의 급여사후관리, 민원제보 및 타 행정기관의 수사 등의 과정에서 요양급여비용의 부당청구가 확인이나 인지되어 보험급여내역전반에 대해 행정조사를 실시할 필요가 있다고 판단되는 요양기관을 의미한다.

(2) 기획조사

건강보험 제도개선 및 올바른 청구문화 정착을 위해 제도 운영상 개선이 필요한 분야나 사회적으로 문제가 제기된 분야에 대해 실시하는 현지조사이다.

(3) 긴급조사

거짓·부당청구 개연성이 높은 요양기관 중에서 증거인멸이나 폐업 등의 우려가 있는 요양기관 또는 사회적으로 문제가 제기되어 긴급하게 조사가 필요한 요양기관 등에 대해 실시하는 조사를 의미한다.

(4) 이행실태 조사

건강보험 업무정지처분 기간 중 해당 처분을 편법적으로 회피할 우려가 높은 요양기관 또는 불이행이 의심되는 요양기관 등에 대해 처분의 사후 이행여부를 점검하기 위해 실시하는 조사이다.

4. 현지조사 대상기관선정

1) 선정원칙

장관이 연관 조사계획 및 여건에 따라 아래의 대상 중 현지조사의 효율성 및 시급성 등을 감안하여 적정수의 기관을 선정한다.

2) 국민건강보험공단에서 조사의뢰한 기관

(1) 진료내역 통보 및 수진자 조회 등의 과정에서 부당청구 개연성이 높게 나타난 요양기관
(2) 요양기관 내부종사자 공익신고 및 포상과 관련 신고된 요양기관
(3) 부당청구 개연성이 높은 청구건을 확인하고자 자료제출을 요청하였으나 제출하지 않은 요양기관

3) 심사평가원에서 조사의뢰한 기관

(1) 요양급여비용에 대한 심사 및 요양급여 적정성평가 등의 과정에서 부당청구의 개연성이 높게 나타난 요양기관
(2) 심사·평가를 위하여 자료제출을 요청하였으나 제출하지 않은 요양기관

4) 대외기관에서 조사의뢰한 기관

국가청렴위원회, 검찰청, 금감원 등으로부터 부당청구 혐의로 현지조사 의뢰된 기관 중 부당청구의 개연성이 높은 요양기관이다.

5) 민원 제보된 기관

(1) 보건복지부에 요양기관의 허위·부당청구에 대해 실명의 제보자가 구체적인 사례와 증거를 제시하여 부당내용을 제보한 경우에 한하여 부당내용 검토 결과 종합적인 현지조사가 필요하다고 판단되는 기관
(2) 수진자(수급자)가 심사평가원 및 공단에 "요양급여대상여부확인" 등을 요청한 기관 중 부당의 정도가 심하거나 빈번하게 발생되어 분석결과 종합적인 현지조사가 필요하다고 판단되는 요양기관

6) 자율시정통보 불응기관

심사평가원에서 분석한 요양기관의 상병별지표가 비교대상 요양기관분류의 평균지표보다 일정점수 이상인 요양기관에 대하여 2차 이상 자율시정 통보를 하였으나 시정하지 않은 기관 중 종합점수가 높은 요양기관이다.

7) 부당청구상시 감시시스템에 의해 선정된 기관

데이터마이닝 기법을 활용한 부당청구 상시감시시스템에 의하여 전체 요양기관을 대상으로 분석한 결과 부당예측점수가 높은 요양기관이다.

8) 기획현지조사

건강보험제도 운용상 제도개선이 필요하다고 판단되는 분야 및 사회적 문제가 된 분야 등 장관이 필요하다고 판단하는 분야이다.

5. 현지조사과정

1) 일반사항

(1) 조사계획 수립

보건복지부장관은 요양기관의 진료에 지장을 최소화하면서 현지조사를 효율적으로 수행하기 위하여 조사기관수, 조사인력, 조사일시 및 기간, 조사대상기관, 중점 조사항목 및 학인사항 등에 대한 조사계획을 합리적으로 수립한다.

(2) 조사반의 구성

보건복지부장관은 심사평가원 및 공단으로부터 전문 인력을 지원받아 현지조사반을 구성하되, 심사평가원의 전문인력은 조사계획 수립, 대상선정, 조사실시, 정산심사 및 처분 등 현지조사의 제반

업무에 지원토록 하고, 공단의 전문인력은 급여사후관리(자격·인력확인 등) 등을 위한 현지조사업무 지원을 한다.

가. 조사인력

심사평가원, 공단은 객관적이고 공정한 조사가 이루어질 수 있도록 조사 지원인력 차출하되, 조사요원이 요양기관 대표자 등과 친인척 관계에 있거나, 조사대상기관에 근무한 경력이 있는 경우, 학연·지연 등 특별한 이해관계가 있는 경우, 기타 객관적이고 공정한 조사를 기대하기 어려운 경우 등은 해당 기관 조사반 편성시 제외한다. 조사요원은 "현지조사 실시"와 관련하여 동 지침을 준수하고 기타 객관적·공정한 조사를 위해 필요한 경우 다른 조사반으로의 편성 등의 요청이 가능하다.

(3) 조사대상 기간

가. 정기조사

지표검검 기관은 지표분석 결과 부당청구의 개연성이 있는 기간 3개월과 조사명령서(요양기관 현지조사 지침 서식 9호) 발부일을 기준으로 요양급여비용이 지급된('지급비용'을 말한다. 이하 같다) 최근 3개월 진료분 조사한다. 지표점검기관은 지표연동자율개선제 미개선기관 또는 부당청구 감지시스템을 통해 선정된 기관, 본인부담금 과다징수 다발생기관 등 청구경향 및 민원발생현황 등을 분석하여 조사대상으로 선정하는 기관을 의미한다. 조사의뢰된 기간과 조사의뢰기간 직후 지급된 최근 3개월 지급비용 및 조사명령서 발부일을 기준으로 최근 3개월 지급비용을 포함하여 최대 36개월의 지급비용을 조사할 수 있다. 조사 과정에서 요양기관이 거짓·부당청구가 확인되는 경우에는 조사명령서 발부일에서 가장 최근 지급된 진료분을 기준으로 최대 36개월 범위에서 조사대상기간을 변경하여 조사할 수 있으며 부당청구금액에 대해서는 현지조사 의뢰기관(심사평가원, 공단)에 환수하도록 조치한다. 조사대상기간 변경사유는 다음과 같다.

① 고의적 혹은 지속적 거짓청구가 확인된 경우
② 무자격자의 진료 행위 또는 의료자원(인력·시설·장비 등)의 부당신고에 의한 부당청구가 확인된 경우
③ 2개 이상 요양기관의 담합 혹은 공모에 의한 조직적 거짓·부당청구가 확인된 경우

나. 기획조사

조사명령서 발부일을 기준으로 요양급여비용이 지급된 최근 6개월 진료분 조사한다.

다. 긴급조사

정기조사에 준하여 조사대상기간을 설정하되, 검·경찰 등에서 의뢰한 기관은 수사범위 등 문제가 야기된 기간을 판단하여 36개월 범위에서 조사한다.

라. 이행실태조사

해당 기관의 업무정지기간을 조사대상기간으로 한다.

기획조사 및 긴급조사의 경우 조사대상기간 확대 등은 정기조사에 준하여 적용한다.

마. 현장조사

조사기간은 현장조사의 유형, 조사대상 요양기관의 종별·규모 및 조사 난이도 등을 감안하여 탄력적으로 운영이 가능하며, 조사기간은 의원급·약국은 1주 이내, 병원급 2주 이내, 종합병원급 이상은 4주 이내로 하되, 조사 중 조사기간의 연장이 필요할 경우에는 보건복지부장관의 사전 승인이 필요하다. 다만, 조사자는 조사대상기간 확대, 요양기관의 자료제출 지연, 전산기록 해독 지연 등으로 인한 불가피한 사유가 아니면 조사기간을 준수하여야 한다.

(4) 조사인력에 대한 사전교육

요양기관 수용성 제고를 위한 현지조사 응대 및 친절마인드 교육, 조사업무 수행과 관련된 기준 변경 내용, 중점조사 항목 등 제반사항, 금품·향응수수 금지 등 청렴서약서(서식 제11호) 준수 및 공직기강 확립, 조사계획 및 조사 과정에서 취득한 요양기관과 수진자에 대한 일체의 정보 비밀유지, 거짓·부당청구 신고자에 대한 개인정보 보호 등에 대한 교육을 실시한다.

2) 현지조사의 진행과정

(1) 서면조사의 통지

서면조사 대상기관에 조사명령서(서식 제9호) 및 요양(의료)급여 관계서류 제출요구서(서식 제10호)를 서면으로 통지한다.

(2) 현장조사의 통지 및 착수

가. 개괄적 사전 공개

요양기관이 현장조사 실시를 사전에 확인할 수 있도록, 매월 실시하는 정기조사에 대하여 조사기간, 대상기관 수, 조사인력 수 및 조사방향 등을 개괄적으로 사전공개 할 수 있다.

나. 사전통지

'선정심의위원회'에서 증거인멸 등의 우려가 없다고 심의한 요양기관에 대해서는 현장조사 개시 전에 요양기관 현지조사 사전통지서(서식 제7호) 발송한다, 다만, '선정심의위원회'에서 증거인멸 등의 우려가 있다고 심의한 요양기관은 조사개시와 동시에 요양기관 대표자 등에게 구두 등 방법으로 통지하고 현장조사 시에 조사자는 아래의 사항에 대해 준수하여야 한다.

현장조사 시 준수사항
• 요양기관 대표자 등에게 신분증, 보건복지부장관 직인이 날인된 조사명령서(원본 또는 사본) 및 요양(의료)급여 관계서류 제출요구서(원본 또는 사본) 등 제시한다. • 조사목적·사유·기간, 범위와 내용, 제출자료, 조사거부에 대한 제재 등 필요한 사항을 요양기관 대표자 등에게 사전 설명한다. • 조사개시 전 해당 요양기관에 현지조사의 이해, 권리구제 제도안내, 요양기관 현지조사 안내문(서식 제8호) 교부한다. • 조사는 해당 요양기관 내에서 실시하는 것을 원칙으로 하되 부득이한 경우에는 해당 요양기관 이외의 장소에서 실시할 수 있으며, 필요시 서면 혹은 온라인 자료제출 요구 가능하다. • 서면, 온라인 자료제출 기관에 대해서는 제출된 자료의 검증을 거친 후 현장조사를 실시한다.

(3) 현장조사의 방법

가. 자료제출요구 시에는 내용을 구체화하고 최소화하여야 한다.

조사대상기관의 조사항목을 고려하여 구체적으로 기재한 요양(의료)급여 관계서류 제출요구서(서식제10호)를 제시하되, 요양기관의 종별, 진료과목, 부당의 개연성이 높은 내역 등과 관련된 자료 위주로 구체화하여 최소한으로 자료를 요청한다.

나. 각종자료 및 사실관계를 확인한다.

① 요양기관의 인력 · 시설 · 장비 등의 현황, 진료기록부, 조제기록부, 본인부담금수납대장, 요양급여비용(약제비용)계산서 등 법정 보존의무 서류 등의 확인한다.

② 국민건강보험관련 법령에 의한 요양급여비용 청구내역의 사실관계 확인한다.

③ 현지조사 중에 거짓 · 부당청구의 개연성이 높다고 판단되는 사항에 대하여 수진자에게 직접 확인할 필요가 있다고 판단될 때에는 진료받은내용 문의 실시한다.

④ 현지조사 중 거짓 · 부당청구가 발견되었을 경우에는 객관적 판단이 가능하도록 요양기관에 관계 자료를 징구하고 대표자 혹은 관계자의 확인서를 징구한다.

다. 확인내용의 설명 및 확인서를 징구한다.

① 조사대상기간, 부당청구 내용을 설명한다.

② 관련증빙자료 및 제출자료 목록(서식 제13호) 첨부한다.

③ 요양기관이 확인서의 작성, 날인을 거부한 경우 확인서에 관계 공무원 혹은 현지조사 팀장(원)이 확인한 내역을 기재한 후 연명하여 서명하고 증빙자료를 첨부한다.

④ 요양기관이 현지조사를 거부 · 방해 또는 기피하거나 관계서류를 미제출하는 경우 등 현지조사가 정상적으로 이루어지기 어렵다고 판단될 때에는 행정처분 내용에 대한 자세한 설명을 하고, 발생한 사실에 대한 확인서를 작성하여 요양기관 대표자 또는 종사자에게 서명 · 날인 요청. 요양기관이 확인서 서명 · 날인을 거부한 경우 현지조사 팀장(원)이 연대하여 서명 · 날인하고 최대한 증빙자료를 첨부한다.

라. 현지조사 거부 · 방해 또는 기피 대상기관으로 확인서를 작성하는 경우는 다음과 같다.

① 대표자가 명시적으로 조사거부 의사를 밝힌 경우

② 대표자 또는 종사자가 정당한 이유 없이 요양기관 출입을 막거나, 조사자의 검사 · 질문에 응하지 아니한 경우

③ 몹시 거친 말이나 행동 또는 협박 등의 위력을 가하여 조사자를 압박하는 경우

④ 관계서류를 의도적으로 지연 제출하는 경우

⑤ 기타 다른 방법으로 조사가 정상적으로 이루어질 수 없도록 하는 경우 등

마. 조사에서 확인된 내역이 의료법, 약사법 등 타법 위반사항인 경우 해당 의사 · 약사 등에게 책임소재 명확화를 위해 확인서 별도 징구한다.

바. 조사과정에 대한 녹음 · 녹화할 수 있다.

조사원과 조사대상자는 조사과정을 방해하지 않은 범위에서 조사과정을 녹음 · 녹화할 수 있으며, 이 경우 사전에 그 사실을 보건복지부장관에게 통지하고, 상대방과 녹음 · 녹화의 범위 등을 협의하여 정해야 한다.

6. 현지조사 결과 처리

1) 부당금액 집계

(1) 정상심사

현지조사 확인서를 근거로 조사대상기간 중 지급받은 진료 건 등에 대하여 수진자별 정산심사한다.

(2) 행정처분내역 산출(현지조사실시 후 약 7개월 이내)

총부당금액, 월평균부당금액, 부당비율, 부당세부내역, 업무정지일수 등
행정처분내역 산출하고 행정처분 감경 사유가 있는 경우 감경 기준을 적용한다.

2) 행정처분

(1) 행정처분 사전통지(처분내역 산출 후 약 1개월 이내)

처분하고자 하는 내용을 요양기관에 사전통지하고, 처분당사자에게 일정기간 내에 의견을 제출토록 소명기회 부여하여야 한다. 제출된 의견에 대한 검토(약 3개월 소요)를 한다. 만약, 행정처분 없이 부당이득금만 발생한 요양기관의 경우 보건복지부장관이 행정처분 사전통지를 하지 않고 처분청인 국민건강보험공단에서 환수예정 통보 후에 환수한다.

(2) 행정처분심의위원회 설치 · 운영

법률전문가, 소비자단체, 의약단체, 처분청 대표 등으로 구성된 '요양기관 등 행정처분심의위원회'를 설치하여 행정처분의 적정성 여부 심의하되, 요양기관 등 행정처분심의위원회'는 행정처분 사전통지된 의료급여기관에서 제출한 의견도 심의한다. 보건복지부장관은 행정처분 사전통지를 받고 의견을 제출한 요양기관 중에서 위반행위 동기 · 목적 등을 고려하여 처분할 필요가 있는 대상을 선정한다. 다만, 거짓청구 내역에 대한 제출의견은 특별한 사유가 없는 한 심의대상에서 제외한다.

(3) 행정처분(사전통지 후 약 4개월 이내)

요양기관에 부당금액 환수 및 업무정지(과징금) 등 처분 통보하되, 처분절차별 소요기간은 '17.1월 이후 정산 및 산출내역 건부터 적용되며, 조사대상기관수 증가 또는 행정처분심의위원회 심의 등의 사정이 있을 경우 처분소요기간은 다소 변동될 수 있다.

(4) 업무정지 처분 및 과징금부과의 기준(법 시행령 제70조제1항 [별표5])

가. 업무정지 처분기준

① 요양기관이 법 제98조제1항제1호 또는 제3호에 해당하는 경우의 업무정지기간은 다음 표 3-9와 같다.

표 3-9. 업무정지 부담금액 및 부당비율

월평균 부당금액		부당비율				
의료기관·약국·한국희귀의약품센터·보건의료원	보건소 ·보건지소·보건진료소	0.5% 이상 1% 미만	1% 이상 2% 미만	2% 이상 3% 미만	3% 이상 4% 미만	4% 이상 5% 미만
15만원 이상 ~ 25만원 미만	5만원 이상 ~ 8만원 미만			10	20	30
25만원 이상 ~ 40만원 미만	8만원 이상 ~ 14만원 미만		10	20	30	40
40만원 이상 ~ 80만원 미만	14만원 이상 ~ 20만원 미만	10	20	30	40	50
80만원 이상 ~ 320만원 미만	20만원 이상 ~ 40만원 미만	20	30	40	50	60
320만원 이상 ~ 1,400만원 미만	40만원 이상 ~ 70만원 미만	30	40	50	60	70
1,400만원 이상 ~ 5,000만원 미만	70만원 이상 ~ 100만원 미만	40	50	60	70	80
5,000만원 이상	100만원 이상	50	60	70	80	90

* 비고

1. 월평균 부당금액은 조사대상기간 동안 부당한 방법으로 공단에 요양급여비용을 부담하게 한 금액과 부당하게 가입자 또는 피부양자에게 본인부담액을 부담하게 한 금액을 합산한 금액을 조사대상기간의 개월 수로 나눈 금액으로 한다.
2. 부당비율은 (총부당금액/요양급여비용 총액) × 100으로 산출한다.
3. 요양급여비용 총액은 조사대상기간에 해당되는 심사결정 총요양급여비용의 합산금액으로 한다. 다만, 요양급여비용의 심사청구가 없어 심사결정 총요양급여비용을 산출할 수 없는 경우에는 총부당금액을 요양급여비용 총액으로 본다.
4. 부당비율이 5% 이상인 경우에는 초과 1%마다 업무정지기간을 3일씩 가산하되, 소수점 이하의 부당비율은 1%로 본다.

② 요양기관이 법 제97조제2항에 따른 관계 서류(컴퓨터 등 전산기록장치로 저장 · 보존하는 경우에는 그 전산기록을 포함한다. 이하 같다)의 제출명령을 위반하거나 거짓 보고를 하거나 거짓 서류를 제출하거나, 관계 공무원의 검사 또는 질문을 거부 · 방해 또는 기피하였을 때에는 업무정지기간을 1년으로 한다. 다만, 관계 서류 중 진료기록부, 투약기록, 진료비계산서 및 본인부담액 수납대장을 제외한 서류의 전부 또는 일부의 제출명령에 위반한 경우에는 업무정지기간을 180일로 한다. 위의 ①, ②항목 모두에 해당되는 요양기관의 업무정지기간은 해당 기간을 합한 기간으로 한다. 다만, 업무정지기간을 합하는 경우에도 법 제98조제1항에 따른 기간을 넘을 수 없다.

나. 과징금 부과기준

① 과징금은 업무정지기간이 10일인 경우에는 총부당금액의 2배, 업무정지기간이 10일을 초과하여 30일까지에 해당하는 경우에는 총부당금액의 3배, 30일을 초과하여 50일까지에 해당하는 경우에는 총부당금액의 4배, 업무정지기간이 50일을 초과하는 경우에는 총부당금액의 5배로 한다.

② 요양기관이 과징금의 분할납부를 신청하는 경우 보건복지부장관은 12개월의 범위에서 과징금의 분할납부를 허용할 수 있다.

다. 가중처분

가. 법 제98조제1항 · 제5항 및 제99조제1항 · 제8항에 따라 업무정지 또는 과징금 처분을 받을 자가 위반사실이 확인된 날 전 5년 이내에 업무정지 또는 과징금 부과처분을 받은 사실이 있는 경우에는 해당 업무정지기간 또는 과징금의 2배에 해당하는 처분을 할 수 있다. 이 경우 업무정지기간은 1년을 넘을 수 없으며 과징금은 부당하게 부담하게 한 금액의 5배를 넘을 수 없다.

나. 가목에 따른 5년 이내의 기간 산정은 위반사실이 확인된 날부터 그 직전에 업무 정지 또는 과징금 처분서를 송달받은 날까지로 한다.

라. 감경처분

위반행위의 동기 · 목적 · 정도 및 위반횟수 등을 고려하여 업무정지기간 또는 과징금 금액의 2분의 1 범위에서 감경할 수 있다. 다만, 속임수를 사용하여 공단 · 가입자 및 피부양자에게 요양급여 비용을 부담하게 하였을 때에는 그러하지 아니하다.

7. 현지조사 사후관리

1) 처분결과 통보

가. 보건복지부장관은 공단 및 심사평가원에 통보하여 부당이득금 환수, 업무정지(과징금)처분기관에 대한 이력관리 및 모니터링 등에 활용한다.

다음은 부당이득금 중복환수 방지를 위한 확인 및 통보 사항이다.

- 심사평가원은 부당이득금 통보 시 현지조사에서 확인된 거짓 · 부당금액, 재심사에 의한 기정산 금액을 확인하여 공단에 통보한다.
- 통보대상은 ① 현지조사 거짓 · 부당 금액 총액, ② 거짓 · 부당금액 중 재심사에 의한 기정산 금액, ③ 수사기관의 수사결과 부당청구 기환수 금액, ④ 실제 환수 필요 금액 등(①에서 ②+③을 뺀 금액)이다.
- 수사기관의 수사결과 등으로 공단 기환수건에 대한 현지조사 결과 정산 통보 ① 조사결과와 환수금액 일치할 경우 조사결과를 문서통보, ② 조사결과와 환수금액 불일치할 경우 추가환수 및 환불대상내역 송부이다.

나. 공단은 재심사 기정산 금액 등을 제외한 나머지 금액을 환수하되, 다만 이 경우에도 특별한 사유가 있는 경우를 제외하고는 행정처분, 통계관리 등은 거짓 · 부당 금액을 기준으로 한다. 필요 시에는 관할 시 · 도에 통보하여 자율계도 등에 활용토록 하고, 의료법, 약사법 등 타법령 위반자는 보건복지부의 해당 부서에 통보한다.

2) 행정처분기관 이행실태 조사

업무정지처분을 받은 요양기관의 불법 · 편법 운영에 대한 이행실태조사는 정기조사와 같은 방법에 의하되 특별한 사정이 없는 한 정기적으로 실시하고, 거짓청구 요양기관의 대표자 및 관련인(사무장, 봉직의 등)에 대해서는 별도의 이력관리시스템을 구축하여 관리토록 조치한다.

3) 형사 고발

형사고발의 경우는 크게 세 가지로 첫째, 현지조사 대상기관 대표자 혹은 관계인이 서류제출명령 위반, 거짓보고, 검사 · 질문을 거부 · 방해 또는 기피할 경우. 들째, 진료비 거짓청구 고발기준 대상 요양기관의 경우로 거짓청구금액 750만원 또는 거짓청구비율 10% 이상인 기관이며, 셋째, 업무정지 처분기간 중에 요양급여를 행한 요양기관이다.

4) 위반사실의 공표

가. 공표 대상

업무정지, 과징금 등 행정처분을 받은 요양기관으로 관련 서류를 위조 · 변조하여 요양급여비용을 거짓으로 청구한 요양기관으로서, ① 거짓으로 청구한 금액이 1천 500만원 이상인 경우, ② 요양급여비용 총액 중 거짓으로 청구한 금액의 비율이 100분의 20 이상인 경우이다. 이 경우는 위반행위 동기, 정도, 횟수 및 결과 등을 고려 · 공표여부 결정한다.

나. 공표내용

요양기관 명칭, 주소, 대표자 성명, 요양기관 종류 및 대표자 면허번호 · 성별 등이다.

다. 공표 방법

6개월 동안 보건복지부 · 공단 · 심사평가원 · 관할 광역 · 기초 지자체 홈페이지에 공고하되, 거짓청구를 반복적으로 행하거나 거짓청구가 중대한 위반 행위에 해당하는 경우로 신문, 방송 등에 추가 공표도 가능하다.

라. 공표 절차

공표심의위원회 심의 · 통지 → 요양기관의 의견 진술, 소명자료 제출(20일) → 재심의 → 공표의 절차를 거친다.

제6절 요양병원 심사 및 청구기준

1. 요양병원의 개요

1) 관련근거

(1) 의료법 제3조(의료기관)제2항

- 의료기관은 다음 각호와 같이 구분한다.

의료법 제3조(의료기관)2항의3에 의거 병원급 의료기관 : 의사, 치과의사 또는 한의사가 주로 입원환자를 대상으로 의료 행위를 하는 기관으로서 라. 요양병원(「장애인복지법」 제58조제1항제4호에 따른 의료재활시설로서 제3조의2의 요건을 갖춘 의료기관을 포함한다. 이하 같다).

(2) 의료법 제3의2(병원 등)

- 병원 · 치과병원 · 한방병원 및 요양병원은 30개 이상의 병상(병원, 한방병원만 해당) 또는 요양병상(요양병원만 해당, 장기입원이 필요한 환자를 대상으로 의료 행위를 하기 위해 설치한 병상)을 갖추어야 한다.

(3) 의료법시행규칙 제36조(요양병원의 운영)

- 요양병원의 입원대상은 다음 각 호의 어느 하나에 해당하는 자로서 주로 요양이 필요한 자로 한다.

1) 노인성 질환자
2) 만성질환자
3) 외과적 수술 후 또는 상해 후 회복기간에 있는 자

2) 요양병원의 정의

요양병원이란 의사 · 한의사가 의료를 행하는 곳으로서, 요양환자 30명 이상을 수용할 수 있는 시설을 갖추고, 주로 장기요양이 필요한 입원환자에게 의료를 행할 목적으로 개설하는 의료기관을 의미한다

3) 요양병원의 입원대상

노인성 질환, 만성 질환자 및 외과적 수술 후 또는 상해 후의 회복기간에 있는 자로서 주로 요양을 필요로 하는 자를 의미한다. 다만, 정신질환자(노인성치매 제외) 및 전염성 질환자는 입원 대상으로 하지 않는다.

2. 요양병원의 수가체계

1) 입원일당 정액수가

(1) 환자의 의료서비스 요구도와 기능상태에 따른 환자군별 1일당 정액수가는 요양급여 각 항목의 점수 및 급여목록에 해당하는 약제, 치료재료의 비용을 합산하여 환자의 경중도의 구분에 따른다(국민건강보험법시행령 제24조6항).

(2) 1일당 정액수가에 포함되는 항목

가. 요양기관 종별 가산율 및 각종 가산제도에 의해 가산한 금액

나. 요양병원 입원료(요-51)

다. 약제 · 치료재료 급여목록에 해당하는 약제 및 치료재료

라. 위탁 검사료 및 전문의료인 초빙료

마. 양질의 시설 · 인력 및 장비 공동사용 시 발생되는 행위 · 약제 · 치료재료

바. 입 · 퇴원 당일에 발생한 행위 · 약제 · 치료재료(외래진료 및 퇴원약제 포함)

사. 요양기관의 요구에 의해 외부에서 직접 구입한 약제 및 치료재료

2) 행위별 수가(정액수가가 적용하는 기간 동안)

(1) 특정기간

패렴/패혈증 치료기간, 중환자실 입원기간, 외과적 수술 및 동 수술에 따른 관련된 치료기간

(2) 특정항목

식대, CT/MRI, 전문재활치료, 혈액투석 및 혈액(복막) 투석액, 치매치료제 및 Erythropoietin 등의 전문의약품, '07년 1월 이후 비급여에서 급여로 전환된 행위 및 치료재료, 타 의료기관으로 진료의뢰한 비용(행위, 약제 및 치료재료) 등이다.

(3) 요양병원 입원료

제외환자 및 특정기간에 산정 가능한 입원료는 요양병원입원료·낮병동입원료· 중환자실입원료·격리실입원료에 한하며 다음 기준에 의한다.

가. 요양병원입원료, 낮병동입원료, 격리실입원료

요양병원입원료, 낮병동입원료, 격리실입원료의 소정점수에는 입원환자 의학 관리료(소정점수의 31%), 입원환자 간호관리료(소정점수의 16%), 입원환자 병원관리료(소정점수의 53%)가 포함되어 있다.

나. 중환자실입원료

중환자실입원료의 소정점수에는 입원환자 의학관리료(소정점수의 40%), 입원환자 간호관리료(소정점수의 25%), 입원환자 병원관리료(소정점수의35%)가 포함되어 있다.

3) 입원일당 정액수가 제외대상

가. 입원 6일 내에 퇴원한 환자

나. 낮 병동 입원환자
다. 한방과 입원환자
라. 치과 입원환자

4) 입원 제외대상

(1) 치핵수술 등 외과적 수술을 목적으로 입원하는 경우
(2) 정신질환자(노인성 치매 제외) 및 전염성 질환자

※ 참고
전염성질환자: 콜레라, 장티푸스 등 전염성예방법 제29조에 해당되어 격리가 필요한 전염성 환자를 의미한다.

3. 요양병원의 청구 및 심사기준

1) 일반원칙

(1) 의료법 제3조제2항제3호에 의한 요양병원(단, "정신건강증진 및 정신질환자복지서비스 지원에 관한 법률" 제3조제5호에 따른 정신병원, "장애인복지법" 제58조제1항제4호에 따른 의료재활시설은 제외)이 국민건강보험법령의 규정에 의하여 입원진료에 대한 요양급여를 실시한 경우에 적용한다.

(2) 국민건강보험법 시행령 제21조제3항제1호 및 국민건강보험 요양급여의 기준에 관한 규칙 제8조제4항의 규정에 의하여 포괄적인 행위가 적용되는 환자(이하 "장기환자"라 한다)는 제2부에 의하여 산정하고, 포괄적인 행위가 적용되지 않는 다음의 환자(이하 "제외환자"라 한다)는 제3부에 의하여 산정한다.
가. 입원 6일 이내에 퇴원한 환자
나. 낮병동 입원환자
다. 한방과 입원환자
라. 치과 입원환자

(3) 장기환자가 입원기간 중 다음에 해당하는 경우 동 기간(이하 "특정기간"이라 한다) 동안에는 제3부에 의하여 산정할 수 있다.
가. 폐렴 치료기간
나. 패혈증 치료기간
다. 중환자실 입원기간
라. 격리실 입원기간
마. 외과적 수술 및 동 수술에 따른 관련된 치료기간

(4) 요양급여비용 산정과 각종 가감률 금액 산출방법 등은 일반원칙 제1편 제1부 I. 일반기준의 1항 및 2항에 의한다.

2) 요양병원 환자군 급여목록 · 상대가치점수 및 산정지침

(1) 환자군별 상대가치점수(이하 "점수"라 한다)는 입원일당 정액(이하 "정액수가"라 한다)으로 한다. 정액수가는 행위점수에 국민건강보험법 제45조제3항과 같은 법 시행령 제21조제1항에 따른 점수당 단가를 곱한 금액과 약제·치료재료 금액을 합하여 10원 미만은 4사5입한 금액으로 산정한다.

(2) 정액수가는 다음 각목의 행위 · 약제 및 치료재료 등을 포함한다.

가. 제1편 제1부 Ⅱ. 요양기관 종별 가산율의 금액, 제2부 각 장에서 분류된 분류항목의 점수와 각종 가산제도에 의해 가산한 금액 및 제3편 요-51 요양병원입원료

나. 국민건강보험 요양급여의 기준에 관한 규칙(이하 "요양급여기준"이라 한다) 제8조제2항의 규정에 의하여 고시된 약제 · 치료재료 급여목록에 해당하는 약제 및 치료재료

다. 다음 항목 중 위 가목 및 나목에 해당하는 경우

① 요양급여기준 [별표 1] 제1호마목 단서규정에 의하여 장관이 정하는 바에 따라 다른 기관에 검사를 위탁하거나 당해 요양기관에 소속되지 아니한 전문성이 뛰어난 의료인을 초빙하거나, 또는 다른 요양기관에서 보유하고 있는 양질의 시설·인력 및 장비를 공동 사용하는 경우 소요되는 행위 · 약제 및 치료재료

② 입 · 퇴원 당일에 발생한 행위 · 약제 및 치료재료로서 외래진료 및 퇴원 약제 등. 다만, 입원이 결정되지 않은 상태에서 입원 당일 외래 진료를 받은 경우의 원외처방 약제비는 제외

③ 요양기관의 요구에 의하여 가입자 등이 외부에서 직접 구입한 약제 및 치료재료

(3) 위 "2호"에 불구하고 정액수가를 적용하는 기간(이하 "정액수가기간"이라 한다) 동안 정액수가에 포함되지 않는 다음의 항목(이하 "특정항목"이라 한다)은 제1편 제2부 각장에 분류된 분류항목의 점수 및 약제 · 치료재료 급여목록에 의하여 별도 산정 할 수 있다.(별표1 참조) 이 때 분류항목별 산정기준 등은 제1편을 따른다.

가. 식대

나. CT, MRI

다. 전문재활치료

라. 혈액투석 및 혈액투석액, 복막투석액

마. 다음의 전문의약품

① 치매치료제

② Erythropoietin 주사제(품명 : 에포론주 등), Darbepoetin Alpha 주사제(품명 : 아라네스프프리필드주), Methoxy polyethylene glycol-epoetin β 주사제(품명 : 미쎄라프리필드주)

③ Recombinant Human Epidermal Growth Factor(품명 : 이지에프외용액)

④ Riluzole(품명 : 리루텍정)

⑤ Interferon β-1a(품명 : 레비프프리필드주)

바. 전혈 및 혈액성분제제

사. 제1편 제3부 행위 비급여 목록과 치료재료 급여 · 비급여 목록 및 급여상한금액표의 비급여 목록 중 '07년 1월 이후 급여로 변경 고시된 항목이다.

아. 환자를 진료하는 중에 당해 요양기관에 인력 · 시설 또는 장비가 갖추어져 있지 아니하거나

기타 부득이한 사유로 해당 진료가 가능한 다른 요양기관으로 의뢰한 경우 발생한 행위 · 약제 및 치료재료이다.

자. 「선별급여 지정 및 실시 등에 관한 기준」 제3조제2항의 규정에 의한 행위 · 치료재료이다.

차. 다음에 분류된 항목의 산정기준 등은 제3부에서 정한 바에 따른다.

① 요양병원 입원환자 안전관리료 (요-55)

② 요양병원 지역사회 연계료 (요-56)

③ 요양병원 입원급여 적정성 평가 연계 질지원금

④ 요양병원 감염예방·관리료 (요-57)

카. 연명의료중단등결정은 건강보험 행위 급여·비급여 목록표 및 급여 상대가치점수 제4편 제5부에 의하여 산정한다

(4) 정액수가는 1일당으로 다음과 같이 산정한다.

가. 1일이라 함은 12시(정오)부터 다음날 12시(정오)까지를 의미한다.

나. 0~6시 사이에 입원하거나(산정코드 첫 번째 자리에 1로 기재), 18~24시 사이에 퇴원한 경우(산정코드 첫 번째 자리에 2로 기재)에는 정액수가 소정점수의 50%를 별도 산정한다.

다. 6~12시 사이에 입원하거나, 12~18시 사이에 퇴원한 경우에는 동 기간의 정액수가는 별도 산정하지 아니한다.

라. 입원 181일째부터 270일째까지는 정액수가 소정점수에서 요양병원입원료 소정점수의 5%를 감산하여 산정한다(산정코드 첫 번째 자리에 3으로 기재).

마. 입원 271일째부터 360일째까지는 정액수가 소정점수에서 요양병원 입원료 소정점수의 10%를 감산하여 산정한다(산정코드 첫 번째 자리에 4로 기재).

바. 입원 361일째부터는 정액수가 소정점수에서 요양병원입원료 소정점수의 15%를 감산하여 산정한다(산정코드 첫 번째 자리에 5로 기재).

사. 퇴원 후 90일 이내 재입원 하는 경우에는 입원기간에 이전 요양병원 입원기간을 합산하여 적용한다.(다만, 2020년 12월 31일까지는 동일 요양병원에재입원 하는 경우에만 적용한다.)

(5) 9인 이상 병실에 입원한 경우 정액수가 소정점수에서 요양병원 입원료 소정점수의 30%를 감산하여 산정한다.(산정코드 두 번째 자리에 9로 기재, '22.1.1.부터 적용)

(6) 정액수가는 제3부 4호 마목 및 바목의 의사 및 간호 인력확보수준에 따른 입원료 차등제를 적용하여 산정한다.

(7) 「의료법」제3조의5에 따라 전문병원으로 지정받은 요양병원은 「의료질평가지원금 등 산정을 위한 기준」의 평가결과에 따라 제1편의 전문병원(병원·요양병원·한방병원) 의료질평가지원금(가-24-1)을 산정한다. 다만, 입원료 중 외박수가를 산정하는 경우에는 제외한다.

(8) 입원중인 환자가 주치의의 허가를 받은 후 연속해서 24시간을 초과하여 외박한 경우에는 외박수가를 산정한다.

(9) 환자군 결정은 환자평가표에 의하며, 환자평가표 작성 등 기준은 (별표2)에 의한다.

3) 요양병원 수가 세부 산정기준

(1) 입원중 진료 의뢰시 수가산정방법

가. 진료비 청구

나. 진료를 실시한 기관의 종별가산율 적용

다. 진료를 의뢰한 요양병원에서 청구(I란에 청구)

라. 진료비 정산은 해당 요양기관간 상호 협의

(2) 본인일부부담금 : 요양병원 입원환자 본인일부담율 적용

가. 진찰료

입원 진료중 해당 진료과 이외의 다른 진료전문과에 다른 상병의 진료를 의뢰한 경우 소정 진찰료를 별도 산정한다. 동일 구내에 있는 한방(의과)요양병원에 입원 중, 의과(한방)진료를 위해 의과(한방)요양기관의 외래를 방문하거나 의사가 직접 방문한 경우에는 "협의진찰료"산정한다.

⇒ 실제 협의진찰을 실시한 요양기관에서는 외래명세서에 작성하여 청구한다.

(3) 기타 산정기준

가. 퇴원 약 별도 산정여부는 장기 환자에게 적용하는 일당 정액수가에 퇴원 약 포함(평균 10일 정도)한다.

나. 원외처방전 발행 시에는 요양병원에 입원중인 환자에게 별도 산정토록 정해진 약제를 제외한 경구.비경구 약제비용 모두 포함한다. 이 경우 원외처방전 발행은 인정하지 아니한다.

※ 참고

제2부 요양병원 환자군 급여목록·상대가치점수 및 산정지침의 2. 정액수가는 다음 각 목의 행위·약제 및 치료재료 등을 포함한다.

다.(2) 입 · 퇴원 당일에 발생한 행위·약제 및 치료재료로서 외래진료 및 퇴원약제 등. 다만, 입원이 결정되지 않은 상태에서 입원 당일 외래 진료를 받은 경우의 원외처방 약제비는 제외한다.

4. 요양병원의 수가 및 급여기준 변경사항

1) 2019년 11월 1일 이후 요양병원 수가 변경내용(환자군 분류체계)

(1) 요양병원 입원환자 분류체계가 7개군에서 5개군으로 변경

<table>
<tr><th colspan="2">환자분류군(기존)</th><th colspan="3">환자분류군(2019.11.01.이후 개정)</th></tr>
<tr><th>항목</th><th>기본수가</th><th>항목</th><th>기본수가 주1)</th><th>내용</th></tr>
<tr><td>① 의료최고도</td><td>60,070</td><td>① 의료최고도</td><td>69,040</td><td></td></tr>
<tr><td>② 의료고도</td><td>50,140</td><td>② 의료고도</td><td>59,500</td><td></td></tr>
<tr><td>③ 의료중도</td><td>46,550</td><td rowspan="2">③ 의료중도</td><td>52,810</td><td>탈기저귀
활동수행 주2)</td></tr>
<tr><td>④ 문제행동군</td><td>42,680</td><td>48,610</td><td>탈기저귀
활동수행 안함</td></tr>
<tr><td>⑤ 인지장애군</td><td>41,860</td><td rowspan="2">④ 의료경도</td><td rowspan="2">46,500</td><td></td></tr>
<tr><td>⑥ 의료경도</td><td>44,040</td><td></td></tr>
<tr><td>⑦ 신체기능저하군</td><td>31,690</td><td>⑤ 선택입원군(신설)</td><td>30,990</td><td>본인부담40%</td></tr>
</table>

주1) 기본수가는 2024년 기준 기본등급(의사3등급, 간호5등급) 행위점수 환산금액과 약제 및 치료재료를 더한 금액이다.
주2) 의사의 판단하에 환자의 상태에 따라 적합한 "일상생활수행능력 향상 활동"을 1일 4회 이상 실시하고 진료기록부 등에 활동내용 및 개선경과를 기록한 경우에 51.70점(1일당/4,200원)을 별도 산정한다.

(2) 의료최고도와 의료고도의 경우 적극적으로 환자의 치료를 독려하기 위해 일당정액수가가 10~15%인상되었다.

(3) 기존 환자분류체계를 대부분 유지하되 일부 불명확한 기준을 정비하는 쪽으로 변경하였다.

(4) ADL에 따른 중분류 폐지를 통해 분류군별 단일 수가로 변경하여 의료고도의 count도 폐지하였다.

(5) 의료고도 환자군의 탈기저귀 활동 등 일상생활수행능력 향상 활동시에는 3,870원의 별도 산정수가를 신설하였다.

(6) 일정기간 입원이 필요한 환자를 위하여 '선택입원군'을 신설하였다.

(7) 별도산정 항목 등의 조정

가. 체내출혈 치료기간 동안 행위별 수가를 적용하도록 특정기간으로 재분류하였다. 이 경우 체내출혈 점검표 작성이 필요하다.

나. 정액수가 적용기간에 수혈이 이루어진 경우에는 별도 산정토록 전혈 및 혈액성분제제를 특정항목으로 신설하였다.

다. 치매치료제 정액수가에 포함되는 경우

① 의료중도 : 치매환자 중 망상, 환각, 초조 및 공격성, 탈억제, 케어에 대한 저항, 배회의 증상으로 약물치료이다.

② 의료경도 : 치매환자 중 우울, 낙담, 불안, 이상운동증상 또는 반복적 행동, 수면 또는 야간행동으로 약물치료이다.

③ 문제행동과 인지장애는 삭제되었다.

(8) 07년 01월에서 18년 12월까지 비급여에서 급여로 전환된 행위 및 치료재료 등은 정액수가제에 포함한다.

(9) 요양병원 수가 변경사항(입원 중 타 기관 진료의뢰)

가. 요양병원 입원환자가 입원 중 타 의료기관에서 진료를 받는 경우

예: 요양병원 암진단으로 입원 중 타병원에서 항암치료를 받는 경우

나. 요양급여 의뢰서를 지참하여 의뢰하여야 한다.

다. 요양급여 의뢰서를 지참하지 않은 경우는 진료비를 전액 본인부담하여야 한다.

(10) 요양병원 수가 변경사항(정액내역 수가에 포함된 행위별 진료내역 기재)

신설된 요양병원 및 호스피스 정액수가를 적용하는 명세서에는 정액수가에 포함된 실제 행위별 진료내역을 L항의 해당 각목에 기재하여야 하며, 요양급여비용에 산입하지 아니한다.

현행	2020년 1월 이후
정액수가만 청구	진찰료, 입원료, 투약, 처치 등 세부내역 청구

(11) 2020년 1월부터 장기 입원을 줄이기 위해 입원료 체감제를 도입한다.

현행		2020년 1월 이후	
일	%	일	%
① ~180	0	① ~180	0
② 181~360	5	② 181~270	5
③ 361 ~	10	③ 271~360 ~	10
		④ 361 ~	15

(12) 2020년 1월부터 본인부담상한제 사전 급여가 폐지되었다.

현행	2020년 1월 이후
병원이 공단에 청구	공단에서 환자에게 직접 지급

04

건강보험 요양급여비용 산정방법

04 건강보험 요양급여비용 산정방법

제1절 행위급여 일반원칙

1. 일반기준

1) 요양기관이 국민건강보험법령의 규정에 의한 요양급여를 실시하고 행위에 대한 비용을 산정할 때 분류항목의 상대가치점수에 점수당 단가를 곱하여 10원 미만은 4사5입한 금액으로 산정한다. 다만, 요양기관 종별가산율에 의하여 산출된 금액에 대하여는 원미만을 4사5입 한다.

표 4-1. 2024년 상대가치점수의 점수당 단가

유형별 분류	점수당 단가
「의료법」제3조제2항제3호에 따른 의료기관 중 병원, 요양병원, 정신병원 및 종합병원	81.2원
「의료법」제3조제2항제1호에 따른 의료기관 중 의원	93.6원
「의료법」제3조제2항제1호 및 같은 항 제3호에 따른 의료기관 중 치과의원 및 치과병원	96.0원
「의료법」제3조제2항제1호 및 같은 항 제3호에 따른 의료기관 중 한의원 및 한방병원	98.8원
「의료법」제3조제2항제2호에 따른 조산원	158.7원
「약사법」제2조제3호에 따른 약국 및 같은 법 제 91조에 따른 한국희귀 · 필수의약품센터	99.3원
「지역보건법」에 따른 보건소 · 보건의료원 및 보건지소와 「농어촌 등 보건의료를 위한 특별조치법」에 따라 설치된 보건진료소	93.5원

2) 각종 가감률에 의하여 산출된 금액에 대하여는 상대가치점수에 가감률을 곱하여 총 점수(소수점 이하 셋째 자리에서 4사5입)를 산출하고, 각종 가감률이 복합 적용될 경우에는 가감률을 모두 합한 총 가감률을 상대가치점수에 곱하여 총 점수(소수점 이하 셋째 자리에서 4사5입)를 산출한다. 이 경우 가감률이 중복 적용될 경우에는 중복 가산하지 아니한다.

3) 제2부 각 장에 분류되지 아니한 진찰 · 처치 · 수술 및 기타의 치료에 대한 요양급여를 실시한 경우에 우선적으로 행위의 내용 · 성격과 상대가치점수가 가장 유사한 분류항목에 준용하여 산정한다.

4) 의과에서의 치과 산정 : 상급종합병원, 종합병원, 병원, 요양병원(의과), 의원, 보건의료원(의과), 의과 진료과목이 있는 한방병원·치과병원인 요양기관은 제2부 1장(기본진료료), 제9장(처치 및 수술료), 제16장(전혈 및 혈액성분제제료), 제17장(입원환자 식대), 제18장(응급의료수가)에 분류된 분류항목 중 고정장치의 제거, 악간고정술, 치간고정술, 순열수술후 보호 장치, 상고정장치술, 구강내소염수술, 구강외소염수술, 구강내열상봉합술, 구강외열상봉합술, 협순소대성형술, 악골수염수술, 악골내고정용 금속 제거술에 한하여 산정한다.

5) 치과에서 산정 : 치과병원, 치과의원, 보건의료원(치과), 치과 진료과목이 있는 상급 종합 병원·종합병원·병원·요양병원·한방병원인 요양기관은 기본진료료, 치과 처치 및 수술료, 전혈 및 혈액성분제제료, 응급의료수가의 치과항목으로 분류된 항목에 한하여 산정한다.

6) 의과에서 한방 산정 : 국립병원 한방진료부, 한방병원, 한의원, 보건의료원(한의과), 한의과 진료 과목이 있는 상급종합병원·종합병원·병원·요양병원·치과병원인 요양기관은 제2부 1장(기본진료료), 제4장(투약 및 조제료), 제13장(한방검사료), 제14장(한방시술 및 처치료), 제17장(입원환자식대 등)에 분류된 항목에 한하여 산정한다.

7) 약국 및 한국희귀·필수의약품센터인 요양기관은 약국 약제비에 분류된 분류항목에 한하여 산정한다

8) 조산원인 요양기관은 다음 분류항목에 한하여 산정한다.
 (1) 제2부 11장(조산료) 및 제17장(입원환자 식대)에 분류된 분류항목
 (2) 제2부 9장(처치 및 수술료 등)에 분류된 분류항목 중 자궁내장치삽입술 및 자궁내장치 제거료
 (3) 기타 보건복지부장관이 불가피하다고 인정하는 경우

9) 보건소, 보건지소, 보건진료소인 요양기관은 다음 분류항목에 한하여 산정한다.
 (1) 제2부 12장(보건기관의 진료수가)에 분류된 분류항목
 (2) 처치 및 수술료 에 분류된 정관절제술 또는 결찰술, 난관결찰술, 자궁내장치 삽입술, 자궁내장치제거료
 (3) 기타 보건복지부 장관이 불가피하다고 인정하는 경우

10) 의료법 제35조에 의한 부속 의료기관.은 다음 분류항목에 한하여 산정한다.
 (1) 제2부 1장 기본진료료의 재진진찰료, 의약품관리료, 혈액관리료
 (2) 제2부 4장 투약 및 조제료의 퇴장방지의약품 사용장려비
 (3) 제2부 주사료, 처치 및 조제료, 치과 처치·수술료, 한방 검사료 한방 시술 및 처치료, 전혈 및 혈액성분제제료에 분류된 분류 항목

2. 요양기관 종별가산률

1) 요양 기관의 종별에 따른 가산

행위 급여 목록에서 검사료, 치과 처치·수술료, 한방 검사료, 한방 시술 및 처치료, 응급의료수가에 분류된 분류항목에 대하여는 소정점수에 점수당 단가를 곱한 금액을 모두 합산한 금액에 요양 기관의 종별에 따라 다음 각 호의 비율을 가산한다.

표 4-2. 요양기관 종별 가산(2024.01.01. 이후 개정)

15%가산	10%가산	5%가산	종별가산 없음	
상급종합병원으로 인정받은 종합병원	상급종합병원을 제외한 종합병원	병원	의원	약국 및 한국희귀·필수의약품센터
상급종합병원에 설치된 치과대학 부속 치과병원	상급종합병원에 설치된 경우를 제외한 치과대학 부속 치과병원	상급종합병원에 설치된 치과대학 부속 치과병원/상급종합병원에 설치된 경우를 제외한 치과대학 부속 치과병원에 해당하지 아니하는 치과병원	치과의원	조산원, 보건소, 보건지소, 보건진료소
상급종합병원에 설치된 한의과대학 부속 한방병원	상급종합병원에 설치된 경우를 제외한 한의과대학 부속 한방병원	상급종합병원에 설치된 한의과대학 부속 한방병원/상급종합병원에 설치된 경우를 제외한 한의과대학 부속 한방병원에 해당되지 아니하는 한방병원	한의원	의료법 제35조에 의한 부속 의료기관
상급종합병원에 설치된 특수전문병원	국립병원 한방진료부	요양병원	보건의료원	

2) 종별가산을 적용하지 않는 경우

(1) 각 장의 산정지침 또는 분류항목의 "주"에서 별도로 산정할 수 있도록 규정한 약제비, 치료재료대 등

(2) 생혈(마-103, X3010), 교환(마-104, X4000), 조혈모세포의 이식 준비-냉동처리 및 보관(마-105-다-(1), X5020), CAR T-cell 치료-생체외처리-냉동처리 및 보관(마-105-2-나-(3), X5073), 기증제대혈제제 비용(마-105-라-(3)-가, X5137), 자가수혈채혈료(마-106-가, X6001 내지 X6008), 연성신요관경하 요관협착확장술 "주"(자-319-3 "주", R3196), 연성신요관경하 결석제거술 "주2"(자-321-3 "주2", R3429)

(3) 퇴장방지의약품 사용장려비

(4) 검체검사 위탁에 관한 기준에서 정한 수탁기관으로 위탁하는 경우의 검사료 및 위탁검사관리료

(5) Infusion Pump 등 사용료(KK057, KK058, KK158, Q2662)

(6) 마취통증의학과 전문의 초빙료(L7990, L7991)

(7) 제19장 제1절 응급 기본진료료

(8) 제2장 제1절 검체 검사료 및 제5절 초음파 검사료

(9) 제3장 제1절 방사선일반영상진단료·제2절 방사선특수영상진단료·제3절 핵의학영상진단 및 골밀도검사료

(10) 기타 보건복지부장관이 별도로 정하는 경우

3. 차등수가

1) 치과의원, 한의원, 보건의료원, 약국 및 한국희귀·필수의약품센터의 경우에는 의사, 치과의사, 한의사, 약사 1인당 1일 진찰횟수, 약국 및 한국희귀·필수의약품 센터의 경우에는 조제건수(처방전 매수를 말한다. 이하 같다)에 따라서 요양기관에 진찰료와 조제료 등(조제료, 약국관리료, 조제기본료, 복약지도료를 말한다. 이하 같다)을 아래와 같이 차등지급한다.

가. 치과의원, 한의원, 보건의료원의 의사, 치과의사, 한의사 1인당 1일 진찰 횟수를 기준으로 진찰료에 대하여 다음과 같이 차등지급한다.

2) 약국 및 한국희귀 · 필수의약품센터의 약사 1인당 1일 조제건수(의약분업 예외지역에서는 직접 조제건수 포함)를 기준으로 조제료 등에 대하여 다음과 같이 차등지급한다.

표 4-3. 차등수가

100%	90%	75%	50%
75건 이하	75건을 초과하여 100건까지	100건을 초과하여 150건까지	50건 초과한 건

3) 차등 지급되는 진찰료(약국 및 한국희귀·필수의약품센터의 경우에는 조제료 등을 말한다)는 차등지수에 1개월(또는 1주일)간 총 진찰료를 승하여 산출 하되 10원 미만은 4사5입한 금액으로 산출하며 차등지수는 의사, 치과의사, 한의사, 약사 1인당 1일 평균 진찰횟수(약사의 경우에는 조제건수)를 n으로 할 때에 다음과 같이 산정하되 소수점 여덟째 자리에서 4사5입 한다.
   (1) n이 75 이하일 경우에는 차등지수를 1로 한다.
   (2) n이 75를 초과하여 100 이하일 경우: {75×1.00+(n-75)×0.90}/n
   (3) n이 100을 초과하여 150 이하일 경우: {75×1.00+25×0.90+(n-100)×0.75}/n
   (4) n이 150을 초과하는 경우: {75×1.00+25×0.90+50×0.75+(n-150)×0.50}/n

4) 의사, 치과의사, 한의사 1인당 1일 평균 진찰횟수, 약사 1인당 1일 평균조제건수는 내원환자의 순서 및 초·재진을 구분하지 아니하고 1개월(또는 1주일)간 총 진찰(조제)횟수의 합을 구하고 이를 해당 요양기관이 국민 건강보험법 시행규칙 제12조 제1항 및 제2항의 규정에 의하여 통보한 의사, 치과의사, 한의사가 진료한 총일수, 약국 및 한국희귀 · 필수의약품센터의 약사가 조제한 총일수로 나누어서 계산하되 소수점 첫째 자리에서 절사 하여 산정한다.

5) 진료(조제)일수는 1개월(또는 1주일) 동안 의사(약사)가 실제 진료 (조제)한 날수를 말한다.

6) 차등수가 예외규정
   (1) 의료법 제35조 의한 부속 의료기관은 해당 산정항목에 대하여 공휴 · 야간 가산 등 각종 가산을 산정하지 아니한다.
   (2) 공무원 및 교직원의 공무상 질병 또는 부상에 대한 요양급여에 소요된 비용의 산정은 산업재해보상보험법 제40조제5항의 규정에 의한 기준에 의한다.

제2절 기본진료료 일반적 산정지침

1. 기본진료료

1) 진찰료의 경우는 외래에서 환자를 진찰한 경우에 처방전의 발행과는 관계없이 산정한다.

- 초진환자를 진찰하였을 경우: 초진진찰료 산정한다.
- 재진환자를 진찰하였을 경우: 재진진찰료 산정한다.

(1) 진찰료는 기본진찰료와 외래관리료의 소정점수를 합하여 산정한다.

(2) 초진환자란 해당 상병으로 동일 의료기관의 동일 진료과목 의사에게 진료받은 경험이 없는 환자를 말한다.

(3) 재진환자란 해당 상병으로 동일 의료기관의 동일 진료과목 의사에게 계속해서 진료받고 있는 환자를 말한다.

(4) 재진환자의 개념: 해당 상병의 치료가 종결되지 아니하여 계속 내원하는 경우에는 내원 간격에 상관없이 재진환자로 본다. 또한, 완치여부가 불분명하여 치료의 종결 여부가 명확하지 아니한 경우 90일 이내에 내원시 재진환자로 본다.

(5) 초진환자의 개념: 해당 상병의 치료가 종결된 후 동일 상병이 재발하여 진료를 받기 위해서 내원한 경우에는 초진환자로 본다. (다만 치료종결 후 30일 이내에 내원한 경우에는 재진환자로 본다. 치료의 종결이라 함은 해당 상병의 치료를 위한 내원이 종결되었거나, 투약이 종결되었을 때로 본다).

(6) 진찰료 중 기본진찰료는 병원관리 및 진찰권발급 등, 외래관리료는 외래 환자의 처방 등에 소요되는 비용을 포함한다.

2) 진찰료 1회 산정만 산정하는 경우

(1) 동일 의사가 동시에 2가지 이상의 상병에 대하여 진찰을 한 경우(진찰료 1회 산정)

(2) 하나의 상병에 대한 진료를 계속 중에 다른 상병이 발생하여 동일 의사가 동시에 진찰을 한 경우(재진진찰료 1회 산정)

(3) 동일한 상병에 대하여 2인 이상의 의사가 동일한 날에 진찰을 한 경우(초진이나 재진진찰료 1회 산정)

3) 진찰료를 각각 산정할 수 있는 경우

(1) 2개 이상의 진료과목이 설치되어 있고 해당과의 전문의가 상근하는 요양 기관에서 동일 환자의 다른 상병에 대하여 전문과목 또는 전문분야가 다른 진료담당 의사가 각각 진찰한 경우에는 진찰료를 각각 산정할 수 있다.

4) 진찰료를 산정할 수 없는 경우

(1) 진료담당의사가 검사·방사선 진단 등을 처방 지시하였으나 요양기관의 사정에 의하여 진료 당일에 검사·방사선 진단 등을 실시하지 못한 경우에는 검사·방사선 진단을 실시한 당일의 진찰료는 산정하지 아니한다.

(2) 의료법 제18조에 따라 요양기관인 의료기관의 의사 또는 치과의사가 작성·교부한 처방전에 따라 요양기관인 약국 또는 한국희귀·필수의약품센터에서 조제 받은 주사제를 투여받기 위해서 당해 요양기관에 당일에 재 내원하는 경우에는 진찰료를 별도 산정하지 아니한다.

2. 입원료

1) 입원료 등(입원료·집중치료실입원료·무균치료실입원료·낮병동입원료·신생아 입원료·중환자실 입원료·격리실입원료·납차폐특수치료실입원료)을 의미한다.

(1) 입원료 등의 기본점수: 입원환자 의학관리료(기본점수의 40%) + 입원환자 간호관리료(기본점수의 25%) + 입원환자 병원관리료(기본점수의 35%)로 구성되어 있으며 요양기관 종별에 따라 산정한다.

※소정점수에서 기본점수로 변경(2024.01.01이후 개정)

① 요양기관 종별에 따른 입원료, 일반 중환자실 입원료, 신생아 중환자실 입원료, 소아 중환자실 입원료 기본점수와 간호관리료 차등제에 의한 간호관리료 점수를 가산하여 소정점수로 산정한다.

② 간호인력 확보수준에 따른 입원환자 간호관리료 차등제는 병상수 대비에서 환자 수 대비로 변경 되었다.

(2) 입원료 등을 산정하기 위해서는 국민건강보험법 제43조 및 동법 시행규칙 제12조에 따라 요양기관의 병실 및 병상 현황을 신고하여야 한다.

(3) 집중치료실입원료, 무균치료실입원료, 낮병동입원료, 신생아입원료, 중환자실입원료, 격리실입원료, 납차폐특수치료실입원료 등 특수병실 입원료를 산정 할 수 있는 경우는 다음과 같으며 특수병실 입원료를 산정하는 경우에는 입원료 등을 중복하여 산정하지 아니한다.

표 4-4. 특수병실 입원료 산정방법

항목	주요내용
집중치료실 입원료	(가) 뇌졸중 집중치료실 입원료 : 급성기 뇌졸중환자를 뇌졸중 집중치료실에서 치료 및 지속적으로 관찰한 경우에 산정한다. (나) 고위험임산부 집중치료실 입원료 : 임신 기간 중 또는 출산 후에 고위험임산부로 진단된 임산부를 별도로 마련된 고위험임산부 집중 치료실에서 치료 및 지속적으로 관찰한 경우에 산정한다.
무균치료실 입원료	조혈모세포이식환자를 조혈모세포이식의 요양 급여에 관한 기준 제3조제2항제1호의 기준에 적합한 무균치료실에 격리하여 치료한 경우에 산정한다.
낮병동 입원료	(가) 분만 후 당일 귀가 또는 이송하여 입원료를 산정하지 아니한 경우에 산정한다, (나) 지역응급의료기관, 응급의료시설, 응급의료기관이 아닌 종합병원 응급실, 수술실 등에서 처치·수술 등을 받고 연속하여 6시간 이상 관찰 후 귀가 또는 이송하여 입원료를 산정하지 아니한 경우에 산정한다. (다) 정신건강의학과의 "낮병동"에서 6시간 이상 진료를 받고 당일 귀가한 경우에 산정한다.

	낮병동 입원료를 산정하는 당일 외래 또는 지역응급의료기관, 응급 의료시설, 응급의료기관이 아닌 종합병원 응급실에서 진찰을 행한 경우에는 진찰료를 함께 산정할 수 있다. 다만, 예정된 외래 수술을 위해 내원하는 경우 또는 정신건강의학과의 "낮병동"에서 매일 또는 반복하여 진료를 받는 경우에는 진찰료를 산정할 수 없다.
	낮병동 입원료를 산정하는 당일의 본인일부부담금은 입원진료본인 일부부담률에 따라 산정한다.
신생아 입원료	신생아를 신생아실(신생아실 입원료) 또는 질병이 없는 신생아를 모자동실(모자동실입원료)에서 진료·간호한 경우에 산정한다.
중환자실 입원료	「의료법」 시행규칙 제34조 [별표4]에서 정한 중환자실의 시설·장비를 갖춘 중환자실(ICU)이 설치된 상급종합병원, 종합병원, 병원 에서 지극히 심각한 질환이나 손상을 입어 집중적인 치료 및 간호가 필요한 성인 및 소아환자(일반 중환자실 입원료 또는 소아 중환자실 입원료) 또는 신생아(신생아 중환자실 입원료)를 중환자실에서 진료한 경우에 산정한다.
격리실 입원료	(가) 면역이 억제된 환자 보호를 위해 일반 환자와 격리하여 치료한 경우에 산정한다. (나) 일반 환자의 보호를 위해 전염력이 강한 전염성 환자를 일반 환자와 격리하여 치료한 경우에 산정한다. (다) 3도 이상으로 36% 범위 이상의 화상환자를 진료에 반드시 필요하여 격리하여 치료한 경우에 산정한다. (라) 기타 보건복지부장관이 반드시 격리가 필요하다고 인정하여 고시 하는 경우에 산정한다. (마) 다만, 전염성 환자만을 수용하는 요양기관에서는 격리료 입원료로 산정하지 않고 일반 입원료로 산정한다.
납차폐특수 치료실입원료	방사선옥소를 이용한 개봉선원치료를 위하여 원자력안전법령에 의한 시설을 갖춘 요양기관에서 납으로 차폐된 특수 치료실에서 관리하는 경우에 산정한다.

(4) 입원료 등은 1일당으로 다음과 같이 산정한다.

표 4-5. 1일당 입원료 산정 방법

항목	주요내용
1일의 정의	12시(정오)부터 다음 날 12시(정오)까지
입원료 소정점수의 50%를 별도 산정(추가)로 산정할 수 있는 경우	0~6시 사이에 입원 (산정코드 첫 번째 자리에 1로 기재),
	18~24시 사이에 퇴원한 경우 (산정코드 첫 번째 자리에 2로 기재)
입원료를 별도 산정할 수 없는 경우	6~12시 사이에 입원한 경우
	12~18시 사이에 퇴원한 경우
1일의 입원료를 산정하는 경우	입원과 퇴원이 24시간 이내에 이루어진 경우에는 전체 입원 시간이 6시간 이상인 경우에 한하여 1일의 입원료를 산정.
입원료(가-2) 산정 방법	입원 15일까지는 100%로 산정
	입원 16일째부터 30일째까지는 해당 점수의 90% (산정코드 첫 번째 자리에 8로 기재)
	입원 31일째부터는 해당 점수의 85%를 산정한다. (산정코드 첫 번째 자리에 9로 기재)

(5) 간호인력확보 수준에 따른 입원환자 간호관리료 차등제를 적용한다.

(가) 일반병동의 직전 분기 평균 환자 수 대비 해당 병동에서 간호업무에 종사하는 직전 분기 평균 간호사수(환자 수 대 간호사수의 비)에 따라 간호인력확보수준을 등급별로 구분하여 적용한다.

(나) 의원, 치과의원, 한의원, 보건의료원은 일반병동의 직전 분기 평균 병상 수대비 해당 병

동에서 간호업무에 종사하는 직전 분기 평균 간호사수(병상수 대 간호사수의 비)에 따라 간호인력확보수준을 등급별로 구분하여 적용한다.

구분	등급별 분류	기준등급	비고
상급종합병원	S등급,1등급~3등급	1등급	환자수
종합병원	S등급,A등급,1등급~5등급	1등급	
병원,정신병원,치과병원, 한방병원	A등급,1등급~6등급	4등급	
의원,치과의원,한의원, 보건의료원	1등급~6등급	6등급	병상수

- 일반병동의 병상은 요양기관 전체병상에서 응급실, 신생아실, 분만실, 회복실, 중환자실, 집중치료실, 격리실, 무균치료실, 인공신장실, 납차폐 특수치료실, 낮병동 등을 제외한 입원병실의 병상을 말한다.
- 이때 별도의 병동으로 구분 운영하지 않는 격리실, 무균치료실, 납차폐특수치료실 등은 일반병동의 병상으로 본다.
- 다만, 「정신건강증진 및 정신질환자 복지서비스 지원에 관한 법률」에 의한 정신의료기관 중 폐쇄병동의 경우 일반병동의 병상에서 제외할 수 있다.

(다) 일반 중환자실의 경우는 아래와 같이 분류한다.

구분	등급별 분류	기준등급
상급종합병원	S등급, A등급, 1등급~3등급	1등급
종합병원, 병원, 정신병원, 치과병원, 한방병원	S등급, A등급, 1등급~7등급	3등급

3. 의약품관리료

1) 외래환자 의약품관리료 산정방법

의료기관	산정방법
상급종합병원, 종합병원, 병원, 치과병원, 요양병원·한방병원 내 의·치과	외래환자에게 투약한 경우 방문당으로 산정
	외용약 및 주사제(약가를 산정하지만 주사료 등이 발생하지 아니하는 경우를 포함)를 복합 또는 단독으로 조제한 경우에도 외래환자 의약품 관리료[방문당] 소정점수를 산정
의원, 치과의원, 보건의료원 의·치과	내복약 조제일수에 따라 산정
	외용약 또는 주사제를 내복약과 복합으로 조제한 경우에는 내복약의 조제일수에 의한다.
	외용약 및 주사제(약가를 산정하지만 주사료 등이 발생하지 아니하는 경우를 포함)를 복합 또는 단독으로 조제한 경우에는 1일분 소정점수를 산정한다.

2) **입원환자 의약품관리료**는 입원환자에 대하여 입원기간 중 투약한 경우에 투약일수에 따라 산정한다.

3) **한방병원, 한의원, 보건의료원 한의과, 상급종합병원·종합병원·병원·요양병원·치과병원 내 한의과 등은 산정하지 아니한다.**

4. 가정간호 기본방문료[방문당]

1) 진료담당의사(양의 또는 한의사)의 진단과 처방에 따라 가정전문간호사가 환자의 자택을 방문하여 가정간호대상 환자에게 가정간호를 행하는 경우에 산정하되, 환자의 특성, 진료내용, 소요시간 등에 불문하고 모든 환자에게 동일하게 적용한다.

2) 다음 각 호의 1에 해당하는 경우에는 가정간호 기본방문료 이외에 제2부 각 장에서 분류된 항목의 점수를 입원환자 산정기준에 따라 별도로 산정할 수 있다. 다만, 의약품관리료는 외래환자 의약품관리료를 산정하고, 조제료는 퇴원환자 조제료를 산정한다.

의료기관	산정방법
별도 산정 불가한 경우	진료담당의사의 진단과 처방에 따라 가정전문간호사가 환자의 가정을 방문하여 검사(요일반검사, 반정량 당검사, 경피적혈액산소포화도 측정에 한함), 투약, 주사 및 처치(제9장 제1절에 분류되지 아니한 간단한 처치의 비용은 기본방문료에 포함되므로 별도 산정하지 아니한다) 등을 실시한 경우
	진료담당의사의 진단과 처방에 따라 가정전문간호사가 환자의 가정을 방문하여 검사에 필요한 검체를 채취하여 검사한 경우. 이 때 검체채취, 검체운반 등에 따른 비용은 별도 산정하지 아니한다.
투약 및 조제료	의약품관리료는 외래환자 의약품관리료를 산정 조제료는 퇴원환자 조제료를 산정

5. 의료질평가지원금

상급종합병원, 종합병원에 한하여 「의료질평가지원금 산정을 위한 기준」의 평가결과에 따라 3개 분야(의료 질과 환자안전 · 공공성 · 의료전달체계 분야, 교육수련 분야, 연구개발 분야)별 최종등급에 해당하는 소정점수를 산정한다.

6. 전문병원 관리료 등

전문병원 관리료 등(전문병원 관리료·전문병원(병원·요양병원·한방병원) 의료질 평가지원금)은 전문병원 관리료는 「의료법」 제3조의5에 따라 전문병원으로 지정받은 의료 기관에서 각 분야별로 소정점수를 산정한다.

의료기관	분야별 전문병원
1분야	뇌혈관, 수지접합, 심장, 알코올, 유방, 화상, 주산기 질환 및 소아청소년과, 재활의학과 진료과목으로 지정받은 전문병원
2분야	중풍 질환 및 산부인과, 안과, 외과, 이비인후과, 신경과, 한방부인과 진료과목으로 지정받은 전문병원
3분야	관절, 대장항문, 척추 질환으로 지정받은 전문병원

제3절 검사료 일반적 산정지침

1. 검사료

1) 일반적 산정지침

(1) 검사료 산정 불가

① 검사료 항목에 기재되지 아니한 검사로서 외관, 취기, 색도 등의 간단한 검사 또는 계산방법에 의하여 검사치를 얻는 경우에는 검사료를 산정하지 아니한다.

② 검사에 사용된 약제 및 재료대(1회용 주사침 및 주사기 포함)는 소정점수에 포함되므로 별도 산정하지 아니한다.

(2) 1개 검사 항목으로만 산정하는 경우

대칭기관에 대한 양측검사를 하였을 때에도 "편측"이라는 표기가 없는 한 소정 점수만 산정한다..

(3) 별도 산정 가능한 경우

다음의 경우에는 "약제 및 치료재료의 비용에 대한 결정기준"에 의하여 별도 산정한다.

항목	주요내용
별도산정 가능	인체에 주입된 약제
	부하시험시 사용된 약제
	안기능검사시 사용된 필름, 형광물질, 사진현상 및 인화료
	내시경검사시 사용된 슬라이드 필름 및 사진현상료, 포라로이드필름 또는 컬러 프린터 인화지
	핵의학 기능검사시 사용된 방사성 동위원소 및 약제
	검사료 분류항목에 별도로 규정한 약제 및 재료대
	기타 장관이 별도로 인정한 약제 및 재료대

(4) 위탁검사료 산정

인체에서 채취한 가검물에 대한 검사를 "(부록) 검체검사 위탁에 관한 기준"에서 정한 수탁기관으로 위탁하는 경우에는 검사료 분류항목 소정점수 (가감률 적용 포함)에 수탁기관의 점수당 단가를 곱하여 계산한 금액의 10%를 "위탁검사관리료"로 산정한다.

(5) 검사료 항목 중 (별표)에 열거한 항목은 다음 중 어느 하나에 해당하는 경우에만 산정하되, 아래 표의 경우에는 소정점수의 10%를 가산하여 산정한다.(산정코드 세 번째 자리에 6으로 기재)

항목	주요내용
10% 가산	진단검사의학과 전문의가 판독하고 판독소견서를 작성·비치한 경우
	B세포 표면면역글로불린, 세포표지검사, 면역조직(세포)화학검사, 세포 주기 및 핵산분석검사(유세포측정법), 사람유전자 분자유전검사, 검사원리가 핵산증폭, 핵산교잡, 염기서열분석인 검사(다만, 누-704라, 누-704마, 누-723나, 누-840, 누-841은 제외)에 대하여 병리과 전문의가 판독하고 판독소견서를 작성·비치한 경우
	사람유전자 분자유전검사의 관련분야에 대하여 인증 받은 전문의가 판독하고 판독소견서를 작성·비치한 경우
	면역조직(세포)화학검사에 대하여 구강병리과가 설치된 요양기관의 치과 의사가 판독하고 판독소견서를 작성·비치한 경우

(별표) 해당검사 분류항목

분류번호 및 코드					
누-030	D0301	누-156	D1561-D1562	누-515	D5152-D5154
누-032	D0329	누-157	D1570	누-517	D5170-D5173
누-051	D0510	누-158	D1580	누-518	D5180(02-03)
누-053	D0531, D0533	누-159	D1590	누-519	D5190
누-054	D0541-D0542	누-160	D1600	누-532	D5349
누-056	D0561, D0563	누-161	D1161	누-572	D5725
누-058	D0580	누-196	D1961-D1962	누-581	D5824, D5852, D5855, D5861, D5862, D5870
누-060	D0600	누-221	D2211-D2212		
누-080	D0801-D0804	누-254	D2541-D2542		
누-081	D0811-D0812	누-261	D2615	누-582	D5821(01-06, 08)
누-082	D0821-D0822	누-265	D2650	누-587	D5871-D5873, D5874(01-06, 08-10)
누-084	D0841	누-301	D3013		
누-085	D0851-D0852	누-350	D3504	누-588	D5880
누-103	D1030(02)	누-351	D3514	누-589	D5897
누-104	D1040	누-382	D3820	누-590	D5901-D5902
누-110	D2112	누-400	D4000, D4001, D4002	누-591	D5911-D5913
누-111	D1112			누-592	D5921
누-113	D1131, D1132(02-10)	누-442	D4421-D4422	누-593	D5931
		누-445	D4450	누-602	D6020
누-132	D1322-D1323	누-446	D4461	누-603	D6032
누-150	D1503	누-473	D4731-D4732	누-604	D6041-D6043
누-151	D1513	누-474	D4740	누-605	D6051(01-03)
누-151-1	D1551-D1552	누-475	D4751-D4752	누-620	D6204
누-152	D1520	누-490	D4904(01,03-11)	누-621	D6212
누-153	D1531-D1532	누-513	D5133	누-622	D6222-D6223
누-154	D1541-D1542	누-514	D5143-D5146	누-623	D6231

※ 괄호 안의 코드는 「요양급여의 적용기준 및 방법에 관한 세부사항」에 명기된 세부코드임

분류번호 및 코드			
누-624	D6241	누-786-1	D1780
누-640	D6409	누-789	D7892
누-641	D2642-D2643	누-791	D7912-D7914
누-642	D6421-D6422	누-792	D7922-D7924
누-652	D6521	누-794	D7941-D7942
누-654	D6541-D6544	누-795	D7951-D7952
누-655	D6551	누-802	D8021-D8022
누-656	D6561-D6562	누-807	D8070
누-657	D6571-D6572	누-810	D8101-D8102
누-658	D6581-D6586	누-840	D8401-D8404
누-659	D6591-D6592	누-841	D8411-D8414
누-660	D6601	누-842	D8421-D8427
누-680	D6801-D6805	누-843	D8431-D8437
누-685	D6851	나-567	C5673-C5674
누-692	D6924-D6925	나-569	C5691
누-693	D6931	나-580	C1581,
누-703	D7031		C5800-5811
누-704	D7041-D7047	나-583	C5830-C5842
누-705	D7051-D7052	나-598-1	CB001-CB006,
누-722	D7221		CB011-CB016
누-723	D7231-D7232	나-600	C6001, C6005,
누-724	D7241		C6006, CX568,
누-746	D7460		CY691, CY692
누-760	D1761-D1763		
누-763	D7632		
누-780	D7800		
누-784	D7842-D7843		
누-785	D7851-D7853		
누-786	D7865		

2) 질가산 지원금 산정

(1) 제1절 검체 검사료 및 제2절 병리 검사료 분류항목에 대하여 다음에 해당되는 검체검사 질가산 평가 및 인증결과에 따라 해당 기관에서 직접 또는 수탁받아 실시하는 검사에 대해 검체검사 질가산을 산정한다. 다만, 임상병리검사 종합 검증료(나-0)에 대하여는 그러하지 아니한다.

(2) 제2절 병리 검사료 및 제1절 검체 검사료 중 병리과 전문의가 판독하고 판독소견서를 작성 또는 작성·비치한 경우 산정 가능토록 '주'에 명시된 항목은 대한병리학회에서 실시하는 인증을 받은 경우 소정점수의 4%를 가산한다. (산정코드 세 번째 자리 8로 기재) 다만, 산정지침(5)와 중복 적용되는 경우 에는 산정코드 세 번째 자리에 F로 기재한다.

제4절 영상진단 및 방사선치료료

1. 영상진단 일반적 산정지침

1) 영상진단 및 방사선 치료에 사용된 다음의 약제 및 재료대는 "약제 및 치료 재료의 비용에 대한 결정기준"에 의하여 별도 산정한다.

항목	주요내용
별도산정가능	조영제
	방사선 필름, 폴라로이드 필름 및 SPECT시 사용된 컬러 프린터 인화지
	맥관조영용 카테터
	혈관조영용 가이드와이어
	1회용 방사성 입자 및 방사성 동위원소
	부하검사시 사용된 약제, 인체에 주입된 약제
	운동부하검사시 사용된 EKG Paper 및 1회용 Electrode
	기타 장관이 별도로 인정한 약제 및 재료

2) 별도산정 불가한 경우

- 조영제 주입료와 방사선 필름 현상료(현상액 및 정착액 비용 등)는 소정 방사선 진단료에 포함되므로 별도 산정하지 아니한

3) 영상진단을 실시한 경우에는 반드시 판독소견서를 작성 · 비치하여야 한다.

4) 영상진단료의 소정점수에는 판독료(소정점수의 30%)와 촬영료 등(소정점수의 70%)이 포함되어 있다.

- 다만,「다-246가(1)」, 「다-246가(7)(가)」 및 「다-246가(7)(나)」 항목은 그러하지 아니한다.

5) 판독소견서를 작성·비치하지 아니한 경우에는 촬영료 등(소정점수의 70%)만 산정하며(산정코드 세 번째 자리에 7로 기재), 「다-246가(1)」,「다-246가(7)(가)」 및 「다-246가(7)(나)」는 각 항목의 '촬영료 등'을 산정한다.

- 다만, 영상저장 및 전송시스템(Full PACS)을 이용한 처리비용, C-Arm형 영상증폭장치 이용료(다-101)에 대하여는 그러하지 아니한다.

6) 당해 요양기관에 상근하는 영상의학과 전문의가 외부병원 필름을 판독하고 판독소견서를 작성·비치하는 경우에는 소정점수의 30%를 산정한다.(산정코드 세 번째 자리에 1로 기재) 다만, 이 경우 "주1", "주4", "주5", "주8"에 대하여는 그러하지 아니한다.

제5절 투약 및 조제료

1. 투약 및 조제료의 일반적 산정지침

(1) 별도 산정 불가한 경우

- 투약시 사용된 용기(투약병, 연고곽, 안약병, 포장지 등 포함)의 재료대는 소정 점수에 포함되므로 별도 산정하지 아니한다.

(2) 라-1 퇴원환자 조제료 산정하는 경우

- 약사법 제23조제4항에 따라 퇴원하는 입원환자에게 요양기관인 의료기관의 의사 또는 치과의사의 처방에 따라 당해 의료기관의 조제실에서 조제 투약한 경우에 산정한다.

(3) 라-1-1 외래환자 조제 · 복약지도료를 산정하는 경우

- 약사법 제23조제4항에 따라 의약분업 예외환자(예외의약품을 조제한 경우 포함)에게 요양기관인 의료기관의 의사 또는 치과의사가 처방하고 당해 의료기관의 약사가 조제실에서 조제 투약한 경우에 산정한다.

(4) 라-6 한방 외래 · 퇴원환자조제료 산정방법

- 약사법(법률 제8365호) 부칙 제8조에 따라 외래환자 또는 퇴원하는 입원환자에게 요양기관인 한방의료기관의 한의사의 처방에 따라 당해 한방의료기관의 조제실에서 한약제제를 조제 투약한 경우에 산정한다.

(5) 약사법 제41조 및 의약품 등의 안전에 관한 규칙 제54조에 의한 조제실 제제를 조제 투약한 경우

- 라-1 퇴원환자 조제료, 라-1-1 외래환자 조제·복약 지도료 또는 라-2 입원환자 조제·복약지도료 소정점수의 50%를 제제료로 별도 산정한다.(산정코드 세 번째 자리에 1로 기재)

(6) 퇴장방지의약품사용장려비 산정방법

- 장관이 별도로 정하는 "퇴장방지의약품 목록"에 해당하는 의약품을 처방한 경우에 산정한다.

제6절 주사료

1. 주사료의 일반적 산정지침

(1) 주사시 사용된 주사재료대(1회용 주사기, 1회용 주사침, 나비침, 정맥내유치침, 수액세트, 혈액 Bag 등)와 수혈에 소요된 약제 및 재료대는 소정점수에 포함 되므로 별도 산정하지 아니한다. 다만, 정맥내유치침을 사용한 경우에는 「마-5-주1, 주4」 및 「마-15-다-주1, 주3」 에 따라 산정한다.

(2) 별도 산정이 가능한 경우

- 다음의 경우는 "약제 및 치료재료의 비용에 대한 결정기준"에 의하여 별도 산정한다.

항목	산정기준
별도산정 가능	치료적 성분채집술에 사용된 약제 및 재료대(요양기관이 대한적십자사혈액원 등으로부터 성분채집에 의한 혈액성분제제를 구입한 경우 포함)
	조혈모세포이식 시 사용된 골수, 말초혈액, CD34+ Collection Kit, Cryo Bag, TCR α/β Depletion Kit
	적혈구수집기(Cell Salvage)를 이용한 자가수혈에 사용된 재료대
	기타 장관이 별도로 인정한 약제 및 재료대

(3) 주사료를 산정하는 기준

항목	산정기준
주사료 소정 점수의 50% 가산	만1세 미만의 소아 (산정코드 첫 번째 자리에 만1세 미만은 1기재)
주사료 소정 점수의 30% 가산	만1세 이상~만6세 미만의 소아(산정코드 첫 번째 자리에 만1세 이상~만6세 미만은 6기재)
가산 없음	다만, 피하 또는 근육내주사(마-1), 생물학적제제주사 (마-4), 수액제 주입로를 통한 주사(마-5-1), 항암제 피하내주사(마-15-가), 급속항온주입(마-16)은 그러하지 아니한다.

제7절 마취료

1. 마취료의 일반적 산정지침

(1) 마취료 가산

항목	산정기준	산정코드
마취료 소정점수의 100%를 가산	신생아 마취시	산정코드 첫 번째 자리에 신생아는 1로 기재
마취료 소정점수의 50% 가산	만1세 미만의 소아의 경우	산정코드 첫 번째 자리에 만1세 미만은 A
마취료 소정점수의 30%를 가산	- 만1세 이상 만6세 미만의 소아 - 만 70세 이상의 노인의 경우	- 산정코드 첫 번째 자리에 만1세 미만은 B로 기재 - 산정코드 첫 번째 자리에 만1세 미만은 4로 기재
마취료 소정점수의 120%를 가산	상급종합병원 · 종합병원은 신생아	산정 코드 세 번째 자리에 신생아는 1로 기재
마취료 소정점수의 100%를 가산	상급종합병원 · 종합병원은 만1세 미만의 소아의 경우	산정 코드 세 번째 자리에 2로 기재
마취료 소정점수의 50%를 가산	상급종합병원 · 종합병원은 만1세 이상 만6세 미만의 소아의 경우	산정 코드 세 번째 자리에 3으로 기재
	장기이식수술마취2), 심폐체외순환법마취5), 일측폐환기법마취6), 고빈도제트 환기법마취7), 개흉적 심장수술마취8), 뇌종양, 뇌혈관질환에 대한 개두술마취9), 중증외상환자에 대한 수술 마취C)시	산정코드 첫 번째 자리에 각각 2, 5, 6, 7, 8, 9, C로 기재
	- 18시~09시 - 공휴일에 응급진료가 불가피하여 마취를 행한 경우 ※해당 마취를 시작한 시각을 기준	- 18시~09시는 두 번째 자리에 1 - 공휴일은 두 번째 자리에 5
마취료 소정점수의 30%를 가산	18시~09시, 토요일 및 공휴일에 의원(보건의료원 포함) · 치과의원(보건의료원 포함) 외래에서 제9장(별표8)에 열거한 항목 또는 제10장(별표2)에 열거한 항목에 대하여 마취를 행한 경우 * 이 경우 해당 마취를 시작한 시각을 기준하여 산정하며, 타 마취료 산정지침과는 중복하여 가산하지 아니한다.	- 산정코드 두 번째 자리에 8로 기재

(2) 별도산정 가능한 경우

- 수술 중에 발생하는 우발사고에 대한 처치(산소흡입, 응급적 인공호흡) 또는 주사(강심제) 등의 비용은 별도 산정할 수 있다.

(3) 별도 불가한 경우

1) 마취약제 주사 시 사용한 1회용 주사기 및 주사침 등의 재료대는 마취료 소정 점수에 포함되므로 별도 산정하지 아니한다.

2) 수술 중에 발생하는 우발사고 외 그 밖의 경우에는 산소흡입, 응급적 인공호흡비용 및 EKG monitoring료는 산정하지 아니한다.
3) 마취료에 분류되지 아니한 표면마취, 침윤마취 및 간단한 전달마취의 비용은 타 항목에서 분류한 소정 시술료에 포함되므로 별도 산정하지 아니한다.
4) 동일 목적을 위하여 2 이상의 마취를 병용한 경우 또는 마취 중에 다른 마취법으로 변경한 경우에는 주된 마취의 소정점수만 산정하고 별도 산정하지 아니한다.

(4) 마취통증의학과 전문의 초빙료를 산정하는 경우에는 초빙된 마취통증의학과 전문의의 면허종류, 면허번호를 요양급여비용 청구명세서에 기재하고, 마취통증 의학과 전문의가 서명 또는 날인한 마취기록지를 비치하여야 한다.

제8절 이학요법료

1. 이학요법의 일반적 산정지침

(1) 기본물리치료료

1) 해당 항목의 물리치료를 실시할 수 있는 일정한 면적의 해당 치료실과 실제 사용할 수 있는 장비를 보유하고 있는 요양기관에서 의사의 처방에 따라 상근 하는 물리치료사가 실시하고 그 결과를 진료기록부에 기록한 경우에 산정한다.
2) 1일당으로 표시된 경우는 실시 횟수와 상관없이 1일 1회만 산정한다.
3) 표층열치료, 한냉치료, 경피적전기신경자극치료, 간섭파전류치료 실시 횟수와 상관없이 다음과 같이 산정한다.

항목	산정기준
외래	1일 1회만
입원	1일 2회만

(2) 단순재활치료료

1) 해당 항목의 물리치료를 실시할 수 있는 일정한 면적의 해당 치료실과 실제 사용할 수 있는 장비를 보유하고 있는 요양기관에서 재활의학과, 정형외과, 신경외과, 신경과, 외과, 흉부외과 또는 마취통증 의학과 전문의가 상근하여야 하며, 해당 전문의 또는 전공의의 처방에 따라 상근하는 물리치료사가 실시하고 그 결과를 진료기록부에 기록한 경우에 산정한다.
2) 간헐적 견인치료, 전기자극치료는 1일 2회 이상 실시한 경우에도 실시 횟수와 상관없이 다음과 같이 산정한다.

항목	산정기준
외래	1일 1회만
입원	1일 2회만

(3) 전문재활치료료

1) 해당항목의 물리치료를 실시할 수 있는 일정한 면적의 해당 치료실과 실제 사용할 수 있는 장비를 보유하고 있는 요양기관에서 재활의학과 전문의가 상근하고, 해당 전문의 또는 전공의의 처방에 따라 상근하는 물리치료사(작업치료, 일상생활동작훈련치료, 재활사회사업, 연하장애재활치료, 연하재활기능적전기자극치료 제외) 또는 해당분야 전문치료사(작업치료사는 작업치료, 일상생활동작 훈련치료, 연하장애 재활치료, 연하재활 기능적전기자극치료에 한하고, 사회복지사는 재활사회사업에 한함)가 실시하고 그 결과를 진료기록부에 기록한 경우에 산정한다.

- 단순작업치료와 복합작업치료는 정형외과 또는 신경외과 전문의가 상근하고, 해당 전문의 또는 전공의의 처방에 따라 작업 치료사가 실시하고 그 결과를 진료기록부에 기록한 경우에도 산정할 수 있다.

- 근막동통유발점주사 자극치료는 재활의학과 전문의 또는 동통재활분야 교육을 이수한 의사가 직접 실시한 경우에 산정한다.

2) 중추신경계발달재활치료, 작업치료, 신경인성방광 훈련치료, 기능적전기자극치료, 재활기능치료는 1일 2회 이상 실시한 경우에도 실시 횟수와 상관없이 다음과 같이 산정한다.

항목	산정기준
외래	1일 1회만
입원	1일 2회만

제9절 정신요법료

1. 정신요법료의 일반적 산정지침

(1) 정신요법료는 정신건강의학과 전문의가 정신건강의학과 환자에게 행한 경우에 산정하되, 반드시 분류항목별 치료행위에 관한 내용을 진료기록부 등에 기록한 경우에 산정할 수 있다.

(2) 위 "(1)"의 규정에도 불구하고 다음의 분류 항목은 정신건강의학과 전문의 지도 하에 정신건강의학과 전공의가 실시한 경우에도 산정할 수 있다. 다만, "(가)"는 3년차 이상 전공의가 실시한 경우에 산정할 수 있다.

(가) 개인정신치료Ⅴ(아-1-마), 역동상호작용적 집단정신치료(아-2-나), 약물 이용면담(아-5), 인지행동치료 개인(아-6-가)

(나) 개인정신치료Ⅰ(아-1-가), 개인정신치료Ⅱ(아-1-나), 개인정신치료Ⅲ (아-1-다), 개인정신치료Ⅳ(아-1-라), 가족치료(아-3), 전기충격요법 (아-7), 지속적 수면요법(아-8)

(3) 위 "(2)"에서 규정한 분류항목 이외는 정신건강의학과 전문의 지도하에 정신건강 의학과 전공의 또는 상근하는 정신건강전문요원이 실시한 경우에도 산정할 수 있다. 다만, 정신의학적 사회사업(아-11)은 사회복지사가 직접 실시한 경우 에만 산정한다. (※ 부칙 [산정지침](3)의 개정규정은 2021년 7월 1일부터 시행)

제10절 처치 및 수술료

1. 처치 및 수술료

1) 처치 및 수술료 가산 기준

표 4-11. 가산 기준 및 산정코드

가산	시간 및 요일	산정코드
처치/수술 소정점수 50%가산	- 18시~09시 - 공휴일의 응급진료	- 산정코드 두 번째 자리에 1 - 산정코드 두 번째 자리에 5
소정점수의 100% 가산	22~06시분만 (자-435, 자-436, 자-438, 자-450, 자-451)	- 산정코드 두 번째 자리에 6

※ 시간 산정은 해당 처치 및 수술 시작 시간 기준임

2) 일반 원칙

(1) 처치 및 수술 항목에 기재되지 않은 간단한 처치 및 수술의 비용은 기본진료료에 포함되므로 산정하지 아니한다.

(2) 처치 및 수술 항목에 기재되지 않은 처치 및 수술료는 해당 처치 및 수술료에 기재되어 있는 처치 및 수술 중에서 가장 비슷한 처치 및 수술 분류항목의 소정점수에 의하여 산정한다.

(3) 대칭기관에 관한 처치 및 수술 중 "양측"이라고 표기한 것은 "양측"을 시술할지 라도 소정점수만 산정한다. 다만, '편측'이라고 기재된 처치 및 수술의 경우 양측 시행시 *2로 산정이 가능하다.

(4) 수술은 개시하였으나 병상의 급변 등 부득이한 사유로 인하여 그 수술을 중도 에서 중단하여야 할 경우에는 수술의 중단까지와 시술상태가 가장 비슷한 항목의 수술료를 산정한다.

(5) 각 분류항목의 처치 및 수술 등에 레이저를 이용한 경우에도 각 분류항목의 소정점수만을 산정한다.

3) 동시 수술 산정방법

동일 피부 절개 하에 2가지 이상 수술을 동시에 시술한 경우

표 4-12. 수술료 산정 기준

가산	시간 및 요일	산정코드
주된 수술 해당수술 소정점수100% + 제2의 수술부터는 해당수술 소정점수의 50%가산	동일 피부 절개 하에 2가지 이상 수술을 동시에 시술한 경우	- 산정코드 세 번째 자리에 1로 기재
상급종합병원·종합병원: 주된 수술 해당수술 소정점수100% + 제2의 수술부터는 해당수술 소정점수의 70%가산		- 산정코드 세 번째 자리에 4로 기재

※ 다만, 주된 수술 시에 부수적으로 동시에 실시하는 수술의 경우에는 주된 수술의 소정점수만 산정한다.

4) 별도 산정이 가능한 경우(B + A)

가산(A)	동시 수술(B)
경부림프절청소술(자-211) 추가 산정 가능	상·하악골 악성종양 절제술(자-40-나, 자-43-나) 비강, 부비동악성종양적출술(자-96) 비인강 악성종양적출술(자-104-1) 후두 전적출술(자-122-1-다) 후두 및 하인두 전적출술(자-125) 후두 전적출 및 하인두 부분적출술(자-125-1) 구순암적출술(자-215) 설암수술(자-218) 구강내악성종양적출술(자-220-다) 이하선악성종양적출술(자-223-나) 인두악성종양수술(자-229-1) 부갑상선악성종양절제술(자-454-나) 갑상선악성종양근치수술(자-456) 시행시

5) 1회 절개로 간주

근접하고 있는 다발성 절종을 수개 처에서 절개한 경우나 동일 검내에 존재하는 맥립종, 산립종의 수술 등은 1회 절개로 간주한다.

6) 별도 산정이 가능한 경우

(1) 각 분류항목의 처치 및 수술 등에 내시경을 이용한 경우 내시경료는 소정 시술료에 포함되므로 별도 산정하지 아니한다. 처치 및 수술시에 사용된 약제 및 치료재료대는 소정점수에 포함되므로 별도 산정하지 아니한다.

(2) "약제 및 치료 재료의 비용에 대한 결정기준"에 의하여 별도 산정한다.

표 4-14. 수술시 약제 및 치료 재료 별도 산정 항목

가산(A)	동시 수술(B)
"약제 및 치료 재료의 비용에 대한 결정기준"에 의하여 별도 산정 가능	① 인공식도 ② 인공심장판막 ③ 인공심폐회로 ④ 인공심박기 ⑤ 인조혈관 ⑥ 인공관절 ⑦ 골, 관절의 수복 또는 결손보철용 인공재료 [체내유치] ⑧ 인공수정체 ⑨ 조직대용인조섬유포 ⑩ 1회용 혈산화기 ⑪ 동정맥간도회로 ⑫ 경정맥용 심박기도선전극 ⑬ 심근부착용 심박기도선전극 ⑭ 심장수술용 카테터 ⑮ 혈관내수술용 카테터 ⑯ 담석제거용 카테터 ⑰ 뇌동맥류 수술용 클립 ⑱ 체내고정용 나사, 고정용 금속핀, 고정용 금속선, 고정용 못

	⑲ 지속적주입, 지속적배액 및 지속적 배기용도관 [체내유치] ⑳ 폴리비니루, 호루말 등 충전술 사용재료 ㉑ 고주파신경자극기 [수술삽입시만 산정] ㉒ 고정용 신축성 붕대 ㉓ 개심술, 안면수술 등 장관이 별도로 정한 처치 및 수술시 사용된 봉합사 ㉔ 일반처치 또는 수술후처치(자-2-1), 피부과처치(자-18), 화상처치(자-18-1), 위세척(자-590)에 사용된 생리식염수[단, 총사용량 500ml이상인 경우에 한함] ㉕ 피부과처치(자-18) 또는 화상처치(자-18-1)시 사용된 연고, 처치 및 수술시 사용된 인체 주입용 약제(단, $KMnO_4$ 등의 소독약제는 소정 처치 및 수술료에 포함되므로 별도 산정하지 아니한다.) ㉖ 레이저시술중 장관이 별도로 인정한 "레이저 시술"에 소요된 레이저 재료대 ㉗ 처치 및 수술료/ 캐스트료 분류항목에 별도로 표기한 경우 ㉘ 기타 장관이 별도로 인정한 약제 및 치료재료(인체조직 포함)

7) 전문의 별 가산

(1) 외과 전문의가 직접 시행한 경우 처치 및 수술에 한해 추가 20% 또는 30% 가산이 가능한 수술(산정코드 첫 번째 자리에 1로 기재)이 있다.

(2) 흉부외과 전문의가 직접 시행한 경우 처치 및 수술에 한해 추가 20%, 30%, 70%, 100% 가산이 가능한 수술(산정코드 첫 번째 자리에 2로 기재)이 있다.

(3) 성형외과 전문의가 직접 시행한 경우 처치 및 수술에 한해 추가 50%를 가산한다.(산정코드 첫 번째 자리에 4로 기재)

(4) 신경외과 전문의가 직접 시행한 경우 처치 및 수술에 한해 추가 5%, 10%, 15%를 가산한다.(산정코드 첫 번째 자리에 D로 기재)

8) 가산(나이/시간)

<table>
<tr><th>가산</th><th>나이</th><th>산정코드</th></tr>
<tr><td>100%를 가산</td><td rowspan="2">입원중인 신생아에게 처치 및 수술을 행한 경우</td><td>산정코드 첫 번째 자리에 6으로 기재</td></tr>
<tr><td>상급종합병원·종합병원: 120%를 가산</td><td>산정코드 세 번째 자리에 2로 기재하되</td></tr>
<tr><td colspan="2">※ 동일 피부 절개 하에 2가지 이상 수술을 동시에 시술한 경우</td><td>산정코드 세 번째 자리에 6으로 기재</td></tr>
<tr><td>해당 항목 소정 점수의 50%를 가산</td><td rowspan="2">입원중인 만1세 미만 소아에게 처치 및 수술을 행한 경우</td><td>산정코드 첫 번째 자리에 A로 기재</td></tr>
<tr><td>상급종합병원· 종합병원: 100%를 가산</td><td>산정코드 세 번째 자리에 3으로 기재</td></tr>
<tr><td colspan="2">※ 동일 피부 절개 하에 2가지 이상 수술을 동시에 시술한 경우</td><td>산정코드 세 번째 자리에 7로 기재</td></tr>
<tr><td>해당 항목 소정점수의 30%를 가산</td><td rowspan="2">입원중인 만1세 이상 만6세 미만 소아에게 처치 및 수술을 행한 경우</td><td>산정코드 첫 번째 자리에 B로 기재</td></tr>
<tr><td>상급종합병원·종합병원: 50%를 가산</td><td>산정코드 세 번째 자리에 5로 기재</td></tr>
<tr><td colspan="2">※ 동일 피부 절개하 2가지 이상 수술을 동시에 시술한 경우</td><td>산정코드 세 번째 자리에 8로 기재</td></tr>
<tr><td>의원(보건의료원포함)/치과의원(보건의료원 포함) 외래 처치 및 수술의 경우 소정점수의 30%를 가산</td><td>18시~09시,
토요일 및 공휴일</td><td>산정코드 두 번째 자리에 8로 기재</td></tr>
</table>

9) [기관, 기관지 및 폐], [소화기내시경 하 시술]의 항목 중 진정내시경 환자 관리료의 「요양급여의 적용기준 및 방법에 관한 세부사항」에 따라 진정내시경을 실시한 경우 제2장 제4절 [내시경]의 진정내시경 환자관리료의 소정점수 및 주항의 가산율을 적용한다.

2. 캐스트료

1) 가산(나이/시간)

가산	나이	산정코드
50%를 가산	만1세 미만의 소아	산정코드 첫 번째 자리에 만1세 미만은 A
30%를 가산	만1세 이상 만6세 미만의 소아	만1세 이상~만6세 미만은 B
50%를 가산	18시~09시 응급진료가 불가피하여 시술을 행한 경우	산정코드 두 번째 자리에 1
	공휴일 응급진료가 불가피하여 시술을 행한 경우	산정코드 두 번째 자리에 5

2) 일반원칙

(1) 항목에 분류되어 있지 않은 경우는 시술 중에서 가장 비슷한 분류항목의 소정점수에 의하여 산정한다.

(2) 캐스트에 사용되는 석고붕대 또는 합성캐스트는 실사용 개수 및 규격에 불문하고 부위별 및 시술방법에 따라 정한 「부위별 석고붕대 사용기준」 또는 「부위별 합성캐스트 사용기준」에 의한다.

(3) 캐스트에 사용되는 재료 중 석고붕대, 합성캐스트, 외고정용 소모성 치료재료 (합성수지 Splint, 석고 Splint Roll), Cast heel, 고정용 신축성 붕대의 재료대는 별도 산정하되, Stockinet, Cotton bandage, Cast wire, Cast remove wire 등의 재료대는 소정 캐스트료에 포함되므로 별도 산정하지 아니한다.

(4) Cast heel, 고정용 신축성 붕대는 실사용한 개수 및 규격에 따라 산정한다.

05

포괄수가제도

05 포괄수가제도

제1절 포괄수가제(KDRG)

1. 정의

질병군별 포괄수가제도는 환자분류체계를 이용하여 질병군별로 입원환자의 진료비를 보상하는 제도이다. 입원기간 동안 제공된 검사, 수술, 투약 등 의료서비스의 종류나 양에 관계없이 어떤 질병의 진료를 위해 입원했었는지에 따라 미리 책정된 일정금액을 보상한다.

※ DRG(Diagnosis Related Group) 분류체계

- 일반산업에서 제품을 분류하는 개념을 병원진료에 도입한 것으로 의료자원 소모나 임상적인 유사성을 고려하여 입원(또는 외래)환자를 분류한 체계이다. 각각의 환자는 진단명, 수술명, 연령 등에 따라 일정 질병군으로 분류된다.
- DRG 분류체계는 진료비를 지불하는 단위로 사용되며, 그 외에도 병원의 예산편성 및 원가 통제 등 병원관리 분야와 의료서비스 이용도 조사를 통한 의료의 질 관리 활동, 보건계획 수립 등 여러 분야에서 효과적인 관리 수단으로 사용되고 있다.

2. 법적근거

- 「국민건강보험법 시행령」 제21조제3항
- 「국민건강보험법 시행령」 제19조제1항 [별표 2] 본인일부부담금의 부담률 및 부담액 제2호
- 「국민건강보험법 시행규칙」 제16조 [별표 6] 요양급여비용의 본인부담 항목 및 부담률 제1호자목
- 기타
  - 「국민건강보험 요양급여의 기준에 관한 규칙」 제8조제3항
  - 「국민건강보험 요양급여의 기준에 관한 규칙」 제9조제1항 [별표 2] 비급여대상 제6호
  - 건강보험 행위 급여·비급여 목록표 및 급여 상대가치점수 제2편 질병군 급여·비급여 목록 및 급여 상대가치점수
  - 요양급여비용 청구방법, 심사청구서·명세서서식 및 작성요령 별첨 4) 질병군 요양급여비용 전자문서 작성요령

3. 포괄수가제 도입 및 시행 과정

1) 시범사업('97~'01)

1994년 의료보장개혁위원회에서 행위별수가제의 문제점인 진료량과 비용 증가를 해결하기 위하여 질병군별(DRG) 포괄수가제의 단계적 도입을 건의 하였다. 1995년 보험자, 의료계, 학계 등 15인으로 DRG 지불제도 도입 검토협의회를 구성하여 제도 도입·실시와 관련한 중요 사항의 심의·결정을 담당하였다. 1996년 2월 포괄수가제 시범사업 추진을 결정하고, 1997년 2월부터 시범사업 실시 방안을 확정하였다. 질병군 포괄수가제 1차 시범사업은 1997년 2월부터 1년간 실시되었으며, 시범사업 기간 및 대상 질병군은 아래 표와 같다.

표 5-1. 질병군 포괄수가제 시범 사업 기간 및 대상 질병군

구 분	제1, 2차 (97.2-99.1)	제3차 (99.2-99.8)	제3차 (99.9-00.1)	시범사업 연장 (00.2-01.12)
진 료 과	4개	6개	6개	4개
질 병 군	5개	9개	17개	8개
DRG	29개	47개	71개	41개
입원 환자 중 차지 비율	약 19%	약 25%	약 37%	약 24%
안 과	수정체수술	수정체수술	수정체수술	수정체수술
이비인후과	편도·아데노이드수술	편도·아데노이드수술	편도·아데노이드수술	편도·아데노이드수술
일반외과	충수절제술	충수절제술항문과 (또는)항문주위수술 서혜 및 대퇴부탈장수술	충수절제술항문과 (또는)항문주위수술 서혜 및 대퇴부탈장수술	충수절제술항문과 (또는)항문주위수술 서혜 및 대퇴부탈장수술
산부인과	질식분만 제왕절개술	질식분만 제왕절개술 자궁과(또는) 자궁부속기 수술	질식분만 제왕절개술 자궁과(또는) 자궁부속기 수술	질식분만 제왕절개술 자궁과(또는) 자궁부속기 수술
내과, 소아과	-	단순폐렴과 (또는)늑막염	단순폐렴과(또는) 늑막염소화기 악성종양 등 8개 소화기내과 질병군	-

2) 선택 참여방식의 본사업 실시 ('02.1.~'12.6.)

포괄수가제 실시를 희망하는 의료기관에 한하여 포괄수가제를 적용하기로 결정하고 2002년 1월부터 선택적 본사업을 실시하였다. 대상 질병군은 시범사업 때와 동일하게 8개 질병군으로 시작하였으나, 2003년 9월 진료비 변이 등의 문제로 질식분만 질병군은 제외되었다.

3) 포괄수가제 확대 실시 ('12.7.~)

2012년 2월 건강보험정책심의위원회에서 '포괄수가제 발전방안'을 의결하고 2012년 6월 포괄수가제 실시의 근거규정 상향 입법(영 별표2 → 영 제21조) 및 모든 의료기관에서 7개 질병군 포괄수가제를 당연 적용토록 하였다. 병 · 의원급에 대해서는 2012년 7월부터, 종합병원 이상은 2013년 7월부터 포괄수가제를 단계적으로 확대 적용하였다.

2013년 7월 확대 이후 포괄수가제는 매년 행위 환산지수, 약제 및 치료재료 상한가 변화율을 반영하여 조정을 해왔고, 환경 및 정책 변화에 따라 포괄수가를 일부 조정해 왔다.

4) 포괄수가제 전면 개편 ('20.1.~)

포괄수가제도 개선과 함께 발전방안을 논의하기 위해 2018년 8월 학계, 전문가 및 의료계가 참여하는 실질적인 회의체인 포괄수가협의회를 구성하였다. 이후 포괄수가 적정화 및 제도의 합리적 운영을 위해 수차례 논의를 거쳐 2020년 1월 포괄수가제도를 전면 개편하였다.

첫째, 수가 적정화를 위해 비용기반의 포괄수가로 전면 개정하였다.

둘째, 의료의 질과 환자 선택권을 높이기 위해 고가의 치료재료인 수정체낭고정용, 절삭기, 메쉬류, 수술후 유착방지제 등을 포괄수가외 별도 보상한다.

셋째, 질병군 진료비 계산방식을 기존 질병군별 고정비율 방식의 복잡한 계산방식에서, 질병군별 기준수가와 일당수가를 이용하여 이해하기 쉽고 합리적인 진료비 계산방식으로 개정하였다.

넷째, 비급여 인공수정체를 이용한 수정체수술의 경우에는 중복보상을 방지하기 위해 포괄수가에서 급여인공수정체 금액을 제외하고 청구토록 개선하였다.

4. DRG 지불 제도의 장 · 단점

1) DRG 제도의 장점

DRG 지불제도의 장점은 건당 진료내용에 불문하고 진료내용이 유사한 군끼리 포괄적으로 진료비를 결정할 수 있는 간편성과 치료이전에 이미 진료비가 결정될 수 있다는데서 기인한다. 이를 구체적으로 살펴보면 다음과 같다.

① 불필요한 의료서비스를 감소케 하여 현재의 행위별 수가제에서 야기되고 있는 과잉진료와 의료의 오 · 남용을 방지할 수 있어 적정진료가 정착될 수 있고, 병원에서의 대기시간을 단축할 수 있다. 즉, 진료내용의 횟수나 가격에 관계없이 해당환자가 속하는 DRG별로 미리 책정된 진료비를 지급하기 때문에 행위별수가제와는 반대의 유인이 작용하게 된다.

② 총수익이 사전에 결정되는 상황하에서는 진료 및 관리, 생산성 향상만이 의료기관의 이익증대를 보장하기 때문에 의료기관의 자발적인 경영 효율화를 기대할 수 있게 된다.

③ 진료비의 청구 · 심사 측면에서 진료내역 하나하나를 세세히 청구 · 심사하는 현행 행위별수가제보다 업무량이 대폭 감소되고 전산화도 용이하기 때문에 이에 따른 행정비용을 절감할 수 있고, 진료의 자율성 침해도 크게 경감시킬 수 있기 때문에 의료인과 보험자간의 마찰을 줄일 수 있게 된다.

④ 불필요한 진료서비스가 줄게 되고 의료기관의 경영 효율화 노력이 강화되어 총체적으로 볼 때 의료비의 절감이 가능해진다.

2) DRG의 단점

DRG의 단점은 이 제도가 환자나 진료내용의 개별특성을 무시하는 포괄성에서 비롯된다. 그리고, DRG 자체가 점차 복잡하게 분화해 나갈 수밖에 없다는데 있다. 이를 구체적으로 보면 다음과 같다.

① 의료기관이 의료서비스 제공을 최소화하려는 경향이 있어 환자와의 마찰이 예상되고 이로 인해서 환자와 의료인간의 관계가 악화되거나 의료분쟁이 야기될 소지가 증가한다.

② DRG Creep(상병명 및 분류코드의 조작), DRG Dump(조기 퇴원 후 즉시 입원), DRG Split (동일 환자를 여러개의 DRG로 분절화) 등 진단명이나 수술·처치명의 분류정보 조작을 통한 부당 청구가 성행할 수 있는 취약점을 갖기 쉽다.

③ 신규 의료기술에 대한 환자분류체계의 변환이 신속하고 적절하지 못할 경우 새로운 기술의 개발이나 임상연구분야에 장애가 될 수 있다는 문제가 있다. 신규 의료기술이 신속히 환자분류체계에 정확히 반영되지 못할 경우 이러한 기술을 이용하여 치료된 환자가 적절한 DRG로 분류되지 못하고 따라서 적절한 수준의 진료비를 지급 받지 못할 경우 이러한 기술의 확산이 저해될 수 있다.

④ 진료과정 중 많은 의료서비스를 사용할 것으로 예측되는 환자들이 의료기관으로부터 기피당할 가능성이 있다. 예를 들면, 진단과정에서 진료비가 많이 소요되는 환자를 말할 수 있다. 그러나 실제 이러한 환자들을 입원 전에 판별할 수 있는 기준 설정이 어렵고 진료거부도 어려운 상황이기 때문에 그렇게 심각한 문제로 우려되지는 않는다.

5. 7개 질병군별(DRG) 포괄수가제

1) 대상 기관

질병군 포괄수가제 적용은 의원, 보건의료원, 병원, 요양병원, 종합병원, 상급종합병원을 대상으로 한다.

2) 적용 대상

(1) 4개 진료과, 7개 질병군 건강보험(보훈포함) 입원환자
- 안과: 백내장수술(수정체수술)
- 이비인후과: 편도 및 아데노이드절제술(편도수술)
- 외과: 항문수술(치핵 등), 탈장수술(서혜 및 대퇴부), 맹장수술(충수절제술)
- 산부인과: 자궁 및 자궁부속기(난소, 난관 등)수술(악성종양 제외), 제왕절개분만

(2) '수정체 수술', '기타항문 및 항문주위 수술', '서혜 및 대퇴부 탈장수술'질병군은 수술을 받고 6시간 미만 관찰 후 당일 귀가 또는 이송하는 경우에도 질병군 포괄수가 적용으로 되어 본인부담금은 입원부담률인 20%로 적용(단, 차상위 본인부담경감대상자는 행위별수가 적용)

(3) 다만 7개 질병군에 해당되는 수술을 받았어도 의료급여 대상자 및 혈우병 환자와 HIV감염자(인

체면역결핍바이러스병)는 포괄수가제(DRG) 적용에서 제외
(4) 입원일수가 30일 초과시 31일 진료분부터는 행위별수가 적용

표 5-2. 질병군 분류(개수)

질병군(38개)		구분내역
수정체수술	12개	단안, 양안 소절개, 대절개, 동반상병 및 합병증 동반 유무
편도 및 아데노이드 절제술	4개	연령, 동반상병 및 합병증 동반 유무
충수절제술	12개	복잡한 주진단, 복강경시술, 동반상병 및 합병증 동반 유무
서혜 및 대퇴부 탈장수술	21개	편측, 양측, 연령, 복강경시술, 동반상병 및 합병증 동반 유무
항문수술	11개	단순, 복수, 원형자동문합기 사용, 동반상병 및 합병증 동반 유무
자궁 및 자궁부속기 수술	16개	자궁, 부속기, 복강경시술, 동반상병 및 합병증 동반 유무
제왕절개분만	7개	단태아, 다태아, 동반상병 및 합병증 동반 유무

3) 요양급여 범위

(1) 급여

① 질병군 포괄수가제에서 정하고 있는 전액본인부담과 비급여항목을 제외한 입원치료에 필요한 모든 의료행위, 약제 및 치료재료는 급여에 해당한다. 7개 질병군 진료를 위해 입원한 환자의 수술과 관련된 진료뿐 아니라 수술로 인한 합병증이나 환자가 입원당시부터 앓고 있던 질병으로 이번 입원에 영향을 미친 경우까지 포함한다. 급여에는 포괄수가와 식대 등 포괄수가 외 추가산정하는 항목으로 구성된다.

표 5-3. 추가산정 항목

추가산정 구분	세부항목
급여	- (행위) 식대, 외과전문의 가산, 주된 수술이외에 실시하는 수술, 초음파검사, 눈의 계측검사, 마취통증 의학과전문의 초빙료, 의료질평가지원금, 응급의료행위 가산료, 전문병원 관리료, 야간전담간호사 관리료, 입원환자안전 관리료, 원격협의진찰료, 화송료 등 - (치료재료) 수정체낭고정용, 절삭기(초음파/전파), 매쉬류 등
선별급여	- (행위) 수술(개흉 · 개복/흉강경 · 복강경)부위로의 지속적 국소마취제 투여법용 등 - (치료재료) 1회용 절삭기, 수술후 유착방지용, 동맥압에 기초한 심기능 측정용 등

② 급여부분의 본인부담금
- 본인부담금 20%: 일반환자, 2016.7.1.이전 제왕절개분만
- 본인부담금 14%: 차상위만성질환자 18세 미만
- 본인부담금 10%: 희귀난치성질환자
- 본인부담금 5%: 중증질환자, 2016.7.1. 이후 제왕절개분만, 15세 이하
- 본임부담금 3%: 차상위 18세미만 본인부담경감대상자 중 6세 이상 15세 이하

(2) 전액본인부담

포괄수가제의 전액본인부담은 「국민건강보험법 시행규칙」 제16조 [별표6] 요양급여비용의 본인부담 항목 및 부담률 제1호자목에서 정하고 있으며, 그 항목은 다음과 같다.

- 「국민건강보험법 시행규칙」 별표6 제1호 가목에 의한 요양급여 제한, 정지사유에 해당하는 경우
- 응급진료를 위하여 앰뷸런스를 이용하면서 받는 응급의료 이송처치료

(3) 비급여

「국민건강보험 요양급여의 기준에 관한 규칙」 제9조제1항 [별표2] 비급여대상 제6호에서 포괄수가제의 비급여 대상을 정하고 있다.

- 단순 피로 등 일상생활에 지장이 없는 질환
- 미용목적
- 본인 희망의 건강검진 등 예방진료
- 상급병실료(또는 차액)
- 보건복지부장관이 별도로 고시하는 행위 및 치료재료 등이 해당한다.

6. 질병군 번호

질병군 번호는 총6자리이며 첫4자리는 질병군 범주, 5번째 자리는 연령그룹, 6번째 자리는 합병증 및 동반상병분류를 기재하며 세부내역은 "질병군상대가치점수표(보건복지부고시)"를 참조한다.

□ □ □	□	□	□
① 질병군 범주		② 연령구분	③ 합병증 및 동반상병분류
㉮ 대분류	㉯ 소분류		
(3자리)	(1자리)	(1자리)	(1자리)

① 질병군 범주

㉮ 대분류

- C05 : 수정체 수술
- D11 : 편도 및 아데노이드 절제술
- G08 : 충수절제술
- G09 : 서혜 및 대퇴부 탈장수술
- G10 : 항문 및 항문주위수술
- N04 : 자궁 및 자궁부속기 수술
- O01 : 제왕절개분만

㉯ 소분류

표 5-4. 소분류 체계 및 내용

소분류	내 용
0	제왕절개분만
1	수정체 소절개수술-단안
	편도 및 아데노이드절제술
	복잡한 주진단에 의한 충수절제술
	복강경을 이용한 자궁적출술
2	수정체 소절개수술-양안
	복잡한 주진단이 없는 충수절제술
	복수 항문 수술
	기타 자궁적출술
3	수정체 대절개수술-단안
	복강경을 이용한 복잡한 주진단에 의한 충수절제술
	서혜 및 대퇴부 탈장수술-단측
	주요 항문 수술
	복강경을 이용한 기타 자궁 및 자궁부속기수술
4	수정체 대절개수술-양안
	복강경을 이용한 복잡한 주진단이 없는 충수절제술
	서혜 및 대퇴부 탈장수술-양측
	기타 항문 수술
	기타 자궁 및 자궁부속기수술
5	자궁적출술을 동반한 제왕절개분만

② **연령구분**

- 0 : 기본값
- 1 : 연령이 18세미만인 경우
- 2 : 연령이 18세이상인 경우
  (다만, 연령구분 "1", "2"는 편도 및 아데노이드 절제술, 서혜 및 대퇴부 탈장수술만 해당)

(가) 질병군범주 분류번호 D111「편도 및 아데노이드 절제술」
 ① 만 18세 미만은 분류번호 "1"
 ② 만 18세 이상은 분류번호 "2"
(나) 질병군범주 분류번호 G096「서혜 및 대퇴부 탈장 수술(장관절제미동반), 단측」
 ① 만 8세 미만은 분류번호 "1"
 ② 만 8세 이상 만70세 미만은 분류번호 "2"
 ③ 만 70세 이상은 분류번호 "3"

③ **합병증 및 동반상병분류**

- 0 : 합병증 및 동반상병분류 0인 경우
- 1 : 합병증 및 동반상병분류 1인 경우
- 2 : 합병증 및 동반상병분류 2인 경우
- 3 : 합병증 및 동반상병분류 3인 경우

7. 질병군 급여 · 급여 목록 및 상대가치점수

1) 안과

[적용지침]

(1) 요양기관종별로 연성 인공수정체를 사용하는 경우에는 「수정체 소절개수술(유리체 절제술 유무와 무관), 단안」, 「수정체 소절개수술(유리체 절제술 유무와 무관), 양안」, 경성 인공수정체를 사용하는 경우에는 「수정체 대절개수술(유리체 절제술 유무와 무관), 단안」, 「수정체 대절개수술(유리체 절제술 유무와 무관), 양안」의 각 질병군 점수를 적용한다.

(2) 각 질병군은 동 질병군에 해당하는 수술의 종목수에 불문하고 해당 소정점수를 적용한다. 다만, 인공수정체를 사용하지 않거나, 제2편제4부[비급여목록]2.치료재료(1) 조절성 인공수정체를 사용하는 경우에는 해당 질병군 요양급여비용의 총액에서 (별표 2의6) 질병군별 인공수정체 제외금액표의 해당 금액을 제외하고 산정한다.

표 5-5. 안과 질병군별 점수

질병군 분류번호	질병군 명칭	요양기관 종별	기준 점수	일당 점수	야간 · 공휴 점수
C05100	수정체 소절개 수술(유리체 절제술 유무와 무관), 단안, 심각하거나 중증 혹은 중등도의 합병증이나 동반상병 미동반	상급종합병원	17,007.22	2,452.11	3,840.99
		종합병원	15,116.80	2,179.88	3,693.46
		병원	14,135.43	2,038.55	3,545.64
		의원	12,273.89	1,775.14	3,273.41
C05101	수정체 소절개 수술(유리체 절제술 유무와 무관), 단안, 중증 혹은 중등도의 합병증이나 동반상병 동반	상급종합병원	19,207.74	2,452.11	3,840.99
		종합병원	17,209.19	2,179.88	3,693.46
		병원	15,334.65	2,038.55	3,545.64
		의원	13,408.16	1,775.14	3,273.41

2) 이비인후과

[적용지침]

1) 요양기관종별로 「편도 및 아데노이드절제술」의 각 질병군 소정점수를 적용한다.

2) 각 질병군은 동 질병군에 해당하는 수술의 종목수 및 편측 · 양측수술에 불문하고 해당 소정점수를 적용한다.

표 5-6. 이비인후과 질병군별 점수

질병군 분류번호	질병군 명칭	요양기관 종별	기준 점수	일당 점수	야간 · 공휴 점수
D11110	편도 및 아데노이드 절제술, 연령 0-17, 심각하거나 중증 혹은 중등도의 합병증이나 동반상병 미동반	상급종합병원	21,753.81	3,652.61	2,590.84
		종합병원	17,807.22	2,989.94	2,491.13
		병원	15,932.68	2,675.19	2,391.42
		의원	13,733.80	2,311.08	2,207.89

D11111	편도 및 아데노이드 절제술, 연령 0-17, 심각하거나 중증 혹은 중등도의 합병증이나 동반상병 동반	상급종합병원 종 합 병 원 병 원 의 원	27,669.03 24,019.16 21,282.15 18,519.00	3,652.61 2,989.94 2,675.19 2,311.08	2,590.84 2,491.13 2,391.42 2,207.89

3) 외 과

[적용지침]

1) 요양기관종별로 「복잡한 주진단에 의한 충수 절제술」, 「복잡한 주진단이 없는 충수 절제술」, 「복강경을 이용한 복잡한 주진단에 의한 충수 절제술」, 「복강경을 이용한 복잡한 주진단이 없는 충수 절제술」, 「복강경을 이용한 서혜 및 대퇴부 탈장 수술(장관절제 미동반), 단측」, 「서혜 및 대퇴부 탈장수술(장관절제 미동반), 단측」, 「복강경을 이용한 서혜 및 대퇴부 탈장 수술(장관절제 미동반), 양측」, 「서혜 및 대퇴부 탈장 수술(장관절제 미동반), 양측」, 「복수 항문 수술」, 「기타 항문 수술」, 「원형자동문합기를 이용한 치핵절제술」, 「주요 항문수술」의 각 질병군 소정점수를 적용한다.
2) 각 질병군은 동 질병군에 해당하는 수술의 종목 수 및 수술방법에 불문하고 해당 소정점수를 적용한다.

표 5-7. 외과 질병군별 점수

질병군 분류번호	질병군 명칭	요양기관 종별	기준 점수	일당 점수	야간 · 공휴 점수
G08301	복강경을 이용한 복잡한 주진단에 의한 충수절제술, 중증의 합병증이나 동반상병 동반	상급종합병원 종 합 병 원 병 원 의 원	66,643.96 57,459.06 48,603.94 40,947.90	3,450.71 2,973.64 2,515.82 2,128.73	3,437.50 3,305.38 3,173.11 2,928.53
G08302	복강경을 이용한 복잡한 주진단에 의한 충수절제술, 심각한 합병증이나 동반상병 동반	상급종합병원 종 합 병 원 병 원 의 원	86,242.91 74,356.96 62,897.64 52,989.98	3,450.71 2,973.64 2,515.82 2,128.73	3,437.50 3,305.38 3,173.11 2,928.53

4) 산부인과

[적용지침]

1) 요양기관종별로 「복강경을 이용한 자궁적출술(악성종양제외)」, 「기타 자궁적출술(악성종양제외)」, 「복강경을 이용한 기타 자궁 및 자궁부속기 수술(악성종양제외)」, 「기타 자궁 및 자궁부속기 수술(악성종양 제외)」, 「제왕절개분만(단태아)」, 「제왕절개분만(다태아)」의 각 질병군 소정점수를 적용한다
2) 각 질병군은 동 질병군에 해당하는 수술의 종목수 및 편 · 양측 수술에 불문하고 해당 소정점수를 적용한다.
3) 로봇 보조 수술을 실시한 경우 질병군 적용에서 제외하고 제1편을 적용한다.

표 5-8. 산부인과 질병군별 점수

질병군		요양기관 종별	기준 점수	가산 점수	일단 점수	
분류번호	명 칭					
N04100	복강경을 이용한 자궁적출술(악성종양제외), 심각한 혹은 중증의 합병증 및 동반상병 미동반	상급종합병원 종 합 병 원 병 원 의 원	63,340.16 54,473.10 42,808.53 35,022.14		3,877.95 3,421.23 2,646.15 2,216.32	5,323.84 5,119.04 4,914.39 4,534.90
N04101	복강경을 이용한 자궁적출술(악성종양제외), 중증의 합병증이나 동반상병 동반	상급종합병원 종 합 병 원 병 원 의 원	68,969.69 59,314.44 46,613.25 38,134.73		3,877.95 3,421.23 2,646.15 2,216.32	5,323.84 5,119.04 4,914.39 4,534.90

8. 질병군별 점수 산정요령

1) 질병군별 점수는 가입자 등의 입원일수에 따라 다음과 같이 정상군, 하단 및 상단열외군으로 구분하여 그 총합을 산정한다. 이 경우 고정비율과 평균 입원일수, 정상군 하한 및 상한 입원일수는 제3호와 같다.

표 5-9. 입원일수에 따른 질병군별 점수

정상군	【질병군별 기준 상대가치점수 + {(가입자 등의 입원일수 - 질병군별 평균 입원일수) × 질병군별 일당 상대가치점수}】× 20/100 +【질병군별 기준 상대가치점수】× 80/100
하 단 열외군	【질병군별 기준 상대가치점수 + {(가입자 등의 입원일수 - 질병군별 평균 입원일수) × 질병군별 일당 상대가치점수}】× 20/100 +【질병군별 기준 상대가치점수 - {(질병군별 정상군 하한 입원일수 - 가입자 등의 입원일수) × 질병군별 일당 상대가치점수}】× 80/100
상 단 열외군	【질병군별 기준 상대가치점수 + {(가입자 등의 입원일수 - 질병군별 평균 입원일수) × 질병군별 일당 상대가치점수}】× 20/100 +【질병군별 기준 상대가치점수 + {(가입자 등의 입원일수 - 질병군별 정상군 상한 입원일수) × 질병군별 일당 상대가치점수}】× 80/100

비고 1. 정상군은 입원일수가 정상군 하한과 정상군 상한 사이인 경우를 말한다.
2. 하단열외군은 입원일수가 정상군 하한 미만인 경우를 말한다.
3. 상단열외군은 입원일수가 정상군 상한을 초과하는 경우를 말한다.
4. 질병군별 기준 상대가치점수는 질병군별 평균입원일수만큼 입원했을 때 발생하는 입원 건당 상대가치점수를 말한다.
5. 질병군별 일당 상대가치점수는 입원일수가 1일 증가함에 따라 추가되는 질병군별 상대가치점수를 말한다.
6. 질병군별 평균 입원일수는 해당 질병군의 요양급여에 평균적으로 소요되는 입원일수를 말한다.
7. 상대가치점수의 총합은 소수점 이하 둘째 자리까지로 한다.(산식 중 곱셈과 나눗셈이 있는 경우는 계산 과정마다 소수점 이하 셋째 자리에서 4사5입)

표 5-10. 질병군별 평균 입원일수, 정상군 하한 입원일수 및 정상군 상한 입원일수(예시)

질병군		입원일수		
분류번호	명 칭	평 균	정상군 하 한	정상군 상 한
C05100	수정체 소절개 수술(유리체 절제술 유무와 무관), 단안, 심각하거나 중증 혹은 중등도의 합병증이나 동반상병 미동반	1.03	1	5
C05101	수정체 소절개 수술(유리체 절제술 유무와 무관), 단안, 중증 혹은 중등도의 합병증이나 동반상병 동반	1.28	1	5

질 병 군		입원일수		
분류번호	명 칭	평 균	정상군 하 한	정상군 상 한
C05102	수정체 소절개 수술(유리체 절제술 유무와 무관), 단안, 심각한 합병증이나 동반상병 동반	2.98	1	5
C05200	수정체 소절개 수술(유리체 절제술 유무와 무관), 양안, 심각하거나 중증 혹은 중등도의 합병증이나 동반상병 미동반	2.53	1	5
C05201	수정체 소절개 수술(유리체 절제술 유무와 무관), 양안, 중증 혹은 중등도의 합병증이나 동반상병 동반	3.80	1	5
C05202	수정체 소절개 수술(유리체 절제술 유무와 무관), 양안, 심각한 합병증이나 동반상병 동반	4.48	1	5
C05300	수정체 대절개 수술(유리체 절제술 유무와 무관), 단안, 심각하거나 중증 혹은 중등도의 합병증이나 동반상병 미동반	1.03	1	5

9. 질병군 분류 및 진료비 심사

1) 질병군 분류 및 진료비의 결정

- 질병군은 진단명, 수술 등 환자의 주요 진료정보에 의하여 결정된다.
- 주진단, 외과계시술, 연령, 양측시술, 복강경시술, 합병증 및 동반상병 등 질병군이 분류되면 입원일수 및 식대 등 추가산정 항목에 따라 최종 비용이 정해지며, 질병군 수가와 행위별로 산정했을 때의 비용 차이가 큰 경우에는 '요양급여비용 열외군' 제도로 별도 보상하고 있다.

☞ **요양급여비용 열외군열외군**

질병군으로 산정한 요양급여비용 총액이 행위별수가제에서 산정한 금액보다 적고 그 차액이 100만원이 넘는 경우 요양기관의 비용 손실을 보전하기 위하여 초과비용을 보상하는 제도. 즉, 질병군 환자가 합병증이나 기타 특이사항 발생 등으로 진료행위, 약제 등이 많이 제공되어 행위별수가로 계산한 결과 질병군 요양급여비용과 100만원 이상 차이가 날 경우 초과 금액을 추가보상하는 제도

2) 진료비 심사

요양기관의 질병군 요양급여비용 청구시 필수 사항에 대한 전산점검 실시 후 급여비용을 지급한다. 이후 요양기관의 청구내역 사실 여부와 요양급여비용 확인심사 선정기준에 따라 선정된 대상건의 진료기록부를 요청하여 다음의 내용 등에 대해 확인심사를 실시한다.

- 질병군 분류의 정확성, 상향청구, 분리청구, 중복청구 등
- 요양급여비용열외군 비용 산정의 타당성
- 본인부담금 과다징수 여부 등

10. 외국의 포괄수가제 사례

모형은 다양하지만 대부분의 국가가 포괄수가제를 전면 도입하여 운영 중이다. 행위별수가제를 근간으로 한 일본, 대만, 독일과 예산제 방식을 채택한 유럽에서도 효율성, 투명성, 질 향상이라는 목

표 하에 포괄수가제 도입을 확대하는 추세이다. 공급이 민간 위주인 미국에서 '83년에 도입하여 확대 중이며, 공공성이 강한 국가(유럽)에서 포괄수가제 실시 비율이 높은 것으로 나타나고 있다.

표 5-11. 국가별 포괄수가제 현황

국가	포괄수가제 도입 시기 및 분야
프랑스	• 공공부문(투약, 수술 및 산과서비스)에서는 '04년부터 점진적으로 시행. (민간부문에서는 '05년 3월부터 전면 시행) • 향후 재활, 정신과서비스, home hospitalization에도 도입 예정. • 공공병원과 민간병원의 수가를 질병군별(DRG) 포괄수가제 체계로 일원화하고 있음
네덜란드	• '05년 case-mix based 방식 도입: DTC(diagnosis therapeutic combina -tion) 체계개발
영국	• '03년부터 보건의료자원군(Healthcare Resource Groups)을 근거로 결과에 따른 지불(PbR, payment by result) - HRG는 비슷한 수준의 보건의료 자원을 활용하는 임상적 유사 치료군을 묶은 표준 집합임. 진료서비스에 대한 형평성 있고 공정한 지불보상 수단으로 활용
미국	• '83년 급성기 병원에 질병군별(DRG) 포괄수가제지불제도 도입 • 적용 분야 확대: 전문재활시설 '98년 7월, 외래 '00년 8월, 가정간호 '00년 10월, 재활병원 '02년 1월, 장기요양병원 '02년 1
독일	• '96년 병원별 목표예산 내에서 혼합방식 적용: 건당 포괄지불, 특별보수, 1일 정액 • '00년 호주 질병군별(DRG) 포괄수가제 방식을 바탕으로 한 G-DRG 체계 도입을 결정함. • '02년부터 자발적 참여를 시작하였으며, '09년 전국적으로 동일한 체계도입을 목표로 함.
대만	• 1단계 Case Payment '95년~'09년 • 2단계 대만 DRG: '10년부터
일본	• '03년부터 DPC(Diagnosis Procedure Combination) 도입 • 보험자는 포괄수가제를, 의료공급자는 행위별수가제를 주장하였기 때문에 절충안

제2절 신포괄수가제도

1. 정의

신포괄수가제도는 행위별수가제와 일부 질병군(7개 질병군)에만 적용하는 기존 포괄수가제도를 개선하기 위해 개발된 대안적 모델로, 포괄적 보상(기준 수가+일당수가)과 행위별 보상방식이 혼합 적용된 지불제도이다.

표 5-12. 포괄수가제와 신포괄수가제 비교

구분	7개 질병군 포괄수가제	신포괄수가제
대상기관	7개 질병군 진료가 있는 전체 의료기관 ('13.7.1.부터)	국민건강보험 공단일산병원, 국립중앙의료원, 지역검점공공병원 등 총 98개 기관
적용환자	7개 질병군 입원환자 백내장수술, 편도수술, 맹장수술, 항문수술, 탈장수술, 제왕절개분만, 자궁수술	567개 질병군 입원환자
장점	포괄수가(묶음) 의료자원의 효율적 사용	포괄수가(묶음) + 행위별수가(건당) 의료자원의 효율적 사용 + 적극적 의료 서비스 제공

2. 법적근거

- 「보건의료기본법」 제44조 (보건의료 시범사업)
  - 국가와 지방자치단체는 새로운 보건의료제도를 시행하기 위하여 필요하면 시범사업을 실시할 수 있다.
  - 국가와 지방자치단체는 제1항에 따른 시범사업을 실시한 경우에는 그 결과를 평가하여 새로 시행될 보건의료제도에 반영하여야 한다.
- 신포괄지불제도 시범사업 지침 (보건복지부, 2020.9.)

3. 목적

신포괄수가제도 시범사업을 통해 수가 모형에 따른 환자분류, 포괄수가 수준, 진료비 지불방식 등의 적정성을 파악하여 지불모형으로서의 타당성 및 확대 적용 가능성을 검증한다.

신포괄수가제도가 의료의 질, 의료공급자의 진료행태, 진료비 청구, 심사 및 관리업무 등에 미치는 영향을 평가하고 문제점 및 개선 방안을 모색한다.

4. 추진경과

- ('07.1.) 포괄수가 확대관련 새로운 모형 개발에 대한 정부 정책방향 결정
- ('09.3.) 신포괄수가제도 시범사업 대상 질병군 선정(20개) 및 신포괄수가 개발 완료

- ('09.4.20.~'12.6.) 3차에 걸쳐 공단일산병원 건강보험 입원환자 대상 신포괄 수가제도 시범 사업 실시
- ('11.7.~'12.6.) 지역거점 공공병원 건강보험 입원환자 대상 신포괄수가제도 시범사업 실시
  ※ 3개 기관: 부산광역시의료원, 대구의료원, 남원의료원
- ('12.7.~'13.12.) 공단일산병원 및 지역거점 공공병원 건강보험 · 의료급여 입원 환자 대상 신포괄수가제도 시범사업 실시
  ※ 지역거점 공공병원 40개 기관(서울특별시 서울의료원 등)
  ※ '13년 6월부터 지역거점 공공병원 39개 기관(2013. 5. 29. 진주의료원 폐업)
- ('14.1.) 공단일산병원 및 39개 지역거점 공공병원 건강보험 · 의료급여 입원 환자 대상 신포괄수가제도 시범사업
- ('15.8.) 국립중앙의료원 신포괄수가제도 시범사업 실시
- ('17.1.) 진안군의료원 신포괄수가제도 시범사업 실시
- ('18.8.) 서울특별시보라매병원 등 14개 신규기관 신포괄수가제도 시범사업 실시
- ('19.1.) 울산대학교병원 등 8개 신규기관 신포괄수가제도 시범사업 실시
- ('19.8.) 좋은삼선병원등 4개 신규기관 신포괄수가제도 시범사업 실시
- ('20.1.~) 서울백병원 등 30개 신규기관 신포괄수가제도 시범사업 실시

표 5-13. 신포괄수가제도 시범사업 추진현황

<table>
<tr><th>사업년도</th><th>'09.4.~</th><th>'10.7.~</th><th>'11.7.~</th><th>'14.1.~</th><th>'15.8.~</th><th>'16.1.~</th><th>'17.1.~</th><th>'18.8.~</th><th>'19.1.~</th><th>'19.8.~</th><th>'20.1.~</th></tr>
<tr><td rowspan="2">대상기관</td><td colspan="2" rowspan="2">공단 일산병원
(1개소)</td><td>공단
일산병원</td><td rowspan="2">공공병원
(40개소)</td><td colspan="2" rowspan="2">공공병원
(41개소)</td><td rowspan="2">공공병원
(42개소)</td><td colspan="3">공공병원
(44개소)</td><td>공공병원
(46개소)</td></tr>
<tr><td>부산, 대구,
남원의료원</td><td>민간병원
(12개소)</td><td>민간병원
(20개소)</td><td>민간병원
(24개소)</td><td>민간병원
(52개소)</td></tr>
<tr><td>병상수</td><td colspan="7">12,000</td><td>18,000</td><td colspan="2">24,000</td><td>36,000</td></tr>
<tr><td rowspan="2">대상
질병군</td><td rowspan="2">20개</td><td rowspan="2">76개</td><td>553개</td><td colspan="2" rowspan="2">553개</td><td colspan="4" rowspan="2">559개</td><td colspan="2" rowspan="2">567개</td></tr>
<tr><td>76개</td></tr>
<tr><td>대상환자</td><td colspan="3">건강보험</td><td colspan="5">건강보험 · 의료급여</td><td colspan="3">건강보험 · 의료급여 · 보훈</td></tr>
</table>

5. 신포괄수가 모형 주요내용

1) 신포괄수가 모형의 특징

(1) 포괄수가와 행위별수가 병행

- 의료의 과소제공을 방지하기 위하여 기본 진료료 성격은 포괄수가로 묶고, 진료비 차이를 가져오는 고가서비스와 의사 시술행위 등은 행위별수가로 별도 보상하였다.

표 5-14. 신포괄수가 모형

구분	포괄 대상	비포괄 대상
적용수가	포괄수가 (기준수가+일당수가)	행위별 수가
진료비	포괄 대상 100% + 비포괄 대상(약제 · 치료재료) 단가의 20%	• 고가의 일부 약제 · 치료재료 단가의 80% • 비포괄 대상 행위 단가의 100%

• 포괄과 비포괄 대상 항목은 다음과 같다.

표 5-15. 포괄 및 비포괄 대상 항목

구분	행위	약제 · 치료재료
포괄 대상	• 비포괄 대상을 제외한 항목으로 행위별 수가의 100%	• 비포괄대상 약제 · 치료재료 비용의 20% • 비포괄 대상을 제외한 급여 · 비급여목록 약제 및 치료재료 100%
비포괄 대상	• 의사행위 성격의 항목 - 수술 및 시술(내시경하시술, 중재적방사선시술) - 검사 등 : 내시경, 천자, 생검, 혈관조영촬영, 심도자술, 방사선 모의치료 및 치료계획, 방사선치료, 신경차단술료, 신경파괴술료, 응급처치 등 • 기타 항목 - 입원(중환자실, 격리실, 무균치료실, 납차폐특수치료실), 응급의료관리료,가정간호기본방문료, 마취통증의학과 전문의초빙료, 정신과 특정행위(전기충격요법), 투석 관련 행위, 전혈 및 혈액성분제제료, 식대 등	• 약제 - 항암제(2군 항암제 및 기타 약제), 투석액, 정신과 특정약제, 제한 항생제 일부 계열, 일부 주성분 단위약제 • 치료재료 - 봉합용 군: 자동봉합기 류 - 골유합 및 골절고정용 군(단, 두개, 악안면 SCREW 류, STAPLE 류 제외) - 관절경 수술 관련 연부조직 고정용 군(단, 관절경 CANNULA 류 제외) - 인공관절군(단, HIP PROSTHESIS & CABLE SYSTEM 류, KNEE PROSTHESIS 류 제외) - 척추재료 군 - 흉부외과용 군 - 신경외과용 군 - 안 · 이비인후과용 군(단, 인공수정체 제외) - 중재적 시술용 군(단, 배액관 고정 류, PORT NEEDLE 류 제외) - 일반재료 군(I): 조직(피부 등) 확장 및 수복용재료 류, 기관내 삽입관 류 - 일반재료 군(II): MESH 류, H.D & C.A.P.D용 류, PHERESIS용 류 - 일반재료 군(Ⅲ): 검사용 류, 외과수술용 선택품목 류 - 인체조직군

(2) 건당 포괄 방식에 일당수가 개념 도입

입원기간에 따른 진료비 차이를 감안, 일당수가 개념을 도입하여 입원일수에 따라 진료비를 가감하는 방식을 도입하였다.

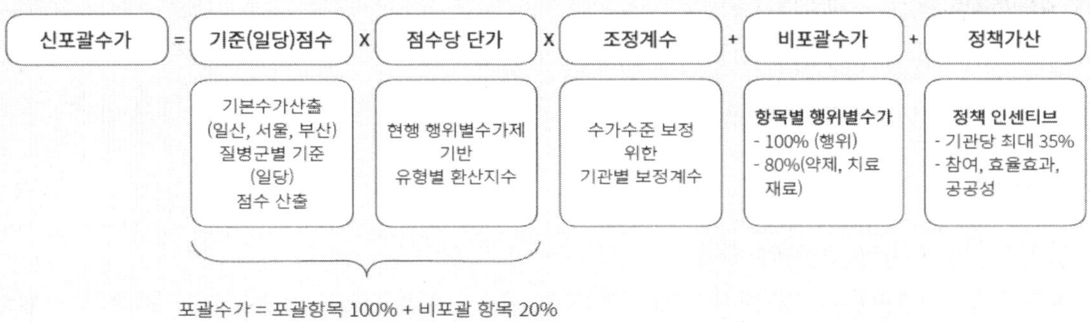

그림 5-1. 신포괄수가 산출 방법

(3) 필수 비급여 항목 급여 전환

건강보험 보장성 확보를 위해 초음파 등 진료에 필수적인 비급여 항목을 급여로 전환하였으며, 진단 목적의 초음파, 의사행위 성격에 해당하지 않는 검사 등 행위·약제·치료재료 등 비급여 항목을 포괄수가에 포함하였다.

(4) 모형의 취약점을 보완하기 위한 제도적 장치

가) 비포괄 보상부분에 대한 남용 방지

별도 보상되는 고가서비스 등의 남용을 방지하기 위하여 약제·치료재료 단가의 80%만 별도 보상하고, 20%는 수가 책정 시 포괄수가에 포함한다.

나) 일당수가 방식 도입에 따른 입원일수 증가 방지 유도

일당수가를 실제 발생 진료비의 80%로 책정하고 20%는 기준수가에 포함하여 보상함으로써 입원일수 단축에 대한 인센티브를 부여하였다.

2) 요양(의료)급여비용 산정방법

입원일수에 따라 환자군을 구분하며 입원일수와 신포괄수가 적용 질병군에 따라 요양(의료) 급여비용을 산정한다.

표 5-16. 입원일수에 따른 요양급여비용 산정 방법

입원일수 / 환자군	환자 입원일수		
	정상군 하한일수 미만	정상군 하한-정상군 상한일수	정상군 하한일수 초과
하단열외군	행위별수가 적용	-	-
정상군	신포괄수가 요양(의료)급여비용 = 포괄수가 + 비포괄수가 + 가산수가 포괄수가(포괄대상 및 비포괄대상 약제·치료재료 단가의 20%비용 포함) = 기준수가 + 일당수가 비포괄수가 = 항목별로 행위별수가의 100%(행위) 및 80%(약제·치료재료) 산정 가산수가 = 기관별로 부여된 가산항목 비율의 합을 포괄수가에 곱하여 산정		-
하단열외군	정상군 환자와 동일		행위별수가 적용

(1) 하단열외군

- 해당 질병군별로 입원일수가 하위 5% 미만인 환자
- 행위별수가(해당 수가의 100%)로 산정

(2) 정상군

- 입원일수가 5~95% 사이의 환자
- 포괄수가, 비포괄수가 및 가산수가의 합으로 결정. 포괄수가는 기준수가와 환자의 입원일수 만큼의 일당수가에 의해 정해지며, 비포괄수가는 행위별수가로 산정
- 포괄수가는 포괄 영역 진료비와 비포괄 영역(약제·치료재료) 진료비의 20%를 합한 후 조정 계

수를 곱하여 산출. 조정계수는 시범기관별, 보험자종별, 환자특성별(내과계 · 외과계 · 정신건강의학과)로 구분하여 적용
- 가산수가는 각 기관의 5개영역(참여, 효율 · 효과성, 공공성, 의료의질, 비급여관리) 평가 결과에 따라 산출된 가산 비율을 포괄수가에 곱하여 산정

(3) 상단열외군

- 입원일수가 상위 95%를 초과하는 환자
- 신포괄수가 요양(의료)급여비용과 행위별 요양(의료)급여비용의 합으로 결정
- 정상군 상한 입원일수까지는 정상군 환자의 신포괄수가 요양(의료)급여비용으로 산정하며, 상한 입원일수를 초과하는 부분은 행위별수가(해당 수가의 100%)로 산정

3) 요양(의료)급여비용 열외군 보상

진료비가 상당히 높은 환자로 인해 발생되는 요양기관의 비용 손실을 방지하기 위하여 요양(의료)급여비용 열외군을 설정하여 별도금액 추가 보상

- '요양(의료)급여비용 열외군'은 신포괄수가 요양(의료)급여비용이 행위별수가로 계산한 비용보다 작고 그 차이가 200만원 이상인 경우이며, 200만원 초과 금액 전액에 대하여 추가 보상

6. 신포괄수가 요양급여의 범위

1) 급여대상(포괄 + 비포괄)

(1) 행위별 수가제의 요양급여 항목
(2) 대상 질병군 진료에 필요한 비급여 항목
(3) 초음파 영상진단(유도목적의 초음파 제외)

2) 비급여 대상

1) 미용, 성형 목적 등 기본적 비보험 항목
2) 대상 질병군 진료에 필요한 행위별 비급여 항목 일부
3) 결정 신청 중인 신의료기술

3) 전액본인부담

1) 이송처치료
2) 가정간호교통비
3) F-18 FDG 양전자단층촬영

7. 시범기관 진료비 심사

1) 신포괄수가제도 시범사업 내용

- 신포괄수가제도 시범사업 대상 질병군 요양(의료)급여비용 심사는 시범사업 지침 제Ⅰ장 내지 제Ⅱ장에서 정한 사항을 점검하되, 처리방법 및 절차는 「요양급여비용 심사 · 지급업무 처리기준」에 따른다.
- 신포괄수가제도 시범사업 기간 동안 주요 심사대상
  - DRG코딩 오류 등 착오 청구 여부
  - 비포괄 항목의 요양급여비용 산정의 적정성 여부 등
  - 신포괄수가 질병군의 행위별수가 청구, 행위별 대상의 신포괄수가 질병군 청구 등 부적정 청구 여부
  - 요양급여비용 열외군 환자의 요양급여비용 및 입원일수 산정의 타당성 여부
  - 본인부담금 과다징수 여부
  - 의료의 질과 입 · 퇴원의 적정성 여부

2) 심사 시기

신포괄수가제도 시범사업 진료비 사전심사는 매 청구시마다 실시하고 사후심사는 정기적으로 실시하는 것을 원칙으로 하되, 필요하다고 판단되는 경우는 수시로 실시한다.

3) 심사 담당

심사는 심사평가원이 담당한다.

4) 심사 방법

- 시범요양기관이 청구한 신포괄수가제도 시범사업 대상 질병군 요양급여비용 청구 건은 사전 심사(전산점검, 수술의 적정성 여부 등)를 실시하여 지급한 후 진단코딩 오류 등에 대하여는 사후에 심사한다.
- 심사는 시범요양기관으로부터 진료기록부 등을 제출받아 청구된 진료비 청구명세서와 대조 확인하는 서면 확인 방법으로 실시하되 필요한 경우 현장에 직접 방문하여 실시할 수 있다.
- 확인심사는 시범요양기관이 청구한 진료비 청구 건 중 추출된 표본을 대상으로 실시한다. 필요한 경우 확인심사 과정 중 가입자 또는 피부양자에 대하여 진료사실을 확인 할 수 있다.
- 확인심사결과 착오 청구 등이 확인된 경우에는 착오 청구에 해당되는 금액을 당해 시범요양 기관의 차기 지급액에서 조정한다.

5) 심사 결과 환류 및 교육 등

- 심사평가원은 심사 후 그 결과를 시범요양기관에 전자교환문서방식(EDI) 등으로 통보하고, 그 결과에 따른 문제점을 상호 공유하고 개선방안을 모색하기 위해 정기적으로 회의를 개최하여야 하며, 심사 결과를 보건복지부에 반기별로 보고하여야 한다.

- 시범요양기관은 심사 결과에 이의가 있을 경우 「요양급여비용 심사·지급업무 처리기준」 제11조에 의거 심사평가원에 이의신청할 수 있다.
- 심사 결과 발견된 착오 및 오류 등의 시정과 관련하여 시범요양기관을 대상으로 교육을 할 수 있으며 병원 내에서 제도 취지에 적합한 제반 활동이 활발히 이루어질 수 있도록 협조하여야 한다.

6) 심사 관련자료 제출

시범요양기관은 심사와 관련하여 진료기록부, 환자 영수증 등 필요한 자료 제출을 요구 받을 때에는 이를 지체 없이 제출해야 한다.

제3절 요양병원 수가제도

1. 개요

1) 요양병원 도입

1994년 1월 7일 국민생활 수준 향상에 따른 의료 수요 증가에 적극 대응하고 의료인 및 의료기관에 대한 규제를 완화하는 등 운영상의 미비점을 보완하기 위해 「의료법」개정이 이루어져 의료기관 종별 분류에 '요양병원'이 신설되었다. 의료법상 요양병원은 의사 또는 한의사가 의료를 행하는 곳으로서, 요양환자 30명 이상을 수용할 수 있는 병상을 갖추고 장기요양이 필요한 입원환자를 대상으로 의료행위를 하기 위한 목적으로 개설하는 의료기관을 말한다. 요양병원 입원 대상은 노인성질환자, 만성질환자, 외과적 수술 후 또는 상해 후 회복기간에 있는 자로 주로 요양이 필요한 자로 명시되어 있다.

2) 요양병원 일당 정액수가 개발 배경

인구 고령화로 노인성 질환 및 만성질환 위주의 장기요양서비스에 대한 수요가 증대하였으나 행위별 수가제는 급성기 질환 위주이고 과다진료 등으로 불필요한 비용 지출을 야기하여 장기요양환자의 임상적, 기능적 특성을 반영한 의료서비스 공급을 유도하는데 한계가 있었다.

요양병원 환자는 급성기 병원 환자에 비해 의학적 상태가 안정되어 있고 의료적 서비스 부분에서 비급여가 거의 없어 포괄형 수가를 적용하기에 적합하다고 판단되어 일정 정액인 요양병원수가를 개발하게 되었다.

2. 법적근거

- 「의료법」 제3조(의료기관)
- 「의료법 시행규칙」 제36조(요양병원의 운영)
- 「국민건강보험법 시행령」 제21조제3항제1호
- 「국민건강보험법 시행령」 제19조제1항 [별표2] 본인일부부담금의 부담률 및 부담액
- 「국민건강보험 요양급여의 기준에 관한 규칙」 제8조제4항
- 건강보험 행위 급여 · 비급여 목록표 및 급여 상대가치점수 제3편

3. 추진경과

- 1994. 7. 「의료법」에 요양병원을 의료기관 종류의 하나로 신설
- 2005. 7.~2006. 6. 시범사업 실시
  - 요양병원 수가 시범사업을 실시하여 요양병원 입원환자를 위한 질병군, 기능 상태별 일당 정액 수가를 개발하여 시범적용
- 2008.1.~ 요양병원 일당정액수가 시행

- 요양병원형 건강보험수가 개정 및 일당정액수가를 시행
- 2010. 1. 의료기관 종별 구분 개선
  - 의료법에서 요양병원 종별에 정신병원, 의료재활시설을 포함하고, 요양병원 일당정액수가 적용 시 정신병원, 의료재활시설은 제외
- 2011. 1.~ 요양병원 인증신청 의무화
- 2013. 1.~ 요양병원 인증조사 미신청기관에 대한 가산 배제 신설
- 2015. 5.~ 요양병원 의사정원 확대 등
  - 입원환자 40명당 1인 → 입원환자 80명까지 2인으로 변경하고 시설 안전 관리를 담당하는 당직근무자 1인을 의무화
- 2016.12.~ 요양병원 입원대상 제외 규정 명확화
  - '전염성 질환자'의 범위를 감염병예방법에서 정한 감염병환자 등으로 명확히 규정
- 2017. 2.~ 요양병원 시설기준 및 규격 강화
  - 신·증축 기관의 경우, 1병실당 최대 6개 병상이내로 설치토록 하고, 병상간 거리는 1.5m로 변경하였고 기존 기관의 병상간 거리는 1m로 개선('18.12.31.까지)
  - 300병상 이상 요양병원은 300병상당 1개 이상 격리실 설치 의무화
- 2017. 6. 당직의료인 기준 신설
  - 의사는 입원환자 300명까지는 1명, 300명을 초과하는 300명마다 1명을 추가하고, 간호사는 입원환자 80명까지는 1명, 80명을 초과하는 80명마다 1명을 추가토록 신설
- 2019. 1.~ 요양병원 환자분류체계 등 정비
  - 요양병원 격리실 수가 신설('19.1.~)
  - 의학적 입원 필요성에 따른 입원환자 분류체계 정비 및 분류군별 단일수가 적용, 선택입원군 신설('19.11.~)
  - 환자안전강화를 위해 요양병원 입원환자 안전관리료 신설('19.11.), 9인 이상 병실 입원료 감산 적용('22.1.)
  - 퇴원 후 지역사회로의 원활한 복귀를 위한 지역사회 연계료 등 신설('19.11.)
  - 의료서비스 질 향상을 위해 간호인력 확보수준에 따른 요양병원 입원료 차등제 개편('20.1.)

4. 요양병원 수가체계

1) 요양병원 수가 산정원칙

(1) (일당 정액제)포괄적인 행위가 적용되는 '장기 환자'

해당 진료에 필요한 요양급여 각 항목의 점수와 약제·치료재료의 비용을 합산하여 증세의 경중도(輕重度)의 구분에 따른 1일당 상대가치점수로 산정한다.

(2) (행위별 수가제)포괄적인 행위가 적용되지 않는 '제외 환자'

- 입원 6일 이내에 퇴원한 환자
- 낮병동 입원환자
- 한의과 입원환자

• 치과 입원환자

〈요양병원 수가〉
• 입원은 기본적으로 일당정액수가
 - 7개(15개 중분류) 환자군별 일당정액 + 인력가산 + 별도산정(행위별수가)
 - 다만, 폐렴 · 중환자실 · 패혈증 · 입원일수가 6일 이하인 경우 등의 경우는 예외적으로 행위별수가 적용
• 외래는 행위별수가 적용

〈요양병원 입원 수가구조〉

일당 정액 수가: 환자군별 정액 + 인력 가산
[환자 분류기준에 따라 입원 1일당 정액수가 책정] [의사, 간호사 등에 따라 가산 적용]

\+ 일부 행위별 수가
[CT, 투석, 전문재활, 식대 등은 행위별 수가로 청구]

그림 5-2. 요양병원 수가 체계

(3) (행위별 수가제)장기환자가 입원기간 중 다음에 해당하는 경우 '특정 기간'

• 폐렴 치료기간
• 패혈증 치료기간
• 체내출혈 치료기간
• 중환자실 입원기간
• 외과적 수술 및 동 수술에 따른 관련된 치료기간

2) 정액수가 기간 동안 포함되지 않는 별도 산정 가능한 '특정 항목'

• 식대
• CT, MRI
• 전문재활치료
• 혈액투석 및 혈액투석액, 복막투석액
• 전문의약품
 - Erythropoietin 주사제(품명: 에포론주 등), Darbepoetin Alpha 주사제(품명: 네스프프리필드주 등), Methoxy polyethylene glycol - epoetin β 주사제(품명: 미쎄라프리필드주)
 - Recombinant Human Epidermal Growth Factor(품명: 이지에프외용액)
 - Riluzole(품명: 리루텍정 등)
 - Interferon β - 1a(품명: 레비프프리필드주 등)
• 전혈 및 혈액성분제제
• 제1편 제3부 행위 비급여 목록과 치료재료 급여 · 비급여 목록 및 급여 상한금액표의 비급여 목록 중 '19년 1월 이후 급여로 변경 고시된 항목
• 환자를 진료하는 중에 당해 요양기관에 인력 · 시설 또는 장비가 갖추어져 있지 아니하거나 기타 부득이한 사유로 해당 진료가 가능한 다른 요양기관으로 적정하게 의뢰한 경우 발생한 행위 · 약제 및 치료재료
• 「선별급여 지정 및 실시 등에 관한 기준」 제3조제2항의 규정에 의한 행위 · 치료재료

3) 정액수가 적용 시 입원환자 분류군

표 5-17. 입원환자 분류군의 산정 기준

분류	산정기준
의료 최고도	• 일상생활수행능력이 11점 이상이면서 인공호흡기, 혼수, 중심정맥영양 중 하나 이상에 해당하는 경우에 산정
의료고도	• 다음 중 하나 이상에 해당하는 경우에 산정 1. 뇌성마비, 척수손상에 의한 마비, 사지마비, 편마비, 파킨슨병, 신경성 희귀난치성질환, 후천성면역결핍증, 다발경화증을 가진 환자가 ADL이 18점 이상인 경우 2. 3단계 이상 욕창(울혈성 · 허혈성 궤양 등 포함)으로 2가지 이상의 피부궤양치료를 받고 있는 경우 3. 발열(탈수 · 구토 · 체중감소 중 하나 이상을 동반한 경우에 한함)이 최소 3일 이상 있고, 발열 원인을 찾는 검사와 처치를 받고 있는 경우 4. 2도 이상 화상으로 처치를 받고 있는 경우 5. 매일 있는 격렬하거나 참을 수 없는 통증으로 통증관련 치료를 받고 있는 경우 6. 7일 이상의 지속적 경관영양 7. 기관절개관 관리를 매일 받고 있는 경우 8. 당뇨환자가 합병증으로 발의 감염이 있어 주기적으로 드레싱을 받고 있는 경우(일상생활수행능력 4~8점인 경우는 제외) 9. 산소포화도(SaO_2 또는 SpO_2)가 90% 이하인 상태에서 산소 투여를 시작하여 7일 이상 산소를 투여받고 있는 경우 10. 일상생활수행능력이 10점 이하이면서 의료최고도 조건에 해당하는 경우
의료중도	• 의사의 판단하에 환자의 상태에 따라 적합한 "일상생활수행능력 향상 활동"을 1일 4회 이상 실시하고 진료기록부 등에 활동내용 및 개선경과를 기록한 경우에 51.70점(1일당)을 별도 산정 • 다음 중 하나 이상에 해당하는 경우에 산정 1. 뇌성마비, 척수손상에 의한 마비, 사지마비, 편마비, 파킨슨병, 신경성 희귀난치성질환, 후천성면역결핍증, 다발경화증을 가진 환자가 일상생활수행능력이 11~17점인 경우 2. 2단계 욕창(울혈성 · 허혈성 궤양 등 포함)으로 2가지 이상의 피부궤양치료를 받고 있는 경우 3. 당뇨이면서 혈당검사 및 인슐린 주사가 매일 시행되고, 혈당 또는 인슐린 투여 용량의 변화가 심한 경우 4. 매일 있는 중등도의 통증으로 통증관련 치료를 받고 있거나 암성통증으로 통증관련 치료(마약성 진통제 등)를 받고 있는 경우 5. 연속 또는 간헐적으로 3일 이상 정맥주사로 치료약제(항생제, 혈압강하제 등)를 투여 받고 있는 경우 6. 하기도 증기흡입치료 7. 수술창상 치료 및 이에 준하는 치료를 받고 있는 경우 8. 3개월 이내 루(위루, 요루, 장루) 수술로 루 관리를 받고 있는 경우이거나, 출혈이나 감염 등의 문제로 지속적인 루 관리를 받고 있는 경우 9. 배뇨장애로 일정하게 짜여진 배뇨계획, 방광훈련 프로그램, 규칙적 도뇨 중 하나 이상의 배뇨훈련을 받고 있으면서 7일 이상 배뇨일지가 작성된 경우 10. 치매진단을 받은 환자가 망상, 환각, 초조 · 공격성, 탈억제, 케어에 대한 저항, 배회 중 하나 이상의 증상을 1주에 2일 이상 또는 4주에 8일 이상 보여 이에 대한 약물 치료를 받고 있는 경우
의료경도	• 다음 중 하나 이상에 해당하는 경우에 산정 1. 치매진단을 받은 환자가 우울 · 낙담, 불안, 이상 운동증상 또는 반복적 행동, 수면 · 야간행동 중 하나 이상의 증상을 1주에 2일 이상 또는 4주에 8일 이상 보이며 치매관련 약제를 투여 받고 있는 경우 2. 요-1 의료최고도 내지 요-3 의료중도에 해당하지 않는 환자로서 루(위루, 요루, 장루) 관리를 받고 있는 경우 3. 일상생활수행능력이 6점 이상이면서 특정항목에 해당하는 전문재활치료 중 적어도 한 가지 이상을 주 2일 이상 받고 있으며, 지속적으로 입원 치료가 필요한 경우
선택입원군	• 일정기간 입원이 필요하나 요-1 의료최고도, 요-2 의료고도, 요-3 의료중도, 요-6 의료경도에 해당하지 않는 환자에게 산정

4) 환자평가표

- 작성시기: 매월 1~10일 사이에 작성함을 원칙으로 한다.
- 대상기간: 작성일 기준으로 관찰기간 7일이 확보되었다면 반드시 작성하되 지난 7일간의 환자상태를 종합적으로 평가하여 작성한다.
- 작성자: 당해 환자를 담당하는 의사 및 간호사가 의무기록에 근거를 작성하여 비치한다.

5. 요양병원과 요양시설 비교

표 5-18. 요양병원과 요양시설 비교

구분	요양병원	요양시설
연혁	1994년 1월	2008년 7월
법률	의료법, 국민건강보험법	노인장기요양보험법
개요	장기입원이 필요한 환자를 대상으로 의료서비스 제공(의료법 제3조의2)	6개월 이상 일상생활을 수행하기 어렵다고 인정되는 자에게 신체활동 등의 서비스 제공(장기요양보험법 제2조)
입원(입소)대상	의사의 의료적 판단 (환자 및 보호자 선택)	장기요양 1~2등급 판정자 * 3~5등급자도 등급판정위원회 결정 시 입소가능
환자분류체계	의료필요도에 따라 입원환자 분류군을 7개군으로 분류	요양필요도에 따라 5등급으로 분류
기준병상 (입소실)	기준병상: 6인실	기준: 입소실 4인실
인력기준	• 의사(치과의사,한의사) 입원환자 80명까지 2인 • 간호사: 환자6명당 1인(2/3까지 간호조무사 대체 가능) • 약사 및 한의사: 1인 이상 * 다만, 200병상 이하의 경우에는 주당 16시간 • 이상의 시간제 근무 약사 또는 한약사 • 영양사: 1인 이상 • 의료기사 등: 필요수	• 시설의장: 사회복지사 또는 의료인 • 의사(한의사)또는 촉탁의사: 1인이상 * 촉탁의: 월 2회 방문 • 간호사 또는 간호조무사: 입소자 25명당 1인 • 사무국장: 1인 • 사회복지사: 1인 • 요양보호사: 입소자 2.5명당 1인 • 영양사: 1인
시설기준	• 병상당 면적 6.3m^2 이상 • 입원실, 수술실, 응급실, 임상검사실, 방사선장치, 회복실, 한방요법실, 조제실, 탕전실, 의무기록실, 소독시설, 급식시설, 세탁물처리시설, 적출물처리 시설 등 • 휠체어 이동 공간확보, 문턱제거, 침대용 엘리베이터 등 안전시설, 스프링클러 등 소방시설 설치	• 1인당 연면적 23.6m^2 이상 • 침실(1실4인이하), 1인당 면적6.6m^2 이상 • 침실, 사무실, 요양보호사실, 자원봉자사실, 물리(작업)치료실, 프로그램실, 식당 및 조리실, 비상재해대비시설, 화장실, 세면장 및 목욕실, 세탁장 및 세탁물건조장 등

제4절 호스피스·완화의료 수가제도

1. 개요

1) 정의 및 목적

입원형 호스피스·완화의료(이하 '호스피스'라 한다)는 보건복지부로부터 호스피스전문기관으로 지정받은 의료기관의 호스피스 병동에 입원한 말기 암환자 및 가족을 대상으로 의사, 간호사, 사회복지사 등으로 이루어진 호스피스팀에 의해 제공되는 완치적 치료 목적이 아닌 삶의 질에 목적을 둔 의료서비스이다. 서비스 내용은 적극적인 통증 및 신체증상 관리, 돌봄계획 수립 및 상담, 임종관리 등을 통해 신체적, 심리·사회적, 영적지지 등의 통합적인 돌봄을 제공한다.

말기 암은 기대여명 예측이 가능하고, 다른 말기 질환과 달리 환자상태가 급격히 악화되고 임종에 가까울수록 극심한 통증, 호흡곤란 등 다양한 증상이 나타나기 때문에 말기 암환자의 특성에 맞는 적절한 서비스 제공과 관리를 통해 환자와 가족의 삶의 질 향상을 위해 도입되었다.

호스피스전문기관

「호스피스·완화의료 및 임종과정에 있는 환자의 연명의료결정에 관한 법률(약칭: 연명의료결정법)」 제25조에 따라 보건복지부령으로 정하는 시설·인력·장비 등의 기준을 충족하며 호스피스 대상환자에게 호스피스·완화의료 서비스를 제공하는 의료기관

2) 추진 배경

암환자 및 암으로 인한 사망자수가 꾸준히 증가하고 있으나 환자의 존엄성있는 죽음과 사별 가족의 부담 및 고통 등에 대한 지원은 거의 전무한 실정이었으며, 이를 위해 호스피스 제공의 필요성이 제기되었다. 이에 2003년 암관리법 제정으로 호스피스가 제도화되기 시작하여, 이후 2009년, 2011년 2차례 시범사업을 통해 수가 및 서비스 제공체계를 마련하고 2015년 7월부터 입원형 호스피스에 대해 건강보험 급여를 적용하였다

3) 제도화 원칙

(1) **환자 중심 서비스 제공** : 원하는 경우 언제든지 이용할 수 있도록 충분하고 다양한 호스피스 서비스 공급 방안 마련

(2) **의료서비스의 연속성 확보** : 말기 암을 진단받은 환자와 호스피스기관의 연계로 환자 측면에서 의료서비스의 연속성을 확보하고 의료자원의 효율적 사용 도모

4) 호스피스 전달체계

효율적이고 연속적인 호스피스서비스 제공을 위해서는 아래의 세 가지 형태의 제도가 유기적으로 연계될 필요가 있음

(1) 입원형

호스피스전문기관의 호스피스병동에서 호스피스 전담인력과 조직을 두고 호스피스 서비스를 제공한다.

(2) 가정형

가정에서 지내기를 원하는 말기환자* 및 가족을 대상으로 보건복지부로부터 호스피스전문기관으로 지정받은 의료기관의 호스피스팀이 가정으로 방문하여 돌봄, 상담 등 전문완화의료 서비스를 제공한다.

말기환자* : 말기 암, 후천성면역결핍증, 만성 폐쇄성 호흡기질환, 만성 간경화

(3) 자문형

일반병동 또는 외래에서 진료받는 말기환자 및 가족을 대상으로 호스피스팀이 담당의사와 함께 호스피스 자문 및 돌봄 등 전문완화의료서비스를 제공. 말기환자가 호스피스를 조기에 이용하도록 자문함으로써 호스피스 이용을 활성화한다.

※ (참고) 가정형, 자문형(시범사업) 호스피스는 행위별 수가 적용

2. 법적근거

- 「호스피스 · 완화의료 및 임종과정에 있는 환자의 연명의료결정에 관한 법률」
- 「국민건강보험법 시행령」 제21조제3항제3호
- 「국민건강보험법 시행규칙」 제16조 [별표6] 요양급여비용의 본인부담 항목 및 부담률 제1호 차목
- 국민건강보험 요양급여의 기준에 관한 규칙」 제7조제4항, 제8조제4항, 제9조제1항[별표2] 비급여 대상 제4호나목(2)
- 건강보험 행위 급여 · 비급여 목록표 및 급여 상대가치점수 제4편 제1부 입원형 호스피스

3. 추진경과

- 2003.~2004. 말기 암환자 호스피스 · 완화의료 시범사업 및 서비스 모형 개발
- 2005.~ 호스피스 · 완화의료 지원 사업 실시(2005.~)
- 2009.12.~2015.7. 입원형 호스피스 · 완화의료 건강보험 수가 시범사업 실시
- 2013.10. 호스피스 · 완화의료 활성화 대책 발표
- 2015.7.15.~ 입원형 호스피스 · 완화의료 건강보험 수가 적용
- 2016.2. 연명의료결정법 제정(2017.8.시행)
- 2016.3. 가정형 호스피스 · 완화의료 시범사업 실시
- 2017.8.~ 자문형 호스피스 · 완화의료 시범사업 실시
- 2020.9.~ 가정형 호스피스 · 완화의료 건강보험 수가 적용

4. 입원형 호스피스 수가체계

1) 입원일당 정액수가 개발 배경

호스피스는 행위별 수가로 보상받지 못하는 서비스가 존재하므로 호스피스 환자에 대한 보장 강화 및 원활한 호스피스 제공을 위해서 행위별 수가가 아닌 다른 보상방식이 필요하였다.

- 호스피스는 의료와 복지가 복합된 서비스
- 호스피스 서비스의 주요한 특징 중 하나는 의사, 간호사, 사회복지사, 자원봉사자, 성직자 등의 팀으로서의 접근
- 호스피스는 일반병동보다 간호인력 수준이 높고 상담과 교육 활동 등 직접 서비스 제공시간이 많지만, 행위별 수가(입원료 등)로 보상하는데 한계가 있음

2) 호스피스는 입원기간동안 제공되는 의료서비스가 균일하여 일당정액 수가로 개발

말기 암환자를 대상으로 하여 동일한 특성을 가지며 진료비 변이가 낮다. 미국, 일본, 대만 등 외국의 호스피스 수가형태도 일당 정액수가이며, 환자상태에 따른 차등수가를 적용하고 있지 않다

3) 호스피스 건강보험 수가 적용방향

(1) 양질의 서비스 지향

- 말기 암환자의 신체적 · 정서적 증상을 조절하고 영적 · 사회적 어려움을 도와서 고통을 감소시키고 존엄한 임종을 지원한다.
- 의사, 간호사, 사회복지사 등 호스피스 전문팀에 의해 통합적인 호스피스 치료와 돌봄 서비스를 제공한다.
- 말기 암 환자뿐만 아니라 환자 가족들이 겪는 고통을 총체적으로 이해하고 심리 · 사회적지지를 통한 가족들의 삶의 질 향상 지원한다.

(2) 환자부담 감소

- 비급여 부담 최소화
  - 상급병실료 급여화(병원급 이상 1인실만 비급여)
- 호스피스 보조활동* 건강보험 적용
  - 밀착된 간병을 필요로 하는 말기 암환자 특성을 감안, 요양보호사를 전문간병(보조활동)에 활용하는 '완화의료 도우미' 수가 건강보험 적용

* 위생, 식사, 이동 등 기본적인 일상생활 보조

4) 입원형 호스피스 수가의 구조

일당정액수가		가산		별도 산정
• 종별 • 병실별(4인실, 2~3인실, 1인실, 격리실, 임종실)	+	• 간호사 □ • 전담 사회복지사	+	• 전인적 돌봄 상담료 • 임종관리료 □ • 마약성 진통제 • 신경차단 · 파괴술, 완화목적 시술 등

그림 5-3. 입원형 호스피스 수가 구조

입원일당 정액수가는 입원기간(입 · 퇴원 당일 포함) 중 발생하는 입원료, 행위료, 약제 · 치료재료 비용, 특수시설 유지비 등을 포함하여 종별, 병실별로 차등 설계하였다.

5. 호스피스전문기관 지정제도

1) 관련 근거

- 「연명의료결정법 제25조」(호스피스전문기관의 지정 등)
- 「연명의료결정법 시행령 제12조」(호스피스 · 완화의료사업의 위탁)
- 「연명의료결정법 시행규칙 제20조」(호스피스전문기관의 지정) [별표 1]

2) 지정 절차

(1) 지정 신청 자료 제출

호스피스전문기관으로 지정받으려는 의료기관은 호스피스전문기관 지정신청서에 다음 각 호의 서류를 첨부하여 보건복지부장관에게 제출한다.

- 의료기관 개설신고증명서 또는 개설허가증 사본
- [별표 1]에 따른 지정기준에 적합함을 증명하는 서류
- 사업운영계획서
- 최근 6개월간 호스피스 진료실적보고서
- 「의료법 시행규칙」제64조의5에 따른 의료기관 인증서 사본

(2) 지정 신청의 검토 (필요시 현지 확인)

(3) 지정서 발급

3) 지정 기준

표 5-19. 호스피스 형태별 지정 기준

	입원형	가정형	자문형
인력	• 전문의 1명/20병상 • 간호사 1명/10병상 • 1급 사회복지사 1명/병동	• 전문의 1명 이상 • 전담간호사* 1명 이상 • 1급 사회복지사 1명 이상 * 호스피스전문간호사, 가정전문간호사 또는 2년 이상 호스피스 업무에 종사한 경력이 있는 간호사	• 전문의 1명 이상 • 전담간호사* 1명 이상 • 1급 사회복지사 1명 이상 * 호스피스전문간호사, 종양전문간호사 또는 2년 이상 호스피스 업무에 종사한 경력이 있는 간호사
교육이수	• 60시간 이상의 호스피스 교육이수(호스피스전문간호사 제외)	• 76시간 이상의 호스피스 교육이수(호스피스전문간호사 16시간)	• (좌동)
시설	• 병동(29병상 이하) 1개 이상 • 병실(4병상 이하) 3개 (1인실 1개 이상) 이상 • 상담실, 임종실, 가족실 등	• 상담실, 사무실, 이동차량 1개 이상	• 임종실, 상담실 1개 이상

06

의료급여

06 의료급여

제1절 의료급여제도의 이해

1. 의료급여법의 목적

의료급여제도는 생활유지 능력이 없거나 생활이 어려운 저소득 국민의 의료문제(질병 부상, 출산 등)를 국가가 보장하는 공공부조 제도로 함께 국민 의료보장의 중요한 수단이 되는 사회보장제도이다. 이 법은 생활이 어려운 사람에게 의료급여를 실시함으로써 국민보건의 향상과 사회 복지의 증진에 이바지함을 목적으로 한다(의료급여법 제1조).

2. 의료급여 관련 용어

1) 수급권자

법에 따라 의료급여를 받을 수 있는 자격을 가진 자를 말한다.

구분	업무처리내용
의료급여 1종 수급권자	• 국민기초생활보장 수급자 - 근로무능력가구, 시설수급자, 등록결핵질환자, 희귀질환자, 중증난치질환자, 중증질환(암, 중증화상) 등록자 • 타법적용자 - 이재민, 노숙인 - 타법적용자 중 근로무능력자 (의상자 및 의사자의 유족, 입양아동(18세 미만), 국가유공자, 국가무형유산의 보유자, 북한이탈주민, 5·18 민주화운동 관련자) • 행려환자
의료급여 2종 수급권자	• 국민기초생활보장 수급자 중 1종 수급권자 기준에 해당되지 않는 자

* 국민기초생활보장수급권자 : 국민기초생활보장법에서 정하는 소득 인정액이 최저생계비 이하이며, 부양의무자가 없거나 부양을 받을 수 없는 가구

2) 의료급여의 기관 (제9조)

의료법 맞 약사법 등에서 정하는 의료기관 맞 약국 등을 말하며, 의료급여기관은 1차(의원급), 2차(병원, 종합병원급), 3차(상급종합 병원)로 구분한다. 수급권자에 대한 진료·조제 또는 투약 등을 담당하는 의료기관 및 약국 등을 의미한다.

표 6-1. 의료기관 구분

구분	의료기관기관
1차 의료급여기관	• 의원, 보건소, 보건지소, 보건진료소, 보건의료원
2차 의료급여기관	• 병원, 종합병원
3차 의료급여기관	• 상급종합병원

3) 급여실시 및 비용심사

구분	담당기관	업무저리내용
급여 실시	병의원, 약국 등	① 진료 전 의료급여자격관리시스템을 통한 자격확인 ② 진찰검사 등 의료급여실시 ③ 진료 후 자격관리시스템을 통해 건보공단에 상병급여일수 진료형태(입원, 외래)등 전송->진료 확인번호부여
비용 심사	건강보험 심사평가원	• 병의원 등: 심사평가원에 비용심사 정구 - 진료확인번호 기재 - 진료일로부터 3년 이내 정구 가능 • 심사평가원 : 심사를 거쳐 의료급여비용 확정· 통보 (병의원 및 건강보험공단)

4) 비용지급 및 사후관리

구분	담당기관	업무저리내용
비용지급	건보공단	• 병의원에 의료급여비용 지급(심평원 통보금액)
사후관리	복지부, 시·군·구, 건보공단,심평원	① 보건복지부: 정책수립, 지도감독 및 행정처분 등 ② 시·군·구 - 전출입, 사망 등 수급자관리 - 확인조사 및 수사조사 실시 - 의료기관 과다 이용자 사례관리 등 - 부정수급자 관리 및 부당이익금징수 등 ③ 국민건강보험공단: 부적정 수급의심자(급여제한대상자 등) 발췌 시·군·구에 내역제공 및 부정수급조사 등 ④ 건강보험심사평가원: 의료급여기관 정구진료비 심사, 병의원 허위·부당청구 현지조사지원 등

3. 의료급여 절차

1) 의료급여 절차

의료급여는 본인부담이 없거나 고생만 부담하는 특성으로 2·3차 의료급여기관으로 진료가 집중될 수 있어, 의료자원의 효율적 활용과 대형병원으로 환자쏠림현상을 방지하기 위해 건강보험의 2단계 요양급여와 달리 3단계 급여절차를 규정하고 있다. 따라서 의료급여 절차에 의하지 않고 (의료급여 의뢰서 없이) 의료급여기관을 이용한 경우에는 진료비 전액을 본인이 부담해야 한다.

2) 의료급여 진료과정

수급권자가 의료급여를 받기 위해서는 우선 제1차 의료급여기관에 의료급여를 신청하여야 하고 진찰 결과나 진료 중에 다른 의료급여기관의 진료가 필요한 경우에는 진료 담당의사의 진료의견이 기재된 '의료급여의뢰서'를 제출해야 한다.

- 의료급여의뢰서는 발급받은 날부터 7일(공휴일 제외)이내에 제2차 또는 제3차 의료급여기관에 제출(7일 이내에 진료를 예약하고 진료를 받는 때에 의료급여의뢰서를 제출하는 경우에는 예약 접수일을 의료급여의뢰서 제출일로 본다).
- 의료급여를 의뢰받은 의료급여기관은 수급권자의 상태가 호전되는 때에 '의료급여회송서'를 수급권자에게 발급하여 회송할 수 있다.

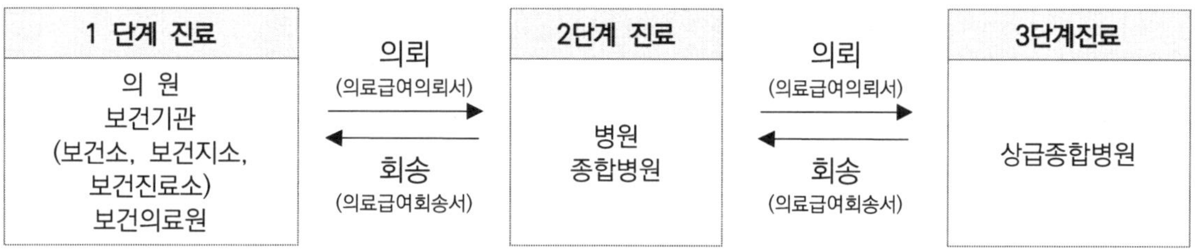

그림 6-1. 의료급여절차도

3) 의료급여 진료과정 예외

(1) 제2차 의료급여기관 또는 제3차 의료급여기관에 의료급여 신청 가능

① 응급환자
② 분만
③ 결핵질환, 희귀·중증난치질환, 중증질환자 (보건복지부장관고시)
④ 의료급여 기관에서 근무하는 자가 그 근무하는 기관에서 진료 받는 경우·등록 장애인이 장애인 보조기기를 지급 받는 경우
⑤ 등록 장애인이 장애인구강진료센터에서 진료 받는 경우
⑥ 감염병의 확산 등 긴급한 사유가 있는 경우 (보건복지부장관 고시)
⑦ 국가건강검진을 받은 사람이 결핵질환의 확진검사를 받는 경우

(2) 제2차 의료급여기관에 의료급여 신청 가능

① 재활의학과에서 작업치료·운동치료 등의 재활치료를 받는 경우
② 한센병환자
③ 등록장애인
④ 섬·벽지 지역(국민건강보험법 시행령 제45조제1호) 의료급여 수급권자·상이등급을 받은 자
⑤ 상이등급을 받은 자
⑥ 15세 이하의 아동이 진료 받는 경우

4. 의료급여 본인일부부담금

1) 의료급여기관 이용 시 본인부담률

구분		1차 (의원)	2차 (병원, 종합병원)	3차 (상급종합병원)	약국	PET등
1종	입원	무 료			-	무료
	외래	1,000원	1.500원	2,000원	500원	5%
2종	입원	10%	10%	10%	-	10%
	외래	1,000원	15%	15%	500원	15%

* 경증질환 약국 약제비 본인부담률 3% 적용
* 비급여는 전액본인부담, 선별급여는 항목별로 30-90% 본인부담
* 요양병원 입원환자가 의료급여의뢰서 없이 다른 의료기관 이용 시 진료비 전액 본인부담
* 연장승인(선택의료급여기관) 미신청자(불승인자) 본인부담률 입원 20%, 외래 및 약국 30%

2) 입원 식대 본인부담률

구분	식대
1종 ~ 2종	20%
2종 장애인	
중증질환(합병증 포함)	5%
행려환자, 자연분만, 6세미만 아동	무 료

3) 2,3인실 입원료 본인부담률

구분	2인실	3인실
상급종합병원	50%	40%
종합병원, 한방병원, 병원 (치과·요양병원 제외) 요양병원중 정신병원·의료재활시설은 포함	40%	30%

* 본인부담 보상제·상한제 해당되지 않음
* 2종 장애인의 경우 장애인 기금 지원 없음

4) 65세 이상 틀니 및 치과 임플란트 본인부담률

구분	틀니	임플란트
1종	5%	10%
2종	15%	20%

* 본인부담 보상제·상한제 해당되지 않음
* 2종 장애인의 경우 장애인 기금 지원 없음

5) 의료급여 2종 수급권자 본인부담률

(1) 치아홈메우기

구분		본인부담률
입원	16세 이상 ~ 18세 이하	5%
	6세 이상 ~ 15세 이하	3%
	6세 미만	무료
외래	18세 이하	병원급 이상 5%

(2) 정신질환 외래진료

구분	본인부담률
조현병	병원급 이상 5%
조현병 외 정신질환	병원급 이상 10%
장기지속형 주사제* *1,2종 모두 해당, 외래본인부담면제자 제외	5%

* 치매질환 입원 및 병원급 이상 외래진료 : 5%
* 정신질환에 대한 입원수가는 1일당 정액수가로 정신건강의학과 전문의가 상근하는 경우에 산정한다. 2019년 6월 1일부터 정액수가로부터 약제비용을 분리·청구하도록 변경

(3) 분만 및 임신부

구분		본인부담률
입원	자연분만	무료
	제왕절개분만	무료
	고위험 임신부	5%
외래	임신부(유산·사산 포함)	병원급 이상 5%

(4) 15세 이하 아동

<table>
<tr><th colspan="2">구분</th><th colspan="2">본인부담률</th></tr>
<tr><td rowspan="2">입원</td><td>6세 미만</td><td colspan="2">무료</td></tr>
<tr><td>6세 이상 ~ 15세 이하</td><td colspan="2">3%</td></tr>
<tr><td rowspan="4">외래</td><td rowspan="2">1세 미만</td><td>제1차의료급여기관</td><td>무료</td></tr>
<tr><td>제2·3차의료급여기관</td><td>5%</td></tr>
<tr><td>1세 미만 만성질환자</td><td>제2차의료급여기관</td><td>무료</td></tr>
<tr><td>5세까지의 조산아·저체중 출생아</td><td colspan="2">병원급 이상 5%</td></tr>
</table>

(5) CT, MRI, PET 등

<table>
<tr><th>구분</th><th colspan="2">본인부담률</th></tr>
<tr><td>임신부(유산·사산 포함)</td><td rowspan="3">제1차의료급여기관</td><td rowspan="4">5%</td></tr>
<tr><td>5세까지의 조산아 및 저체중 출생아</td></tr>
<tr><td>치매 질환자</td></tr>
<tr><td>1세 미만 만성질환자</td><td>제2차의료급여기관</td></tr>
<tr><td>조현병 등 정신질환자</td><td>제2·3차의료급여기관</td><td>15%</td></tr>
</table>

6) 본인부담금 면제자

<table>
<tr><th>구분</th><th>대상자</th></tr>
<tr><td>1종</td><td>• 18세 미만인 자
• 20세 이하인 자로 중·고등학교 재학 중인 자
• 임산부
• 가정간호대상자
• 선택의료급여기관 이용자(조건부 연장 승인자, 자발적 참여자)
• 응급환자인 선택의료급여기관 이용자
• 장애인보조기기를 지급받는 선택의료급여기관 이용자
• 행려환자
• 노숙인 진료시설을 이용하는 노숙인
• 응급·분만으로 노숙인 진료시설 이외의 의료급여기관을 이용하는 노숙인
• 노숙인 진료시설에서 의뢰되어 제3차 의료급여기관을 이용하는 노숙인
• (구)등록 희귀난치성환자 2013.9.30. 이전 적용 수급권자)
• 등록 결핵질환, 희귀·중증난치질환자, 중증질환자</td></tr>
<tr><td>2종</td><td>• 입원 본인부담 면제자: 자연분만, 제왕절개분만, 6세 미만 아동
• 외래 본인부담 면제자: 1세 미만 아동(의원급 진료)
• 중증질환자 중 뇌혈관·심장질환자(수술·약제투여·입원, 최대 30일)
• 중증외상환자(권역외상센터 입원, 최대 30일)</td></tr>
<tr><td>식대
면제</td><td>행려환자, 자연분만, 6세 미만 아동</td></tr>
<tr><td colspan="2">CT, MRI, PET 면제·심장, 뇌혈관질환자, 중증외상환자인 중증환자</td></tr>
</table>

* 관련근거 : 「의료급여법 시행령」 제13조, 동법「시행령」별표1, 동법「시행규칙」 제19조의4
* 잠복결핵 치료 관련 입원 및 외래진료 : 본인부담 면제
* 인체면역결핍바이러스질환자의 해당상병 입원 및 외래진료 : 본인부담 면제

5. 최신 변경된 의료급여제도(2019~2020년)

1) 연장승인 및 선택의료급여기관 미승인자 본인부담 경감(2019.1.1.시행)

(개정 전) 전액본인부담 → (개정 후) 입원 20% , 외래 및 약국 30%

2) 2종 수급권자 중 1세 미만 아동 외래진료 본인부담 완화(2019.1.1.시행)

구분		기존	변경
의원	외래진료	1,000원시, 500원	무료
	CT, MRI, PET 등	15%	무료
종합병원, 병원 (만성질환자)	외래진료	1,000원시, 500원	무료
	CT, MRI, PET 등	15%	5%
상급종합병원, 종합병원, 병원	외래진료	15%	5%
	CT, MRI, PET 등	15%	5%

3) 추나요법 급여적용 (2019.4.8.시행)

구분	복잡추나		단순추나, 특수추나	
	1종	2종	1종	2종
디스크, 협착증	30%	40%	30%	40%
디스크 협착증 외	80%	80%		

4) 정신질환입원 정액수가개정 (2019.6.1. 시행)

정신질환 입원 정액수가로부터 약제비용을 분리·청구하도록 변경

5) 의료급여 예외절차 개선 (2019.7.1. 시행)

- (확대) 8세 미만 소아야간·공휴일진료 → 15세 이하의 아동진료
- (추가) 등록한 장애인이 제3차 의료급여기관 장애인구강진료센터에서 진료 받는 경우

6) 요양병원 입원환자의 의료급여기관 이용 절차 (2019.11.1. 시행)

요양병원 입원환자가 의료급여의뢰서 없이 다른 의료기관 이용 시 진료비 전액 본인부담

7) 조산아 및 저체중 출산아 본인부담 완화 (2020.1.1. 시행)

의료급여 2종조산아 및 저체중 출생아 외래 본인부담률 완화 (5%)연령
(만 3세 → 만 5세)

6. 의료급여기준 조회시스템

1) 목적

의료급여는 건강보험과 달리 의료급여 적용기준 및 방법·절차·범위·상한 등이 다양하게 운영되고 있다. 이에 "의료급여 급여기준 조회시스템"을 구축하여 체계적 관리와 업무 효율성을 제고하고 정보 이용자에 대한 만족도를 제고하기 위함이다.

2) 주요기능 및 내용

(1) 의료급여기준제·개정 연혁 및 내용

- 제·개정 사유. 삭제 및 변경 등에 대한 경과 및 세부 사항 (법령, 의료급여기준, 고시 등)

(2) 연혁 업로드 내역: 법령 및 기준

- 의료급여법 (시행령, 시행규칙 포함 최근 개정 법령 업로드)
- 의료급여수가의 기준 및 일반기준
- 의료급여 관련 급여기준
- 기타관련 법령 (국민건강보험법, 의료법 등)

3) 의료급여 급여기준 이력관리시스템 접속 경로

- 심사평가원 홈페이지 하단 바로가기 메뉴를 통해 접속 가능

요양기관 업무포털 서비스(http://biz.hira.or.kr) → 심사기준 종합서비스
→ 급여기준 이력조회(http://rulesvc.hira.or.kr) 외 "의료급여" 및 "관련법령" 이력조회화면

7. 의료급여법

1) 급여비용의 부담

대통령령이 정하는 바에 따라 그 전부 또는 일부를 제25조의 규정에 의한 의료급여기금에서 부담하되, 의료급여기금에서 일부를 부담하는 경우 그 나머지의 비용은 본인이 부담한다. (제10조) 다만, 지급하여야 할 금액이 2천원 미만인 경우에는 이를 지급하지 아니한다.

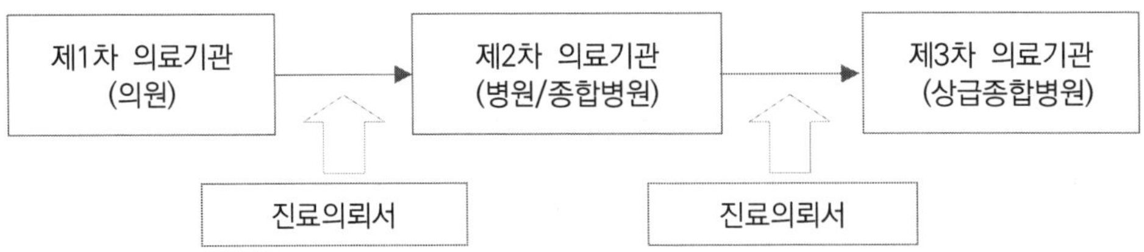

2) 서류의 보존

의료급여가 끝난 날부터 5년간 보건복지부령이 정하는 바에 따라 제11조의 규정에 의한 급여비용의 청구에 관한 서류를 보존하여야 한다. (제11조의2)

8. 의료급여 본인부담금 보상제(의료급여법 시행령 제13조제5항)

급여대상 본인부담금이 다음 금액을 초과한 경우 시장·군수·구청장이 초과금액의 100분의 50을 수급권자에게 지급한다. 다만, 지급하여야 할 금액이 2천원 미만인 경우에는 이를 지급하지 아니한다.

*** 본인부담보상제**
- 30일간 - 1종 2만원 - 2종 20만원

9. 의료급여 본인부담금 상한제(의료급여법시행령 제13조제6항, 제7항)

급여대상 본인부담금에서 본인부담금 보상금을 제외한 금액이 다음 금액을 조과한 경우 시장, 군수, 구청장이 그 초과금액을 수급권자에게 지급한다. 다만, 초과금액이 2천원 미만인 경우에는 이를 수급권자가 부담한다.

- 1종 : 매 30일간 5만원
- 2종 : 연간 80만원. 다만, 요양병원에 연간 240일 초과하여 입원한 경우 연간 120만원

10. 급여 전달체계의 예외(의료급여법시행규칙 제3조)

1) 「응급의료에 관한 법률」 제2조제1호에 해당하는 응급환자인 경우
2) 분만의 경우
3) 제3조 제2항 제1호 라목에 따라 보건복지부장관이 정하여 고시하는 등록 결핵질환, 희귀난치성 질환 또는 중증질환을 가진 사람이 의료급여를 받고자 하는 경우
4) 제2차 의료급여기관 또는 제3차 의료급여기관에서 근무하는 수급권자가 그 근무하는 의료급여기관에서 의료급여를 받고자 하는 경우
5) 「장애인복지법」 제32조에 따라 등록한 장애인이 장애인 보장구를 지급받고자 하는 경우
6) 「장애인복지법」 제32조에 따라 등록한 장애인이 장애인구강진료센터에서 의료급여를 받고자 하는 경우
7) 감염병의 확산 등 긴급한 사유가 있어 보건복지부장관이 정하여 고시하는 기준에 따라 의료급여를 받고자 하는 경우
8) 「건강검진기본법」에 따른 국가건강검진을 받은 사람이 보건복지부장관이 정하여 고시하는 결핵질환의 확진검사에 대하여 의료급여를 받으려는 경우
9) 단순물리치료가 아닌 작업치료·운동치료 등의 재활치료가 필요하다고 인정되는 자가 재활의학과에서 의료급여를 받고자 하는 경우
10) 한센병 환자가 의료급여를 받고자 하는 경우

11) 「장애인복지법」 제32조에 따라 등록한 장애인이 의료급여를 받고자 하는 경우
12) 「국민건강보험법 시행령」 제45조 제1호에 해당하는 지역의 의료급여수급권자가 의료급여를 받고자 하는 경우
13) 「국가유공자등 예우 및 지원에 관한 법률 시행령」 제14조에 의한 상이등급을 받은 자가 의료급여를 받고자 하는 경우
14) 15세 이하의 아동이 의료급여를 받으려는 경우

11. 의료급여 일수 상한 일수(의료급여법시행규칙 제8조의3)

1) 결핵질환, 희귀난치성질환 및 중증질환: 각 질환별 연간365일(윤년은366일), 초과시 90일(1회)
2) 정신 및 행동장애(뇌전증을 포함한다) 등 만성고시질환: 각 질환별 연간 380일, 초과시 75일(1회)
3) 기타 질환자: 모두 합산하여 연간 400일, 초과시 90일(1회) + 55일(2회)

※ 인제면역결핍증바이러스 질환자는 급여일수 상한제 미적용 상한일수 초과시 선택병의원제

12. <참고>고시 질환(의료급여수가의 기준 및 일반기준 제22조)

1) 정신 및 행동장애(F00 ~ F99)
2) 신경계질환(G00 ~ G37, G43 ~ G83)
3) 고혈압성 질환(I10 ~ I15)
4) 간의 질환(만성바이러스간염 포함) (B18, B19, K70 ~ K77)
5) 당뇨병(E10 ~ E14)
6) 기타 만성폐쇄성폐질환(J44)
7) 대뇌혈관질환(I60 ~ I69)
8) 두개내손상(S06)
9) 갑상선의 장애(E00 ~ E07)
10) 심장질환(I05 ~ I09, I20 ~ I27, I30 ~ I52)
11) 뇌전증(G40, G41)

13. 의료급여일수 제외 대상(의료급여법시행규칙 제8조의4)

1) 입원 중 입원한 의료급여기관에서 투약 받는 경우 그 입원기간중의 투약일수
2) 동일 처방에 의하여 원내투약과 원외투약이 동시에 이루어지는 경우 중복 되는 투약일수
3) 혈액투석 또는 복막투석을 받고 있는 만성신부전증환자와 장기이식을 받은 환자가 「국민건강보험요양급여의 기준에 관한 규칙」 제5조제2항의 규정에 의한 필수적인 경구약제를 투여 받는 경우 그 투약일수이다.

제2절 의료급여법령의 이해

1. 의료급여의 내용(법 제7조)

의료수가의 기준과 그 계산방법은 「의료급여수가의 기준 및 일반기준」(보건 복지부 고시)이 정하는 바에 의한다.

1) 입원
2) 진찰 및 검사
3) 약제 및 치료재료의 지급
4) 처치 및 수술과 그밖의 진료
5) 예방과 재활
6) 이송과 그 밖의 의료목적의 달성을 위한 조치

2. 의료급여의 범위

1) 「국민건강보험 요양급여의 기준에 관한 규칙」 제8조 제2항 및 제4항 (요양급여의 범위)로 단, 동 규칙 제8조제3항 및 제4항(질병군포괄수가제 DRG적용)을 제외한다. 요양급여대상을 급여목록표로 정하여 행위, 약제, 치료재료로 구분하여 고시한다.
2) 비급여 대상은 「국민건강보험요양급여의 기준에 관한 규칙」 [별표2]에 규정된 비급여대상이 적용된다. 단, 입원기간 중 안치료는 의료급여 대상에 포함된다.
3) 신의료기술은 의료급여 대상 또는 비급여 대상으로 결정되지 아니한 새로운 행위 맞 치료재료에 대한 의료급여 대상 및 비급여 대상여부는 「국민건강보험 요양급여의 기준에 관한 규칙」 제10조 내지 제14조의 규정이 적용된다.

3. 요양비(법 제12조 및 시행규칙 제24조)

시장·군수·구청장은

1) 수급권자가 긴급하거나 그 밖의 부득이한 사유로
2) 의료급여기관과 동일한 기능을 수행하는 기관에서
3) 질병·부상출산 등에 대하여 의료급여를 받거나 의료급여기관 외의 장소에서 출산을 한 때에는 그 의료급여에 상당하는 금액을 수급권자에게 요양비로 지급한다.

【관련 법령】
의료급여법 제12조(요양비), 동법 시행규칙 제24조(요양비)
: 「임신·출산진료비 등의 의료급여기준 및 방법」 제4조~8조 요양비의 보험급여 기준 및 방법
의료급여 다태아 임신·출산 진료비 확대(일괄 140만원 → 태아당 100만원. 2024.1.1. 시행)

4. 요양비 지급 금액

1) 질병·부상·출산 요양비
2) 자동복막투석에 사용되는 복막관류액 또는 소모성 재료비
3) 혈당검사 또는 인슐린주사에 사용되는 소모성 재료나 당뇨병 관리기기
   (단, 만 19세 미만 및 임신중인 경우는 인슐린 투여 여부와 무관하게 지원)
4) 산소치료
5) 인공호흡기·기침유발기
6) 자가도뇨 소모성 재료
7) 양압기

5. 장애인보장구

1) 지원대상 : 의료급여 수급권자 중 「장애인복지법」에 따라 등록한 장애인
2) 관련법령
   - 「의료급여법」 제13조, 동법 시행규칙 제25조
   - 「임신·출산 진료비 등의 의료급여기준 및 방법」 제9조 및 제10조

6. 중복투약 세부 인정기준

1) 동일상병

통계청에서 고시한 한국표준질병사인분류(KCD)의 동일한 대분류에 속한 질환이다.

2) 동일성분의약품

「국민건강보험법 시행령」 제22조제1항 및 「국민건강보험 요양급여의 기준에 관한 규칙」제8조제2항에 따른 「약제급여목록 및 급여 상한금액표」 상의 주성분 코드를 기준으로 주성분 일련번호 (1~4번째 자리)와 투여경로(7번째 자리)가 동일한 의약품이다

3) 대상기관

「의료법」에 따라 개설된 의료기관, 「지역보건법」에 따른 보건소·보건의료원·보건지소에서 처방받은 후 「약사법」에 따라 등록된 약국에서 조제 받는 행위다.

제3절 의료급여수가의 기준 및 일반기준

1. 급여비용의 산정(제1조)

1) 「국민건강보험법 시행령」 제21조제2항 및 제3항,
2) 「국민건강보험 요양급여의 기준에 관한 규칙」 제8조제2항 및 제4항
3) 「국민건강보험법」 제45조제4항
4) 「국민건강보험법시행령」 제22의 규정에 의하여 고시한 약제 및 치료재료의 구입 금액에 대한 산정기준

상대가치점수 * 점수당단가 + 약제 및 치료재료 구입금액 → 급여비용

2. 의료급여 종별가산율(제2조)

종별가산율	의료급여기관
8%	· 제3차 의료급여기관으로 지정된 종합병원 · 제3차 의료급여기관으로 지정된 종합병원에 설치되어 있는 치과대학부속치과병원 · 제3차 의료급여기관으로 지정된 종합병원에 설치된 한의과대학 부속 한방병원
5%	· 제1호에 해당되지 아니하는 종합병원, 치과대학부속치과병원, 한의과대학 부속 한방병원 및 국립병원 한방진료부
2%	· 병원, 치과병원, 한방병원, 요양병원
미적용	· 의원, 치과의원, 한의원, 보건의료원

3. 입원진료의 범위(제5조)

1) 제1차 의료급여기관(보건의료원 제외)에서는 입원진료 비용을 산정할 수 없다.

2) 예외대상

(1) 분만 및 수술을 동반하는 경우
(2) 정신질환 한센병환자의 치료, 골절로 인하여 입원치료가 불가피한 경우
(3) 입원진료 중 의료급여 수급권자로 자격이 변동된 경우
(4) 말기암환자에 대한 입원 진료가 필요한 경우

3) 입원진료이용 구분별 부담률

의료급여기관	의료급여종별		
	1종 수급권자	2종 수급권자	
		일반	장애인
입원 (제1, 2, 3차 의료급여기관)	무료	의료급여비용 총액 10% (중증치매 및 고위험임산부 : 5%, 15세 이하 아동 : 3%)	장애인은 본인부담금 없음 (장애인의료비에서 부담)

4) CT, MRI 또는 PET 촬영시 본인부담율

(1) 1종 수급권자 본인부담금 없음
(2) 2종 수급권자 총액의 10%
(3) 2종 수급권자 중 중증치매 및 고위험 임산부 5%
(4) 2종 수급권자 중 6세 미만 아동 면제, 6세 이상 ~ 15세 이하 아동 3%
(5) 2종 수급권자 중 심장, 뇌혈관질환자, 중증외상환자인 중증환자 면제

5) 일반입원실 2인실, 3인실 본인일부부담

구분	2인실	3인실
상급종합병원	50%	40%
종합병원	40%	30%

- 입원료에 한정
- 본인부담 보상제/상한제 해당되지 않음(장애인 기금의 지원없음)

6) 식대

(1) 식대 본인부담률

구분	중증질환자가 해당중증질환(합병증포함)진료시	자연분만, 6세 미만, 행려환자	희귀질환자를 포함한 그 외(1,2종)
식대본인부담률	5%	면제	20%

(2) 식대 종류별 식대

구분	일반식 (일반 유동식, 연식 포함)	치료식 (당뇨병, 신장질환식 등)	멸균식	분유		산모식	경관영양, 유동식 (조제식, 완제품)
				일반	특수		
금액	4,230원 (1식당)	5,880원 (1식당)	15,910원 (1식당)	2,290원 (1일당)	6,450원 (1일당)	5,880원 (1식당)	4,950원 (1식당)

4. 외래진료의 범위

1) 1차 의료급여 기관

의료급여기관			의료급여종별		
			1종 수급권자	2종 수급권자	
				일반	장애인
제1차 의료급여 기관 (의원급)	의원	그 밖의 외래진료	1,000원	1,000원	250원
		원내 직접조제	1,500원	1,500원	750원
	보건기관	그 밖의 외래진료	없음	없음	없음
		원내 직접조제	없음		
	약국 및 한국희귀 의약품센터	처방조제	500원 3% (100개 경증질환 시 본인부담)	500원 3% (100개 경증질환 시 본인부담)	500원 3% (100개 경증질환 시 본인부담)
		직접조제	900원	900원	900원
		보건기관 처방조제	없음	없음	없음

* 의료급여2종 수급권자 중 1세 미만 아동 의원급 면제
* 임산부/등록조산아/저체중출산아/중증치매 : 2종 수급권자 외래진료 시 5%

2) 2차 의료급여 기관

의료급여기관		의료급여종별		
		1종 수급권자	2종 수급권자	
			일반	장애인
제2차 의료급여기관 (병원, 종합병원급)	그 밖의 외래진료	1,500원	의료급여비용 총액의 15% (*예외)	없음 (장애인 의료비에서 부담)
	원내 직접조제	2,000원		

* 의료급여2종 수급권자 중 : 임산부/등록조산아/저체중출산아/중증치매/1세 미만 → 5%

3) 3차 의료급여 기관

의료급여기관		의료급여종별		
		1종 수급권자	2종 수급권자	
			일반	장애인
제3차 의료급여기관 (상급종합병원)	그 밖의 외래진료	2,000원	의료급여비용 총액의 15%	없음 (장애인 의료비에서 부담)
	원내 직접조제	2,500원		

5. CT, MRI, PET 촬영시 본인부담율

1) 1종 수급권자 : 총액의 5%
2) 2종 수급권자 : 총액의 15%
3) 2종 수급권자 중 임산부 : 총액의 5%
4) 2종 수급권자 중 등록조산아 및 저출생아 : 총액의 5%
5) 2종 수급권자 중 중증치매 : 총액의 5%
6) 2종 수급권자 중 심장, 뇌혈관질환자, 중증외상환자인 중증환자 : 면제

07

산업재해보상보험

07 산업재해보상보험

제1절 산업재해보상보험법 및 청구방법

1. 목적

이 법은 산업재해보상보험사업을 시행하여 근로자의 업무와 재해를 신속하고 공정하게 보상하고, 재해근로자의 재활 및 사회복귀를 촉진하기 위하여 이에 필요한 보험시설을 설치·운영하고, 재해예방과 그 밖에 근로자의 복지 증진을 위한 사업을 시행하여 근로자 보호에 이바지하는 것을 목적으로 한다.

2. 산업재해보상보험법(제2조, 제6조)

1) 보험의 관장 : 고용노동부장관
2) 작용범위: 근로자를 사용하는 조듬 사업 또는 사업장

3. 산업재해보상보험의 특징

1) 자진신고 및 자진납부 원칙
2) 사업장 중심 관리
3) 무과실책임주의에 의거 업무상 재해를 입은 근로자에 대해 사업주의 보상책임 담보
4) 신속성, 공정성, 확실성의 보장
5) 산재보상의 사회보장제도 편입

4. 산업재해보상보험의 요양급여

1) 근로자가 업무상 부상이나 질병에 걸렸을 경우, 치우될 때까지 공단이 설치한 보험시설 또는 산재보험 의료기관에서 요양을 직접 행하게 하는 현물급여이다.
2) 다만, 비지정의료기관에서 요양을 받은 경우나 산재환자가 자비로 실시한 요양 등 부득이한 경우에는 산재 근로자에게 요양비를 직접 지급한다.

5. 산업재해보상보험의 요양급여 청구절차

항목	신청사유	제출서류
요양신청	지정의료기관에서 요양을 받고자 할 때	- 최초요양신청서 3부 작성하여 제출(공단소정양식) - 공단, 회사, 의료기관제출
요양비 청구	긴급 기타 부득이한 사유로 요양 승인을 받지 아니하고 자비로 치료한 경우	- 요양비청구서 작성, 공단제출(구비서류) - 청구내용에 관한 증빙서류 - 대체지급보험급여금 지급청구서

6. 산업재해보상보험의 요양급여의 범위

산재보험법 제40조(요양급여)4항에 의거

1) 진찰 및 검사
2) 약제 또는 진료재료와 의지 그 밖의 보조기의 지급
3) 처치, 수술, 그 밖의 치료
4) 재활치료
5) 입원
6) 간호 및 간병
7) 이송
8) 그 밖에 고용노동부령으로 정하는 사항

7. 산업재해보상보험의 요양급여의 지급에 대한 요건

1) 업무상의 사유에 의한 부상 또는 질병(법제 40조제1항)에 의해 산재보험 적용대상 근로자가 업무상의 사유로 부상을 당하거나 질병에 걸린 경우에 그 근로자에게 지급한다.
2) 개인 질환의 경우에는 산재보험 요양급여의 대상에 해당되지 아니하나, 업무상 부상이나 질병의 치료를 위하여 개인 질병의 조절, 반드시 선행되어야 한다는 것이 의학적으로 인정되는 경우에는 그 범위 내에서 필요한 요양을 예외적으로 제공할 수 있다.
3) 현물급여 원칙으로 「산재보험법」 제43조제1항에 따른 산재보험 의료기관에서 요양하도록 하고 「약사법」 제20조에 따라 등록한 약국을 통하여 약제를 지급하나 다만, 부득이한 경우에는 요양을 갈음하여 요양비를 지급할 수 있다.
4) 4일 이상의 요양(법40조제3항)은 업무상의 부상 또는 질병이 3일 이내의 요양으로 지유될 수 있으면 요양급여를 지급하지 아니한다. 이 경우는 3일 이내의 요양을 요하는 경우에는 「근로기준법」 제78조의 규정에 의해 소속 사업주에게 요양보상의무가 있고 요양의 정도에 대한 제한이 없으므로 사업주가 요양보상을 한다.

Tip

요양개시 후 2일 만에 사망한 경우와 같이 요양기간은 3일 이내이나 다른 보험급여(유족급여, 장의비)의 지급사유가 발생되는 경우에는 요양급여의 대상이다.

5) 산재근로자에 대한 요양급여의 적용기준 및 방법은「국민건강보험 요양급여의 기준에 관한 규칙」제5조(요양급여의 적용기준 및 방법) 별표1의 요양급여의 적용기준방법에 따르며, 산재보험 요양급여 산정기준 제2조에 의거한다.
6) 산재보험 요양급여 산정기준 제2조에 의거 산재근로자의 요양급여의 범위뿐 아니라 요양급여를 시행함에 있어 기본적인 요양급여의 적용기준 및 방법도 보건복지부령으로 정한 요양급여 적용기준 맞 방법을 따르도록 규정하고 있다.

8. 산업재해보상보험의 요양급여의 재요양(제51조)

요양급여를 받은 자가 치유 후 요양의 대상이 되었던 업무상의 부상 또는 질병이 재발하거나, 치료 당시보다 상태가 악화되어 이를 치료하기 위한 적극적인 자료가 필요하다는 의학적 소견이 있으면 다시 제40조에 요양급여("재요양")를 받을 수 있으며 접수일로부터 7일 이내 재요양 여부 결정 통지하여야 한다.

9. 산업재해보상보험의 요양급여의 한방요양

1) 요양대상은「산재보험법」적용을 받는 사업 또는 사업장 소속 근로자의 업무상 부상 또는 질병으로 4일 이상의 요양이 필요한 경우이다.
2) 한방요양 방법은 상병상대에 따라 한방 의료기관에서 입원, 통원치료로 요양승인기간 중 양방과 한방 의료기관에서 각각 다른 날짜에 통원치료가 가능하다.
3) 입원환자는 타 의료기관 통원치료는 원칙적으로 불가하나 다만, 한의과(한방)의료기관 요양 중인환자가 약제의 투약 등으로 의과(양방)의료기관의 통원 진료가 필요한 경우에만 가능하다.
4) 동일상병에 대하여 2개 이상의 의료기관 통원치료 불가하다.
 가. 동일상병에 대하여 양·한방 중복투약 불가하다.
 나. 양·한방 진료가 가능한 의료기관 위주로 실시해야 한다.
5) 한방요양을 받을 수 있는 상병으로는
 가. 양방요법으로 외과적 지료를 받은 후 한방요법에 의한 요양이 필요한 외상
 나. 요통, 염좌, 근골격계 질환
 다. 뇌혈관 및 심장질환 등 업무상 질병
 라. 기타 한방요양의 필요성이 인정되는 내과질환 등

10. 산업재해보상보험의 요양급여의 진료비 처리기간 및 심사청구

1) 서면청구의 경우는 지역본부에 청구하며 40일 이내, 토탈서비스에 회원 가입하여 전자청구의 경우는 10일 이내이며, KT에 산재 EDI를 신청하여 EDI청구한 경우에는 10일 이내이다.
2) 심사청구대상은 심사결과에 불복할 경우에 제기할 수 있다.
 가. 보험급여에 관한 결정
 나. 진료비에 관한 결정
 다. 약제비에 관한 결정

라. 진료계획 변경 조지 등
마. 보험급여의 일시지급에 관한 결정
바. 부당이득의 징수에 관한 결정
사. 수급권의 대위에 관한 결정

3) 심사청구방식은 청구인이나 대리인(변호사, 공인노무사 등)은 각 지역본부(지사)의 보험급여에 관한 결정 이 있음을 안 날부터 90일 이내에 원처분을 내린 각 지역본부(지사)에 심사정구서를 제출하여야 한다.

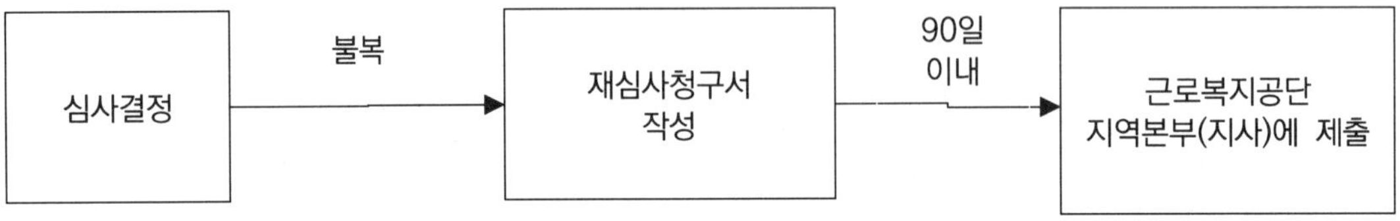

11. 산업재해보상보험의 요양급여의 진료비 소멸시효

1) 진료비는 민법 제163조제2호 소정의 '의사, 조산사, 간호사 및 약사의 치료, 근로 및 조제에 관한 채권'으로서 의료기관 및 약국의 진료비 청구에 대한 소멸시효 기간은 3년이다.
2) 소멸시효의 기점은 민법 제163조제2호 소정의 '의사, 조산사, 간호사 및 약사의 치료, 근로 및 조제에 관한 채권에 있어서는 특약이 없는 한 그 개개의 진료가 종료될 때마다 각각의 당해 진료에 필요한 비용의 이행기가 도래하여 그에 대한 시효가 진행된다고 해석함이 상당하므로 진료를 시작한 다음 날부터 매일 매일 진행되는 것이므로 이때부터 청구가 가능하다.

제2절 산업재해보상보험 요양급여 산정기준

1. 산재보험 의료기관종별 가산율(제4조)

행위 및 상대가치점수 제1부 Ⅱ의 요양기관 종별가산율을 적용하는 경우 건강보험 요양기관 산정 종별가산율에 다음 각 호의 비율을 가산하여야 한다.

의료기관종별	상급종합병원	종합병원	병원	의원
가산(%)	30	22	6	미적용

2. 산재보험 입원료 산정기준(제5조)

<table>
<tr><th rowspan="2">구 분</th><th colspan="3">입원기간</th></tr>
<tr><th>1~ 50일</th><th>51~150일까지</th><th>150일 이후</th></tr>
<tr><td>상급종합병원
근로복지공단부속병원</td><td colspan="3">입원료 100% + 병원관리료 100% 가산
(입원료제감제미적용)</td></tr>
<tr><td>종합병원</td><td colspan="3">100%(입원료제감제미적용)</td></tr>
<tr><td>병원, 의원, 한방병/의원</td><td>100%
(1 ~ 50)</td><td>90%</td><td>85%</td></tr>
</table>

3. 산재보험에 의한 요양

산재요양과 의료기관은 아래와 같다.

1) 산재의료관리원으로 하여금 운영하고 있는 산재전문의료기관으로서 보험시설이다.
2) 의료법에 의한 의료기관에서 공단과 산재환자 요양담당계약을 체결한 후 진료비를 공단에 직접 정구하고 있는 지정의료기관이다.
3) 그밖에 부득이한 경우에 요양은 할 수 있으나 의료기관에 진료비 근로자에게 요양비로 지급하여야 하는 비지정 의료기관이 있다.

4. 산재보험에 비급여의 범위(제3조)

1) 업무상 부상 또는 질병의 지료목적이 아닌 진료 또는 투약
2) 산재보험요양급여 산정기준 제2조제1항 및 제 2항에의 규정에서 정하지 않은 요양급여
3) 상급병실 사용료 차액
(1) 종합병원 이상에서 요양하는 경우 상병상태가 응급진료, 수술 등으로 입원요양이 필요하나 일반병실이 없어 부득이하게 특실을 제외한 상급병실을 사용한 경우에 7일 이내의 범위에서 인정한다.

(2) 중상이 위증하여 절대 안정을 필요로 하고, 의사 또는 간호사가 상시 감시하며, 수시 적절한 조치를 강구할 필요가 있다고 인정되는 경우 인정한다. 다만, 중환자실·격리실 등 집중치료실이 없거나 여유 병상이 없어 불가피하게 상급병실을 사용한 경우에도 인정한다.

5. 입원환자 의약품관리료 산정방법

관련근거로는 노동부 고시 제2002-7호(2002.4.25) 산업재해보상보험 요양급여산정기준 제8조의 2(의약품관리료)에 의거한다.

입원환자 의약품관리료 = 입원초일의 의약품관리료 × 투약일수

6. 응급의료관리료(제6조)

보건복지부장관이 고시한 "응급의료수가 기준"에 의한다.

다만, 휴일, 야간 근무 등으로 인하여 부득이 휴일 또는 야간에 응급의료기관을 이용한 경우 응급의료관리료 산정 대상 응급증상에 해당되지 않더라도 "응급의료관리료"를 지급한다.

7. 재활치료(제8조)

재활치료(기본물리치료료, 단순재활치료료, 전문재활치료료)에는 진료상 반드시 필요하다는 의사의 소견서가 있는 경우 보건복지부장관이 정한 산정 횟수 제한에도 불구하고 주가로 인정할 수 있다.

8. 이송료(제7조)

의료기관 등의 구급자를 이용하여 환자를 이송한 경우에 해당하며 구급차 이용비용을 지급하되, 비용은 「응급의료에 관한 법률 시행규칙」제11조 별표3 "이송처치료의 기준"에 따라 산정한다.

구급차 이외의 교통비, 숙박료 및 식대는 별표 제11절에 따라 산정한다.

9. MRI-산재보험 요양급여 산정기준(자기공명영상진단) 제9조

보건복지부장관이 고시한 「요양급여의 적용기준 및 방법에 관한 세부사항」 제3장 영상진단 및 방사선치료료("자기공명영상진단 세부 산정기준")에 따른다.

제1항에도 불구하고 업무상 부상 또는 질병에 대하여 자기공명영상진단(MRI)검사를 실시한 경우 진단 시 1회에 한해 인정한다.

다만, 다음 각 호의 하나에 해당하는 경우에는 추가로 인정한다.

가. 장해상태의 확인을 위한 경우

나. 상병상태가 호전되지 않거나 악화되어 진료방향을 결정하기 위만 촬영의 필요성이 의학적으로 인정되는 경우

다. 수술 후 상병상태 확인을 위한 촬영의 필요성이 의학적으로 인정되는 경우

10. 타 의료기관 MRI 판독료 산정기준

기존의 MRI 필름을 공단에서 타 의료기관에 판독 의뢰한 경우에 인정하되, 당해 요양기관에 상근하여 진단방사선과 전문의가 외부병원 필름을 판단하고 판독소견서를 작성하고 비치하는 경우이다.

11. 초음파(제9조의3)

해당 부위별로 1인 1회에 한해 인정한다.

환자의 장해상태 확인을 위한 특진 또는 촬영시점이 장기간 경과되어 상병상태의 확인을 위한 검사가 필요하다는 의학적 소견이 있는 경우에 한정하여 추가로 인정할 수 있다.

초음파 검사에 소요되는 비용은 보건복지부장관이 고시한 행위 및 상대가지점수 제1편 제2부제2장제4절 [초음파 검사]의 분류 번호에 따라 산정한다.

12. 산소치료(제9조의2)

진폐 합병증 등으로 통원요양하고 있는 경우에 시행한 동맥혈가스검사 결과가 다음 각 호의 어느 하나에 해당하며 산소지료서비스를 제공받는 경우에 그 비용을 지급한다.

가. 동맥혈 산소분압이 55 mmHg 이하

나. 동맥혈 산소포화도가 88% 이하

산소치료서비스 제공 대상의 산재근로자에게는 전기요금 등의 비용으로 월 30,000원을 정액으로 지급한다.

13. 관절가동범위검사(너-773)(제9조의4)

행위 및 상대가지점수 제2부제2장 검사료 산정지침 및 분류번호 너-773 관절가동법위 검사에도 불구하고 업무상 재해로 병변이 있는 부위에 대해서는 같은 날 검사를 실시한 경우에는 상지, 하지 및 수부(신체의 양측은 별개 부위로 본다)로 나누어 비용을 산정한다.

하지만 건강보험대상자는 월 1회에 한해 인정한다.

14. 치과

1) 치과임플란트(제9조의5)

행위 및 상대가지점수 제2부제18장 치과의 보절료 산정지점 분류번호 찬-11 치과임플란트(1치당)에 따른다.

업무상 재해로 승인된 치과 상병에 대한 치과임플란트는 연령 제한없이 인정하나 1치당 1개로 제한한다.

다만 치과의사의 의학적 판단에 따라 불가피하게 시술을 중단하는 경우에는 적용 개수에 포함하지 아니한다.

제3절 산업재해보상보험 요양급여 별표 추가산정 기준

1. 치과보철

보철은 총 2회에 한하여 지급하되 2회째 보철은 최초 보철일로부터 5년이 경과된 후 지급한다. 단 의학적 소견 등에 의하여 부득이한 사유가 있을 경우 5년경과 이전이라도 지급이 가능하다.

2회분 치과보철 신청 시 요양(염증 또는 신경치료 등)을 필요로 하는 치과보철은 재요양신청으로 처리하되 기한의 제한(5년 이상 경과)없이 승인하며 치과보철 횟수에 포함한다.

Tip
입원환자가 통원으로 치과치료가 가능하며 진료비로 청구한다.

2. 재활보조기구

재활보조기구의 수가는 지정 의료기관 등급과 관계없이 동일하며 재활보조기구 "지급원칙"을 참고한다.

3. 화상환자에게 인정하는 약재 및 치료재료

건강보험요양급여 기준 및 산재보험진료비심의위원회 기준 참고한다.

화상환자에게 피부이식이나 드레싱 등의 화상처지에 사용하는 약제 및 치료재료는 같은 부위에 대해 각각 1회만 인정한다.

4. 보험급여청구서 확인 및 진단서 발급수수료

진단서 발급 및 확인수수료는 매수에 관계없이 확인 또는 발급회수를 기준으로 산정한다.

동일 건에 대한 재확인 또는 재발급 수수료는 인정하지 않는다.

복합 상병에 대해 전문과목별로 장해보상정구용 진단서를 발급하는 경우에는 해당 수수료를 각각 산정할 수 있다.

요양급여신청서용 진단서 발급수수료는 최초 및 재요양에 대한 진료담당 의사의 초진소견서를 제출하는 경우에 지급한다.

5. 재활보조기구 처방 및 검수료

진단서 발급 및 확인수수료는 매수에 관계없이 확인 또는 발급회수를 기준으로 산정 동일 건에 대한 재확인 또는 재발급 수수료는 인정하지 않는다.

6. 치료보조기구

치료보조기구는 해당 유형별 지급대상에 해당하는 경우에 상한금액의 범위에서 한 번만 지급하되, 자가도뇨기구는 월 1개를 지급한다.

치료보조기구에 필요한 소모품 비용은 이 기준에서 정한 것 외에는 별도 지급하지 아니한다.

7. 재활치료료

1) 언어지료
2) 전산화인지 재활지료(주의, 기억) [1일당]
3) 증식치료(사지관절부위, 척추부위) [1일당]
4) 도수치료 [1일당]
5) 체외충격파치료 - 근골격계 질환

8. 냉각부하 검사료

레이노증후군 진단을 목적으로 의사의 처방에 따라 검사를 실시하고 그 결과를 작성한 경우에 산정한다.

다만, 촬영료, 판독료 및 재료대가 포함된 것으로 간주하며, 행위진료료 가산특례는 적용하지 않는다.

9. 이송료

의료기관 등의 구급차를 이용하여 환자를 이송한 경우 구급차 이용비용을 지급하되, 비용은 「응급의료에 관한 법률 시행규칙」 제11조 관련 별표 3 "이송처치료의 기준"에 따라 산정한다.

구급차 이외의 교통비는 순로(정상적 교통수단 및 경로)에 따라 산재근로자 및 그와 동행하는 간호인의 이송에 실제로 드는 금액으로 한다.

10. 한방첩약 및 탕전료 등

한방 첩약은 한방 의료기관에서 요양 중인 산재근로자의 진료 상 반드시 필요한 경우에 지급한다.

첩약은 1일 2첩, 입원 60일, 외래 30일을 원칙으로 하되, 상병상태가 추가 첩약치료가 필요하다는 의학적 소견이 있는 경우 추가로 인정할 수 있다.

검사에 사용된 약제 및 그 밖의 재료대 등은 검사료에 포함되므로 별도 산정하지 아니하며 의료기관 종별 행위가산은 적용하지 않는다.(혈맥어혈검사 : 뇌·심혈관질환 관련 한의학적 진단 및 치료를 위해 실시)

11. 전신해부에 따른 비용

전신해부비용은 분진직업에 종사하고 있거나 종사하였던 근로자의 사망원인을 알 수 없는 경우에 그 유족의 의뢰에 의하여 전신해부 지정 의료기관에서 전신해부를 실시한 경우에 지급한다.

12. 처치료

의사 또는 한의사의 사망진단이 내려진 후 병실 등에서 사망한 환자에게 사후처치를 시행한 경우 사후처치료로 산정한다.

의사 또는 한의사의 처방에 따라 처치를 시행하고 그 결과를 진료기록부에 기록한 경우에 산정한다.

13. 예방접종비용

만 65세 미만의 진폐증, 만성폐쇄성폐질환(COPD), 천식환자에게 폐렴구균(요양기간 중 총 1회 산정)이나 인플루엔자 백신(요양기간 중 1년에 1회 산정)을 접종한 경우에 산정한다.

14. 공무상 재해

공무상재해란 공무원의 공무집행과 관련하여 발생한 질병 또는 부상을 말한다.(공무원산재)

관련법령으로는 공무원연금법, 공무원연금법시행령, 공무원연금법시행규칙 등의 관련법과 판례에 따른다.

제4절 산업재해보상보험 요양급여 청구

1. 진료비 청구방식

진료비약제비 청구방식은 서면 청구 방식, EDI(Electronic Data Interchange : 전자문서교환)청구 방식, 토탈서비스를 이용하는 방식이 있다.

2. 진료비 청구시 구비서류

1) 진료비청구서, 진료비 · 약제비내역서(양방의료기관은 제17호, 한방의료기관은 제18호 서식)을 따른다.
2) 입원요양중인 자의 외출. 외박관리대장 사본(필요시에 한함) 1부를 첨부한다.
3) 산재환자별 진료기록부 사본, 소견서 등 관련자료(필요시에 한함) 1부를 첨부한다.
4) 진료비 청구시 삭감되지 않으려면 심사자의 입장에서 충분한 자료를 제시하는 것이 사전에 삭감을 방지할 수 있다.

3. 비급여항목 진료비 청구 방법

1) 건강보험 분류코드가 신설된 경우에는 건강보험 비급여코드를 사용하여 청구한다.
2) 건강보험 분류코드가 없는 경우에는 산재 특정진료수가 분류코드 “AAAAAA”로 사용하여 청구한다.
3) 산재보험 요양급여 산정기준 별표항목의 경우는 건강보험 비급여 분류코드가 있더라도 산재보험 별표항목의 분류코드를 사용하여 청구한다.

제5절 국민건강보험과 달리 적용하는 요양급여의 범위 및 비용산정기준

1. 산정지침

산재근로자에 대한 요양급여의 범위 및 비용산정에 대한 세부사항은 보건복지부장관이 고시한 행위 및 상대가치점수, 「요양급여의 적용기준 및 방법에 관한 세부사항」, 「요양비의 보험급여 기준 및 방법」, 「장애인보조기기 보험급여 기준 등 세부사항」 및 「응급의료수가기준」에 따른다. 다만, 이 기준에서 달리 정한 사항은 이 기준에 따른다.

2. 의과 행위목록 및 산정기준

행위목록	분류	분류번호	산정기준
일반사항	요양기관 종별 가산율		1. 행위 및 상대가치점수 제1편제1부Ⅱ. 요양기관 종별가산율에 다음 각 호의 비율을 가산하여 산정한다. 가. 가목(상급종합병원)은 15% 나. 나목(종합병원)은 12% 다. 다목(병원)은 1% 2. 위 제1호를 적용함에 있어 공단에 두는 의료기관에 대해서는 법 시행규칙 제10조제2항에 따라 고용노동부장관의 승인을 얻어 조정한 등급을 적용한다.
제1장 기본진료료	입원료	가-2	1. 행위 및 상대가치점수 제1편제2부제1장 [산정지침] 2. 입원료 등 라목 및 분류번호 가-2에 따른 입원료는 다음 각 호에 따라 산정한다. 가. 상급종합병원 및 공단에 두는 의료기관: 입원기간에 관계없이 행위 및 상대가치점수 중 소정점수(이하 "소정점수"라 한다)의 100분의 100에 병원관리료의 100분의 100을 가산하여 산정 나. 종합병원: 입원기간에 관계없이 소정점수의 100분의 100을 산정 다. 병원(요양병원은 제외한다) 및 의원: 입원일부터 50일째까지는 소정점수의 100분의100, 입원 51일째부터 150일째까지는 소정점수의 100분의 90, 입원 151일째부터는 소정점수의 100분의 85를 산정 2. 위 제1호에 따른 입원료 산정 시 공단에 두는 의료기관에 대해서는 법 시행규칙 제10조제2항에 따라 고용노동부장관의 승인을 얻어 조정한 등급을 적용한다.

<table>
<tr><td></td><td>의약품관리료</td><td>가-11 나</td><td>행위 및 상대가치점수 제1편제2부제1장 가-11 나. 입원환자 의약품관리료의 의료기관 종류별 1일분 의약품관리료에 투약일수를 곱하여 산정한다.</td></tr>
<tr><td rowspan="3">제2장
검사료</td><td>신경인지
기능검사</td><td>나-628</td><td>1. 업무상 재해로 인한 뇌의 장애나 정신질병의 진단 또는 치료를 위해 표준화된 평가도구를 사용하여 실시한 경우에는 연령과 관계없이 인정한다.
2. 요양기간 중 1회 인정하며 추적검사는 6개월 마다 인정한다. 다만 환자의 급박한 상태 변화 등으로 진료 상 필요하다는 의학적 소견이 있는 경우에는 추가로 인정할 수 있다.</td></tr>
<tr><td>관절가동
범위검사</td><td>너-773</td><td>다발성 병변으로 같은 날 여러 부위에 검사를 실시한 경우 상지, 하지, 수부(신체의 양측은 별개 부위로 본다)로 나누어 각각 산정한다.</td></tr>
<tr><td>초음파검사</td><td>나-940~나-944
나-946
나-948
나-950~나-952
나-956
나-961</td><td>1. 일반 또는 그 밖의 특수검사방법으로 진단이 곤란하다고 인정되는 손상 및 질환에 대하여 해당 부위별로 1회 인정한다.
2. 위 제1호에도 불구하고 장해상태 확인을 위한 특진 또는 촬영 시점이 장기간 경과되어 상병상태의 확인을 위한 검사가 필요하다는 의학적 소견이 있는 경우 추가로 인정할 수 있다.</td></tr>
<tr><td>제3장
영상진단 및
방사선치료료</td><td>자기공명
영상진단
(Magnetic Resonance Imaging)</td><td>다-246</td><td>업무상 부상 또는 질병 진단을 위해 실시한 경우 1회 인정한다. 다만, 다음 각 호에 해당하는 경우에는 추가로 인정할 수 있다.
가. 장해상태의 확인을 위한 경우
나. 상병상태가 호전되지 않거나 악화되어 진료방향을 결정하기 위한 촬영의 필요성이 의학적으로 인정되는 경우
다. 수술 후 상병상태 확인을 위한 촬영의 필요성이 의학적으로 인정되는 경우</td></tr>
<tr><td rowspan="2">제7장
이학요법료</td><td>기본물리치료
단순재활치료
전문재활치료</td><td>사-101~사-106
사-110~사-120
사-121~사-131
서-121, 서-141</td><td>진료 상 반드시 필요하다는 의사의 소견서가 있는 경우 보건복지부장관이 정한 산정횟수를 초과하여 인정할 수 있다.</td></tr>
<tr><td>기립경사훈련</td><td>사-46</td><td>업무상 재해로 다음 각 호에 해당하는 질환 및 증상이 있는 경우에 인정한다.
가. 스스로 보행이 불가능한 중추신경계 손상
나. 심장신경성 실신환자
다. 기립성저혈압이 있는 환자
라. 장기간 침상안정을 했던 환자</td></tr>
<tr><td rowspan="2">제18장
치과의보철료</td><td>광중합형 복합레진충전</td><td>차-13 다</td><td>업무상 재해로 인한 일부 치아파절에 적용한 경우 연령 제한 없이 인정한다.</td></tr>
<tr><td>레진상
완전틀니
임시레진상
완전틀니
금속상
완전틀니</td><td>찬-1

찬-2

찬-5</td><td>업무상 재해로 인해 발생한 상악 또는 하악의 완전 무치악에 적용한 경우 연령 제한 없이 인정한다. 이 경우, 보철은 총 2회에 한하여 지급하되 2회째 보철 지급은 별표 2 제1절 [진료원칙] 제6호에 따른다.</td></tr>
<tr><td rowspan="2"></td><td>부분틀니
임시레진상
부분틀니</td><td>찬-3
찬-4</td><td>1. 업무상 재해로 인해 고정성 가공의치로는 기능회복이 어려운 치아결손이 발생한 경우 연령 제한 없이 인정한다. 이 경우, 보철은 총 2회에 한하여 지급하되 2회째 보철 지급은 별표 2 제1절 [진료원칙] 제6호에 따른다.
2. 위 제1호에도 불구하고 임시레진상 부분틀니는 치과임플란트 시술 중 임시치아가 필요한 경우에도 산정할 수 있다.</td></tr>
<tr><td>치과임플란트</td><td>찬-11</td><td>1. 업무상 재해로 승인된 치과상병에 대해 연령제한 없이 1치 당 1개 인정한다.
2. 치과임플란트 시술 중 치과의사의 의학적 판단에 따라 불가피하게 시술을 중단하는 경우에는 인정개수에 포함하지 아니한다.</td></tr>
</table>

제19장 응급의료수가	응급의료 관리료	응-1	휴일·야간 근로 등으로 인하여 발생한 업무상 재해의 진료를 위해 부득이 휴일 또는 야간에 응급의료센터 및 응급의료기관을 이용한 경우에는 응급의료관리료 산정대상 응급증상에 해당하지 아니하더라도 "응급의료관리료"를 지급한다.
건강보험 요양비	산소치료		1. 진폐 합병증 등으로 통원요양 중 시행한 동맥혈 가스검사 결과가 다음 각 호의 어느 하나에 해당되는 경우에도 그 비용을 지급한다. 이 경우 산소치료 처방전을 발행할 수 있는 의사에 그 진폐환자를 진료하고있는 직업환경의학과 전문의를 포함한다. 가. 동맥혈 산소분압이 55mmHg 이하 나. 동맥혈 산소포화도가 88% 이하 2. 산소치료서비스 제공대상 산재근로자에게는 전기요금 등의 비용으로 월 30,000원을 정액으로 지급한다.
장애인 보조기기	보청기		업무상 재해로 승인된 청각장애에 대해서는 연령 제한 없이 인정한다.

3. 치과 행위목록 및 산정기준

1) 진료원칙

(1) 보철재료는 금합금, 팔라디움합금, 코발트 크롬합금 또는 지르코니아를 사용한다.

(2) 보철재료대, 행위진료에 대한 가산율 및 보철진료 중 실시한 국소 마취료는 별도 계산하지 아니한다.

(3) 보철시행 시 산재로 인한 것이 아닌 환부(결손치 등)가 있을 때 환자가 희망하면 본인부담으로 할 수 있다.

(4) 보철설계 시행 시 같은 조건의 두 가지 설계방법 중 하위의 가격으로 기능회복이 가능한 것을 상위가격으로 할 수 없으며, 보철재료 중 귀금속은 비귀금속에 과민반응이 있는 경우에 적용할 수 있다.

(5) 가공치는 인접 지대치에 시행된 보철방법을 준용하여 수가를 산출한다.

(6) 보철은 총 2회에 한하여 지급하되, 2회째 보철은 최초 보철 일부터 5년이 경과된 후에 지급한다. 다만, 의학적 소견이 있는 등 부득이한 사유가 있을 경우에는 5년경과 이전이라도 지급할 수 있다.

2) 보철원칙 및 금액

분류번호	분 류	보 철 원 칙	금액(원)
카-1	주조금관	75wt.% 이상의 금과 백금족 원소를 함유한 치과주조용 금합금으로 하며, 구치부에 적용할 수 있다.	425,000
카-2	3/4금관	75wt.% 이상의 금과 백금족 원소를 함유한 치과주조용 금합금으로 하며, 전치부 및 소구치부에 적용할 수 있다.	311,640
카-3	도재전장주조관 (귀금속)	심미적 회복이 요구되는 전치부 또는 소구치부에 적용하되, [진료원칙] 제4항을 적용하지 아니한다. • 금 77.8~87.5%, 백금 4.0~9.1%, 팔라디움 5.5~9.9%의 조성비를 가지면서 백금의 순도는 97% 이상이어야 한다.	502,380

카-4	도재전장주조관 (비귀금속)	심미적 회복이 요구되는 전치부 또는 소구치부에 적용할 수 있다.	347,650
카-5	국소의치 (백금가금주조)(1악)	고정성 가공의치로는 기능 회복이 어려운 경우에 적용하여야 한다. • 백금가금은 순금 70%, 은 10%, 동 10%, 백금 10%의 비율로 하면서 백금의 순도는 60% 이상이어야 한다.	1,718,470
카-9	포스트 (캐스트코아)	전치부 또는 구치부에서 치관부의 3분의 2 이상이 파절되거나 손상이 심하여 치관부에서 인공치관의 유지가 곤란한 경우 또는 치경부를 포함한 우식증이나 불규칙한 파절을 치수치료 한 경우에 지대치를 보강하기 위하여 적용한다. • 사용재료는 팔라디움이 25%이상인 팔라디움·은합금으로 한다.	150,260
카-10	포스트 (기성품)	치관부의 3분의 2 미만이 파절되거나 손상되어 치수 치료한 치아로써 잔존치질이 부족하여 사용 중 파절의 우려가 있는 경우에 지대치를 보강하기 위하여 적용한다.	103,510
카-11	악안면보철 (귀금속: 유치악)	악안면보철은 구개부 및 악골 절제 등으로 생긴 실질결손에 대해 그 기능과 형태를 전부 또는 부분적으로 회복하기 위해 적용하며, 보철물의 사용재료는 유치악의 경우는 부분틀니에 준하고 무치악의 경우는 완전틀니에 준한다.	1,677,290
카-12	악안면보철 (코발트크롬: 유치악)	카-11 악안면보철(귀금속: 유치악) 보철원칙과 같다.	1,179,780
카-13	악안면보철 (코발트크롬: 무치악)	카-11 악안면보철(귀금속: 유치악) 보철원칙과 같다.	1,487,000
카-14	임시레진관	보철완료시까지 임시적으로 치아를 사용하기 위하여 지급한다.	26,710
카-18	지르코니아 크라운	심미적 회복이 요구되는 전치부 또는 소구치부에 적용하되, [진료원칙]제4항을 적용하지 아니한다. • 사용재료는 순수지르코니아(ZrO_2)에 약 3~5% 정도의 안정화제(stabilizer)를 첨가하며, 국제 표준화 시험법(ISO 6872, ISO 13356, ISO 10993)에 적합하여야 한다.	502,380

※ 재료대와 기술료를 합한 금액임

08

자동차보상보험

08 자동차보상보험

제1절 자동차보상보험의 이해

1. 구성

자동차보험은 교통사고나 차량 도난으로 발생한 손해를 보상해 주는 보험이다. 보험가입자는 보험료를 지불하고 보험사는 약관에 따라 사고 보상금을 지급하기로 약속하는 하나의 계약이다. 자동차보험은 보험가입자의 배상책임손해, 상해치료비, 차량수리비 등을 보상한다.

2. 자동차 보험 심사개요

자동차보험은 2013.7.1.일 진료 분부터 자동차보험진료수가 심사 및 조정업무가 건강보험심사평가원으로 위탁되었다.

3. 자동차 보험 심사 법적 근거

1) 자배법 제12조의2(업무의 위탁)

(1) 보험회사 등은 의료기관이 청구하는 자동차보험진료수가의 심사·조정업무 등을 대통령령으로 정하는 전문심사기관에 위탁한다.

(2) 전문심사기관은 자동차보험진료수가에 관한 기준에 적합한지를 심사한다.

(3) 보험회사 등은 전문심사기관의 심사결과에 따라 자동차보험진료수가 지급

☞ 중립적·객관적 심사기관의 심사결과에 대한 구속력 인정한다.
전문심사기관의 심사결과를 당연 수용하도록 하여 심사결과에 대한 의료기관과 보험사간의 분쟁을 방지한다. (법 개정시 의료계 및 보험업계의 의견을 반영)

※ 심사결과에 대한 의료기관과 보험사간 합의에 의해 지급한다.
→ 당연지급(구속력 인정)

(4) 청구, 심사, 지급, 이의제기 등의 방법·절차 등은 국토교통부령으로 정한다.

4. 심사업무처리에 관한 규정 주요내용

1) 진료비(수가) 청구 및 지급절차

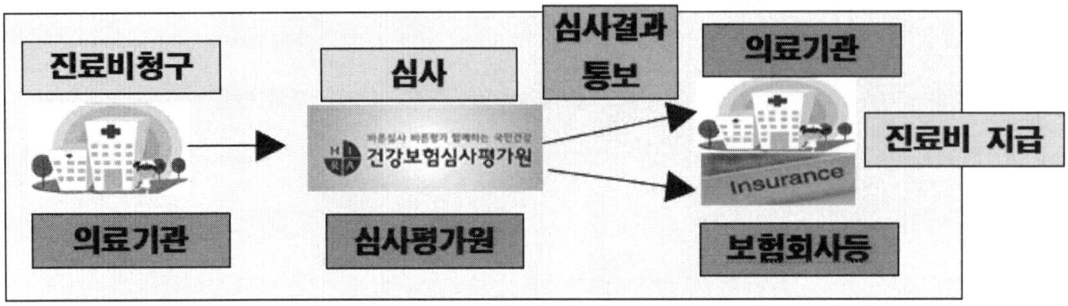

☞ 심사평가원 심사결정에 이의가 있는 의료기관 및 보험회사 등은
- 이의제기: 심사결과 통보일로부터 10일 이내
- 심사청구: 이의제기 결과 통보받은 날로부터 30일 이내('14.2.7. 시행)

2) 위(수)탁 전·후 주요 변경사항

구분		위탁 전	위탁 후
청구처		보험회사 등의 해당지부	심사평가원(단일창구)
청구매체		주로 서면청구	전자청구(일부기관 예외)
심사		각 보험사별 심사 및 의료기관과 지급액 협의 결정	심사평가원에서 일괄심사 - 의료적 전문성에 기초한 일관성 - 수가 및 급여기준의 투명성 - 전문심사기관 인프라에 의한 체계적 관리
지급		지급청구액 조정협의를 거쳐 지급	심사평가원의 심사결과에 따라 지급
이의제기		없음	의료기관 및 보험사가 심평원에 이의제기
심사청구		보험사만 자동차보험진료수가분쟁심의회에 심사청구 - 의료기관이 진료수가 기준을 부당하게 적용한 것으로 판단되는 경우 - 의료기관이 지급검토액에 동의하지 않는 경우	의료기관 및 보험사가 자동차보험진료수가 분쟁심의회에 심사청구 - 심평원의 심사결과에 이의가 있는 경우
처리기간	심사	청구일로부터 30일 이내 지급	좌동
	이의제기	없음	- 심사결과통보를 받은 날로부터 10일 이내 제기 - 이의제기를 받은 날로부터 10일 이내 처리
	심사청구	지급청구일로부터 60일 이내에 분쟁심의회에 심사청구	이의제기 결과를 통보받은 날로부터 30일 이내 심사청구('14.2.7. 시행)

제2절 자동차보험 진료수가의 이해

1. 자동차보험진료수가에 관한 기준

1) 자동차보험진료수가의 정의 (법 제2조 7항)

"자동차보험진료수가"란 자동차의 운행으로 사고를 당한 자가 의료기관에서 진료를 받음으로써 발생하는 비용으로서 다음 각목의 어느 하나의 경우에 적용되는 금액을 말한다.

(1) 보험회사 등의 보험금으로 해당 비용을 지급하는 경우
(2) 자동차손해배상 보장사업의 보상금으로 해당 비용을 지급하는 경우
(3) 배상 종결 후 해당 교통사고로 발생한 치료비를 환자가 의료기관에 지급하는 경우

2) 적용범위 (제3조)

(1) 보험회사 등이 보험금등 또는 가불금의 지급청구를 받아 피해자에게 교통사고 환자 진료비를 직접 지급하는 경우
(2) 제1호의 보험금 등 또는 가불금의 지급을 받았거나 이를 지급받을 교통사고환자가 의료기관에게 진료비를 변제하는 경우. 다만, 국민건강보험법령 또는 산업재해보상보험법령에 의하여 보험 처리될 수 있는 비용은 제외
(3) 의료기관이 자동차보험 진료수가를 건강보험심사평가원에 청구하고 이에 대하여 심사평가원이 심사하는 경우 및 보험회사 등이 의료기관에게 그 진료비를 지급하는 경우
(4) 의료기관이 법 제12조제5항단서에 따라 교통사고환자에게 직접 진료비 납입을 청구하는 경우. 다만, 국민건강보험법령 또는 산업재해보상법령에 의하여 보험처리 될 수 있는 비용은 제외
(5) 자동차보험 진료수가분쟁심의회가 심사·결정을 하는 경우

3) 적용범위(제3조)

의료기관은 교통사고환자의 조속한 원상회복을 위하여 필요한 진료에 최선을 다하되, 그 진료는 의학적으로 인정되는 범위 안에서 보편·타당한 방법·범위 및 기술 등에 따라 이를 행하여야 한다.

4) 진료수가의 인정범위 및 제외범위(제5조~제6조)

인정범위(제5조)	인정제외(제6조) 교통사고환자 등에게 비용청구 가능
건강보험기준	자동차사고와 인과관계 없는 진료비
건강보험기준과 달리 적용(별표1)	기왕증 진료비
건강보험기준 규정되지 않은 사항(별표2)	상급병실료(단, 약관상 7일 인정가능)
산재기준 [별표]	의사의 퇴원 및 전원지시에 불응하여 증가된 진료비
진료수가적용기준및방법세부사항(별표3)	

☞ 건강보험 〉 별표1 〉 별표2 〉 산재 순으로 인정범위 적용함
상급병실을 부득이하게 사용한 경우 자동차보험 약관이 정한 범위 내 기본입원료와의 차액 별도 산정

5) 진료수가(비용) 산정방법(제8조)

(1) 제5조의 진료수가 인정범위

가. 건강보험기준(행위·치료재료, 약제] : 상대가치점수 및 금액
나. 장애인보장구 : 국민건강보험법 시행규칙 [별표7]에 따른 금액
다. 건강보험기준과 달리 적용하는 사항 [별표1] 적용
라. 건강보험기준에서 정하지 아니한 항목은 [별표2] 적용
마. 산재기준 [별표] 적용(치과보철료 진료원칙 제6호 및 이송료 제외)
바. 비용 정해지지 아니한 행위 : 건강보험급여에서 정한 가장 유사 항목 준용
사. 건강보험기준의 비급여대상으로 상대가치점수가 정해지지 아니한 행위는 해당 진료에 소요된 실제비용, 치료재료 및 약제 실구입가

(2) 종별가산

금액으로 정한 항목은 종별가산율을 미적용한다. 단, 별도로 가산을 인정하는 항목 예외으로 산재 [별표] 도수치료 및 증식치료를 참고한다.

(3) 비용의 산정

건강보험, 자동차보험, 산재보험에서 정한 금액보다 의료기관이 별도로 정한 금액 또는 실제 구입금액이 낮은 경우 그 금액 산정이다.

(4) [별표1] 건강보험기준과 달리 적용하는 사항

<table>
<tr><th>대분류</th><th>달리 적용하는 사항</th></tr>
<tr><td>일반사항</td><td>의료기관종별가산률 : 상급종합병원 30%, 종합병원 22%, 병원(요양병원) 6%, 의원 미적용</td></tr>
<tr><td>제1장 기본진료료</td><td>입원료(가2, 가9, 가10, 가10-1)
<table>
<tr><th rowspan="2">구분</th><th colspan="2">입원체감률</th></tr>
<tr><th>자동차보험</th><th>건강보험</th></tr>
<tr><td>상급종합</td><td>기간불문 100%, 병원관리료 100% 가산</td><td rowspan="3">1~15일: 100%
16~30일: 90%
30일 초과: 85%</td></tr>
<tr><td>종합병원</td><td>기간불문 100% 가산</td></tr>
<tr><td>병원, 의원</td><td>51~150일 90%, 150일 초과 85%</td></tr>
</table>
※ 요양병원 : 180~270일 95%, 271~360일 90% 361일부터 85% 산정(건강보험)</td></tr>
</table>

(5) [별표3] 자동차보험 진료수가 적용기준 및 방법 세부사항(신설)

제목	내용
입원료 및 식대 심사기준	- 입원은 의학적으로 필요한 경우 - 최대 최초진단서에 기재된 치료기간까지 인정 - 환자나 보호자에게 퇴원 및 전원의 필요성 충분히 설명하고 진료기록부에 기재
	[의료기관] - 의학적 입원 불필요하다고 판단 경우 환자에게 퇴원지시 - 불응시 퇴원, 전원 소견을 보험회사 등에 즉시 서면통지(퇴원가능소견서) - 환자나 보호자에게 퇴원 및 전원의 필요성 충분히 설명하고 진료기록부에 기재
	[보험회사] 입원 진료비 지급보증 중지여부 회신
	[심사기관] 입원적정성 검토하되, 지급보증 회신 전까지 입원료 인정
	- 외박시 산정방법 : 주치의의 허가를 받아 외박시 - 연속하여 24시간을 초과시 병원관리료만 산정 - 입원환자 무단 외출, 외박 이후 입원료 불인정 - 환자나 보호자에게 퇴원 및 전원의 필요성 충분히 설명하고 진료기록부에 기재

6) 착오청구 사례

(1) 진료비 총액 계산 착오

가. 환자납부액(일명 '직불진료비')

- 진료수가 병세서 "11"항(환자납부액)에 세부내역 미기재후 환자납부총액에만 기재하여 착오청구 ☞ "11"항에 세부내역 기재가 필수다.

나. 검체검사 위탁

- 위탁검사를 1.1가산후 2란(행위가산)으로 청구 ☞ 위탁검사료와 위탁검사관리료를 합하여 1.1을 일투에 산정하며 종별가산은 미적용하여야 한다.

(2) 코드착오(K)

가. 목발, CD복사료, 토마스 소프트칼라, 보장구, 보조기 등을 치료재료코드인 "8"로 착오기재 ☞ 코드구분자 "1"로 반드시 기재하여야 한다.

※ 코드구분 : 1. 수가, 2. 준용수가, 신의료기술 등 급여결정신청건
3. 약제, 4. 원료약, 5, 치료재료

나. 보험회사 등의 요청에 의한 지급불능(J1): 해당보험회사에 확인 필요

J1		보험회사 등 요청에 의한 지급불능 건 등
	01	보험회사 등이 알린 한도초과
	02	합의 이후 발생된 진료비
	03	지급보증 중지 또는 사망일 이후 진료분
	04	보험회사 등 코드 기재착오, 타보험사 진료대상건
	05	자동차사고 환자성명, 주민등록번호 기재착오 또는 확인불가
	06	사고접수번호, 지급보증번호 기재착오 또는 확인불가
	07	기타 사유

7) 입원료 심사시 참고자료

(1) 사고일자, 사고경위, 임상증세 등이 기록되어 있는 의무기록지
(2) 진료기록부
가. 입원기록지
나. 경과기록지
다. 간호기록지
라. 검사결과지
마. MRI, CT판독지 등(결과: 참조란 기재)
바. 의사소견서
사. 퇴원가능소견서 등 ☞ 필요시 참고자료 송부하여 청구한다.

제3절 자동차보상보험의 진료수가 산정방법의 이해

1. 일반원칙

자동차보험진료수가에 관한 기준 제8조에 의해

1) 건강보험기준(행위, 약제 및 치료재료) : 상대가치점수 금액에 의한다.
2) 장애인 보장구 : 국민건강보험법 시행규칙 별표7에 의한 금액에 의한다.
3) 건강보험기분과 달리 적용하는 사항의 경우는 별표1을 적용한다.
4) 건강보험기준에서 정하지 아니하는 항목의 경우는 별표2를 적용한다.
5) 산재기준(별표) 적용하되 치과보철료의 진료원칙 제6호 및 이송료는 제외한다.
6) 비용이 정해지지 아니한 행위의 경우는 건강보험급여에서 정한 가장 유사한 항목으로 준용하여 청구한다.
7) 건강보험기준의 비급여대상으로 상대가치점수가 정해지지 아니한 행위의 경우는 해당 진료에 소요된 실제비용, 치료재료 및 약제 실구입가로 청구한다.
8) 종별가산의 경우는 금액으로 정한 항목은 종별가산을 적용하지 않는다. 단, 별도로 사산율을 인정하는 항목의 경우는 예외로 하되 산재(별표) 도수치료 및 증식치료 등이 있다.
9) 건강보험, 자동차보험, 산재보험에서 정한 금액보다 의료기관이 별도로 정한 금액 또는 실제 구입금액이 낮은 경우 그 금액으로 비용을 산정한다.

2. 건강보험기준과 달리 적용하는 사항(별표 1)

1) 주사료

대분류	건강보험기준 및 응급의료기준 중 달리 적용하는 사항
제5장 주사료	(피하 또는 근육내주사) 마-1 - 외래는 1일 1회, 입원은 1일 4회 이내 산정 (다만, 응급을 요하거나 진료상 반드시 필요한 경우는 예외)

2) 이학요법료

대분류	건강보험기준 및 응급의료기준 중 달리 적용하는 사항
제7장 이학요법료	(표층열치료) 사-101, (한냉치료) 사-101-1, (경피적전기자극치료 사-104, (간섭파전류치료) 사-104의 '주' - 수상일~17일 : 외래는 1일 1회 2부위까지, 입원은 1일 2회 2부위까지 산정 - 18일 이후부터~ : 부위 불문하고 외래는 1일 1회, 입원은 1일 2회만 산정

3) 처치 및 수술료

<table>
<tr><th>대분류</th><th>건강보험기준 및 응급의료기준 중 달리 적용하는 사항</th></tr>
<tr><td>제9장 처치 및 수술료</td><td>
1) 안면 또는 경부에 자-2-가 창상봉합술을 시행한 경우
- 1회의 시술에 한하여 별도로 50,000원을 가산함
(단, 요양기관 종별가산율은 적용한함)
2) 카-10 반흔구축성형술
주 : 1. 운동제한유무와 관계없이 산정한다.
2. 안면성형술시 사용된 봉합사는 실구입가로 산정한다.
3. Z-plasty, W-plasty등 국소피판에 해당하는 피부성형술을 시행한 경우 시술전 반흔 길이의 1.5배를 산정한다.
<table>
<tr><th rowspan="2">구분</th><th colspan="2">안면부위(cm당)</th><th colspan="2">기타부위(cm당)</th></tr>
<tr><th>표준코드</th><th>금액</th><th>표준코드</th><th>금액</th></tr>
<tr><td>상급종합</td><td>VI021</td><td>100,000</td><td>VI031</td><td>70,000</td></tr>
<tr><td>종합병원</td><td>VI022</td><td>80,000</td><td>VI032</td><td>60,000</td></tr>
<tr><td>병원</td><td>VI023</td><td>70,000</td><td>VI033</td><td>50,000</td></tr>
<tr><td>의원</td><td>VI024</td><td>60,000</td><td>VI034</td><td>40,000</td></tr>
</table>
3) 키-11 자가 지방 혹은 진피-지방이식술
㈜ 2부위 이상 시술시 이식한 부위 면적을 합하여 산정한다.
<table>
<tr><th>구분</th><th>표준코드</th><th>금액</th></tr>
<tr><td>4cm^2 미만</td><td>VI041</td><td>511,800</td></tr>
<tr><td>4cm^2 이상 ~ 16cm^2 미만</td><td>VI042</td><td>716,520</td></tr>
<tr><td>16cm^2 이상 ~ 36cm^2 미만</td><td>VI043</td><td>921,240</td></tr>
<tr><td>36cm^2 이상 ~ 100cm^2 미만</td><td>VI044</td><td>1,535,400</td></tr>
<tr><td>100cm^2 이상 ~</td><td>VI045</td><td>2,047,200</td></tr>
</table>
4) 키-14 레이저 반흔성형술
<table>
<tr><th>구분</th><th>표준코드</th><th>금액</th></tr>
<tr><td>0 ~ 25cm^2 미만</td><td>VI071</td><td>153,540</td></tr>
<tr><td>25cm^2 이상 ~ 100cm^2 미만</td><td>VI072</td><td>255,900</td></tr>
<tr><td>100cm^2 이상</td><td>VI073</td><td>358,260</td></tr>
</table>
</td></tr>
</table>

4) 한방시술 및 처치료

대분류	건강보험기준 및 응급의료기준 중 달리 적용하는 사항
제14장 한방시술 및 처치료	(시술료) 온냉경락요법(하-70) - 수상일 ~17일 : 외래는 1일 1회 2부위까지, 입원은 1일 2회 2부위까지 인정 - 18일 이후 ~ : 부위 불문학 외래는 1일 1회, 입원은 1일 2회만 인정

5) 응급의료기준

대분류	건강보험기준 및 응급의료기준 중 달리 적용하는 사항
응급의료 기준	(응급의료관리료) - 응급의료수가기준의 2. 산정기준 "가"항에 의거 - 응급실에서 응급환자 또는 응급실에 내원한 환자에게 응급처치 및 응급의료를 행한 경우 초일에 한하여 산정하되, 응급환자에 해당하지 않는 환자의 경우에도 보험회사 등이 응급의료관리료 전액을 부담한다.

3. 건강보험기준에서 요양급여로 정하지 않았거나 달리 적한 사항(별표 2)

분류번호	분류		상급종합병원	종합병원	병원	의원
키-1	상급 병실료	가. 1인실	실제소요비용(기본입원료와의 차액)			
		나. 2인실(상종, 종병제외)				
		다. 3인실(상종, 종병제외)				
노-697	단섬유근전도		50,000	47,000	43,000	41,000
키-3	수면다원검사 주: 1. 건강보험행위급여/비급여 목록표 및 급여 상대가치점수 제1편제2부제2장 나-629 수면다원검사의 급여기준(검사항목, 시설기준, 실시 인력기준, 인정횟수을 모두 충족한 경우는 나-629 수면다원검사로 산정한다. 2. 교통사고환자에게 수면다원검사(나-629, 키-3)를 실시한 경우 검사결과를 첨부하여야 한다.		350,000	330,000	300,000	280,000
키-4	음경기능진단 가. 주간 나. 야간		 80,000 100,000	 75,000 94,000	 69,000 86,000	 65,000 82,000
키-5	x-ray 필림 복사(매당)		4,000	3,700	3,400	3,200
키-12	비성형술(소) - 한쪽만 골절		2,047,200			
	비성형술(중) - 양쪽(4군데 이하) 골절		2,354,280			
	비성형술(대) - 5군데 이상 골절		2,866,080			
키-20	사후처치		20,000	18,000	17,000	16,000
버-1	한방 첩약(1첩당)		6,690			
버-2	한방 탕전료(1첩당)		670			
키-21	팔걸이 arm sling		실구입가로 인정			
	쇄골밴드, 8자형 밴드					
키-22	캐스트 신발 cast or splint shoe		실구입가로 인정			

4. 자동차보험진료수가 적용기준 및 방법에 관한 세부사항(별표 3)

항목	세부내용
진료수가 인정범위 (행위)	1) 건강보험요양급여목록에 등재(고시)되어 있는 행위를 우선 인정한다. 2) 건강보험기준에서 비급여로 정해진 행위의 경우 요양급여대상에 대체 가은한 행위가 없거나 즐상 및 질병정도에 따라 진료상 반드시 필요한 경우는 사례별로 인정한다.
진료수가 인정범위 (약제)	1) 약사법령에 의한 허가신고사항(효능, 효과, 용법, 용량 등) 범위 내에서 환자의 증상 등에 따라 필요 적절하게 투여한다. 2) 건강보험 약제급여목록 및 급여상한 금액표에 등재된 약제를 우선 인정한다. 3) 등재되지 않은 약제를 사용하는 경우는 별도 산정이 가능한 약제로 산정한다. 만약, 등재된 약제 중 대체 가능한 약제가 없거나 증상 및 질병정도에 따라 진료상 반드시 필요한 경우는 사례별로 인정한다.
진료수가 인정범위 (치료재료)	1) 약사법 및 기타 다른 관계법령에 의해 허가, 신고 또는 인정된 사항(효능, 효과 및 사용방법)의 범위 내에서 환자의 증상에 따라 의학적 판단에 의해 필요 적절하게 사용한다. 2) 건강보험에서 요양급여 대상인 치료재료를 우선 인정한다. 3) 비급여 대상으로 정해진 치료대료의 경우는 요양급여 대상 치료재료 중 대체 가능한 치료재료가 없거나 증상 및 질병정도에 따라 진료상 반드시 필요한 경우의 경우 사례별로 인정한다. 4) 건강보험기준에서 인정범위 등이 별도 정해지지 않은 경우 치료재료 급여/비급여 목록 및 급여상한금액표 상 중분류의 사용 용도 범위 내에서 사용하며 진료상 불가피하게 사용용도 범위를 벗어나 사용이 확인된 경우 사례별로 인정한다.
진료수가 인정범위 (신의료 기술)	건강보험요양급여대상여부 결정신청서 접수된 행위 치료재료의 경우로 건강보험기준 중 대체 가능한 행위/치료재료가 없는 경우로 증상 및 질병이 정도에 따라 의학적으로 불가피한 경우 해당 신의료기술 등에 대한 가격을 기재한 비용을 산정한다. - 행위는 실제비용 - 치료재료는 실구입가로 인정한다. 목록표를 심사평가원에 제출하여야 한다.
건강보험기준 중 전액본인부담항목에 대한 인정기준	건강보험기준 중 인정기준을 초과하여 환자본인 전액 부담한 항목으로 교통사고환자 진료를 위하여 필요한 경우에 한해 인정한다.
교통사고환자 상급병실료 산정기준	부득이 상급병실을 사용한 경우에 인정한다. - 2~3인실을 사용한 경우 입원당 약관에서 정하는 범위 내에서 기본입원료 외 상급병실료(일반병실료와의 차액)을 별도로 산정한다. - 보험회사 등은 상급병실 사용이 부득이 한지 여부를 면밀히 관찰하여 불필요한 상급병실 사용이 발생되지 않도록 하여야 한다.
입원료체감제 적용 방법	타법령(건강보험, 의료급여, 산재 등)에 의거 진료를 받고 있던 환자가 자동차보험으로 적용되는 경우로 자동차보험 적용일로부터 적용한다.
입원환자 의약품관리료 산정방법	타법령(건강보험, 의료급여, 산재 등)에 의거 진료를 받고 있던 환자가 자동차보험으로 적용되는 경우로 자동차보험 적용일을 시점으로 의약품관리료의 소정점수를 산정한다.
교통사고환자 물리치료사 1인당 1일 물리치료 실시인원	1) 상근물리치료사 - 월평균(또는 주평균) 1일 30명까지 인정 2) 시간제/격일제근무자(주3일 이상 + 주20시간 이상 근무) - 월평균(또는 주평균) 1일 15명까지 인정
교통사고환자 한의사 1인당 1일 한방물리요법 실시인원	1) 상근한의사 - 월평균(또는 주평균) 1일 20명까지 인정 2) 시간제/격일제근무자(주3일 이상 + 주20시간 이상 근무) - 월평균(또는 주평균) 1일 10명까지 인정 * 월평균(주평균) 실시인원 = 1개월간(1주일간) 총 물리치료청구건수(실시 연인원)/1개월간(1주일간)근무일수

항목	세부내용
입원료 및 식대 심사기준	1) 입원 - 의사가 진료상 필요하다고 인정하여 진료기록부상 의학적으로 타당한 기록이 있는 경우에 한해 인정한다. 2) 퇴원 - 의학적으로 입원이 불필요하다고 판단한 경우 퇴원을 지시할 수 있다. - 환자의 퇴원시기 불응시에는 (의료기관) 퇴원, 전원 소견 즉시 보험회사 등에 서면 통지하고 환자 및 보호자에게 충분한 설명을 하고 진료기록부에 기재하여야 한다. (보험회사) 입원 진료비 지불보증에 대한 중지여부를 회신한다. (심사기관) 지불보증회신 전까지 및 지급중지를 회신하지 아니한 경우의 입원료는 인정한다. 3) 외박 - 주치의의 허가를 받아 외박 시 입원료는 산정이 가능하다. 다만, 연속하여 24시간을 초과 시 병원관리료만 산정한다. - 입원환자의 무단 외출, 외박일 이후 입원료는 불인정한다.

5. 2019년~2022년 변경사항

1) 한방 자보 추나요법 관련 (2019년 4월)

한방자보에도 20회의 제한이 있으나, 연간 20회가 아니라 치료기간 중 20회이다. 또한, 보험/보호에서 사용하는 MT055(추나요법 한의사 진료일수)를 제출해야 하며 추나요법 코드에 특정내역 JJ007(추나요법 실시 한의사, 실시시간)을 추가로 기재해야만 한다.

6. 2021~2022년 변경사항

1) 신설 (2022년 2월 1일 진료분 부터 적용)

연번	분류	분류번호	제목
1	건강보험 제3장 영상진단 및 방사선치료료	다-245	교통사고 환자에게 시행하는 척추CT 적용기준 - 수상초 촬영하는 척추CT의 합당한 증상 및 경과관찰 기간 관련 심사지침
2			교통사고 환자에게 시행하는 두부CT 적용기준 - 수상초 촬영하는 두부CT의 합당한 증상 및 경과관찰 기간 관련 심사지침

2) 개정 (2021년 12월 1일 진료분 부터 적용)

개 정
Ⅰ. 행위 자동차보험진료수가에 관한 기준 자동차보험진료수가 한방물리요법의 진료수가 및 산정기준 알림

항 목	제 목	내 용
허-2-1바 도인운동요법 [1일당]	교통사고 환자에게 시행하는 도인운동요법 적용기준	교통사고 환자에게 시행하는 도인운동요법은 한방수기요법 변경 시 다음과 같이 적용토록 함 - 다 음 - • 한방수기요법 변경 시 마다 도인운동요법을 시행하는 사유, 환자평가 등 관련 내용을 반드시 작성하여 기록하여야 함 ※ 환자 상태에 대한 평가는 관절가동범위(ROM), 통증평가척도(VAS 등)는 필수로 기재하되, 환자에 따라 필요한 경우 추가로 평가한 결과를 기재함

3) 개정 (2021년 12월 1일 진료분 부터 적용)

항목	제목
자동차보험 심사지침 어-4 도수치료	교통사고 환자에게 시행하는 도수치료 적용기준 - 도수치료 전 물리치료 행위, 우선시행 기간 및 시행횟수 명확화

Tip

자동차보험 심사기준에 대한 내용은 건강보험심사평가원 요양기관업무포털에서 자세하게 확인할 수 있다.
심사시 급여기준이나 변경사항 등에 대한 부분은 자주 확인하도록 한다.
다음은 건강보험심사평가원 요양기관업무포털 싸이트이다.
https://biz.hira.or.kr/index.do?sso=ok&ProjectType=&LinkMenuId=MP00000902

09

건강보험 요양급여비용 청구방법

09 건강보험 요양급여비용 청구방법

제1절 건강보험 요양급여비용 청구방법, 심사청구서 · 명세서서식 및 작성요령

1. 행위급여 비용

제1조(목적) 이 요령은 「국민건강보험법 시행규칙」제19조제3항에 따른 요양급여비용의 청구방법, 요양급여비용 심사청구서·요양급여비용 명세서 및 검체검사공급내역통보서의 서식과 작성요령에 관한 사항을 규정함을 목적으로 한다.

제2조(청구인) 요양급여비용청구인 또는 검체검사공급내역통보인은 해당 요양기관의 대표자(개설자)가 된다.

제3조(정보통신망 이용촉진 및 정보보호 등에 관한 법률의 준용) 요양기관이 요양급여비용을 정보통신망을 이용한 전자문서교환방식("EDI, 포털서비스, 인터넷 등"을 말한다. 이하 "정보통신망"이라 한다)으로 청구하거나, "검체검사위탁에 관한 기준"에 따른 수탁기관(이하 "수탁기관"이라 한다)이 검체검사공급내역을 정보통신망으로 통보하는 경우 전자문서, 전자서명, 전자문서의 효력, 전자문서의 도달시기, 전자문서 내용의 추정 등은 「정보통신망 이용촉진 및 정보보호 등에 관한 법률」을 준용한다.

제4조(작성방법) 정보통신망으로 요양급여비용을 청구하거나 검체검사공급내역을 통보하는 경우에는 "전자문서 작성요령(별첨 1)"에, 전산매체(디스켓 또는 CD 등을 말한다. 이하 같다)로 청구하는 경우에는 "전산매체 작성요령(별첨 2)"에, 서면(다중바코드 표기)으로 청구하는 경우에는 "서면서식 작성요령(별첨 3)"에 각각 의하되 이 요령에서 정하지 않은 세부작성 요령은 건강보험심사평가원장이 정할 수 있다.

2. 요양급여비용 청구방법

제5조(요양급여비용 청구 및 자료제출 매체의 선택) ① 요양기관은 정보통신망, 전산매체 또는 서면 중 한가지의 방법을 선택하여 요양급여비용을 청구한다. 다만, 수탁기관의 검체검사공급내역, 완화의료 요양급여비용은 정보통신망으로 제출한다.

② 요양기관이 정보통신망으로 요양급여비용을 청구하거나 수탁기관이 정보통신망으로 검체검사공급내역을 통보하고자하는 경우에는 "전산청구(포털, EDI, 전산매체)신청서(별지 제1-1호서식)" 1부를 건강보험심사평가원(이하 "심사평가원")에 제출한다. 단, EDI를 이용한 전자문서교환방식(이하 "EDI")의 경우에는 보건복지부장관이 지정한 전산망관리자의 전산망 이용서비스에 가입한 후 "전산청구(포털, EDI, 전산매체)신청서(별지 제1-1호서식)" 1부를 심사평가원에 제출한다.

③ 요양기관이 전산매체로 요양급여비용을 청구하고자 하는 경우에는 사전에 "전산청구(포털, EDI, 전산매체)신청서(별지 제1-1호서식)" 1부를 심사평가원에 제출한다.

④ 정보통신망 또는 전산매체로 청구하는 요양기관에서 제2항 또는 제3항에 따른 청구방법을 변경하고자 하는 경우에는 사전에 "전산청구(포털, EDI, 전산매체) 변경신청서(별지 제1-2호서식)" 1부를 심사평가원에 제출한다.

⑤ 심사평가원은 제2항, 제3항 또는 제4항에 따른 신청이 접수되면 정보통신망 또는 전산매체 청구기관으로 등록, 변경(해지)한 후 요양기관에 통보한다.

⑥ 원료약, 요양기관 자체 조제(제제)약 및 치료재료 구입내역목록표(이하 "목록표"라 한다)의 제출매체는 다음 각호와 같다.

1. 정보통신망으로 요양급여비용을 청구하는 요양기관은 정보통신망으로 목록표를 제출한다.
2. 전산매체 또는 서면으로 요양급여비용을 청구하는 요양기관은 서면 또는 정보통신망 으로 목록표를 제출한다.
3. 정보통신망 또는 전산매체로 요양급여비용을 청구하는 요양기관이 청구오류에 대한 수정·보완을 요청받은 경우에는 정보통신망으로 목록표를 제출한다.

⑦ 요양병원의 환자평가표는 포털서비스로 제출한다.

⑧ "전산청구(포털, EDI, 전산매체) 신청·변경신청서" 제출 및 결과 등에 대한 통보는 정보통신망을 이용할 수 있다.

제6조(요양급여비용 심사청구서 등의 제출) ① 요양기관은 요양급여비용을 청구하고자 하는 때(또는 처방전만을 발행하는 때)에는 요양급여비용 심사청구서(이하 "심사청구서"라 한다)에 요양급여비용 명세서(이하 "명세서"라 한다)와 기타 필요한 서류를 첨부하여 심사평가원에 제출한다.

② 요양기관은 원료약, 요양기관 자체 조제(제제)약 및 치료재료의 실구입가격을 확인할 수 있는 목록표를 심사평가원에 제출한다.

③ 요양병원은 정액수가 적용 명세서별 환자평가표를 심사평가원에 제출한다.

④ 요양기관 종별, 소재지별 제출처는 다음 각호와 같다.

1. 상급종합병원, 치과대학부속치과병원은 심사평가원의 본원
2. 종합병원, 병원, 치과병원, 한방병원, 요양병원, 의원, 치과의원, 한의원, 보건의료원 및 보

건소, 보건지소, 보건진료소(이하 "보건기관"이라 한다), 조산원, 약국, 한국희귀의약품센터의 요양기관 소재지별로 별표 1에 해당되는 심사평가원의 지원

⑤ 수탁기관이 검체검사공급내역을 심사평가원에 통보할 경우에는 검체검사를 의뢰한 요양기관(이하 "위탁기관"이라 한다)의 요양급여비용청구처로 통보한다.

제7조(자료의 전송 등) ① 정보통신망으로 요양급여비용을 청구할 때 전송한 전자문서가 심사평가원에 접수되었는지 여부를 확인하여야 하고, 접수일은 전자문서 전체가 심사평가원에 도달한 날로 한다.

② 정보통신망으로 요양급여비용을 청구하는 요양기관이 청구내역을 소명하기 위한 진료기록부 등 기타 필요한 자료를 제출하고자 할 때에는 화상자료(Image Data) 또는 모사전송(Fax)등을 이용할 수 있으며, 모사전송을 이용할 때에는 해당 자료가 요양급여비용 청구전에 도달될 수 있도록 한다.

제8조(명세서의 구분 및 작성방법) ① 동일 수진자에 대한 명세서는 제12조 제1항에 따라 구분하여 다음 각호와 같이 작성한다.

1. 입원의 경우 입원진료기간의 요양급여내역을 동일한 명세서에 통합하여 작성한다. 다만, 요양병원형 수가를 적용하는 수진자의 명세서는 정액수가 적용기간과 행위별 수가 적용기간(특정기간)의 요양급여내역을 구분하여 각각 작성한다.
2. 외래의 경우 요양급여내역을 방문일자별로 각각 작성한다.
3. 약국(한국희귀의약품센터를 포함한다. 이하 같다)의 처방조제인 경우에는 처방전별로 명세서를 각각 작성하며, 직접조제인 경우에는 방문일자별로 각각 작성한다.

② 제1항 제2호와 제3호에 따른 동일 수진자의 명세서는 연이어 각각 작성한다.

제9조(요양급여비용 청구 및 자료제출 시기) ① 정보통신망으로 요양급여비용을 청구할 경우에 청구시기는 다음 각 호와 같다.

1. 입원진료는 퇴원일이 속한 날의 다음 주 월요일부터 청구할 수 있다. 다만, 월의 말일과 초일이 모두 포함된 주의 요양급여비용을 청구하는 경우에는 이를 월별로 구분하여 청구한다.
2. 외래진료(약국의 경우를 포함한다)는 내원일이 속한 날의 다음 달 초일부터 월별로 청구한다.

② 서면 또는 전산매체로 요양급여비용을 청구하는 경우에는 내원일(입원진료의 경우는 퇴원일)이 속한 다음 달 초일부터 월별로 청구한다.

③ 제8조 제1항 제2호 및 제3호에 따라 명세서를 방문일자별(약국의 경우 처방전별)로 작성하는 의료기관의 외래요양급여비용 및 약국약제비는 방문일이 속한 다음주 월요일부터 주단위로 구분하여 청구할 수 있다. 다만, 월의 말일과 초일이 모두 포함된 주의 요양급여비용을 청구하는 경우에는 이를 월별로 구분하여 청구한다.

④ 30일을 초과하여 입원진료를 하는 경우에는 연계 심사가 가능하도록 다음 각호의 기재방법에 따라 월단위로 분할 청구할 수 있다. 다만, 의약품관리료의 경우에는 일괄하여 청구한다.

1. 정보통신망과 전산매체의 경우 청구구분란에 분리청구코드, 기청구명세서의 접수번호, 명세서일련번호 및 최초입원개시일을 기재한다.
2. 서면의 경우 명세서 상단에 최초입원개시일을 기재하고, 진료내역 하단의 "특정내역"란에 기청구명세서의 접수번호, 명세서일련번호, 당월요양개시일, 수술명 및 주요진료내용, 월별 요양급여비용총액 1 등을 기재한다.

⑤ 요양기관은 원료약, 요양기관 자체 조제(제제)약 및 치료재료에 대한 구입내역을 명세서 접수전에 제출하여야 한다.

⑥ 수탁기관은 위탁기관에 검사결과를 통보하는 시점에 정보통신망으로 검체검사공급 내역을 통보할 수 있다.

⑦ 요양병원의 환자평가표는 해당 진료분의 명세서 접수전에 제출하여야 한다.

⑧ 「국민건강보험법 시행령」제19조제6항에 따라 본인일부부담금의 총액(법 제44조제2항 및 영 제19조제3항에 따른 금액)이 연간 500만원(2015년부터는 같은 법 시행령 별표 3 제2호가목에 따라 산정한 본인부담상한액의 최고금액)을 넘는 경우에는 그 초과금액(본인부담상한액을 확인할 수 있는 경우에는 그 초과금액)에 대하여는 심사평가원에 청구한다. 이 경우 심사평가원은 정보통신망 또는 전산매체 청구기관의 해당 요양급여비용이 청구되는 즉시 그 내용을 확인하여 국민건강보험공단(이하 "공단"이라 한다)에 통보한다. 다만, 외래 진료분은 환자 개인별 누적관리가 가능한 경우 입원 진료분과 동일한 방법으로 청구·통보할 수 있다.

⑨ 제1항제1호, 제2항 및 제4항에도 불구하고 요양병원형 수가를 적용하는 요양급여비용은 청구매체 및 입원기간에 관계없이 월별로 구분하여 진료월 다음달 초일부터 청구한다. 이 경우 명세서 기재방법은 제4항 각 호에 따른다.

제10조(검체검사 위탁 요양급여비용 청구) ① 요양급여비용을 서면으로 청구하는 위탁기관 중 검체검사를 위탁한 건은 반드시 검체검사위탁분에 대하여 입원, 외래로 분철하여야 하며 동일 수진자의 정률 및 정액건 중 어느 한 쪽에 위탁검사가 있을 경우에는 함께 앞뒤로 편철하여 청구한다. 다만, 종합병원의 경우 검체검사 위탁건을 포함하여 진료분야, 입원, 외래로 각각 구분하여 검체검사위탁건목록표(별지 제21호 서식)를 심사청구서에 첨부하여 청구한다.

② 항산균약제 감수성 검사는 청구시 검사의뢰 접수증을 첨부한다.

③ 장기 또는 골수공여 적합성여부 확인을 위한 조직형검사 및 HLA교차시험은 검사비용 전액을 본인이 부담토록 하고 추후 보험급여 여부를 결정하는 검사임을 검체검사의뢰지에 반드시 기재하여야 하며, 보험급여로 결정된 때에는 즉시 수탁기관에 통보한다.

제11조(가정간호 요양급여비용 청구) 가정간호를 실시하는 요양기관은 가정간호요양급여에 소요된 비용을 "건강보험 행위 급여·비급여 목록표 및 급여 상대가치점수(이하 "상대가치점수표"라 한다) 제1편 제2부 제1장 기본진료료 4.가정간호 기본방문료" 산정지침에 따라 청구한다.

제12조(심사청구서와 명세서의 구분) ① 심사청구서와 명세서는 진료분야, 입원과 외래, 처방조제와 직접조제로 각각 구분한다.

② 제1항에 따른 진료분야의 구분은 다음 각 호와 같다.

1. 상급종합병원, 종합병원, 치과대학부속치과병원 및 한방병원은 별표2와 같이 구분한다.
2. 병원(치과대학부속치과병원 및 한방병원 제외), 의원, 보건의료원 등은 의과, 치과 및 한방, 입원과 외래로 구분한다.

③ 전산매체로 요양급여(의료급여)비용을 청구할 때에는 건강보험, 의료급여로 각각의 심사청구서 등을 구분·생성하여 동일한 디스켓 또는 CD 등에 수록하여 제출할 수 있다.

④ 수탁기관의 검체검사공급내역통보서는 위탁기관별로 구분한다.

⑤ 제1항과 제2항에도 불구하고 요양병원 입원 요양급여비용 심사청구서와 명세서는 장기환자와 제외환자로 각각 구분한다.

⑥ 제1항부터 제5항까지의 규정과 제5조에 따른 요양급여비용의 청구 및 자료제출체계는 별표3과 같다.

제13조(심사청구서와 명세서의 보관) ① 청구인은 심사청구서와 명세서의 사본을 「국민건강보험법 시행규칙」제58조에서 정한 바에 따라 보관한다.

② 공단 및 심사평가원은 심사청구서와 명세서를 5년간 보관한다. 다만, 조사연구 등을 위하여 필요한 경우에는 공단이사장 및 심사평가원장은 보관기간을 별도로 정할 수 있다.

③ 제2항에 따른 보관기간의 기산일은 심사가 완결된 날이 속하는 연도의 다음 연도 1월 1일로 한다.

제14조(접수) ① 심사평가원은 제5조에 따른 심사청구서 등이 접수된 경우 지체없이 접수증(별지 제3호서식)을 발급한다.

② 심사청구서 등을 정보통신망으로 접수한 경우에는 심사평가원은 전송된 자료가 제16조에 따른 형식에 적합한지 여부를 확인하여 접수하고 그 결과를 정보통신망으로 해당 요양기관에 통보한다.

제15조(대행청구통지방법) ① 「국민건강보험법」제47조제6항에 따라 대행청구단체(이하 "단체"라 한다)로 하여금 요양급여비용을 대행하여 심사청구하게 하고자 하는 요양기관의 대표자는 최초로 대행청구를 하는 때까지 별지 제3-1호 서식에 따른 대행청구통지서를 심사평가원에 통지하여야 하며, 통지한 내역에 변동사항이 있는 경우에는 별지 제3-1호서식에 따른 대행청구통지서에 그 내역을 기재하여 지체 없이 심사평가원에 통지하여야 한다.

② 「국민건강보험법」제47조제6항에 따라 대행청구업무를 하고자 하는 단체의 장은 대행청구가 이루어지기 전에 단체의 장, 작성자 및 대행청구수수료에 관한 정보(작성자가 단체의 종사자임을 입증할 수 있는 근로계약서 등 서류를 포함한다)를 심사평가원에 통지하여야 하며, 통지한 내역에 변동사항이 있는 경우에는 지체 없이 심사평가원에 통지하여야 한다.

3. 심사청구서 및 명세서 서식

제16조(전자문서) ① 요양기관과 심사평가원이 요양급여비용 청구와 관련하여 사용할 수 있는 전자문서의 종류는 다음 각 호와 같다.

1. 요양급여비용 심사청구서

2. 요양급여비용 명세서
㉮ 의·치과용명세서
㉯ 한방용명세서
㉰ 보건기관용(보건의료원 제외)명세서
㉱ 약국용명세서
㉲ 의료급여비용 정액명세서
3. 치료재료 및 약제 구입내역 통보서
4. 요양기관 자체 조제·제제약 내역 통보서
5. 보완자료 제출내역서
6. 검체검사 공급내역통보서
7. 요양급여(의료급여)비용 심사청구서·명세서 등 접수(반송)증
8. 요양급여비용 심사결과통보서
9. 의료급여비용 심사결과통보서
10. 보완자료 요청내역서
11. 수탁기관 통보확인결과통보서
12. 원외처방약제비 심사결과통보서
13. 원외처방약제비 심사결과(추가) 통보서
14. 요양급여비용 정산심사내역서
15. 의료급여비용 정산심사내역서
16. 원외처방약제비 정산심사내역서
17. 이의신청(재심사조정청구, 정산심사)결정서
18. PACS 등 영상자료 제출내역서
19. 환자평가표 파일

② 제1항에서 정한 전자문서의 서식번호는 별표 4와 같다.

③ 제1항에서 정한 전자문서의 구조도(단, EDI만 해당됨)는 심사평가원장이 정하여 공고한 "건강보험 요양급여비용 전자문서"에 따른다.

제17조(전산매체 서식 등) ① 요양기관이 전산매체로 요양급여비용을 청구하고자 하는 경우 사용할 수 있는 서식 및 전산 파일은 다음 각 호와 같다.

1. 청구파일 라벨(별지 제4호서식)
2. 청구서 파일
3. 명세서 파일
4. 요양급여비용 마지막 정보파일(End of File)
5. 심사참고자료 일람표(별지 제5호서식)
6. 원료의약품 구입증빙자료 목록표 (별지 제6호서식)
7. 조제(제제)약 목록표(별지 제7호서식)
8. 치료재료 구입목록표 (별지 제8호서식)
9. 요양급여비용 심사청구서 (GI01, 별지 제9-1호, 제9-2호 및 제9-3호서식)

② 제1항제2호부터 제4호까지의 규정에서 정한 전산 파일의 수록사양(File Layout)은 심사평가원장이 정하여 공고한 "전산매체파일 수록사양"에 따른다.

제18조(서면 서식) 요양기관이 깐h뎜서면으로 요양급여비용을 청구하고자 하는 경우 사용할 수 있는 서식은 다음 각 호와 같다.

1. 요양급여비용 심사청구서 (GI01, 별지 제9-1호, 제9-2호 및 제9-3호서식)
2. 요양급여비용 명세서(의과입원) (GI02, 별지 제10호 및 제10-1호서식)
3. 요양급여비용 명세서(의과외래 일자별, 정률 및 정액) (GI03, 별지 제11호, 제11-1호 및 제11-2호서식)
4. 요양급여비용 명세서(치과입원) (GI04, 별지 제12호서식)
5. 요양급여비용 명세서(치과외래 일자별, 정률 및 정액) (GI05, 별지 제13호, 제13-1호 및 제13-2호서식)
6. 요양급여비용 명세서(조산원입원) (GI06, 별지 제14호서식)
7. 요양급여비용 명세서(보건기관입원) (GI07, 별지 제15호서식)
8. 요양급여비용 명세서(보건기관외래 : 처방전 미발행 및 발행) (GI08, 별지 제16-1호 및 제16-2호서식)
9. 요양급여비용 명세서(한방입원) (GI012, 별지 제17호서식)
10. 요양급여비용 명세서(한방외래 일자별, 정률 및 정액) (GI013, 별지 제18호, 제18-1호 및 제18-2호서식)
11. 요양급여비용 명세서(약국직접조제) (GI20, 별지 제19호서식)
12. 요양급여비용 명세서(약국처방조제) (GI21, 별지 제20호서식)
13. 검체검사위탁건 목록표 (별지 제21호서식)
14. 치료재료 구입목록표 (별지 제8호서식)

4. 심사청구서 및 명세서 작성요령

제19조(끝수계산) ① 국민건강보험법 제107조와 국고금관리법 제47조제1항에 따라 심사청구서와 명세서에 기재하는 금액 중 요양급여비용총액 1, 본인일부부담금, 청구액, 건강보험 100분의 100 본인부담금총액 및 100분의100미만 총액, 100분의100미만 본인일부부담금 및 100분의 100미만 청구액은 10원 미만의 끝수가 있을 때에는 그 끝수는 계산하지 아니한다. 다만, 국민건강보험법 시행령 별표 2와 대통령령 제20190호 국민건강보험법 시행령 부칙 제6조에 따라 외래진료 및 약국의 본인일부부담금은 100원 미만의 끝수가 있을 경우 그 끝수는 계산하지 아니한다.

② 제1항에서 정한 금액 이외의 금액은 원 미만을 사사오입한다. 다만, 정보통신망 또는 전산매체로 청구하는 기관은 코드단위 금액을 기재한다.

제20조(한글 전용) 심사청구서, 명세서 및 요양급여비용 청구에 필요한 서류의 기재사항은 한글과 아라비아 숫자로 정확하게 기재한다. 다만, 의학용어 등 특수한 용어가 필요한 경우에는 영문 또는 한문으로 표기할 수 있다.

제21조(증번호) 공단에서 발행한 증에 기재된 증번호를 기재한다.

제22조(수진자 성명, 주민등록번호 등) ① 건강보험증과 주민등록상의 주민등록번호가 서로 틀리는 경우에는 건강보험증에 기재되어 있는 주민등록번호를 기재하되, "특정내역기재란"(서면의 경우 "특정내역")에 그 사실을 표기한다.

② 신생아로서 건강보험증에 등재확인을 받지 못한 경우에는 "수진자 성명"란에 산모 이름과 신생아임을 구분할 수 있도록 "아기"를 함께 쓰거나 "이름"을 쓰고, "주민등록번호"란에는 앞부분에 생년월일과 뒷부분은 남아는 "3", 여아는 "4"로 기재한다. 다만, 쌍태아의 경우에는 "주민등록번호"란의 끝자리에 첫째 아이는 "1", 둘째 아이는 "2"를 기재한다.

제23조(상병명 및 상병분류기호) ① 요양급여비용 청구시 사용하는 상병명 및 상병분류기호는 「한국표준질병·사인분류」에 따라 기재하되, 분류기호가 6단위로 분류되어 있는 경우 6단 분류기호까지 기재하고, 분류기호가 3단위, 4단위 또는 5단위까지만 분류된 경우는 3단, 4단 또는 5단 분류 기호를 기재하며, 분류기호란의 앞자리에서부터 기재한다. 다만, 보건복지부장관이 별도의 기재요령을 정하는 경우는 그에 따른다.

② 치과진료의 경우에는 상병의 부위(치식)를 상병명과 함께 기재하되 치식의 구분은 심사평가원장이 정하여 공고한 "치식 구분 기재 요령"에 따른다.

③ 약국 직접 조제·투약의 경우에는 심사평가원장이 정하여 공고한 "약국 직접 조제·투약시 증상분류기호"에 따라 기재하며, 처방전조제의 경우에는 처방전에 기재된 "상병분류기호"를 기재한다.

제24조(특정내역 등 기재) 상해외인, 특정기호, 의약분업예외구분코드 등 특정의 진료 (조제)내역 및 청구내역에 대한 추가적 기술사항 등이 있을 경우에는 별표 8. "특정내역구분코드"에 따라 해당 구분코드 및 내역을 "특정내역기재란"에 기재한다. 다만, 서면청구인 경우의 상해외인, 특정 기호, 의약분업예외구분코드는 각 호와 같이 해당 항목란에 각각 기재하고, 그 외 신생아 체중 등 특정의 진료(조제)내역 및 청구내역에 대한 추가적 기술사항 등은 "특정내역"란에 기재한다. 또한, 의료기관에서 발행하는 처방전의 '조제시 참고사항' 란에는 「본인일부부담금 산정특례에 관한 기준」에 따른 특정기호, '공상 등 구분', '상해외인' 등 환자부담율 산정과 관련된 환자정보를 함께 기재한다.

1. 상해외인 :
   가. 「한국표준질병·사인분류」제20장에 따라 상병의 원인에 해당되는 분류기호 중 영문 첫 자리(V, W, X 또는 Y)만 기재한다.
   나. 특정 입원기간 중 발생한 타 진료분 등 다음에 해당하는 경우 해당 상해외인 코드를 기재한다.
   ① 의과, 치과, 한의과가 개설된 병원급이상 의료기관 및 보건의료원에서 의과(치과, 한의과) 입원기간 중 한의과(의과, 치과) 협의 진료로 별도의 명세서 작성시 C
   ② 고위험임신부, 자연분만 및 제왕절개분만으로 인한 동일 입원기간 중 발생한 타 상병 진료로 별도의 명세서 작성시 D

③ 차상위 (장애인) 만성질환·18세미만 본인부담경감대상자의 정신건강의학과 입원진료 중 다른 진료과목 전문의 진료 및 의료급여 수급권자의 정신건강의학과(다른 진료과목) 입원진료 중 다른 진료과목(정신건강의학과) 전문의 진료로 별도로 명세서 작성시 E

④ 중증질환자 및 희귀난치성질환자가 해당 산정특례 대상 상병(합병증 포함)과 동시에 타 상병 진료로 별도의 명세서를 작성하거나 타 상병치료에 대한 진료 기간 중 해당 산정특례 대상 상병(합병증 포함) 진료로 별도의 명세서 작성시 F

⑤ 의료급여 수급권자 및 차상위 (장애인) 만성질환·18세미만 본인부담경감대상자가 외래에서 의사 진찰없이 예약된 검사만을 실시하여 그 해당 내역을 별도 명세서로 작성시 H

⑥ 희귀·난치성질환 지원대상자(공상 등 구분 'H')가 의료비 지원대상(합병증포함)과 동시에 타 상병 진료로 별도의 명세서를 작성하거나 타상병 치료에 대한 진료기간 중 지원대상 상병(합병증 포함) 진료로 별도의 명세서 작성시 I

⑦ 의료기관에 소속된 촉탁의 또는 협약의료기관의 의사가 해당 의료기관이 아닌 「사회복지사업법」에 따른 사회복지시설(「노인장기요양보험법」에 따른 장기요양기관을 포함)내에서 시설입소자(사회복지시설에서 숙식하는 자를 뜻함)에게 진료 후 원외처방한 경우(약국의 처방조제 포함), 촉탁의가 소속된 의료기관(또는 협약의료기관) 및 사회복지시설이 모두 의약분업예외지역에 해당되어 사회복지시설에서 진료 후 의료기관에서 원내조제하거나 한의사가 원내조제한 경우, 의료기관에 소속된 촉탁의(또는 협약의료기관 의사)가 사회복지시설에서 정신질환자를 진료 후 의료기관에서 원내 직접조제·투약한 경우 J

⑧ 타법령(산재보험, 자동차보험 등)으로 입원진료 중 동 진료와 무관한 그 외 질병(기왕증 포함)진료로 별도의 명세서 작성시 K

⑨ 의료급여 혈액투석정액 외래진료 당일 동일진료과목 의사가 혈액투석을 위한 정맥내카테터삽입술을 실시한 경우 별도의 명세서 작성시 'M'

⑩ 잠복결핵감염 검진비지원대상이 해당 지원대상 상병과 동시에 타 상병 진료로 별도의 명세서를 작성하거나 타 상병 치료에 대한 진료기간 중 해당 지원대상 상병 진료로 별도의 명세서 작성시 'N'

⑪ 의료급여정액수가 진료 시 「의료급여수가의 기준 및 일반기준」제23조2에 의한 항목을 실시한 경우의 별도의 명세서 작성시 'O'

⑫ 잠복결핵감염 치료비지원대상이 해당 지원대상 상병과 동시에 타 상병 진료로 별도의 명세서를 작성하거나 타 상병 치료에 대한 진료기간 중 해당 지원대상 상병 진료로 별도의 명세서 작성시 Q

⑬ 여성 청소년 대상 사람유두종바이러스(HPV) 예방접종 및 진찰·상담사업 지원대상이 해당 지원대상 상병과 동시에 타 상병 진료로 별도의 명세서를 작성하거나 타 상병 치료에 대한 진료기간 중 해당 지원대상 상병 진료로 별도의 명세서 작성시 R

⑭ 장기이식 수혜자가 국민건강보험법 시행령 별표2 제3호가목4)의 규정에 의거 장기등기증자의 장기등 적출시 발생한 요양급여비용에 대해 별도 명세서 작성시 S

2. 특정기호 : 만성신부전증환자, 암환자, 조혈모세포이식대상질환자, 혈우병환자, 장기(간장, 심장, 췌장)이식환자 등 별표 6. "특정기호코드"에 해당되는 기호를 기재한다.
3. 의약분업 예외 구분코드 : 의약분업 예외사항 발생으로 의료기관 또는 보건기관인 요양기

관에서 자체 조제·투약하는 경우에는 별표 7. "의약분업 예외 구분코드"에 해당되는 코드를 기재한다.

제25조(진료결과) 명세서상의 최종 진료일의 환자 상태를 다음과 같이 구분하여 해당 코드를 기재한다.

1. 명세서상 최종진료일 당시 입원중이거나 계속 내원이 예정된 경우 : 계속(1)
2. 다른 요양기관으로 진료를 의뢰한 경우 : 이송(2)
3. 당초 의뢰한 요양기관 또는 1단계 요양기관으로 보낸 경우 : 회송(3)
4. 요양기관내에서 사망이 확인된 경우 : 사망(4)
5. 제2호부터 제4호까지의 규정에 해당되지 않은 퇴원 또는 외래 치료종결인 경우 : 퇴원 또는 외래 치료종결(9)

제26조(진료과목 코드) 진료과목은 실제 진료를 받은 진료과목(병원급이상 요양기관) 또는 상병명에 해당되는 진료과목(의원급 요양기관)을 별표 5. "진료과목별 코드"에 따라 기재하되, 진료과목이 2개 이상에 해당되는 경우에는 이를 모두 기재한다.

제27조(진료코드) 요양급여비용 청구시 사용하는 진료코드는 심사평가원장이 정하여 공고한 "진료코드"에 따른다.

제28조(면허종류, 면허번호) ① 명세서 상병내역의 면허종류, 면허번호란에 의과, 치과, 한방, 보건기관(보건소, 보건지소)에서 환자를 진료한 의사, 치과의사, 한의사 1인, 약국 및 한국희귀의약품센터에서 조제 및 투약한 약사 1인을 기재하되, 1인에 대한 세부사항은 다음 각호와 같다.

1. 입원 및 외래의 경우 주상병명에 대하여 진료한 진료과목의 주된 의사, 치과의사, 한의사
2. 처방조제, 직접조제의 경우 의약품을 조제·투약한 주된 약사

② 다음 각호에서 정하는 경우 명세서 진료(조제투약)내역에 해당 의료인 등 면허종류, 면허번호를 기재하여야 한다.

1. 「건강보험 행위 급여·비급여 목록 및 급여 상대가치점수」(이하 "상대가치점수표"라 한다) 제1편제2부제1장 기본진료료 가-1 외래환자 진찰료의 경우 진찰료를 1회 이상 산정하는 경우 각각에 대한 해당 의사, 치과의사, 한의사
2. 상대가치점수표 제1편제2부제6장 마취료 산정지침에 따른 "마취통증의학과 전문의 초빙료"를 산정하는 경우 해당 의사
3. 「요양급여의 적용기준 및 방법에 관한 세부사항」(이하 '세부사항'이라 한다) 자-765 내시경적 상부소화관 종양수술 및 자-770 결장경하종양수술의 내시경적 점막하 박리절제술(ESD)을 전액 본인부담하는 경우 시술의사
4. 상대가치점수표 제1편제2부제15장 약국 약제비 약-2 조제기본료의 경우 조제기본료를 1회 이상 산정하는 경우 각각에 대한 해당 약사
5. 상대가치점수표 제1편제2부제2장 검사료 제5절 초음파 검사료를 산정하는 경우해당 의사
6. 상대가치점수표 제1편제2부제6장 마취료 바-1다 감시 하 전신마취를 산정하는 경우 해당

의사

7. 상대가치점수표 제1편제2부제19장 응-2 응급진료 전문의 진찰료를 1회 이상 산정하는 경우 각각에 대한 해당 의사, 치과 의사
8. 권역외상센터에서 중증외상환자에 대해 상대가치점수표 제1편제2부제19장제2절 응급의료행위를 산정하는 경우 해당 의사
9. 상대가치점수표 제1편제2부제1장 기본진료료 가-13 가정간호 기본방문료 [방문당]을 산정하는 경우 해당 간호사
10. 상대가치점수표 제1편제2부제7장 이학요법료 사-128 재활사회사업을 산정하는 경우 해당 사회복지사
11. 상대가치점수표 제1편제2부제8장 정신요법료 아-11 정신의학적사회 사업을 산정하는 경우 해당 사회복지사

제29조(전자문서 작성요령) 정보통신망으로 요양급여비용을 청구하거나 검체검사공급 내역을 통보할 경우 전자문서의 작성요령은 별첨 1. “전자문서 작성요령”과 같다.

제30조(전산매체 작성요령) 전산매체로 요양급여비용을 청구할 경우 전산매체 작성요령은 별첨 2. “전산매체 작성요령”과 같다.

제31조(서면서식 작성요령) 서면서식으로 요양급여비용을 청구할 경우 서식 기재요령은 별첨 3. “서면서식 작성요령”과 같다.

제2절 질병군 요양급여비용

1. 총칙

제1조(목적) 이 요령은 「국민건강보험법 시행령」제21조제3항제2호에 따라 보건복지부장관이 고시하는 질병군에 대하여 「국민건강보험법 시행규칙」제19조제3항에 따른 요양급여비용의 청구방법, 요양급여비용 심사청구서 및 요양급여비용 명세서의 서식과 작성요령에 관한 사항을 규정함을 목적으로 한다.

제2조(청구인) 질병군 요양급여비용청구인은 해당 요양기관의 대표자(개설자)가 된다.

제3조(정보통신망 이용촉진 및 정보보호 등에 관한 법률의 준용) 요양기관이 질병군 요양급여비용을 정보통신망을 이용한 전자문서교환방식("EDI, 포털서비스, 인터넷 등"을 말한다. 이하 "정보통신망"이라 한다)으로 청구하는 경우 전자문서, 전자서명, 전자문서의 효력, 전자문서의 도달시기, 전자문서 내용의 추정 등은 「정보통신망 이용촉진 및 정보 보호 등에 관한 법률」을 준용한다.

제4조(작성방법) 질병군 요양급여비용을 정보통신망으로 청구하는 경우에는 "질병군 요양급여비용 전자문서 작성요령(별첨 4)"에, 전산매체(디스켓 또는 CD 등을 말한다. 이하 같다)로 청구하는 경우에는 "질병군 요양급여비용 전산매체 작성요령(별첨 5)"에 각각 의하되 이 요령에서 정하지 않은 세부작성요령은 건강보험심사평가원장이 정할 수 있다.

2. 질병군 요양급여비용 청구방법

제5조(질병군 요양급여비용 청구 및 매체의 선택) ① 요양기관은 정보통신망 또는 전산 매체 중 한 가지의 방법으로 질병군 요양급여비용을 청구한다. 다만, 정보통신망 청구는 제1편제5조제2항에 따라 정보통신망 청구기관으로 인정받은 요양기관에 한한다.

② 요양기관이 청구방법을 변경하고자 하는 경우에는 사전에 "전산청구(포털, EDI, 전산 매체) 변경신청서(별지 제1-2호서식)"를 심사평가원에 제출한다.

제6조(질병군 요양급여비용 심사청구서 등의 제출) ① 요양기관은 질병군 요양급여비용을 청구하고자 하는 때에는 요양급여비용 심사청구서(이하 "심사청구서"라 한다)에 요양급여비용 명세서(이하 "명세서"라 한다)와 기타 필요한 서류를 첨부하여 심사평가원에 제출한다.

② 요양기관종별, 소재지별 제출처는 제1편제2장제6조의 제4항과 같다.

제7조(질병군 요양급여비용 청구 및 자료제출 시기) ① 정보통신망으로 질병군요양급여 비용을 청구하는 경우에는 퇴원일(입원 30일까지를 질병군으로 적용받은 경우는 입원 30일째 되는 날)이 속한 날의 다음 주 월요일부터 청구할 수 있다.

② 전산매체로 질병군 요양급여비용을 청구하는 경우에는 퇴원일(입원 30일까지를 질병군으로

적용받은 경우는 입원 30일째 되는 날)이 속한 날의 다음 달 초일부터 청구한다.

③ 「국민건강보험법 시행령」제19조제6항에 따라 입원기간 내에 본인일부 부담금의 총액(법 제44조제2항 및 영 제19조제3항에 따른 금액)이 연간 500만원(2015년부터는 같은 법 시행령 별표 3 제2호가목에 따라 산정한 본인부담상한액의 최고금액)을 넘는 경우에는 그 초과금액(본인부담상한액을 확인할 수 있는 경우에는 그 초과금액)에 대하여는 심사평가원에 청구하여야 한다. 다만, 심사평가원은 정보통신망 또는 전산매체 청구기관의 해당 요양급여비용이 청구되는 즉시 그 내용을 확인하여 공단에 통보하여야 한다.

제8조(청구의 원칙) ① 동일인에 대한 입원일부터 퇴원일(입원 30일까지를 질병군으로 적용 받은 경우는 입원 30일째 되는 날)까지의 질병군 요양급여비용은 반드시 한 건의 명세서로 청구하여야 하며, 이를 두건 이상으로 분리하여 청구하여서는 아니된다.

② 제1항에도 불구하고 다음 각 호의 경우에는 제1편을 적용한다.

1. 30일을 초과하여 입원진료를 받은 경우 31일째되는 날로부터 발생하는 진료분
2. 질병군 진료 이외의 목적으로 입원하여 입원일수가 6일을 초과한 시점에 질병군 수술이 이루어진 경우 입원일로부터 수술시행일 전일까지의 진료분

제9조(준용규정) 제1편 행위 요양급여비용 제7조, 제13조, 제14조 및 제15조의 규정은 질병군 요양급여비용 청구방법에 관하여 이를 준용한다.

3. 심사청구서 및 명세서 서식

제10조(전자문서) ① 요양기관과 심사평가원이 질병군 요양급여비용 청구와 관련하여 사용할 수 있는 전자문서의 종류는 다음 각 호와 같다.

1. 요양급여비용 심사청구서
2. 질병군 요양급여비용 명세서
3. 요양급여비용 심사청구서·명세서 등 접수(반송)증
4. 요양급여비용 심사결과통보서
5. 요양급여비용 정산심사내역서
6. 이의신청(재심사조정청구, 정산심사)결정서

② 제1항에서 정한 전자문서의 서식번호는 별표 4와 같다.

③ 제1항제2호에서 정한 전자문서의 구조도(단, EDI만 해당됨)는 심사평가원장이 정하여 공고한 "질병군 요양급여비용 전자문서"에 따른다

④ 제1항제1호, 제3호부터 제6호까지의 규정에서 정한 전자문서의 구조도(단, EDI만 해당됨)는 심사평가원장이 정하여 공고한 "건강보험급여비용 전자문서"에 따른다

제11조(전산매체 서식 등) ① 요양기관이 전산매체로 질병군 요양급여비용을 청구하고자 하는 경우 사용할 수 있는 서식 및 전산파일은 다음 각 호와 같다.

1. 요양급여비용 심사청구서(별지 제9-1호서식)
2. 청구파일 라벨(별지 제4호서식)

3. 질병군 요양급여비용 청구서 파일
4. 질병군 요양급여비용 명세서 파일

② 제1항제3호와 제4호에서 정한 전산 파일의 수록사양(File Layout)은 심사평가원장이 정하여 공고한 "질병군 요양급여비용 전산매체파일 수록사양"에 따른다.

4. 심사청구서 및 명세서 작성요령

제12조(끝수계산) 국민건강보험법 제107조와 국고금관리법 제47조제1항에 따라 심사청구서와 명세서에 기재하는 금액 중 요양급여비용총액 1, 본인일부부담금, 청구액, 건강보험 100분의100 본인부담금총액 및 100분의 100미만 총액, 100분의100미만 본인일부부담금 및 100분의100 미만 청구액은 10원 미만의 끝수가 있을 때에는 그 끝수는 계산하지 아니한다.

제13조(진단명 및 진단분류기호) 질병군 요양급여비용 청구시 사용하는 진단명과 진단분류 기호는 「한국표준질병·사인분류」에 따라 기재하되, 분류기호가 6단위로 분류되어 있는 경우 6단 분류기호까지 기재하고, 분류기호가 3단위, 4단위 또는 5단위까지만 분류된 경우는 3단, 4단 또는 5단 분류기호를 기재하며, 분류기호란의 앞자리부터 기재한다. 다만, 보건복지부장관이 별도의 기재요령을 정하는 경우에는 그에 따른다.

제14조(진료결과) 명세서상의 최종 진료일의 환자 상태를 다음과 같이 구분하여 해당 코드를 기재한다.

1. 명세서상 최종진료일 당시 입원중이거나 계속 내원이 예정된 경우 : 계속(1)
2. 다른 요양기관으로 진료를 의뢰한 경우 : 이송(2)
3. 당초 의뢰한 요양기관 또는 1단계 요양기관으로 보낸 경우 : 회송(3)
4. 요양기관내에서 사망이 확인된 경우 : 사망(4)
5. 제2호부터 제4호까지의 규정에 해당되지 않은 퇴원 또는 외래 치료 종결인 경우 : 퇴원 또는 외래 치료종결(9)

제15조(진료과목 코드) 진료과목은 실제 진료를 받은 진료과목(병원급 이상 요양기관) 또는 주진단명에 해당되는 진료과목(의원급 요양기관)을 "진료과목별 코드(별표 5)"에 따라 기재한다.

제16조(진료코드 등) 질병군 요양급여비용 청구시 사용하는 진료코드, 질병군 번호, 질병군 부가코드는 심사평가원장이 공고한 "코드세부내역"에 따른다.

제17조(준용규정) 제1편 행위 요양급여비용 제20조·제21조·제22조·제24조·제28조의 규정은 질병군 요양급여비용 심사청구서 및 명세서 작성요령에 관하여 이를 준용한다.

제3절 요양급여비용 심사청구서 및 명세서 서식

1. 전산청구(포털, EDI, 전산매체) 신청서

(별지 제1-1호서식)

1) 요양기관현황 및 청구 관련사항

<table>
<tr><td>요양기관 명 칭</td><td colspan="2"></td><td>요양기관 기호</td><td></td></tr>
<tr><td>대 표 자 성 명</td><td colspan="4"></td></tr>
<tr><td>요양기관 주 소</td><td colspan="2">(우편번호 -)</td><td>전 화 번 호</td><td></td></tr>
<tr><td>신 청 구 분
* 해당란에 ∨표기</td><td colspan="4">요양급여비용( ), 질병군 요양급여비용( ), 검체검사공급내역( ),
의료급여정액비용( )</td></tr>
<tr><td>청 구 방 법
* 해당란에 ∨표기</td><td colspan="4">포털( ), 〔 EDI 청구방식 VAN( ), WEB( ) 〕, 전산매체( )</td></tr>
<tr><td>청구희망 청구년월</td><td></td><td>수·발신 식별자
(KT가 부여)
* EDI 청구기관만 기재</td><td colspan="2"></td></tr>
</table>

2) 프로그램 관련사항

가. 의원급/보건기관/약국

형 태 * 해당란에 ∨표기	①상용패키지 ( ) ②외주개발 ( ) ③자체개발 ( ) ④심평원제공( ) ※ ④심평원제공은 질병군 요양급여비용 청구기관만 해당됨
공급업체명	
소프트웨어명	

나. 병원급 이상

<table>
<tr><td colspan="2">구 분</td><td>의과</td><td>치과</td><td>한방</td><td>질병군</td><td>정신건강의학과정액</td><td>혈액투석정액</td></tr>
<tr><td rowspan="2">①상용패키지</td><td>공급업체명</td><td></td><td></td><td></td><td></td><td></td><td></td></tr>
<tr><td>소프트웨어명</td><td></td><td></td><td></td><td></td><td></td><td></td></tr>
<tr><td rowspan="2">②외주개발</td><td>공급업체명</td><td></td><td></td><td></td><td></td><td></td><td></td></tr>
<tr><td>소프트웨어명</td><td></td><td></td><td></td><td></td><td></td><td></td></tr>
<tr><td colspan="2">③자체개발</td><td></td><td></td><td></td><td></td><td></td><td></td></tr>
<tr><td colspan="2">④심평원제공</td><td>/</td><td>/</td><td>/</td><td></td><td>/</td><td>/</td></tr>
</table>

요양급여비용 청구방법, 심사청구서·명세서 서식 및 작성요령 제1편 제5조 제2항, 제3항에 따라 정보통신망, 전산매체로 요양급여비용을 청구하기 위해 신청합니다.

년 월 일

신청인 요양기관

대 표 자(원장) (인)

건강보험심사평가원장 귀하

210㎜×297㎜(일반용지60g/㎡(재활용품))

2. 전산청구(포털, EDI, 전산매체) 변경 신청서

(별지 제1-2호서식)

1) 요양기관현황

요양기관 명 칭		요양기관기호	
대 표 자 성 명			
요양기관 주 소	(우편번호 -)	전 화 번 호	
신 청 구 분 * 해당란에 ∨표기	요양급여비용( ), 질병군 요양급여비용( ), 검체검사공급내역( ), 의료급여정액비용( )		

2) 프로그램 변경 관련사항

가. 의원급/보건기관/약국

구 분		변 경 전	변 경 후
①상용패키지	공급업체명		
	소프트웨어명		
②외주개발	공급업체명		
	소프트웨어명		
③자체개발(∨표기)			
④심평원 제공 ※ 질병군 요양급여비용 청구기관만 해당됨			
해지(변경)년월		년 월 청구분부터	년 월 청구분부터

나. 병원급 이상

구 분		변경전						변경후					
		의과	치과	한방	질병군	정신건강 의학과정액	혈액투석 정액	의과	치과	한방	질병군	정신건강 의학과정액	혈액투석 정액
①상용패키지	공급업체명												
	소프트웨어명												
②외주개발	공급업체명												
	소프트웨어명												
③자체개발													
④심평원제공		/	/	/		/	/	/	/	/		/	/
해지(변경)년월		년 월 청구분부터						년 월 청구분부터					

위와 같이 변경사항을 신청하고자 합니다.

년 월 일

신청인 요양기관

대 표 자(원장) (인)

건강보험심사평가원장 귀하

210㎜×297㎜(일반용지60g/㎡(재활용품))

3. 요양급여비용 심사청구서/명세서 접수증

(별지 제3호서식)

요양기관기호 : 요양기관명 :

접수번호	진료 년월	보험자 구 분	청구 구분	청구 건수	청구금액	접수번호	진료 년월	보험자 구 분	청구 구분	청구 건수	청구금액

주) 1. 보험자 구분란은 4=국민건강보험공단, 5=의료급여, 7=보훈(상이처, 무자격자)
2. 청구구분란은 0=원청구, 1=보완청구, 2=추가청구

귀하께서 제출하신 요양급여비용 심사청구서와 명세서를 상기와 같이 접수하였음을 알려드립니다.

20 년 월 일

건강보험심사평가원장 직인

4. 대행청구통지서

(별지 제3-1호서식)

<table>
<tr><td colspan="4">대 행 청 구 통 지 서</td></tr>
<tr><td>통 지 구 분</td><td colspan="3">□신규 □변경 □해지</td></tr>
<tr><td>요양기관명칭</td><td></td><td>요양기관기호</td><td></td></tr>
<tr><td>소 재 지</td><td></td><td>전 화 번 호</td><td></td></tr>
<tr><td>대 표 자</td><td colspan="3"></td></tr>
<tr><td>대행청구단체명</td><td></td><td>전 화 번 호</td><td></td></tr>
<tr><td>변 동 · 해 지 사 항</td><td colspan="3"></td></tr>
<tr><td colspan="4">「요양급여비용 청구방법, 심사청구서·명세서서식 및 작성요령」 제1편 제15조에 따라 요양급여비용 대행청구와 관련하여 위와 같이 통지합니다.

년 월 일

신청인(요양기관 대표자) (서명 또는 날인)

건강보험심사평가원장 귀하</td></tr>
</table>

주 : 해지통지의 경우에는 "변동 · 해지 사항"란에 대행청구단체와의 계약해지일자를 기재

210㎜×297㎜(일반용지 60g/㎡(재활용품))

5. 심사참고자료 일람표 월료의약품 구입증빙자료 목록표

(별지 제5호서식)

심사참고자료 일람표

요 양 기 관 명 칭 :
요 양 기 관 기 호 :
전 화 번 호 :
보 험 자 종별구분 :
접 수 번 호 :　　　　년　　월 진료분

심사참고자료종류		건 수	명 세 서 일 련 번 호
처 방 전			
검 사 결 과 지			
진 료 소 견 서			
기 타			

첨부 : 심사참고자료(사본)　　매

(190㎜ x 268㎜ 신문용지 50g/㎡(재활용품))

6. 원료의약품 구입증빙자료 목록표

(별지 제6호서식)

<table>
<tr><td colspan="10">원료의약품 구입증빙자료 목록표</td></tr>
<tr><td rowspan="3">요양기관</td><td>기 호</td><td></td><td colspan="3"></td><td colspan="4"></td></tr>
<tr><td>명 칭</td><td></td><td colspan="3"></td><td>작성자</td><td colspan="3">(인)</td></tr>
<tr><td>TEL</td><td></td><td colspan="3"></td><td>확인자</td><td colspan="3">(인)</td></tr>
<tr><td rowspan="2" colspan="2">코 드</td><td colspan="7">구 입 내 용</td><td rowspan="2">비 고</td></tr>
<tr><td>품 명</td><td>규격 / 단위</td><td>수입업소명/ 제조회사명</td><td>구입년월일</td><td>구입량</td><td>구입가</td><td>청구단가</td></tr>
<tr><td colspan="2"></td><td></td><td></td><td></td><td></td><td></td><td></td><td></td><td></td></tr>
</table>

첨부 : 구입증빙자료(사본) 매

(190㎜ x 268㎜ 신문용지 50g/㎡(재활용품))

7. 조제/제제약 목록표

(별지 제7호서식)

<table>
<tr><td colspan="10">조제·제제약 목록표</td></tr>
<tr><td rowspan="3">요양기관</td><td>기 호</td><td></td><td colspan="7"></td></tr>
<tr><td>명 칭</td><td></td><td colspan="4"></td><td>작성자</td><td colspan="2">(인)</td></tr>
<tr><td>TEL</td><td></td><td colspan="4"></td><td>확인자</td><td colspan="2">(인)</td></tr>
<tr><td colspan="3">조 제 (제제) 약 품 명</td><td colspan="6">사 용 약 품 내 용</td><td>용법용량</td></tr>
<tr><td colspan="3"></td><td>코 드</td><td>약 품 명</td><td>규격 / 단위</td><td>단위당가격</td><td>분 량</td><td>분량당가격</td><td></td></tr>
<tr><td colspan="3">규 격 / 단 위</td><td rowspan="9"></td><td rowspan="9"></td><td rowspan="9"></td><td rowspan="9"></td><td rowspan="9"></td><td rowspan="9"></td><td></td></tr>
<tr><td colspan="3"></td><td></td></tr>
<tr><td colspan="3">조제 (제제) 약 품 코 드 (건강보험심사평가원이 기재)</td><td></td></tr>
<tr><td colspan="3"></td><td>효능·효과</td></tr>
<tr><td colspan="3">청 구 가</td><td></td></tr>
<tr><td colspan="3"></td><td>비고</td></tr>
<tr><td colspan="3">구 분</td><td></td></tr>
<tr><td colspan="3">제제약( )
조제약( )</td><td></td></tr>
</table>

주) 제제약 및 조제약 구분에는 해당란에 V로 표시

(190㎜ x 268㎜ 신문용지 50g/㎡(재활용품))

8. 치료재료 구입목록표

(별지 제8호서식)

<table>
<tr><td colspan="11">치료재료 구입목록표</td></tr>
<tr><td rowspan="3">요양기관</td><td>기 호</td><td colspan="2"></td><td colspan="4" rowspan="3"></td><td colspan="3"></td></tr>
<tr><td>명 칭</td><td colspan="2"></td><td>작성자</td><td colspan="2">(인)</td></tr>
<tr><td>T E L</td><td colspan="2"></td><td>확인자</td><td colspan="2">(인)</td></tr>
<tr><td rowspan="2">코 드</td><td colspan="6">구 입 내 용</td><td rowspan="2">구입처 (상호 & 납세번호)</td><td rowspan="2">제조회사</td><td rowspan="2" colspan="2">비 고</td></tr>
<tr><td>품 명</td><td>규 격</td><td>구입년월일</td><td>수 량</td><td>구 입 가</td><td>단 가</td></tr>
<tr><td></td><td></td><td></td><td></td><td></td><td></td><td></td><td></td><td></td><td colspan="2"></td></tr>
</table>

첨부 : 구입증빙자료(사본) 매
(190㎜ x 268㎜ 신문용지 50g/㎡(재활용품))

9. 요양급여비용심사청구서

(별지 제9-1호서식)

서식번호	G	I	0	1	(년 월분) 요양급여비용심사청구서	보험자 종별 구분		※접수번호	

요양기관		①기 호		②명칭		③전화번호		④청구단위 구분	
		⑤소재지				⑥우편번호			
	작성자	⑦성명	(서명 또는 날인)			대행청구 단 체	⑨기호		
		⑧생년월일					⑩명칭		

구 분			⑪건수	⑫요양급여비용총액 1	⑬본인일부부담금	⑲지원금	⑳장애인의료비	⑭청구액	⑮차등수가청구액	⑯본인부담상한액초과금총액	⑰요양급여비용총액 2, 진료비총액	⑱보훈청구액	㉑건강보험100분의100본인부담금총액	㉒보훈본인일부부담금	㉓100분의100미만총액	㉔100분의100미만본인일부부담금	㉕100분의100미만청구액	㉖100분의100미만보훈청구액
의과	입원	1																
	외래	2																
치과	입원	3																
	외래	4																
한방	입원	5																
	외래	6																
조산		7																
DRG		10																

상급종합병원 종합병원 치과대학부속치과병원 한방병원 진료분야구분	1	2	3	4	5	6	9
	내과 분야	외과 분야	산·소아청소년과 분 야	안·이비인후과 분 야	피부·비뇨기과 분 야	치과	한방

차등수가 적용기준	차등지수	진료일수
	.	.

□ 「국민건강보험법 시행규칙」 제19조제1항에 따라 요양급여비용의 심사를 청구합니다.
□ 「한국보훈복지의료공단법 시행령」 제17조의2에 따라 진료비용의 심사를 청구합니다.

청구일자: 년 월 일

청 구 인: (서명 또는 날인)

□ 건강보험심사평가원장 귀하
□ 국민건강보험공단이사장 귀하
□ 한국보훈복지의료공단이사장 귀하

다중바코드 출력부분

※ 첨 부: 요양급여비용명세서 매
전산매체 ( ) 매
처 방 전 매

주 : 1. ※란은 건강보험심사평가원이 기재합니다.
2. 상급종합병원, 종합병원, 치과대학부속치과병원 및 한방병원 요양급여비용명세서의 진료분야별 분리청구시 해당 진료분야 구분란에 표시(○)하여야 합니다.
3. 보험자 종별 구분: 건강보험 진료분은 기재하지 않으며, 보훈위탁진료 요양기관의 "보훈국비환자(상이처, 무자격자)" 입원 · 외래진료분인 경우에만 "7"을 기재합니다.
4. '진료비총액', '보훈청구액' 및 '보훈 본인일부부담금'은 보훈위탁진료 요양기관의 '보훈국비환자' 또는 '보훈감면환자' 진료분인 경우에 한하여 기재합니다.

(190㎜ x 268㎜ 신문용지 50g/㎡(재활용품))

(별지 제9-2호서식)

서식번호	G	I	0	1	(년 월분) **요양급여비용심사청구서**	보험자 종별 구분		※접수번호	

요양기관								
	①기 호		②명칭		③ 전화번호		④청구단위구분	
	⑤소재지				⑥ 우편번호			
	작성자	⑦성명	(서명 또는 날인)		대행청구 단체	⑨기호		
		⑧생년월일				⑩명칭		

구 분			⑪건수	⑫요양급여 비용총액 1	⑬본인 일부 부담금	⑱지원금	⑭청구액	⑮차등 수가 청구액	⑯요양급여 비용총액 2 진료비총액	⑰보훈 청구액	⑲건강보험 100분의100본인 부담금총액	⑳보훈 본인일부 부담금	㉑100분의 100미만 총액	㉒100분의 100미만 본인일부 부담금	㉓100분의 100미만 청구액	㉔100분의 100미만 보훈청구액
약국	처방 조제	8														
	직접 조제	9														

차등수가 적용기준	차등지수	조제일수
	.	.

□ 「국민건강보험법 시행규칙」 제19조제1항에 따라 요양급여비용의 심사를 청구합니다.
□ 「한국보훈복지의료공단법 시행령」 제17조의2에 따라 진료비용의 심사를 청구합니다.

청구일자: 년 월 일

청 구 인: (서명 또는 날인)

□ 건강보험심사평가원장 귀하
□ 국민건강보험공단이사장 귀하
□ 한국보훈복지의료공단이사장 귀하

다중바코드 출력부분

※ 첨 부: 요양급여(의료급여)비용명세서 매
처 방 전 매

주 : 1. ※ 란은 접수기관에서 기재합니다.
2. 보험자 종별 구분: 건강보험 조제분은 기재하지 않으며, 보훈위탁진료 요양기관에서 발행한 처방전에 따른 "보훈 국비환자(상이처, 무자격자)"의 처방 조제분인 경우에만 "7"을 기재합니다.
3. '진료비총액', '보훈청구액' 및 '보훈 본인일부부담금''은 보훈위탁진료 요양기관에서 발행한 처방전에 따른 '보훈 국비환자' 또는 '보훈감면환자' 처방 조제분인 경우에 한하여 기재합니다.

190㎜ x 268㎜ 신문용지 50g/㎡(재활용품))

(별지 제9-3서식)

서식번호	G	I	0	1	(년 월분) **요양병원 요양급여비용심사청구서**	보험자 종별 구분		※접수번호	

요양기관	①기 호		②명칭		③전화번호		④청구단위구분	
	⑤소재지				⑥우편번호			
	작성자	⑦성명	(서명 또는 날인)		대행청구 단 체	⑨기호		
		⑧생년월일				⑩명칭		

구 분				⑪건수	⑫요양급여비용총액1	⑬본인일부부담금	⑮지원금	⑳장애인의료비	⑭청구액	⑯본인부담상한액초과금총액	⑰요양급여비용총액 2 진료비총액	⑱보훈청구액	⑲건강보험 100분의100 본인부담금총액	㉑보훈본인일부부담금	㉒100분의 100미만 총액	㉓100분의 100미만 본인일부부담금	㉔100분의 100미만 청구액	㉕100분의 100미만 보훈청구액
의과	입원	장기환자	11															
		제외환자	1															
	외래		2															
치과	입원		3															
	외래		4															
한방	입원		5															
	외래		6															

□ 「국민건강보험법 시행규칙」 제19조제1항에 따라 요양급여비용의 심사를 청구합니다.
□ 「한국보훈복지의료공단법 시행령」 제17조의2에 따라 진료비용의 심사를 청구합니다.

첨 부: 요양급여비용명세서 매
전산매체 ( ) 매
처 방 전 매

청구일자: 년 월 일

청 구 인: (서명 또는 날인)

□ 건강보험심사평가원장 귀하
□ 국민건강보험공단이사장 귀하
□ 한국보훈복지의료공단이사장 귀하

다중바코드 출력부분

주 : 1. ※란은 건강보험심사평가원이 기재합니다.
2. 보험자 종별 구분: 건강보험 진료분은 기재하지 않으며, 보훈위탁진료 요양기관의 "보훈국비환자(상이처, 무자격자)" 입원 · 외래진료분인 경우에만 "7"을 기재합니다.
3. '진료비총액', '보훈청구액' 및 '보훈 본인일부부담금'은 보훈위탁진료 요양기관의 '보훈국비환자' 또는 '보훈감면환자' 진료분인 경우에 한하여 기재합니다.

(190㎜ x 268㎜ 신문용지 50g/㎡(재활용품))

10. 요양급여비용 명세서

(별지 제10호 서식)

의과 입원

요양급여비용명세서

서식번호	G	I	0	2	요양기관	
등록번호					기호	
가입자성명		증번호			명칭	
수진자성명		공상 등 구분				
		주민등록번호				

상병명	분류기호	수술	진료과목	상해외인	특정기호	면허종류	면허번호	당월요양개시일 / 최초입원개시일	당월요양급여일수(투약일수포함)	진료결과
									일	
									일	
									일	

입원일수	일	처방전 발급번호		처방일수
		접검번호		

구분		기본진료 악제,특정재료(I)	진료행위(II)
1. 진찰료(외래관리료 포함)	①초 진 회	원	야간,공휴 회
	②재 진 회	원	야간,공휴 회
	③의약품관리료	원	
	④응급 및 회송료	원	
2. 입원료	①일 반 일	원	
	②내과질환자, 정신질환자, 만6세미만의 소아 일	원	
	③중환자실 일	원	
	④격리병실 일	원	
	⑤신생아 일	원	
	⑥기 타 일	원	
	⑦기본식대	원	
	⑧가산식대	원	
3. 투약료 및 처방전	①내 복 일분	원	원
	②외 용 일분	원	원
	③처방전 회	원	
4. 주사료	①피하 또는 근육내 일	원	원
	②정맥내 일	원	원
	③수액제 회	원	원
	④기 타 회	원	원
	⑤특정 재료	원	
	⑥수 혈 회	원	원
5. 마취료	① 회	원	원
6. 이학요법료	① 종	원	원
7. 정신요법료	① 종	원	원
8. 처치 및 수술료	①처치 및 수술 종	원	원
	②깁스트 회	원	원
9. 검사료	①자체검사 종	원	원
	②위탁검사관리	원	
	③위탁검사 종	원	
10. 영상진단 및 방사선 치료료	①진 단 종	원	원
	②치 료 종	원	원
S. 특수장비	①CT 회	원	원
	②MRI 회	원	원
	③PET 회	원	원
A. 100분의100미만 본인부담 1	①의약품	원	원
	②치료재료	원	원
	③진료행위	원	원
B. 100분의100미만 본인부담 2	①의약품	원	원
	②치료재료	원	원
	③진료행위	원	원
U. 건강보험100분의100본인부담	①의약품	원	원
	②치료재료	원	원
	③진료행위	원	원
V. 보훈 등 100분의100 본인부담	①의약품	원	원
	②치료재료	원	원
	③진료행위	원	원
W. 비급여	①의약품	원	원
	②치료재료	원	원
	③진료행위	원	원

약품코드(일반명 또는 제품명 코드)	약품명(일반명 또는 제품명)		1회투약량	1일투여횟수	총투약일수			
코드	분류(예외구분코드)	단가	1회투약량	1일투여량 또는 실시횟수	총투여일수 또는 실시횟수	금액	면허종류	면허번호

특정내역	
수술 코드	

특수장비총액		원	19. 청구액	원
보훈 등 100분의100본인부담금총액		원	20. 본인부담상한액초과금	원
비급여총액		원	21. 요양급여비용총액 2, 진료비총액	원
11. 소계	원	원	22. 보훈청구액	원
12. 가산율	%	원	23. 건강보험 100분의100본인부담금총액	원
15. 요양급여비용총액 1		원	24. 보훈본인일부부담금	원
16. 본인일부부담금		원	25. 100분의100미만 총액	원
17. 지원금		원	26. 100분의100미만 본인일부부담금	원
18. 장애인의료비		원	27. 100분의100미만 청구액	원
일련번호	※심사조정		28. 100분의100미만 보훈청구액	원

※ 심사내역	구분	코드	조정	I.II
				갑I
				갑II
				층I
				층II
	계			

190mm×320mm(일반용지 60g/㎡(재활용품))

(별지 제10-1호 서식)

의과
입원

요양급여비용명세서

서식번호	G	I	O	3	요양기관	
등록번호					기호	
가입자성명		증번호				
수진자성명		공상 등 구분			명칭	
		주민등록번호				

상병명	분류기호	수술	진료과목	상해외인	특정기호	면허종류	면허번호	당월요양개시일	당월요양급여일수(원내투약일수포함)	진료결과
	-								일	
	-								일	
	-								일	

총내원일수		일	내원일	1 2 3 4 5 6 7 8 9 10 11 12 13 14 15 16 17 18 19 20 21 22 23 24 25 26 27 28 29 30 31

구분		기본진료 약제,특정재료(I)	진료행위(II)
1. 진찰료 (외래관리료 포함)	①초 진 회	원	야간,공휴 회
	②재 진 회	원	야간,공휴 회
	③의약품관리료	원	
	④응급 및 회송료	원	
	⑤가정간호기본방문료	원	
	⑥만성질환관리료 회	원	
3. 투약료 및 처방전	①내 복 일분	원	원
	②외 용 일분	원	원
	③처방전 회	원	
4. 주사료	①피하 또는 근육내 일	원	원
	②정맥내 일	원	원
	③수액제 회	원	원
	④기 타 회	원	원
	⑤특정재료	원	
	⑥수 혈 회	원	원
5. 마취료	① 회	원	원
6. 이학요법료	① 종	원	원
7. 정신요법료	① 종	원	원
8. 처치 및 수술료	①처치 및 수술 종	원	원
	③캐스트 회	원	원
9. 검사료	①자체검사 종	원	원
	②위탁검사관리	원	
	③위탁검사 종	원	
10. 영상진단 및 방사선 치료료	①진 단 종	원	원
	②치 료 종	원	원
S. 특수장비	①CT 회	원	원
	②MRI 회	원	원
	③PET 회	원	원
T. 특수재료 및 관련 행위료	①치료재료	원	
	②진료행위	원	원
A. 100분의 100미만 본인부담 1	①의약품	원	원
	②치료재료	원	원
	③진료행위	원	원
B. 100분의 100미만 본인부담 2	①의약품	원	원
	②치료재료	원	원
	③진료행위	원	원
U. 건강보험100분의 100본인부담	①의약품	원	원
	②치료재료	원	원
	③진료행위	원	원
V. 보훈 등 100분의100 본인부담	①의약품	원	원
	②치료재료	원	원
	③진료행위	원	원
W. 비급여	①의약품	원	원
	②치료재료	원	원
	③진료행위	원	원

처방전 발급번호		처방일수		본인부담금 발생횟수		직접조제횟수	
점검번호							

약품코드(일반명 또는 제품명 코드)	약품명(일반명 또는 제품명)		1회투약량	1일투여횟수	총투약일수			
코드	분류(예외구분코드)	단가	1회투약량	1일투여량 또는 실시횟수	총투여일수 또는 실시횟수	금액	면허종류	면허번호

특정내역	
수술 코드	

투약료총액		원	18. 장애인의료비	원
특수장비총액		원	19. 청구액	원
특수재료 및 관련 행위료 총액		원	20. 본인부담상한액초과금	원
보훈 등 100분의100본인부담금총액		원	21. 요양급여비용총액 2, 진료비총액	원
비급여 총액		원	22. 보훈청구액	원
11. 소계	원	원	23. 건강보험 100분의100본인부담금총액	원
12. 가산율	%	원	24. 보훈본인일부부담금	원
15. 요양급여비용총액 1		원	25. 100분의100미만 총액	원
16. 본인일부부담금		원	26. 100분의100미만 본인일부부담금	원
17. 지원금		원	27. 100분의100미만 청구액	원
일련번호		※ 심사조정	28. 100분의100미만 보훈청구액	원

※ 심사내역	구 분	코 드	조 정	I.II
				감I
				감II
				증I
				증II
	계			

190mm×320mm(일반용지 60g/㎡(재활용품))

[정 률]

(별지 제11호 서식)

의과
외래

요양급여비용명세서

서식번호	G	I	0	3
등록번호				
가입자성명				
수진자성명				

증번호	
공상 등 구분	
주민등록번호	-

요양기관	
기호	
명칭	

상병명	분류기호	수술	진료과목	상해외인	특정기호	면허종류	면허번호	내원일자	요양급여일수(원내투약일수포함)	진료결과
	.								일	
	.								일	
	.								일	

처방전 발급번호		처방일수		본인부담금 발생횟수		직접조제횟수	
점검번호							

구분		기본진료 약제,특정재료(I)	진료행위(II)
1. 진찰료(외래관리료 포함)	①초 진 회	원	야간,공휴 회
	②재 진 회	원	야간,공휴 회
	③의약품관리료 ④응급 및 회송료 ⑤가정간호기본방문료	원 원 원	
	⑥만성질환관리료 회	원	
3. 투약료 및 처방전	①내 복 일분	원	원
	②외 용 일분	원	원
	③처방전 회	원	
4. 주사료	①피하 또는 근육내 일 ②정맥내 일 ③수액제 회 ④기 타 회 ⑤특정재료 ⑥수 혈 회	원 원 원 원 원 원	원 원 원 원 원
5. 마취료	① 회	원	원
6. 이학요법료	① 종	원	원
7. 정신요법료	① 종	원	원
8. 처치 및 수술료	①처치 및 수술 종 ②캐스트 회	원 원	원 원
9. 검사료	①자체검사 종 ②위탁검사관리 ③위탁검사 종	원 원 원	원
10. 영상진단 및 방사선 치료료	①진 단 종 ②치 료 종	원 원	원 원
S. 특수장비	①CT 회	원	원
	②MRI 회	원	원
	③PET 회	원	원
T. 특수재료 및 관련 행위료	①치료재료 ②진료행위	원 원	원
A. 100분의 100미만 본인부담 1	①의약품	원	원
	②치료재료	원	원
	③진료행위	원	원
B. 100분의 100미만 본인부담 2	①의약품	원	원
	②치료재료	원	원
	③진료행위	원	원
U. 건강보험100분의 100본인부담	①의약품 ②치료재료 ③진료행위	원 원 원	원 원 원
V. 보훈 등 100분의100 본인부담	①의약품 ②치료재료 ③진료행위	원 원 원	원 원 원
W. 비급여	①의약품 ②치료재료 ③진료행위	원 원 원	원 원 원

약품코드(일반명 또는 제품명 코드)	약품명(일반명 또는 제품명)		1회투약량	1일투여횟수	총투약일수			
코드	분류(예외구분코드)	단가	1회투약량	1일투여량 또는 실시횟수	총투여일수 또는 실시횟수	금액	면허종류	면허번호

특정내역	

수술 코드			

투약료총액	원	17. 지원금	원
특수장비총액	원	18. 장애인의료비	원
특수재료 및 관련 행위료 총액	원	19. 청구액	원
보훈 등 100분의100본인부담금총액	원	20. 본인부담상한액초과금	원
비급여총액	원	21. 요양급여비용총액 2, 진료비총액	원
11. 소계	원 / 원	22. 보훈청구액	원
12. 가산율	%	23. 건강보험 100분의100본인부담금총액	원
15. 요양급여비용총액 1	원	24. 보훈본인일부부담금	원
16. 본인일부부담금	원	25. 100분의100미만 총액	원
일련번호	※심사조정	26. 100분의100미만 본인일부부담금	원
수진자 일련번호 -		27. 100분의100미만 청구액	원
		28. 100분의100미만 보훈청구액	원

※심사내역 구분	코드	조정	I.II
			감 I
			감 II
			증 I
			증 II
계			

190mm×320mm(일반용지 60g/㎡(재활용품))

[일 자 별]

(별지 제11-1호 서식)

의과 외래

서식번호	G	I	0	3	요양급여비용명세서		요양기관	
등록번호							기호	
가입자성명					증번호			
수진자성명					공상 등 구분		명칭	
					주민등록번호			

상병명	분류기호	수술	진료과목	상해외인	특정기호	면허종류	면허번호	당월요양개시일	당월요양급여일수(원내투약일수포함)	진료결과
									일	
									일	
									일	

총내원일수		일	내원일	1 2 3 4 5 6 7 8 9 10 11 12 13 14 15 16 17 18 19 20 21 22 23 24 25 26 27 28 29 30 31

구분		기본진료 약제,특정재료(I)	진료행위(II)	처방전 발급번호 / 정정번호			처방일수		본인부담금 발생횟수			직접조제횟수	
1. 진찰료(외래관리료 포함)	①초 진 회	원	야간,공휴 회	약품코드(일반명 또는 제품명 코드)	약품명(일반명 또는 제품명)		1회투약량	1일투여횟수	총투약일수				
	②재 진 회	원	야간,공휴 회	코드	분류(예외구분코드)	단가	1회투약량	1일투여량 또는 실시횟수	총투여일수 또는 실시횟수	금액		면허종류	면허번호
	③의약품관리료 ④응급 및 회송료 ⑤가정간호기본방문료	원 원 원											
	⑥만성질환관리료 회	원											
3. 투약료 및 처방전	①내 복 일분	원	원										
	②외 용 일분	원	원										
	③처방전 회	원											
4. 주사료	①피하 또는 근육내 일 ②정맥내 일 ③수액제 회 ④기 타 회 ⑤특정재료 ⑥수 혈 회	원 원 원 원 원 원	원 원 원 원 원										
5. 마취료	① 회	원	원										
6. 이학요법료	① 종	원	원										
7. 정신요법료	① 종	원	원										
8. 처치 및 수술료	①처치 및 수술 종 ②깁스트 회	원 원	원 원										
9. 검사료	①자체검사 종 ②위탁검사관리 ③위탁검사 종	원 원 원	원										
10. 영상진단 및 방사선 치료료	①진 단 종 ②치 료 종	원 원	원 원										
S. 특수장비	①CT 회	원	원										
	②MRI 회	원	원										
	③PET 회	원	원										
T. 특수재료 및 관련 행위료	①치료재료 ②진료행위	원 원	원										
A. 100분의 100미만 본인부담 1	①의약품	원	원										
	②치료재료	원	원										
	③진료행위	원	원										
B. 100분의 100미만 본인부담 2	①의약품	원	원										
	②치료재료	원	원										
	③진료행위	원	원										
U. 건강보험100분의 100본인부담	①의약품 ②치료재료 ③진료행위	원 원 원	원 원 원	특정내역									
V. 보훈 등 100분의100 본인부담	①의약품 ②치료재료 ③진료행위	원 원 원	원 원 원										
W. 비급여	①의약품 ②치료재료 ③진료행위	원 원 원	원 원 원	수술 코드									

구분			구분		※ 심사내역	구분	코드	조정	I.II
투약료총액		원	18. 장애인의료비	원					
특수장비총액		원	19. 청구액	원					
특수재료 및 관련 행위료 총액		원	20. 본인부담상한액초과금	원					
보훈 등 100분의100 본인부담금총액		원	21. 요양급여비용총액 2, 진료비총액	원					
비급여 총액		원	22. 보훈청구액	원					
11. 소계	원	원	23. 건강보험 100분의100본인부담금총액	원					
12. 가산율	%	원	24. 보훈본인일부부담금	원					상I
15. 요양급여비용총액 1		원	25. 100분의100미만 총액	원					상II
16. 본인일부부담금		원	26. 100분의100미만 본인일부부담금	원					중I
17. 지원금		원	27. 100분의100미만 청구액	원					중II
일련번호		※ 심사조정	28. 100분의100미만 보훈청구액	원		계			

190mm×320mm(일반용지 60g/㎡(재활용품))

[정 률]

(별지 제11-2호 서식)

의과 외래

요양급여비용명세서

서식번호	G	I	0	3	증번호		요양기관	
등록번호					공상 등 구분		기 호	
가입자성명					주민등록번호	-	명 칭	
수진자성명								

상 병 명	분류기호	수술	진료과목	상해외인	특정기호	면허종류	면허번호	당월요양개시일	당월요양급여일수(원내투약일수포함)	진료결과
	.								일	
	.								일	
	.								일	

총내원일수		일	내원일	1 2 3 4 5 6 7 8 9 10 11 12 13 14 15 16 17 18 19 20 21 22 23 24 25 26 27 28 29 30 31

구 분		기본진료 약제,특정재료(I)	진료행위(II)
1. 진찰료(외래관리료 포함)	①초 진 회	원	야간,공휴 회
	②재 진 회	원	야간,공휴 회
	③외래관리료	원	
	④응급 및 회송료	원	
	⑤가정간호기본방문료	원	
	⑥만성질환관리료 회	원	
3. 투약료 및 처방전	①내 복 일분	원	원
	②외 용 일분	원	원
	③처방전 회	원	
4. 주사료	①피하 또는 근육내 일	원	원
	②정맥내 일	원	원
	③수액제 회	원	원
	④기 타 회	원	원
	⑤특정재료	원	
	⑥수 혈 회	원	원
5. 마취료	① 회	원	원
6. 이학요법료	① 종	원	원
7. 정신요법료	① 종	원	원
8. 처치 및 수술료	①처치 및 수술 종	원	원
	②캐스트 회	원	원
9. 검사료	①자체검사 종	원	원
	②위탁검사관리	원	
	③위탁검사 종	원	
10. 영상진단 및 방사선 치료료	①진 단 종	원	원
	②치 료 종	원	원
S. 특수장비	①CT 회	원	원
	②MRI 회	원	원
	③PET 회	원	원
T. 특수재료 및 관련 행위료	①치료재료	원	
	②진료행위	원	원
A. 100분의100미만 본인부담 1	①의약품	원	원
	②치료재료	원	원
	③진료행위	원	원
B. 100분의100미만 본인부담 2	①의약품	원	원
	②치료재료	원	원
	③진료행위	원	원
U. 건강보험100분의100본인부담	①의약품	원	원
	②치료재료	원	원
	③진료행위	원	원
V. 보훈 등 100분의100 본인부담	①의약품	원	원
	②치료재료	원	원
	③진료행위	원	원
W. 비급여	①의약품	원	원
	②치료재료	원	원
	③진료행위	원	원

처방전 발급번호		처방일수		본인부담금 발생횟수		직접조제횟수	
점검번호							

약품코드(일반명 또는 제품명 코드)	약품명(일반명 또는 제품명)		1회투약량	1일투여횟수	총투약일수			
코드	분류(예외구분코드)	단가	1회투약량	1일투여량 또는 실시횟수	총투여일수 또는 실시횟수	금액	면허종류	면허번호

특정내역	

수술 코드			

투약료총액		원	18. 장애인의료비	원
특수장비총액		원	19. 청구액	원
특수재료 및 관련 행위료 총액		원	20. 본인부담상한액초과금	원
보훈 등 100분의100본인부담금총액		원	21. 요양급여비용총액 2, 진료비총액	원
비급여총액		원	22. 보훈청구액	원
11. 소계	원	원	23. 건강보험 100분의100 본인부담금총액	원
12. 가산율	%	원	24. 보훈본인일부부담금	원
15. 요양급여비용총액 1		원	25. 100분의100미만 총액	원
16. 본인일부부담금		원	26. 100분의100미만 본인일부부담금	원
17. 지원금		원	27. 100분의100미만 청구액	원
일련번호	※심사조정		28. 100분의100미만 보훈청구액	원

※ 심사내역	구 분	코 드	조 정	I.II
				감 I
				감 II
				증 I
				증 II
	계			

190mm×320mm(일반용지 60g/㎡(재활용품))

[정 면]

11. 의료기관에서 발행하는 처방전

처 방 전

[✔]건강보험 [ ]의료급여 [ ]산업재해보험 [ ]자동차보험 [ ]기타( )

※ [ ]에는 해당되는 곳에 "✔" 표시를 합니다.

요양기관기호: 11374560

발급 연월일 및 번호		2017년 8월 1일 - 제 01234 호	의료기관	명 칭	처방의원
환자	성 명	김 갑 돌		전화번호	(02) 777 - 7777
	주민등록번호	640706-XXXXXXX		팩스번호	(02) 777 - 7777

질병분류기호		처방 의료인의 성명	허 준 (서명 또는 날인)	면허종류	의 사
				면허번호	제 10109 호

※ 환자가 요구하면 질병분류기호를 적지 않습니다.

처방 의약품의 명칭	1회 투약량	1일 투여횟수	총 투약일수	용 법
르네신정	1	3	7	매 식(전, 간, 후) 시 분 복용
모티리움엠정	1	3	7	

주사제 처방명세([ ]원 내 조제, [ ]원 외 처방)				조제 시 참고 사항	본인부담 구분기호

사용기간	발급일부터 (2)일간	사용기간 내에 약국에 제출하여야 합니다.

의약품 조제 명세

조제명세	조제기관의 명칭		처방의 변경・수정・확인・대체 시 그 내용 등
	조제약사	성명 (서명 또는 인)	
	조제량 (조제일수)		
	조제연월일		

10

건강보험 외래 실무

10 건강보험 외래 실무

감염성 및 기생충성 질환 (A00-B99)

1. AGE (급성 위장염)

등록번호	2021001
환자명	김선호
주민등록번호	950502-1000000
초진 년월일	2021-10-15

OPD Chart

Chief Complaint

Abd. Pain, Vomiting, Diarrhea
Onset : 3days ago

Present Illness

평소 건강하던 환자로서 하루전부터 Epigastric pain,
Watery diarrhea(8회/day), Vomiting(5회/day)

Past Medical History & Family history

자주 Tonsillitis로 치료 받음

Systemic Review

100/70 - 128 - 24 - 37.8℃

Physical Examination

HEENT - Normal, Dry lip (±)
Chest - CBS s̄ ⓡ, RHB s̄ ⓜ
Abd. - Soft, Hyperactive BS
Epigastric - T/RT (±/-)

Impression

AGE c̄ dehydration
R/O Viral hepatitis
R/O Acute pancreatitis

Recommendation

1) CBC, eⒷ, LFT, HBsAg, HBsAb, HBcAb
2) Amylase, Lipase
3) Abd. AP & lat
4) Cephradine 1ⓒ
Galantase 1.0g
Lacteol 1Ⓣ — *tid × 3days p.o*
5) Mexolon 1Ⓣ
Loperin 1Ⓣ — *tid × 1day p.o*

장 영 미

등 록 번 호	2021001
환 자 명	김 선 호
주민등록번호	950502-1000000
초진 년 월일	2021-10-15

OPD Chart

날 짜	내 용	서 명
2021/10/18	S : *Sx more improved* O : *eⒷ : 137 - 3.9 - 105* *SGOT/PT : 52/44 Amylase : 115* *HBsAg/sAb/cAb (-/+/-)* A : *AGE* P : *1) Cephradine 1Ⓒ* *Galantase 1.0g* ⎫ *tid × 3days p.o* *Lacteol 1Ⓣ* ⎭ *2) mexolon 1Ⓣ* ⎫ *Loperin 1Ⓣ* ⎭ *tid × 3days p.o*	장 영 미

☞ 약품정보

1. 투약

1) Cephradine(세프라딘캅셀) : 618, 그람 양성, 음성균에 작용하는 항생제

♠ 적응증 : 편도염, 인두염, 대엽성폐렴, 농양, 봉소염
♤ 금기증 : 본제에 대하여 쇽의 기왕력이 있는 환자

2) Galantase(가린타제산) : 237, 정장제

♠ 적응증 : 유당불내에 의한 소화불량개선

3) Lacteol(락테올) : 237, 정장제

♠ 적응증 : 급성설사, 대장염, 기능적 결장질환에 의한 설사

4) Loperin(로페린정) : 237, 정장제

♠ 적응증 : 급·만성 설사
♤ 금기증 : 24개월 미만 유아

5) Mexolon(멕소롱) : 239, 소화기관용제

♠ 적응증 : 구역, 구토, 소화불량, 복부팽만감

감염성 및 기생충성 질환

2. Syphillis(매독)

등 록 번 호	2021002
환 자 명	최 민 석
주민등록번호	851115-1000000
초진 년 월일	2021-04-03

OPD Chart

Chief Complaint

건강검진 결과 매독균 발견됨.

Present Illness

STD Hx (-)
STD Tx Hx (-)
VDRL 2⊕

Past Medical History & Family History

HT (+) - 현재 약 복용 중
L/C (+) - 현재 약 복용 중

Systemic Review

B.P 160/90 mmHg

Physical Examination

Neurologic exam - WNL
LN - grossly free
Muscle power - WNL

Impression

Latent Syphillis

Recommendation

1) CBC c̄ ESR
2) VDRL, TPHA, FTA-ABS
3) Benzacillin 240만 unit. im inj. daily x 7days
4) 1주 후 F/U

신 규 진

등 록 번 호	2021002
환 자 명	최 민 석
주민등록번호	851115-1000000
초진 년 월일	2021-04-03

OPD Chart

날 짜	내 용	서 명
2021/04/10	S : *Well* *IM 주사 후 buttock pain (+)* *Arthralgia : DIP joint* O : *CBC - 4200 -10.4 - 270K* *TPHA (+)* *FTA-ABS(+)* A : *Latent Syphillis* P : *1) Benzacillin 240만 unit im inj. daily x 7days* *2) 1주 후 F/U*	*신 규 진*
2021/04/17	S : *Oral ulceration* P : *1) Tetracycline 2© qid × 2wks p.o*	*신 규 진*

☞ 약품정보

1. 투 약

1) Tetracycline(테트라싸이클린) : 615, 주로 그람 양성, 음성균, 리케치아, 비루스에 작용하는 항생제

♠ 효능 : Rickettsia, Mycoplasma, Spirochetes, 대부분의 Gram(+), Gram(-)

2. 주사

1) Benzacillin(벤자실린) : 611, 주로 그람 양성균에 작용하는 항생제

♠ 효능 : 편도선염, 패혈증, 매독 외 감수성균에 의한 기타 감염증

♠ 용법/용량 : 성인-보통 1회 60만-120만 단위를 1일 1회 근육주사

☞ 진찰료 산정

1. 초진 시 주사제를 일시에 처방 지시한 후, 의사의 진찰없이 반복하여 주사를 시술받는 경우 진찰료 산정 방법 : 초진료 1회와, 의사의 진찰없이 주사만 시술한 날의 재진료(가1나주6, AA222)는 49.09점을 각각 산정한다(2019.2).

감염성 및 기생충성 질환

3. Chronic B Viral Hepatitis (만성 B형 간염)

등 록 번 호	2021003
환 자 명	박 경 석
주민등록번호	870801-2000000
초진 년 월일	2021-05-15

OPD Chart

Chief Complaint

얼굴이 붓고 색이 노랗게 변한다.

Onset : 3-4 days ago

Present Illness

Palpitation (+)
Chest tightness (+)
Abd. pain (-)
Anorexia (-)
Wt. loss (+) : 2Kg 이상/ 5 Mo.

Past Medical History & Family history

DM / Tbc / HT (-/-/-)
Hepatitis (-)
Smoking (+)
Alcohol : 현재 quit, 전에는 드심

Family history : *부친이 15년 전 Hepatoma로 사망*

Systemic Review

Physical Examination

B.P : 130/80
Icteric sclera, Not anemic conjunctiva
Chest : CBS s̄ⓡ, RHB s̄ⓜ
Abd. : Soft & Flat, T/RT (+/-)

Impression

Chronic B-Hepatitis

Recommendation

CBC, LFT, eⒷ, HBsAg/Ab, HBcAb-IgG
BUN, Creatinine.

강 인 섭

등 록 번 호	2021003
환 자 명	박 경 석
주민등록번호	870801-2000000
초진 년 월일	2021-05-15

OPD Chart

날 짜	내 용	서 명
2021/05/19	*No Sx. : OK* *Rec : 1) Legalon 1T* *Aromin 1T* } *Bid × 30days. p.o* *2) Follow-up after 1Mo.*	*강 인 섭*
2021/06/18	*Sx : Anorexia* *Both knee joint pain* *early fatigue* *잘 때 decubitus 쪽 arm cramping* *Rec : 1) Prepulsid 1T* *Aromin 1T* } *Bid × 30days. p.o* *Winstal 1T* *2) HBeAg , HBeAb* *HBV-DNA probe.* *3) Follow-up after 1Mo.*	*강 인 섭*

☞ 약품정보

1. 투약

1) Aromin(아로민) : 316. Vitamin 복합제 - 조성 : Vitamin B_1, B_{12}, B_2, B_6, C, E

♠ 적응증 : 피로, 영양불량, 만성 소모성질환, 신경통, 관절통, 눈의 피로.

2) Legalon(레가론) : 391. 간기능 개선제

♠ 적응증 : 간기능 손상, 급·만성 지속성 간염, 간경화증

3) Prepulsid(프레팔시드) : 239. 기타 소화기관용제

♠ 적응증 : 위장관 운동 자극, 기능성 소화불량 치료

4) Winstal(윈스탈) : 236. 종합 소화 효소제

♠ 적응증 : 소화불량, 과식, 식체, 가스제거.
♤ 금기증 : 동물 췌장효소 과민환자, 혈청 빌리루빈 고농도환자.

☞ 검사정보

1) HBsAg, HBsAb : 검사방법(일반면역, 정밀면역) 여부에 따라 누700과 누701에서 산정한

2) HBcAb(중심항체) - IgG, IgM : 누701마로 산정한다

3) HBeAg(간염e항원), HBeAb(간염e항체) : 검사방법(일반면역, 정밀면역) 여부에 따라 누700과 누701에서 산정한다

4) B형간염바이러스 DNA 정량검사(HBV-DNA probe법) : 누702로 산정한다

신 생 물(C00-D48)

4. Lipoma(지방종)

등 록 번 호	2021004
환 자 명	오 정 환
주민등록번호	781015-1000000
초진 년 월일	2021-02-13

OPD Chart

Chief Complaint

Rt inguinal mass

Onset : 2yrs. ago.

Present Illness

2년전 0.5cm sized mass 발견

Slowly growing $\bar{s}$ tenderness

→ 2-3cm sized $\bar{c}$ tenderness, Pain

Past Medical History & Family history

Trauma Hx. (-)

DM/TB/HT (-/-/-)

Systemic Review

Physical Examination

Impression

R/O Lipoma

R/O Schwannoma(신경초종), Desmoid(유건종)

Recommendation

1) Excision $\bar{c}$ Biopsy

2) Pelvis AP

3) Cephradine 500mg

Varidase 1Ⓣ — Tid × 3days p.o

Bearse 1Ⓣ

4) Ribosin 1g im inj.

김 성 운

등록번호	2021004
환자명	오 정 환
주민등록번호	781015-1000000
초진 년 월일	2021-02-13

OPD Chart

날 짜	내 용	서 명
2021/02/16	P : 1) Dressing 2) Repeat p.o medi × 2days	김 성 운
2021/02/18	S : Wound site pain O : Woozing (+) A : Post-op. Wound infection P : 1) Dressing 2) Repeat p.o medi × 3days 3) Augmentin 1.2g im. inj.	김 성 운
2021/02/21	S : Sx improved A : Lipoma P : 1) Stitch out 2) Repeat p.o medi × 3days	김 성 운

☞ 투약정보

1) Augmentin(오구멘틴주) : 618, 그람음성 · 양성균에 작용하는 항생제

♠ 적응증 : 급 · 만성 기관지염, 폐렴, 폐농양, 상처감염, 복부내 패혈증, 수술 후 감염.

2) Bearse(베아제) : 133, 건위소화제

♠ 적응증 : 소화불량, 식욕부진, 과식, 식체.
♤ 금기증 : 7세 미만의 소아

3) Cephradine(세프라딘) : 618, 그람음성 · 양성균에 작용하는 항생제

♠ 적응증 : 편도염, 인두염, 대엽성폐렴, 농양, 봉소염
♤ 금기증 : 이약에 대하여 쇽의 기왕력이 있는 환자

4) Ribosin(리보신주) : 618, 그람음성 · 양성균에 작용하는 항생제

♠ 적응증 : 임균성 요도염, 신우신염, 농양, 봉소염, 담낭염.

5) Varidase(바리다제) : 395, 효소제제

♠ 적응증 : 수술 후 및 외상후의 종창완화, 부비강염, 혈전성정맥염, 객담배출이 곤란한 환자.
♤ 금기증 : 혈액응고이상 또는 혈소판 감소증환자, 항응고제를 투여중인 환자.

☞ 처치 정보

1) Excision : 자14가
2) Biopsy : 나-560
3) Dressing, Stitch out : 자-2-1가

신 생 물

5. Rectal Ca(직장암)

등 록 번 호	2021005
환 자 명	윤 복 순
주민등록번호	650301-2000000
초진 년 월일	2021-02-21

OPD Chart

Chief Complaint

Defecation difficult
Onset : 3-4 mo.

Present Illness

Hematochezia (+)
Tenderness (+)
Anorexia (+)
Wt loss (+)

Past Medical History & Family history

DM/TB/HT (-/+/-)
TB.는 5년전 진단 후 1년간 medication함.
13년전 Hemorrhoid op. 받음.

Systemic Review

Physical Examination

Abd - soft & flat
T/RT (+/+)

Impression

Rectal Ca (Adenocarcinoma)

Recommendation

1) CBC
2) Colonoscopy c̄ Biopsy
3) Barium enema
4) Abdomen CT
5) Admission for operation

정 춘 호

☞ 검사 정보

1) Colonoscopy c̄ Biopsy : 내시경은 나-766으로 하고, 내시경하 생검을 한 경우는 주3에 의거해 해당 내시경 점수의 20%를 산정한다
2) Barium enema : 다-203으로 산정하고 사용한 조영제는 별도로 산정한다.
3) Abdomen CT : 다-245마(조영제 사용 여부에 따라 산정)으로 산정하고, 조영제 사용시 사용한 조영제는 별도로 산정한다.

내분비계 질환 (E00-E99)

6. Hyperthyroidism (갑상선기능항진증)

등 록 번 호	2021006
환 자 명	전 미 지
주민등록번호	891208-2000000
초진 년 월일	2021-12-12

OPD Chart

Chief Complaint

Known hyperthyroidism
Tx at local clinic for 2½mo.

Present Illness

Palpitation (-)
Anorexia (+)
Wt loss (+)
Exophthalmos (+)
Fever(+)

Past Medical History & Family history

TB/HT/DM (-/-/-)

Systemic Review

Physical Examination

BP : 130/80
Not anemic Conjunctiva
Abd. : Soft & flat
T/RT (-/-)

Impression

Grave's Disease

Recommendation

1) *CBC, UA, Electrolyte.*
2) *T3, TSH, Free T4, Thyroglobulin-Ab*
3) *Thyroid Scan.*
4) *Antiroid 1Ⓣ*
   Bearse 1Ⓣ bid × 4wks. p.o

노 광 주

☞ 투약정보

1) Antiroid(안티로이드) : 243, 갑상선 · 부갑상선호르몬제

♠ 적응증 : 갑상선기능 항진증
♤ 주의 : 간장애환자, 중증도 이상의 백혈구감소 또는 혈액장애환자

2) Bearse(베아제) : 233, 건위소화제

♠ 적응증 : 소화불량, 식욕부진, 과식, 식체.
♤ 금기증 : 7세 미만의 소아

☞ 검사 정보

1) 핵의학 영상진단시 촬영료와 영상저장 및 전송시스템(Full PACS)를 산정한다.
 - 당해 요양기관에 영상의학과 전문의가 상근시 10% 가산, 만 6세미만 소아는 15% 가산
2) Thyroid Scan : 다-336가를 산정한다

신경계 질환 (G00-G99)

7. Tensional Headache(긴장성 두통)

등 록 번 호	2021007
환 자 명	김 우 림
주민등록번호	870304-2000000
초진 년 월일	2021-02-15

OPD Chart

Chief Complaint

HA onset : 2weeks ago

Present Illness

All day long
Dull
N/V (-/-)

Past Medical History & Family history

DM / HT/ TB (-/-/-)

Systemic Review

Physical Examination

Free

Impression

Tensional HA

Recommendation

1) CBC, Chest-Xray, Skull AP & Both Lat.
2) Loxonin 1Ⓣ
Diazepan 2mg — *tid for 1wk p.o*
Baclofen 5mg
3) Brain CT at 1wk later

장 춘 식

☞ 약품정보

1. 투약

1) Baclofen(바클로펜) : 122, 골격근이완제

♠ 적응증 : 다발성경화증, 척추소뇌 변성증으로 인한 골격근 경직, 척수 손상으로 인한 경직.
♤ 주의 : 정신병적장애, 파킨슨병, 간질의 기왕력자, 소화성궤양 ·소아환자

2) Diazepam(디아제팜) : 117, 정신신경용제

♠ 적응증 : 불안, 긴장, 우울, 골격근 경련 또는 소발작 간질의 보조치료제.
♤ 금기증 : 6개월 이하의 영아.

3) Loxonin(록소닌) : 114, 해열, 진통, 소염제

♠ 적응증 : 만성류마티스관절염, 변형성관절증,요통, 견관절주의염, 경견완증후군, 발치후·외상후 및 수술 후의 소염진통, 급성 상기도염의 해열진통.
♤ 금기증 : 소화성궤양환자, 중증의 혈액이상환자, 아스피린 천식 또는 기왕력환자.

☞ 검사 정보

1) 방사선 영상진단시 촬영료와 영상저장 및 전송시스템(Full PACS)를 산정한다.
- 단순영상진단료 : 당해 요양기관에 영상의학과 전문의가 상근시 10% 가산, 만 6세미만 소아는 15% 가산
- 특수영상진단료 : 당해 요양기관에 영상의학과 전문의가 상근시 10% 가산, 만 6세미만 소아는 20% 가산

2) Brain CT : 다-245가(2)(조영제 사용)으로 산정하고, 사용한 조영제는 별도로 산정한다.

순환계 질환 (I00-I99)

8. Cerebral Infarction (뇌경색)

등 록 번 호	2021008
환 자 명	박 정 화
주민등록번호	660504-2000000
초진 년 월일	2021 -03 -17

OPD Chart

Chief Complaint

Lt. MCA infarction
Onset : 7Mo. ago

Present Illness

Eye closure (+)
Tongue protrusion (-)
Speech disturbance (+)
Repetition / Comprehension (-/+)

Past Medical History & Family history

DM / Tbc / HT (+/-/-)
Smoking (+)

Systemic Review

Physical Examination

B.P : 160/90
Rt. side weakness : U/E - proximal G(II+)
distal G(I)
L/E - G(III+)

Impression

Cerebral Infarction
DM

Recommendation

1) CBC, FBS, Hemoglobin A1C, eⒷ
2) Chest-Xray, Brain MRI
3) Daonil 2.5mg qd × 28days p.o
4) Ticlodone 100mg bid
Disgren 1cap bid
Prepulcide 1t bid
× 28days p.o

장 진 수

☞ 약품정보-투약

1) Daonil(다오닐) : 396, 당뇨병용제

♠ 적응증 : 성인형 당뇨병

2) Disgren(디스그렌) : 219, 기타 순환계용약

♠ 적응증 : 혈전·색전질환의 예방과 치료 및 혈소판응집억제.
♤ 금기증 : 임부, 소화성궤양 기왕력자, 살리실산 유도체 과민성환자.

3) Prepulcide(프레팔시드) : 239, 소화기능장애

♠ 적응증 : 위장관 운동 자극, 기능성 소화불량 치료

4) Ticlodone(티클로돈) : 339, 기타 혈액 및 체액용약

♠ 적응증 : 혈전·색전의 치료 및 혈류장애의 개선

호흡기계 질환 (J00-J99)

9. Acute Tonsillitis(급성 편도염)

등 록 번 호	2021009
환 자 명	고 혁 진
주민등록번호	181011-3000000
초진 년 월일	2021-03-14

OPD Chart

Chief Complaint

Throat discomfort

Onset : 2-3 days ago

Present Illness

Dysphagia (+)
Chilling sense (+)
Postnasal drip (+)

Past Medical History & Family history

Free

Systemic Review

Physical Examination

PTH (#/#)
Nasal Cavity : Some mucoid discharge c̄ Postnasal drip

Impression

Acute Tonsillitis c̄ R/O Acute PNS

Recommendation

1) PNS view
2) Cefadroxil 500mg
Acetaminophen 1Ⓣ
Ephedrine 1Ⓣ
Maxtase 1Ⓣ
Conova 1Ⓣ
tid × 3days p.o

강 상 철

등 록 번 호	2021009
환 자 명	고 혁 진
주민등록번호	181011-3000000
초진 년 월일	2021-03-14

OPD Chart

날 짜	내 용	서 명
2021/03/17	S : *Sx improved* O : *PNS - WNL* A : *Acute Tonsillitis* P : *1) p.o medi. Repeat for 3days* *2) Tantum 200cc gargle*	*강 상 철*

☞ 약품정보

1. 투약

1) Acetaminophen(아세트아미노펜) : 114, 해열, 진통, 소염제

♠ 적응증 : 두통, 치통, 발치후 동통, 감기로 인한 발열 및 동통
♤ 주　의 : 갑상선질환, 당뇨병, 고혈압환자.

2) Cefadroxil(세파드록실) : 618, 주로 그람 양성, 음성균에 작용하는 항생제

♠ 적응증 : 신우신염, 방광염, 편도염

3) Conova(코노바) : 141, 항히스타민제

♠ 적응증 : 알레르기성 및 혈관운동성 비염에 의한 재체기

4) Ephedrine(에페드린) : 222, 진해거담제

♠ 적응증 : 기침, 천식, 가래
♤ 금기증 : Xanthine계 약물 부작용 기왕력자

5) Maxtase(멕스타제) : 233, 건위소화제

♠ 적응증 : 위산과다, 속쓰림, 구역, 구토, 소화불량, 과식

6) Tantum(탄툼액) : 231, 치과구강 가글용제

♠ 적응증 : 치은염, 구내염, 인두염, 편도염.
♤ 금기증 : 12세 이하 소아

☞ 검사 정보

1) PNS view series : 수기료는 다-112마로 산정하고, 영상저장 및 전송시스템(Full PACS)를 산정한다.

- 단순영상진단료 : 당해 요양기관에 영상의학과 전문의가 상근시 10% 가산, 만 6세미만 소아는 15% 가산

호흡기계 질환

10. Acute Bronchitis(급성 기관지염)

등 록 번 호	2021010
환 자 명	윤 정 환
주민등록번호	831130-1000000
초진 년 월일	2021-05-08

OPD Chart

Chief Complaint

Cough, Chest discomfort   Onset : 15days ago

Present Illness

15일전부터 Cough, Sputum 있어 오다 금일 밤에 발작적인 Coughing 과 Chest discomfort 있어 ER 방문.
- Drunken state -

Past Medical History & Family history

free

Systemic Review

Fever/Chill (-/-)
Cough/Sputum (+/+) - Whitish ~ Yellowish
Hemoptysis (-)   Dyspnea (+)   Orthopnea (-)
N/V (-/-)   Abd. Pain (-)
130/80 -98-28-372
Isocoric pupil

Physical Examination

Impression

Acute Bronchitis
R/O Angina pectoris

Recommendation

1) 5% D/W 1,000cc iv $\bar{c}$ Acopex 2g iv(AST)
2) Chest PA, EKG
3) CBC, UA $\bar{c}$ micro, eⒷ
BUN/Cr, SGOT/PT, glucose, CPK, CK-MB, LDH
4) Romilar 1Ⓣ
Muteran 1Ⓣ   Tid × 1wk p.o
Bearse 1Ⓣ

정 용 수

☞ 약품정보

1. 투약

1) Bearse(베아제) : 233, 건위소화제

♠ 적응증 : 소화불량, 식욕부진, 과식, 식체.

♤ 금기증 : 7세 미만의 소아

2) Cough Syrup(코푸시럽) : 222. 진해거담제

♠ 적응증 : 기침, 가래

3) Muteran(뮤테란캅셀) : 222, 진해거담제

♠ 적응증 : 급 · 만성기관지염, 기관지확장증, 천식성 기관지염, 세기관지염 등의객담배출곤란.

4) Romilar(러미라정) : 222, 진해거담제

♠ 적응증 : 상기도염, 급 · 만성기관지염, 폐결핵, 기관지확장증, 폐렴, 기침.

♤ 금기증 : 본제과민환자, 위 · 십이지장궤양환자

2. 주사

1) 5% D/W 1,000ml (5% 포도당) : 323, 당 보급제

2) Acopex 1g(아코텍스주) : 618, 그람양성, 음성균에 작용하는 항생제

♠ 적응증 : 패혈증, 급·만성기관지염, 신우신염, 복막염, 복강내농양

호흡기계의 질환

11. Pneumonia(폐렴)

등 록 번 호	2021011
환 자 명	한 정 환
주민등록번호	770218-1000000
초진 년 월일	2021-02-10

OPD Chart

Chief Complaint

Protruding cough, Fever, Yellowish sputum
Onset 3-4days ago

Present Illness

2주전부터 Cough가 있고 3-4일전부터 Sputum과 Fever 증상이 발생되어 22시 ER 내원

Past Medical History & Family history

Tbc/DM/HT (-/-/-)
Smoking 1갑/day

Physical Examination

B.P 130/90
Chest - CBS c̄ rale & Wheezing (BLL)
RHB s̄ ⓜ
Chest pain c̄ Dyspnea

Impression

Pneumonia

Recommendation

1) CBC, ESR, Diff Count
2) Sputum AFB stain
3) Sputum AFB Culture & Sensitivity test
4) Chest PA & Both Lat
5) 5% D/W 1l Acopex 2g iv (AST)
6) Cefradine 1ⓒ
   Romilar 1Ⓣ
   Muteran 1Ⓣ
   Bearse 1Ⓣ — tid × 1wk p.o
7) Cough Syrup 20ml. qid × 1wk p.o
8) Acopex 2g # 4 × 1wk p.o

진 정 호

등록번호	2021011
환 자 명	한 정 환
주민등록번호	770218-1000000
초진 년 월일	2021-02-10

OPD Chart

날 짜	내 용	서 명
2019/02/17	S : *Sx more improved* O : *Culture : no growth* *Sputum AFB (-)* *Sputum : yellowish - whitish* *Rale (+) - RLL* A : *Chest PA : pneumonia* P : *1) Chest PA & both Lat* *2) Repeat p.o medi × 10days*	*진 정 호*

☞ 약품정보

1. 투약

1) Bearse(베아제) : 233, 건위소화제

♠ 적응증 : 소화불량, 식욕부진, 과식, 식체.
♤ 금기증 : 7세 미만의 소아

2) Cephradine(세프라딘캅셀) : 618, 그람 양성, 음성균에 작용하는 항생제

♠ 적응증 : 편도염, 인두염, 대엽성폐렴, 농양, 봉소염
♤ 금기증 : 이약에 대하여 쇽의 기왕력이 있는 환자

3) Cough - Syrup(코푸 시럽) : 222, 진해거담제

♠ 적응증 : 기침, 가래

4) Muteran(뮤테란캅셀) : 222, 진해거담제

♠ 적응증 : 급 · 만성기관지염, 기관지확장증, 천식성 기관지염, 세기관지염 등의 객담배출곤란.
♤ 금기증 : 본제과민환자, 위 · 십이지장궤양환자

5) Romilar(러미라정) : 222, 진해거담제

♠ 적응증 : 상기도염, 급 · 만성기관지염, 폐결핵, 기관지확장증, 폐렴에 의한 기침.

2. 주사

1) Acopex 1g(아코펙스주) : 618, 그람 양성, 음성균에 작용하는 항생제

♠ 적응증 : 패혈증, 급 · 만성 기관지염, 폐렴, 신우신염, 복막염, 복강내농양

☞ 검사 정보

1) Sputum AFB stain : 누-600
2) Sputum AFB Culture & Sensitivity test : 누-601가,나

소화기계 질환 (K00-K93)

12. Hemorrhoid(치질)

등 록 번 호	2021012
환 자 명	이 수 진
주민등록번호	891022-2000000
초진 년 월일	2021-01-29

OPD Chart

Chief Complaint

Anal bleeding $\bar{c}$ pain

Onset 3wks. ago

Present Illness

5년전 Delivery 후 Hemorrhoid 있어 왔는데 3wks전부터
Defecation 후 pain $\bar{c}$ bleeding이 심해져서 내원

Past Medical History & Family history

None

Systemic Review

Physical Examination

Dentate line 상방에 piles가 Congestion 되어 있음

Impression

External hemorrhoid

Recommendation

1) Sitz bath in the clinic
2) Mutacil 1Ⓟ Tid × 2wks p.o
3) Sulgan cream 1Ⓑ

이 수 식

☞ 약품정보

1. 투약

1) Flumort-F oint(후루모트 에프 연고) : 269, 기타 외피용약

♠ 적응증 : 음부 및 항문 소양증

2) Mutacil(무타실) : 238, 하제, 완장제

♠ 적응증 : 만성변비, 과민성 대장증후 및 게실 질환시 변비 보조요법, 치질환자 장관관리
♤ 금기증 : 장폐색, 수술을 요하는 병적인 위장관협착, 분변이 축적된 경우

3) Sulgan cream(설간 연고) : 256, 치질용제.

♠ 적응증 : 항문열창, 항문염 증상완화

☞ 처치 정보

1. Sitz bath(좌욕) : 자 2-1마(M0141)를 1회/1일로 산정한다.

소화기계의 질환

13. Gastritis(위염)

등록번호	2021013
환자명	송 정 연
주민등록번호	770712-2000000
초진 년 월일	2021-04-05

OPD Chart

Chief Complaint

epigastric pain c̄ 메스껍다 - Since 1 mo. ago.
4mo.전 서울 local에서 Abd. Sono(위) 시행한 결과 물혹이 있다함.

Present Illness

Epigastric Soreness (+)
Reflex (+)

Past Medical History & Family history

TB/HT/DM (-/-/-)
Alcohol/Smoking (-/-)
Diet habit : 맵고 짠 음식을 좋아함

Systemic Review

Physical Examination

B.P 130/80
Abd. : Soft & Flat, T/RT (-/+)
Bowel Sound : Normal

Impression

Gastritis

Recommendation

1) Ranitidine 1Ⓣ Bid × 1wk p.o
Pancron 1Ⓣ Bid × 1wk p.o

장 춘 복

등 록 번 호	2021013
환 자 명	송 정 연
주민등록번호	770712-2000000
초진 년 월일	2021-04-05

OPD Chart

날 짜	내 용	서 명
2021/04/12	S : *Reflex (-)* *Epigastric Pain (+) : 약 먹어도 No Change* A : *Acute gastritis* P : *1) Abd. Sonogram.* *2) EGD $\bar{c}$ biopsy* *3) Ranitidine Bid × 1wk p.o* *Prepulcide 5mg Tid × 1wk p.o*	*장 춘 복*
2021/04/19	S : *Reflex (-)* *Epigastric Pain (-) : 약 먹으니 많이 나아짐* O : *EGD $\bar{c}$ biopsy 결과 Acute gastritis로 나옴* A : *Acute gastritis* P : *1) Ranitidine Bid × 4wks p.o* *Prepulcide 5mg Tid × 4wks p.o*	*장 춘 복*

☞ 약품정보

1. 투약

1) Axid(액시드캅셀) : 232, 소화성궤양용제

♠ 적응증 : 위 · 십이지장궤양, 역류성 식도염.
♤ 금기증 : 히스타민 H2 수용체 길항제 과민증 환자.

2) Pancron(판크론) : 233, 건위소화제

♠ 적응증 : 소화불량, 식욕감퇴, 과식, 식체.
♤ 금기증 : 7세 이하의 유아

3) Prepulsid(프레팔시드) : 239. 기타 소화기관용제

♠ 적응증 : 위장관 운동 자극, 기능성 소화불량 치료

4) Ranitidine(라니티딘) : 232, 소화성궤양용제

♠ 적응증 : 위 · 십이지장궤양, 졸링거-엘리슨 증후군, 비스테로이드성 소염진통제 투여로 인한 위 · 십이지장궤양.

☞ 검사 정보 (EGD) : 나 761(E7611)

1) 상부소화관내시경검사(EGD)는 나-761로 산정한다
- 환자의 통증을 경감시키기 위하여 부스코판 및 아트로핀을 주사한 경우 주사약제 및 주사 수기료는 별도로 산정할 수 있다
- 내시경하 생검을 한 경우에는 해당 내시경 점수의 20%를 산정한다(산정코드 2번째 자리에 1로 기재)
- 조직검사는 나-560가로 산정한다

2) Abd. Sonogram : 나-944가(1)로 산정한다
- 초음파 검사료 산정시 만 1세미민 소아에 대해서는 소정점수의 50% 가산, 만 1세이상 만 6세미만 소아는 30% 가산.
- 도플러 검사를 실시한 경우는 소정점수의 50% 가산
- 조영제를 사용한 경우는 소정점수의 30% 가산하고, 조영제를 별도로 산정한다

근골격계 질환 (M00-M99)

14. Rheumatic Arthritis (류마티스성 관절염)

등 록 번 호	2021014
환 자 명	홍 승 우
주민등록번호	760704-1000000
초진 년 월일	2021-05-04

OPD Chart

<u>Chief Complaint</u>

Arthralgia in Rt elbow, Rt 3rd PIP joint
Onset : 3mo.

<u>Present Illness</u>

Joint swelling → Rt 3rd PIP, Rt Knee
Tenderness (+)
Pain (+)
Fatigue (+)

<u>Past Medical History & Family History</u>

3년전 HT 진단 받음.
TB/DM (-/-)

<u>Physical Examination</u>

B.P 170/120 mmHg

<u>Impression</u>

1) RA
2) HT

<u>Recommendation</u>

1) CBC c̄ ESR, LFT, BUN/Cr, eⒷ, Uric acid
2) RA factor, CRP, ASO titer
3) Rt elbow AP & Lat
Rt 3rd PIP AP & Lat
Rt Knee AP & Lat, both Obl.
4) Prednisolone 5mg qd (아침식전 30분)
Airtal 1Ⓣ bid } *× 4days. p.o*
Nifendal 1Ⓣ tid

민 지 수

등록번호	2021014
환 자 명	홍승우
주민등록번호	760704-1000000
초진 년 월일	2021-05-04

OPD Chart

날 짜	내 용	서 명
2021/05/08	S : Arthralgia : Severe O : B.P 150/90 mmHg CBC : 17000-10.2-165K BUN/Cr : 4.1/2.9 LFT, eⒷ : OK RA factor : Positive A : 1) RA 2) HT P : 1) Prednisolone 10mg qd (아침식전 30분)× 1/wk Airtal 1Ⓣ bid Nifendal 1Ⓣ tid) × 1/wk p.o 2) PT(표층열치료, 적외선치료, 심층열치료, 파라핀욕, 단순운동치료) daily × 7days	민 지 수

☞ 약품정보

1. 투 약

1) Airtal(에어탈) : 114, 해열, 진통, 소염제

♠ 해열진통제는 일명 비스테로이드성 항염증 약물 혹은 비마약성 진통제라고 한다. 해열진통제는 해열, 진통작용 이외에 대부분 소염작용이 있으며 진통효과가 아편계 약물에 비해 크지 않기 때문에 체성 통증으로 인한 경한 통증에만 작용한다.

♠ 용법/ 용량 : 1 Tab bid

2) Methotrexate(메토트렉세이트정) : 421, 항암제, RA 치료제

♠ 모든 세포의 핵산 합성에 필수적인 엽산 환원 효소를 억제한다.

♠ 적응증 : 백혈병, 융모성종양, 유방암, 폐암 등

3) Nifendal(니펜달) : 219, 협심증, 고혈압 등 순환계 용약

♠ 용법/용량 : 10 mg을 1일 3회

♠ 적응증 : 관상동맥성 심질환, 본태성 및 이차성 고혈압

4) Prednisolone(프레드니솔론) : 245, 부신호르몬제(강력 항염증제제)

♠ 부신피질홀몬인 Prednisolone은 다형핵 백혈구, 섬유아 세포의 이동을 억제하고, 모세혈관 투과성을 감소시키고, Lysome의 안정화로 염증을 감소시킨다.

♠ 용도 : 부신피질기능부전, 류마티스관절염, 기관지천식, 두드러기, 접촉성피부염등

☞ 검사 정보

1) Uric acid : 누-231
2) RA factor : 누-781
3) CRP : 누-011가(일반), 누-011나(정밀)
4) ASO titer : 누-583나

☞ 물리치료 정보

1) 표층열(사-101) : 온습포, 적외선치료를 포함함
2) 심층열 치료(사-102) : 초음파 치료(ultrasound)와 초단파 치료를 포함함
3) 파라핀욕(사-110)
4) 단순운동치료(사-106)

비뇨 · 생식기계 질환 (N00−N99)

15. Cystitis (방광염)

등 록 번 호	2021015
환 자 명	강 인 애
주민등록번호	850908-2000000
초진 년 월일	2021-03-06

OPD Chart

Chief Complaint

Hematuria c̄ frequency, Voiding시 Pain sense
Onset 2days ago

Present Illness

2일 전부터 Voiding시 pain이 있고 tenesmus 있으면서 Hematuria 증상이 있어 local에서 치료 받았음.

Past Medical History & Family History

3년전 ectopic pregnancy로 op.함

Physical Examination

BP : 130/80
Not anemic Conjunctiva
Abd. : Soft & flat
T/RT (-/-)

Impression

Cystitis

Recommendation

1) UA c̄ ⓜ
2) U/C c̄ Sensitivity test
3) IVP
4) Cravit 1Ⓣ
Spagerin 1Ⓣ
Cetiprin 1Ⓣ
Winstal 1Ⓣ
(4번 약 모두) tid p.o × 1wk.
5) Simple Abdomen AP & Lat

한 민 수

☞ 약품정보

1. 투약

1) Cetiprin(세티프린) : 124, 진경제

♠ 효능 : 수술후 방광이급후증, 요실금증, 신경성 방광기능장애
♠ 용법/용량 : 성인 1회 200mg tid
♤ 금기 : 녹내장, 전립선비대증

2) Cravit(크라비드) : 629, 기타 화학 요법제

♠ 효능 : Quinolone계 항균제 Gram(+), Gram(-), 혐기성균에 유효
♠ 용법 : 100mg bid-tid, 중증인 경우는 200mg tid 가능

3) Spagerin(스파게린) : 259, 기타의 비뇨생식기관 및 항문에 작용

♠ 효능 : 다음 질환에 수반되는 빈뇨, 잔뇨감 - 신경성 빈뇨, 만성전립선염, 만성 방광염, 전립선비대증
♠ 용법 : 200mg tid
♤ 부작용 : 소화기 과민증, 졸음, 백혈구감소, 시력장애

4) Suprax(슈프랙스) : 618, 주로 그람 양성, 음성균에 작용

♠ 효능 : 3세대 Cephalosporin계, 상기도 감염증, 비뇨기계 감염증 등
♠ 용법 : 50-100mg, 중증에는 200mg bid
♤ 금기 : Cephalosporin계 약물 과민증 환자, 알러지 체질을 가진 환자

☞ 검사 정보

1) IVP : 정맥내신우조영술(다 213가, HA131)
- 검사 목적 : 혈뇨, 동통, 재발성 비뇨기계 감염, 신장이나 요관 결석 및 종양, 하부 요로폐쇄 및 배뇨장애, 비뇨기계의 선천적 이상 등의 신장 기능의 이상을 알아보는 검사로 30분에서 1시간 정도 소요된다.
- 검사방법 : 팔에 있는 정맥을 통해 조영제 주사를 놓고 압박대로 배를 가볍게 누른 후, 5~10분 간격으로 사진을 촬영함. 방광을 소변으로 가득 채우고 촬영하며, 경우에 따라 대각선 사진이나 방광을 비운 후에도 촬영한다
- 조영제 사용 : 대게 요오드 성분의 주사제이며, 엑스선을 쉽게 투과하지 않는 성질이 있음.

2) U/C $\bar{c}$ Sensitivity test : 일반 배양 및 동정은 누581나를 산정하고, 균이 검출되어 약제감수성 검사를 시행한 경우에는 누581라를 별도로 산정한다

11

입원실무

11 입원실무

제1절 내과계 질환

1. 건강보험 환자

□ Advanced gastric cancer (진행된 위암)

2. 의료급여 환자

□ Congestive heart failure(울혈성 심부전)

1. Advanced gastric cancer(진행된 위암)

Admission · Discharge Record

등록번호: *2021-0001*	환자성명: *노 동 호*	성별/연령 : *M/60*
주민등록번호: *610108 - 1000000*	주소: *세종시*	
본 적:	출생지:	
퇴원일자 : *2021* 년 *3* 월 *30* 일	입원병동: *801병동*	퇴원과: *Med*

환자구분	건보	급여	자보	산재	기타	전화번호	직업	우편번호
	V							

입원과	입원일자	입원경로
IM	*2021 3. 26*	□ 외래 ☑ 응급실 □ 타병원 전과 □ 질병 □ 외상 □ 교통

전과	전과일자	협의과	협의일자	
				집중치료실(□ ICU) □ SCU □ NCU □ NICU □ CCU □ RCU □ MICU □ AKR □ 기타
				마취회수 (단, 수술) 전신마취( ) 부분마취( ) 국소마취( ) 동통치료( ) 기타( )
				생검횟수 Sergical ( ) Endoscopic ( ) Needle ( )

		코드번호		코드번호
주진단명	*# AGC with meta.*			
기 타 진단명	*# Gastritis*			
	# Anemia			

수 술 및 처 치		
	년 월 일	
	년 월 일	
	년 월 일	
	년 월 일	
	년 월 일	

감염	합병증
□ 병원내 감염 □ 수술 후 감염	□ 수술 후 □ 처치 중 □ 기타

신생물	수혈	전염병	
□ 양성 ☑ 악성 ☑ 전이	( )Pint(s)	□ 1종 □ 2종 □ 3종	□ 부검

퇴원상태	□ 경쾌 또는 회복 □ 호전안됨 □ 진단뿐 ☑ 자의 퇴원 □ 타병원 이송 □ 가망없는 퇴원 □ 48시간 이내 사망 □ 48시간 이후 사망 □ 수술 중 사망

작성일자	*2021. 4. 3.*	주치의 서명/코드	*정기봉*	STAFF 서명	*김기태*

Emergency Room Record

☐ 일반 ☑ 건보 ☐ 의료급여 ☐ 행여 ☐ 산재 ☐ 자보

도착시간		*2021. 3. 26.오전(오후) 21시*		퇴원시간	20 . . . 오전 오후
환자	이름	*노 동 호*	성별 *남*	연령	*60*
	주소	*세종시*	전화	직업	
동행자	이름		주민등록번호	직업	
	주소		전화	관계	
내원수단		☐ 구급차 ☐ 경찰차 ☐ 기타 ( )			
		☐ 택시 (번) ☐ 자가용 (번)			
사고발생장소			발생시간	20 년 월 일 시 분 오전 오후	
사고발생경위					

간단한 병력 (c.c)
AGC with meta, Anemia 있던 환자로 Severe pain, malnutrition, general weakness 있어 ER 내원함.
3년전부터 melena
A/N/V(+/-/-) D/C(-/-)
fever / chill(+/+) melena(+)

작성자 *Int. 이 주 경*

내원당시 환자상태	혈압 *90/60* mmHg, 맥박 *96* 회/min, 호흡 *18* 회/min, 체온 *36.6* ℃
	의식상태 : ☑ alert ☐ drowsy ☐ stupor ☐ semicoma ☐ coma
	기타 :

응급처리 후 처치	☑ 입원 : 과(입원실) ☐ 외래의뢰 ☐ 귀가
	☐ 타병원 : ☐ 사망 (: 오전 오후)

내원시교육	☑ 응급실안내 : 원무과 이용, 진료절차 설명, 출입문 이용, 보호자수 제한 설명
	☑ 귀중품 보관주의 ☑ 침상 낙상방지에 대한 주의

Doctor's Order

NAME : 노 동 호　　SEX : 남　　AGE : 60　　DEPT : Med

Date	Order	Dr. Sign	Nr. Sign
2021.3/26	〈 ER. Note 〉		
	1. check V/S		
	2. BR		
	3. TD		
	4. 5% D/W 1000ml iv		
	5. CBC, LFT, ABGA, Electrolyte, BUN/Cr		
	6. Chest PA		
	7. EKG		
	8. notify to IM Dept.	최 민 수	이 영 애
3/26	〈 Admission order 〉		
	1. V/S $\bar{q}$ 6hrs		
	2. BR		
	3. TD		
	4. 10% D/W 1000ml iv (10gtt/min)		
	5. Urantac 1Ⓐ ivs $\bar{q}$ 12hrs		
	6. PRC 2p T/F after X-matching (at ER)		
	7. ABO typing, RH typing		
	8. A-gel 4p #4 p.o		
	9. cutdown	최 민 수	이 영 애
3/27	1. V/S $\bar{q}$ 6hrs		
	2. BR		
	3. TD		
	4. 10% D/W 1000ml iv (20gtt/min)		
	5. Urantac 1Ⓐ ivs $\bar{q}$ 12hrs		
	6. A-gel 4p # 4 p.o		
	7. P-RBC 3pints T/F after X-matching		
	8. CBC, LFT after Transfusion	최 민 수	이 영 애

Doctor's Order

NAME : 노 동 호　　SEX : 남　　AGE : 60　　DEPT : Med

Date	Order	Dr. Sign	Nr. Sign
3/28~29	1.~3. Repeat (3/27)		
	4. 10% Albumin 100cc(self) iv		
	5. 10% D/W 1000cc + Nacl 60meq Kcl 30meq] mix iv		
	6. MXL 1Ⓐ ivs		
	7. DMR 25mg im	최 민 수	이 영 애
3/30	1.~3. Repeat (3/27)		
	4. Discharge	최 민 수	이 영 애

☞ 약제정보

1) 맥페란(정/산/주) : 239, 기타의 소화기관용약

♠ 효능 : 위염, 위하수증
♠ 용법/용량 : 주 : 1회 1앰플을 1일 2-3회 근주 또는 정주
♤ 금기 : 장폐색
♤ 주의 : 소아, 임부, 고령자

2) 알마겔(정/현탁액) : 234, 제산제

♠ 효능 : 위·십이지장 궤양, 위염, 위산과다
♠ 용법/용량 : 식후 1-2시간 및 취침시에 1포, 2정을 씹어서 복용

3) 유란탁(정/주) : 232, 소화성궤양용제

♠ 효능 : 위·십이지장 궤양, 수술 후 궤양
♠ 용법/용량 : 질환에 따라 다름
♤ 주의 : 악성종양, 고령자, 임부, 수유부 등

4) Pethidine(Demerol)(주) : 821, 합성마약

♠ 효능 : 진통, 진정, 진경 마취전 투약, 마취시 보조, 무통분만
♠ 용법/용량 : 동통시 - 1회 35~50mg을 피하 또는 근주
마취전 투약시 - 마취 30분~14시간 30분전에 50~100mg을 피하 또는 근주

☞ 인정기준에 대한 유권해석

1) 자-165-가 중심정맥내 카테타 유치술(컷다운법) ; cutdown을 하여 수액과 혈액을 공급할 때 cutdown에 필요한 재료인 intra catheter 는 실구입가로 별도 산정 할 수 있다.
2) 수혈 산정 방법
- P-RBC(400ml) : 파-2가(4)
- 수기료 산정 :
  - 나-205 교차시험(단위당 산정) Cross-matching ; 수혈 혈액이 수혈자에게 적합한지 판정하기 위한 검사
  - ABO & RH 혈액형 1회 산정
  - 정맥내 점적주사료 (1병 또는 포장 단위당) : 마-5나
  - 정맥내 유치침을 사용한 경우 개당 5.42점 산정

2. Congestive heart failure(울혈성 심장 기능상실)

Admission·Discharge Record

등록번호: 2021-0002	환자성명: 이 석 범	성별/연령 : M/75
주민등록번호: 460213-2000000	주소: 경북 김천시	
본 적:	출생지:	
퇴원일자 : 2021 년 4 월 5 일	입원병동: 504병동	퇴원과: CMI

환자구분	건보	급여	자보	산재	기타	전화번호	직업	우편번호
		V						

입원과	입원일자	입원경로
IM	2021. 3. 31	☐ 외래 ☑ 응급실 ☐ 타병원 전과 ☐ 질병 ☐ 외상 ☐ 교통

전과	전과일자	협의과	협의일자	
				집중치료실(☐ ICU) ☐ SCU ☐ NCU ☐ NICU ☐ CCU ☐ RCU ☐ MICU ☐ AKR ☐ 기타
				마취회수 (단, 수술) 전신마취( ) 부분마취( ) 국소마취( ) 동통치료( ) 기타( )
				생검횟수 Sergical ( ) Endoscopic ( ) Needle ( )

		(코드번호)		(코드번호)
주진단명	# CHF			
기 타 진단명	# COPD			
	# PUD			

수 술 및 처 치			
	년 월 일		
	년 월 일		
	년 월 일		
	년 월 일		
	년 월 일		

감염	합병증
☐ 병원내 감염 ☐ 수술후 감염	☐ 수술 후 ☐ 처치 중 ☐ 기타

신생물	수혈	전염병	
☐ 양성 ☐ 악성 ☐ 전이	( )Pint(s)	☐ 1종 ☐ 2종 ☐ 3종	☐ 부검

퇴원상태				
☐ 경쾌 또는 회복	☐ 호전안됨	☐ 진단뿐	☑ 자의 퇴원	☐ 타병원 이송
☐ 가망없는 퇴원	☐ 48시간 이내 사망	☐ 48시간 이후 사망	☐ 수술 중 사망	

작성일자	2021. 4 . 7.	주치의 서명/코드	홍길수	STAFF 서명	구복남

Emergency Room Record

☐ 일반 ☐ 건보 ☑ 의료급여 ☐ 행여 ☐ 산재 ☐ 자보

도착시간		2021.3.31. (오전)오후 07시		퇴원시간	20 . . . 오전 오후
환자	이름	이 석 범	성별	남	연령 70
	주소		전화		직업
동행자	이름		주민등록번호		직업
	주소		전화		관계
내원수단		☐ 구급차 ☐ 경찰차 ☐ 기타 ( )			
		☐ 택시 (번) ☐ 자가용 (번)			
사고발생장소			발생시간	20 년 월 일 시 분 오전 오후	
사고발생경위					

간단한 병력 (c.c)
COPD로 Dyspnea 호소해서 2주전 본원 ER에 내원하여 치료 받았음.
호흡곤란, 기침, 가래 호소.

작성자 Int. 김 명 태

내원당시 환자상태	혈압 140/90 mmHg, 맥박 96 회/min, 호흡 18 회/min, 체온 36.2 ℃
	의식상태 : ☑ alert ☐ drowsy ☐ stupor ☐ semicoma ☐ coma
	기타 :

응급처리 후 처치	☑ 입원 : 과(입원실) ☐ 외래의뢰 ☐ 귀가
	☐ 타병원 : ☐ 사망 (: 오전 오후)

내원시교육	☐ 응급실안내 : 원무과 이용, 진료절차 설명, 출입문 이용, 보호자수 제한 설명
	☐ 귀중품 보관주의 ☐ 침상 낙상방지에 대한 주의

Doctor's Order

NAME : *이 석 범*　　　SEX : *남*　　　AGE : *75*

Date	Order	Dr. Sign	Nr. Sign
	〈 ER Note 〉		
2021. 3/31	*1. check v/s*		
	2. BR		
	3. T/D		
	4. 5% D/W 1000ml ⟩ mix iv		
	Amp 500mg		
	5. O_2 2L/min inhalation		
	6. CBC, Electrolyte		
	7. Chest PA		
	8. EKG		
	9. Notify to Cardiology	*Int. 김명태*	
2021. 3/31	*1. V/S check q̄ 6hrs*		
	2. BR		
	3. TD		
	4. O_2 inhalation 2L/min		
	5. 5% D/W 1L ⟩ mix iv *Amp 500mg*		
	6. BSV 1Ⓐ ivs q̄ 8hrs		
	7. Cephmetazol 1.0gm ivs q̄ 8hs(AST)		
	8. Netil 1Ⓐ ⟩ mix iv *N/S 1000cc*		
	9. Lasix 1Ⓐ ivs q̄ 12hrs		
	10. Solucortef 125mg ivs q̄ 8hrs		
	11. Urantac 1Ⓐ ivs q̄ 8hrs		
	12. G-gel 4p # 4 p.o	*김순식*	*이나영*

Doctor's Order

NAME : 이 석 범　　SEX : 남　　AGE : 75

Date	Order	Dr. Sign	Nr. Sign
4/1~4/2	1. Repeat 1~12 (3/31 admission order)		
	2. Epinephrine 1Amp iv	김순식	이나영
4/3~4/4	1. Repeat 1~12 (3/31 admission order)		
	2. BRT 1.5T Pogan 3T Dages 3C 〉 # 3 p.o	김순식	이나영
4/5	1. Repeat 1~12 (3/31 admission order)		
	2. Berotec spray		
	3. Discharge	김순식	이나영
	4. Home med.		
	BRT 1.5T Sobunal 3C Asth 3T Dages 3C 〉 # 3 × 7days		
	Urantac 1T Lasix 1/2T Hestal 1/2T Torem 5mg 1T 〉 qd × 7days		
	G-gel 4p # 4 × 7days	김순식	이나영

☞ 약제정보

1) 겔마 현탁액 : 234, 제산제

- ♠ 효능 : 위염, 식도염, 소화불량
- ♠ 용법/용량 : 1일 2-4회, 1회 1포

2) 다제스 캅셀 : 233, 건위소화제

- ♠ 효능 : 위장관성 췌장성 소화기능 부전, 식욕부진
- ♠ 용법/용량 : 1회 1-2캅셀, 1일 3회 식후복용

3) 라식스(정/주) : 213, 이뇨제

- ♠ 효능 : 고혈압, 신성부종, 심성부종, 간성부종
- ♠ 용법/용량 : 정 : 1일 1회 20-80mg을 매일 또는 격일로 경구투여
  주 : 1일 1회 20-40mg을 정주 또는 근주로 서서히 투여

4) 베로텍 : 222, 진해거담제

- ♠ 효능 : 기관지천식, 폐기종, 진폐증
- ♠ 용법/용량 : 성인 1회 2.5-5mg을 1일 3회

5) 세프메타졸나트륨 : 618, 그람양성, 음성균에 작용하는 항생제

- ♠ 효능 : 패혈증, 기관지염, 복막염
- ♠ 용법/용량 : 1일 0.5-4g을 1-2회 분할하여 정주 또는 근주

6) 소부날 캅셀 : 222, 진해거담제

- ♠ 효능 : 분비기능이 항진된 급·만성 호흡기장애
- ♠ 용법/용량 : 1회 200mg, 1일 2회

7) 솔루코테프 주 : 245, 부신호르몬제

- ♠ 효능 : 내분비기능이상, 류마티스성관절염, 피부질환
- ♠ 용법/용량 : 정주, 정맥내 점적, 근주가능. 100-500mg

8) 아미노필린주사액 : 211, 강심제

- ♠ 효능 : 기관지천식, 폐부종, 신성부종
- ♠ 용법/용량 : 1회 250mg을 1일 1-2회 생리식염수 또는 당액에 희석하여 5-10분 동안에 서서히 정주. 투여간격은 8시간. 1일 최대량은 12mg/kg

9) 염산에피네프린(주/액제) : 245, 부신호르몬제

- ♠ 효능 : 기관지천식, 혈청병, 두드러기
- ♠ 용법/용량 : 1cc 정맥내 주사 또는 심장내 주사로 사용

10) 포간 정 : 232, 소화성궤양용제

- ♠ 효능 : 위, 십이지장궤양, 위염, 소화불량 등
- ♠ 용법/용량 : 1회 1-2정을 1일 5회 식간에 씹지 않고 복용

제 2절 외과계 질환

1. 건강보험 환자

□ Acute Appendicitis (급성 충수염)

□ Middle ear effusion(Both) (중이의 삼출)

□ Fx. Clavicle midshaft Rt (빗장뼈 골절)

3. Acute Appendicitis(급성 충수염)

Admission · Discharge Record

등록번호: 2021-0003	환자성명: 강 지 수	성별/연령 : M/75
주민등록번호: 031001 - 3000000	주소: 경기도 성남시	
본 적:	출생지:	
퇴원일자 : 2019 년 5 월 19 일	입원병동: 811Ward	퇴원과: GS

환자구분	건보	급여	자보	산재	기타	전화번호	직업	우편번호
	V							

입원과	입원일자	입원경로
GS	2021 5. 15	□ 외래 ☑ 응급실 □ 타병원 전과 □ 질병 □ 외상 □ 교통

전과	전과일자	협의과	협의일자

집중치료실(□ ICU)
□ SCU □ NCU □ NICU □ CCU □ RCU □ MICU □ AKR □ 기타

마취회수 (단, 수술)
전신마취(V) 부분마취( ) 국소마취( ) 동통치료( ) 기타( )

생검횟수
Sergical ( ) Endoscopic ( ) Needle ( )

		(코드번호)		(코드번호)
주진단명	# Acute Appendicitis			
기 타 진단명	#			
	#			
	#			
	#			
	#			

수 술 및 처 치	일자	내용	
	2021년 5월 15일	Appendectomy	
	년 월 일		
	년 월 일		
	년 월 일		
	년 월 일		

감염	합병증
□ 병원내 감염 □ 수술 후 감염	□ 수술 후 □ 처치 중 □ 기타

신생물	수혈	전염병	
□ 양성 □ 악성 □ 전이	( )Pint(s)	□ 1종 □ 2종 □ 3종	□ 부검

퇴원상태	☑ 경쾌 또는 회복 □ 호전안됨 □ 진단뿐 □ 자의 퇴원 □ 타병원 이송 □ 가망없는 퇴원 □ 48시간 이내 사망 □ 48시간 이후 사망 □ 수술 중 사망

작성일자	2021 . 5 . 23 .	주치의 서명/코드 김 혜 란	STAFF 서명 장 × ×

Emergency Room Record

☐ 일반 ☑ 보험 ☐ 의료급여 ☐ 행여 ☐ 산재 ☐ 자보

도착시간		2021. 5. 15. (오전)오후 01시		퇴원시간	201 . . . 오전 오후	
환자	주소		전화		직업	
동행자	이름	강 지 수	주민등록번호	031001-3000000	직업	
	주소		전화		관계	아빠
내원수단		☐ 구급차 ☐ 경찰차 ☐ 기타 ( )				
		☐ 택시 (번) ☑ 자가용 (번)				
사고발생장소			발생시간	201 년 월 일 시 분 오전오후		
사고발생경위						

간단한 병력 (c.c)
상기 환자는 어제 저녁을 먹은 후 배가 아프다고 호소하여 소화제를 복용하였으나
증상이 호전되지 않고 점점 심해져서 내원하였음.
T/RT (+ / +)
RLQ Pain onset 1day
Vomiting : 2차례

작성자 Int. 이 명 준

내원당시 환자상태	혈압 110/70 mmHg, 맥박 105 회/min, 호흡 23 회/min, 체온 37.5 ℃
	의식상태 : ☑ alert ☐ drowsy ☐ stupor ☐ semicoma ☐ coma
	기타 :

내원시교육	☑ 응급실안내 : 원무과 이용, 진료절차 설명, 출입문 이용, 보호자수 제한 설명
	☑ 귀중품 보관주의 ☑ 침상 낙상방지에 대한 주의

응급처리 후 처 치	☑ 입원 : GS 과(입원실) ☐ 외래의뢰 ☐ 귀가
	☐ 타병원 : ☐ 사망 (: 오전 오후)

등록번호	2021-0003
성 명	강 윤 수
주민등록번호	111001 - 3000000

Doctor' Order

지시일	지 시 내 용	의사서명	간호사서명
5/15	〈 ER orders 〉		
	1. CBC c̄ diff. count, ESR		
	2. UA c̄ Microscopy		
	3. LFT c̄ electrolyte		
	4. EKG		
	5. Chest PA , Simple Abd. (Erect / Supine)		
	6. H/S 1000ml iv		
	7. Buscopan 1Ⓐ im		
	8. Mexolone 1Ⓐ im		
	9. Admission	손 은 애	김 선 경
5/15	〈 Admission and Pre - op. orders 〉		
	1. V/S q̄ 4hrs		
	2. BR		
	3. N.P.O.		
	4. Lab 추가		
	BT, CT,		
	ABO c̄ Rh typing		
	HBsAg / Ab		
	5. Send the pt. to OR at on call	이 강 희	김 명 희
5/15	〈 Post - op. orders 〉		
	1. V/S q̄ 30min×2 , q̄ 1hrs×2		
	→ if stable q̄ 6hrs		
	2. NPO		
	3. ECDB & Cold Humidification		
	4. 5% D/W 1000ml iv × 2		
	5. Cetezole 1g q̄ 8hrs (AST) ivs		

등록번호	2021-0003
성 명	강 윤 수
주민등록번호	111001 - 3000000

Doctor's Order

지시일	지 시 내 용	의사서명	간호사서명
5/15	6. Amikin 80mg $\bar{q}$ 8hrs ivs		
	7. Mucopect 1Ⓐ $\bar{q}$ 8hrs ivs		
	8. Ranitidine 1Ⓐ $\bar{q}$ 12hrs ivs		
	9. Trizel 100ml $\bar{q}$ 8hrs ivs		
	10. Sofenac 1Ⓐ im bid		
	11. Biopsy at OR	이 강 희	정 순 이
5/16	1. V/S $\bar{q}$ 8hrs		
	2. 2~10 Repeat (5/15 post-op. order)		
	3. Wound dressing	이 강 희	정 순 이
5/17	1. V/S Check $\bar{q}$ 8hrs		
	2. NPO → S/D		
	3. 3~7. Repeat (5/15 post-op. order)		
	4. Wound dressing	이 강 희	정 순 이
5/18	1. V/S Check $\bar{q}$ 8hrs		
	2. T/D		
	3. Amikin 80mg $\bar{q}$ 12hrs im		
	4. p.o medication		
	Cefaclor 1T Lacteol 1T 〉 tid po. Pancron 1T		
	5. Dressing	이 강 희	정 순 이
5/19	1. V/S Check $\bar{q}$ 8hrs		
	2. T/D		
	3. Cefaclor 1T Lacteol 1T 〉 tid po. Pancron 1T		

등록번호	2021-0003
성 명	강 윤 수
주민등록번호	111001 - 3000000

Doctor's Order

지시일	지 시 내 용	의사서명	간호사서명
5/19	4. Stitch out		
	5. Discharge $\bar{c}$ p.o medication (3번약)× 3days		
	6. OPD follow - up	이 강 희	정 순 이

등 록 번 호	2021-0003
성 명	강 지 수
주민등록번호	111001 - 3000000
과 명	GS

Operation Record

수술전 진단 :
Acute Appendicitis

수술 후 진단 :
Same as above

수술명 : *Appendectomy*

수술날짜 : *2021. 5. 15*

지도의 : 장 × ×

보조의 : 이 × ×

Anesth. Method : *G/A*

Drains Yes / (No) Biopsy : (Yes) / No

Op. Finding and Procedures

Op. Findings

Appendix : Inflammation (+)
Edema (+)
Serous : small amount

Op. Procedures

Under the general endothracheal anesthesia, the patient was placed in supine position, and skin preparation, draped in the usual manner.

A skin incision was made and peritoneal cavity was entered. The appendix was lifted with forcep and then Appendectomy was done.

The peritoneum was closed with chromic catgut, and abdomen was closed layer by layer.

The patient tolerated well during op. and sent to recovery room in good condition

Date of record *2021. 5. 15* Resident's sign 이 강 희 Surgeon's sign 권 X X

Anesthetic Record

등록번호 :0003

이름 : 강윤수

날짜 : 2021.05.15

SEX	AGE	WT(kg)	HT(mm)	DEPT	BLOOD TYPE
[x] M [ ] F	10세 Y M D	18		[x] 보험 [ ] 일반 [ ] 보호 [ ] 기타	

CLINICAL DX : Acute App.

PROPOSED OP : Same as above

PREMED(DOSE, TIME) None

ASA P S. 1 2 3 4 5 6 E

NPO SINCE

OP. CONSENT [ ] YES [ ] NO

Hb/Hct 11.2/34 SGOT/PT 16/21

CHEST EKG

Other Abnomal

Anes. Hx

ANESTHETIC TYPE
- [x] GENERAL
- [ ] SPINAL
- [ ] EPIDURAL
- [ ] N.BLACK
- [ ] LOCAL

AIRWAY : [ ] DIFFICULT
[ ] MASK [ ] AIRWAY ORAL/NASAL
[ ] DIRECT [ ] BLIND [ ] TRACH [ ] AWAKE
[ ] CB [ ] SB [ ] STY [ ] F.OPT [ ] LMA
[x] TRACH TUBE [x] ORAL [ ] NASAL
SIZE 8.5 CUFF+/-
TYPE

Hour	4AM	5AM	6AM
O_2 (L/min)			
N_2O (L/min) AIR			
HALOTHANE(Vol. %)			
ENFLURANE(Vol. %)			
ISOFLUHANE(Vol. %)			
CVP(mmHg)			
PA(mmHg)			
SPO_2(%)			
$ETCO_2$((mmHg)			
URINE OUTPUT(ml)			
TIME			

CIRCUIT
[ ] SCCA [ ] CCA [ ] OTHER

REGIOANL BLACK

PUNCTURE SITE ____ NEEDLE SIZE ___
PARESTHESIA LEVEL ________
ANES. POSITION

MAINTENANCE

- Robinul 0.4mg
- Pyrinol 2Amp

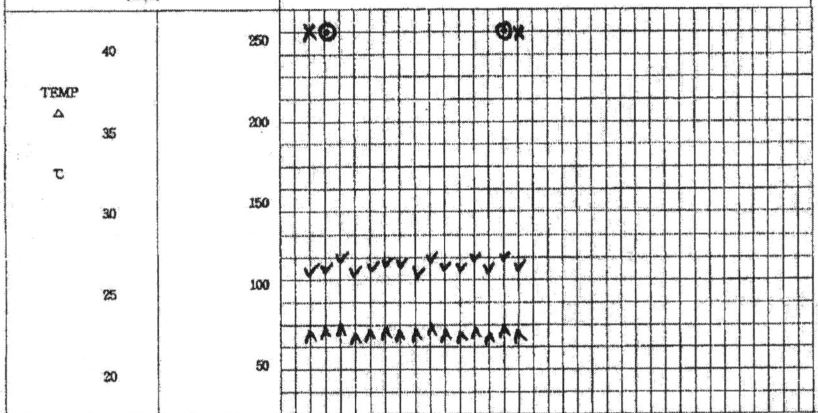

ANESTHETIC AGENTS

POSTOP DX : Acute Appendicitis

PERFORMED OPERATIONS

SURGEONS : 장 × ×

ANESTHESIOLOGISTS : 김 × ×

OP POSITION	ANEST. START	SURG. START	SURG. END	ANEST. END	ANEST. TIME

수술종류 大 中 小

TOTAL

EBL	ML
URINE OUTPUT : No foley	ML
ASCITES	ML
INFUSED FLUIDS : H/S 400	ML
	ML
	ML
	ML
TRANSFUSED BLOOD	ML

MONITORS
- [x] ECG
- [x] AUTO BP CUFF
- [ ] ESOPH STETH
- [ ] PALCORD STETH
- [x] TEMP
- [ ] O_2 SAT
- [ ] ETCO2
- [ ] N STEM
- [ ] ART LINE
- [ ] CVP

SUPPORTIVE AIDS
1) I.V. # ______ (L)R
2) I.V. # ______ (L)R
3) I.V. # ______ (L)R
ART(L)(R) ______
CVP(L)(R) ______

TRANSFER
- [ ] E-TUBE
- [ ] EXTUBATE

CONSCIOUSNESS
- [ ] ALERT
- [ ] DROWSY
- [ ] VERB RESP
- [ ] PAIN RESP
- [ ] NO RESP

☞ 약품정보

1. 투 약

1) Cefaclor(세파클러캅셀) : 618, 주로 그람 양성·음성균에 작용하는 항생제

♠ 적응증 : 중이염, 폐렴, 편도염, 기관지염, 피하농양, 방광염 등.

2) Lacteol(락테올) : 237, 정장제

♠ 적응증 : 급성설사, 대장염, 기능적 결장질환에 의한 설사.

3) Pancron(판크론정) : 233, 건위소화제

♠ 적응증 : 소화불량, 식욕감퇴, 과식, 소화불량으로 인한 복부팽만감.
♤ 금기증 : 7세이하의 유아.

2. 주 사

1) Amikin(아미킨주) : 618, 주로 그람 양성·음성균에 작용하는 항생제

♠ 적응증 : 패혈증, 기관지확장증(감염시), 폐렴, 골 및 관절감염 등.
♤ 금기증 : 본제 또는 Aminoglycoside계 항생제 과민증 환자.

2) Buscopan(부스코판주) : 124, 진경제

♠ 적응증 : 위 · 십이지장궤양의 경련 및 운동기능항진, 담낭염, 담석증 등의 경련.
♤ 금기증 : 녹내장, 유문협착 등 기능적 협착환자, 마비성 장폐색, 중증근무력증.

3) Cetezole(세테졸주) : 618, 주로 그람 양성·음성균에 작용하는 항생제

♠ 적응증 : 패혈증, 폐렴, 기관지염, 복막염, 방광염등.
♤ 금기증 : 본제 과민증 환자, 리도카인 등의 아닐리드계 국소마취제 과민증자.

4) Mexolone(멕소롱주) : 239, 기타의 소화기관용제

♠ 적응증 : 약물에 의한 구역 · 구토, 위 · 십이지장 X선 촬영시의 바리움 정체시 소화기능이상.

5) Mucopect(뮤코펙트주) : 222, 거담진해제

♠ 적응증 : 만성기관지염, 천식성 기관지염, 수술전후, 폐합병증의 예방과 치료

6) Pyrinol(피리놀주) : 123, 자율신경제

♠ 적응증 : 수술전 · 후의 비탈분극성 근이완제의 역전제나 길항제, 근무력증.
♤ 금기증 : 항 cholinesterase 과민증 환자

7) Ranitidine(라니티딘주) : 232, 소화성궤양용제

♠ 적응증 : 위궤양, 십이지장궤양, 졸링거-엘리슨 증후군, 역류성 식도염, 수술후 궤양, 상부 소화관 출혈등
♤ 금기증 : 본제의 과민증 기왕력 환자

8) Robinul(로비눌주) : 123, 자율신경제

♠ 적응증 : 수술전 타액분비, 기관 및 기관지액분비, 인두분비, 마취시 또는 마취도입시 심장미주신경억제반사의 방지, Cholinergic agent를 사용했을 때 일어나는 서맥·과다 분비의 방지 등.

♤ 주의 : 임부, 수유부, 중증근무력증, 관상동맥질환, 고혈압, 울혈성심부전증 환자.

9) Sofenac(소페낙주) : 114, 해열·소염·진통제

♠ 적응증 : 류마티양 관절염, 골관절염, 수술 후·외상 후 염증 및 동통, 급성통풍등.

♤ 금기증 : 본제 과민증 환자, 소화성궤양, 심한 혈액이상 및 간장애·신장애·고혈압·심부전 환자, 천식 또는 기왕력환자.

10) Trizele(트리젤 500mg/100ml) : 641, 항원충제

♠ 적응증 : 혐기성균에 의한 패혈증 및 균혈증, 수술 후 창상감염증, 수술 후 혐기성균에 의한 감염증의 예방.

☞ 청구정보

1) 수술료 산정 : 충수절제술(Appendectomy) : 자-286을 산정하며, 야간(18시~09시)이나 공휴일에 응급으로 수술을 한 경우에는 소종점수의 50%를 가산한다. 이 경우 해당 처치 및 수술을 시작한 시각을 기준하여 산정하도록 규정하고 있다.

2) 마취료 산정(1시간 10분) : 기관내삽관에 의한 폐쇄순환식 전신마취의 경우 바-2가(1시간 기본)와 바-2나(마취 유지 15분 당)으로 산정하고, 이때 사용한 마취 약제는 별도로 산정한다. 또한 야간(18시~09시)이나 공휴일에 응급으로 수술을 한 경우에는 소정점수의 50%를 가산한다.

4. Middle ear effusion(Both)(중이의 삼출)

Admission • Discharge Record

등록번호: 2021-0004		환자성명: 전 미 선	종교:
주민등록번호: 081203 - 4000000		주소:	
본 적:		출생지:	
퇴원일자 : 2021 년 5 월 14 일	입원병동: 412	퇴원과: ENT	

환자구분	건보	급여	자보	산재	기타	전화번호	직업	우편번호
	V							

입원과	입원일자	입원경로
ENT	2021. 5. 12	☑ 외래 ☐ 응급실 ☐ 타병원 전과 ☐ 질병 ☐ 외상 ☐ 교통

전과	전과일자	협의과	협의일자	
				집중치료실(☐ ICU) ☐ SCU ☐ NCU ☐ NICU ☐ CCU ☐ RCU ☐ MICU ☐ AKR ☐ 기타
				마취회수 (단, 수술) 전신마취( ) 부분마취( ) 국소마취( ) 동통치료( ) 기타( )
				생검횟수 Sergical ( ) Endoscopic ( ) Needle ( )

주진단명	# Middle ear effusion(Both)	(코드번호)		
기 타 진단명	#			
	#			
	#			
	#			
	#			

수 술 및 처 치	2021 년 5 월 13 일	P-E tube insertion (Both)	
	년 월 일		
	년 월 일		
	년 월 일		
	년 월 일		

감염	합병증
☐ 병원내 감염 ☐ 수술 후 감염	☐ 수술 후 ☐ 처치 중 ☐ 기타

신생물	수혈	전염병	
☐ 양성 ☐ 악성 ☐ 전이	( )Pint(s)	☐ 1종 ☐ 2종 ☐ 3종	☐ 부검

퇴원상태	☐ 경쾌 또는 회복 ☐ 호전안됨 ☐ 진단뿐 ☐ 자의 퇴원 ☐ 타병원 이송 ☐ 가망없는 퇴원 ☐ 48시간 이내 사망 ☐ 48시간 이후 사망 ☐ 수술 중 사망		
작성일자	2021. 5 . 15.	주치의 서명/코드 홍 × ×	STAFF 서명 권 × ×

등록번호	2021-0004
성　　명	전 미 선
주민등록번호	081203-4000000

Progress Note

5/12	〈Admission order〉
	C.C : Hearing disturbance, Both. (onset : 4mon. ago)
	P.I : 4개월 전부터 above C/C 발생하여 OPD Tx. 받아왔으나 Sx. 지속되어 OP. 위해 Admission 함
	PHx : Previous ds. (-) Op. / Admission Hx (-) Drug allergy (-)
	PEx : TM Perforation (-) Discharge (-) Retraction (-)
	Impression : Middle ear effusion, Both
	Plan : P-E tube insertion, Both　　　R2 이 나 래
5/13	〈 OP. Day 〉
	OP. title : P-E tube insertion, Both.
	Attention to bleeding
	V/S stable　　　R2 이 나 래
5/14	〈 POD#1 〉
	Discharge $\bar{c}$ home medication
	OPD follow-up after 1wk　　　R2 이 나 래

등록번호	2021-0004
성 명	전 미 선
주민등록번호	081203-4000000

Doctor's Order

지 시 일	지 시 내 용	의사서명	간호사서명
5/12	〈 Admission orders 〉		
	1. Check V/S q̄ 6hrs		
	2. R/D → NPO from MN		
	3. Bed rest		
	4. Get Op. Permission		
	5. Get pre-anesthetic order		
	6. Routine Lab. check CBC, U/A, LFT, BUN/Cr		
	7. Chest P-A, Mastoid view (Both)	이 나 래	전 영 미
5/13	〈 Pre-op orders 〉		
	1. Check V/S q̄ 6hrs		
	2. 5% D/W 500ml iv		
	3. pre-medication : None		
	4. Send the pt. to OR. until 13:00, after full voiding	이 나 래	전 영 미
	〈 Post-op orders〉		
	1. Check V/S q̄ 30min×2, 60min×2 if stable → q̄ 6hrs		
	2. T/D (점심부터)		
	3. H/D 1,000ml iv 10gtt/min		
	4. Flumarin 300mg q̄ 12hrs iv (AST)		
	5. Sagacin 40mg q̄ 12hrs iv		
	6. Mucopect 0.5ml q̄ 12hrs iv		
	7. p.r.n Sofenac 30mg im - if pain complaint	이 나 래	전 영 미
5/14	1. Check V/S q̄ 6hrs		
	2. T/D		

등록번호	2019-0004
성　명	전 재 구
주민등록번호	001203-3000000

Doctor's Order

지 시 일	지 시 내 용	의사서명	간호사서명
5/14	3.-7. Repeat(post-op orders)		
	8. Discharge $\bar{c}$ home medication × 3days Varidase 1T #3 po. Norumo 0.5G #3 po.	이 나 래	전 영 미

등 록 번 호	2021-0004
성 명	전 미 선
주민등록번호	081203-4000000
과 명	ENT

Operation Record

수술 전 진단 : *MEE, Both*

수술 후 진단 : *Same as above*

수술명 : *P-E tube insertion, Both*

수술날짜 : *2021. 5. 13*

지도의 : *송 ××*

보조의 : *전 ××*

Anesth. Method : *IV Anesthesia*

Drains　　Biopsy : Yes, (No)

Op. Finding and Procedures

Operative finding :

Both T.M : Rt. - amber color　　Lt. - amber color

content : Rt. - thick tenaceous discharge, moderate amount

Lt. - mucoid discharge, moderate amount

Operative procedures ;

Under the ketamine intravenous anes., Patient was placed in supine position with head tilting to Lt side. Microscope was applied to Rt side.

Middle ear content was removed by suction.

P-E tube was inserted into myringotomy site, Same method was performed at opposite site.

Describe by R2　이 선 균

Date of record	Resident's sign	Surgeon's sign

Anesthetic Record

등록번호 : 0004

이름 : 전미선

날짜 : 2021.05.13

SEX	AGE	WT(kg)	HT(mm)	DEPT		BLOOD TYPE
☑M ☐F	13세 Y M D	19		ENT	☑보험☐일반☐보호☐기타	B형

CLINICAL DX MEE, Both

ASA P S. 1 2 3 4 5 6 E

PROPOSED OP

PREMED(DOSE, TIME) None

NPO SINCE

OP. CONSENT ☐YES ☐NO

Hb/Hct 10.8/33.1 SGOT/PT 21/18

CHEST EKG WNL

Other Abnormal

Anes. Hx

ANESTHETIC TYPE
☑ GENERAL (IV)
☐ SPINAL
☐EPIDURAL
☐N.BLACK
☐LOCAL

AIRWAY : ☐DIFFICULT
☐MASK ☐AIRWAY ORAL/NASAL
☐DIRECT☐BLIND☐TRACH ☐AWAKE
☐CB☐SB☐STY☐F.OPT☐LMA
☐TRACH TUBE ☐ORAL ☐NASAL
SIZE CUFF+/-
TYPE

Hour 8AM 9AM 10AM

O_2 (L/min)

N_2O (L/min) AIR 7l

HALOTHANE(Vol. %)

ENFLURANE(Vol. %)

ISOFLUHANE(Vol. %)

5% D/W

CVP(mmHg)

PA(mmHg)

SPO_2(%)

$ETCO_2$((mmHg)

URINE OUTPUT(ml)

TIME

TEMP △ ℃: 40, 35, 30, 25, 20

250, 200, 150, 100, 50

SpO_2 99%

CIRCUIT
☐SCCA ☐CCA ☐OTHER

REGIOANL BLACK

PUNCTURE SITE ____ NEEDLE SIZE____
PARESTHESIA LEVEL____________
ANES. POSITION

MAINTENANCE

1) 5% D/W 450ml
2) Ketamine 20mg
3) Ketamine 10mg
4) Robinul 0.1mg
5) Pentotal 100mg
6) Pentotal 50mg
7) Anexate 0.05mg×3
8) Anexate 0.05mg

ANESTHETIC AGENTS

POSTOP DX MEE, Both.

PERFORMED OPERATIONS

SURGEONS 정 × ×

ANESTHESIOLOGISTS 김 × ×

OP POSITION	ANEST. START	SURG. START	SURG. END	ANEST. END	ANEST. TIME

수술종류 大 中 小

TOTAL

EBL	ML
URINE OUTPUT No foley	ML
ASCITES	ML
INFUSED FLUIDS	ML
	ML
	ML
	ML
TRANSFUSED BLOOD	ML

MONITORS
☐ ECG ☐ O_2 SAT
☐ AUTO BP CUFF ☐ ETCO2
☐ ESOPH STETH ☐ N STEM
☐ PALCORD STETH ☐ ART LINE
☐ TEMP ☐ CVP

SUPPORTIVE AIDS
1) I.V. # ______ (L)R
2) I.V. # ______ (L)R
3) I.V. # ______ (L)R
ART(L)(R) ______
CVP(L)(R) ______

TRANSFER
☐ E-TUBE
☐ EXTUBATE

CONSCIOUSNESS
☐ ALERT
☐ DROWSY
☐ VERB RESP
☐ PAIN RESP
☐ NO RESP

☞ 약품정보

1. 투 약

1) Norumo-A(노루모-에이분말) : 239, 기타 소화기관용제

♠ 적응증 : 위산과다, 소화불량, 소화촉진 등.

2) Varidase(바리다제정) : 395, 효소제제

♠ 적응증 : 수술 후 및 외상후의 종창완화, 부비강염, 혈전성 정맥염, 객담배출이 곤란한 환자

♤ 금기증 : 혈액응고 이상 또는 혈소판 감소증 환자, 항응고제를 투여한 환자

2. 주 사

1) Anexate(아넥세이트주) : 392, 해독제

♠ 적응증 : 다음과 같은 벤조디아제핀계 약물의 중추진정작용 역전목적 - 마취시 입원환자에서 또는 유지되는 전신마취의 종료, 입원 및 외래환자의 단시간 진단 및 치료시의 벤조디아제핀계 약물에 의한 중추진정작용 역전.

♤ 금기증 : 본제 과민증 환자.

2) Flumarin(후루마린주) : 618, 주로 그람 양성·음성균에 작용하는 항생제

♠ 적응증 : 패혈증, 감염성 심내막염, 인후두염, 편도염, 중이염, 부비강염 등.

♤ 금기증 : 세팔로스포린계 항생제 과민증 환자. 페네실린계 항생제 과민증 환자.

3) Hatmann's Dextrose(하트만액) : 331, 혈액대용제

♠ 적응증 : 순환 혈액량 및 조직간액의 감소시 세포외액의 보급·보정, 대사성 산증의 보정, 에너지보급.

♤ 금기증 : 젖산 혈증 환자.

4) Ketalar(케타라주) : 111, 전신마취제

♠ 적응증 : 수술, 검사 및 외과적 처치시의 전신마취, 흡입마취의 유도, 기타 마취제 사용시 유도.

♤ 금기증 : 본제 과민증 환자, 뇌혈관장애, 고혈압, 뇌압항진증 및 중증의 심부전환자, 경련 발작의 병력환자, 외래환자, 자간 또는 전자간환자.

5) Mucopect(뮤코펙트주) : 222, 거담진해제

♠ 적응증 : 만성기관지염, 천식성 기관지염, 수술전후, 폐합병증의 예방과 치료

6) Pentotal(펜토탈주) : 111, 전신마취제

♠ 적응증 : 전신마취, 전신마취 유도, 국소마취제 및 흡입마취제와 병용, 정신신경과에 있어서 전격요법시의 마취, 국소마취제 중독, 파상풍, 간질 등에 수반되는 경련 등.

7) Robinul(로비눌주) : 123, 자율신경제

♠ 적응증 : 수술 전 타액분비, 기관 및 기관지액분비, 인두분비, 마취시 또는 마취도입시 심장

미주신경억제반사의 방지, Cholinergic agent를 사용했을 때 일어나는 서맥 · 과다분비의 방지 등.

8) Sagacin(사가신주) : 613, 주로 항산성균에 작용하는 것

♠ 적응증 : 패혈증, 기관지확장증(감염시), 폐렴, 복막염 등.

♤ 금기증 : 본제 또는 Aminoglycoside계 항생제 과민증환자, furosemide 등의 이뇨제와 병용시.

9) Sofenac(소페낙주) : 114, 해열·소염·진통제

♠ 적응증 : 류마티양 관절염, 골관절염, 수술 후 · 외상 후 염증 및 동통, 급성통풍 등.

♤ 금기증 : 본제 과민증 환자, 소화성궤양, 심한 혈액이상 및 간장애 · 신장애 · 고혈압 · 심부전 환자, 천식 또는 기왕력환자.

☞ 청구정보

1) 수술료 산정 : 중이내튜브유치술(P-E tube insertion) : 자-562로 산정하며, 양쪽을 시행한 경우 각각 산정하고 양측이라고 표기한다(자-562×200%, 양측). 이때 사용한 Ventilation tube는 소정 수술료에 포함되므로 별도로 산정하지 않는다.

2) 마취료 산정 : 정맥을 통한 전신마취의 경우 바-1가를 산정한다. 이때 사용한 주사제는 별도로 산정한다.

5. Fx. Clavicle midshaft Rt (빗장뼈 골절)

Admission · Discharge Record

등록번호: 2021-0005	환자성명: 백 명 수	성별/연령 : M/33
주민등록번호: 890307 - 1000000	주소:	
본 적:	출생지:	
퇴원일자 : 2021 년 06 월 04 일	입원병동: 554병동	퇴원과: OS

환자구분	건보	급여	자보	산재	기타	전화번호	직업	우편번호
	V							

입원과	입원일자	입원경로
OS	2021. 5. 19	☑ 외래 □ 응급실 □ 타병원 전과 □ 질병 □ 외상 □ 교통

전과	전과일자	협의과	협의일자	
				집중치료실(□ ICU) □ SCU □ NCU □ NICU □ CCU □ RCU □ MICU □ AKR □ 기타
				마취회수 (단, 수술) 전신마취( ) 부분마취( ) 국소마취( ) 동통치료( ) 기타( )
				생검횟수 Sergical ( ) Endoscopic ( ) Needle ( )

		(코드번호)		(코드번호)
주진단명	# Fx. clavicle midshaft Rt			
기 타 진단명	# Ankylosing spondylitis			

수 술 및 처 치	2021년05월21일	O/R & I/F with Plate, Screw	
	년 월 일		
	년 월 일		
	년 월 일		
	년 월 일		

감염 □ 병원내 감염 □ 수술후 감염	합병증 □ 수술 후 □ 처치 중 □ 기타

신생물 □ 양성 □ 악성 □ 전이	수혈 ( )Pint(s)	전염병 □ 1종 □ 2종 □ 3종	□ 부검

퇴원상태	☑ 경쾌 또는 회복 □ 호전안됨 □ 진단뿐 ○ 자의 퇴원 □ 타병원 이송 □ 가망없는 퇴원 □ 48시간 이내 사망 □ 48시간 이후 사망 □ 수술 중 사망

작성일자	2021. 6 . 8 .	주치의 서명/코드 전 X X	STAFF 서명 공 X X

Progress Note

NAME : 백 명 수　　　　SEX : 남　　　　AGE : 32

Date	Note	Sign
5/19	C.C : Rt shoulder pain. onset: 2021. 5. 12	
	P/I : 5/12 Motorcycle TA(뺑소니) 후 above Sx. develop 되어 L/C에서	
	conservative Tx. 받았으나 Sx. improve 없어 본원 외래 방문 후	
	Op. 위해 Admission.	
	P/Hx : Ankylosing spondylitis(+)	
	P/Ex : G/A- relatively well being state	
	HEEN - not anemic, not icteric	
	Chest : CBS. RHB	
	Abd : soft & flat	
	Ext : Rt shoulder pain(+)	
	D/T(+) on the Fx. site	
	Crepitus(+)	R1 박 민 규
	외부 X-Ray Finding : Both clavicle A-P/cephal view : Fx line was seen midshaft Rt displaced 5mm checked 〉	
	Imp : Fx clavicle midshaft, Rt.	
	Plan : O/R & I/F with plate, screw	R1 박 민 규

Progress Note

NAME : *백 명 수*　　　SEX : *남*　　　AGE : *32*

Date	Note	Sign
5/21	*〈 Brief OP Note 〉*	
	Dx : Fx. clavicle midshaft Rt.	
	OP Name : O/R & I/F with DCP & B/G	
	Operater : Prof 이태수/ R4 전상기	
	R3 김영식/ R1 박민규	
	Remark : ① BPB/ Supine position 9:20 AM	
	② Rotine orthopedic skin prep & drap	
	③ Skin incision on Rt. Clavicle Area	
	④ Open reduction & DCP fixation	
	⑤ Drain insert	
	⑥ Bone graft was done	
	⑦ Suture	
	⑧ Velpeau dressing	*R3 배 영 식*

Doctor's Order

NAME : 백 명 수　　SEX : 남　　AGE : 32

Date	Order	Dr. Sign	Nr. Sign
	〈 Admission order 〉		
5/19	1. check V/S		
	2. T/D		
	3. BR		
	4. Prn) Newfenac 1Ⓐ iv inj.		
	5. P-RBC(320ml) 2P T/F (due to Hb 8.5) ABO, RH typing & X-matching	박 민 규	정 경 화
5/20	〈 Pre-op Orders 〉		
	1. check V/S		
	2. NPO from MN		
	3. Get Op permission		
	4. 5% D/W 1000ml iv		
	5. full voiding before call at OR		
	6. send pt. to OR		
	7. P-RBC(320ml) 1P prep.		
	8. skin prep.		
	9. post Op X-ray - both clavicle AP		
	추가) CBC (post T/F), ABGA	박 민 규	정 경 화
5-21	〈 Post-Op Orders 〉		
	1. Check V/S $\bar{q}$ 30min×2 (if stable $\bar{q}$ 4hrs)		
	2. BR		
	3. T/D (저녁부터)		
	4. prn) Newfenac 1Ⓐ im		
	5. 5% D/W 1000ml iv		
	6. cefametazone 2.0gm ivs bid		

Doctor's Order

NAME : *백 명 수* SEX : *남* AGE : *32*

Date	Order	Dr. Sign	Nr. Sign
5/21	7. Isepacin 100mg ivs bid		
	8. urantac 50mg ivs bid		
5/22–25	1. Check V/S		
	2. T/D		
	3. BR		
	4. prn) Newfenac 1Ⓐ im		
	5. Repeat No 5~8 (5/21 post-op. orders)		
	6. Klimain 1Ⓣ ┐ p.o bid alsoben 1Ⓣ ┘		
	7. CBC (5/22, 5/24 일에 한정)		
	8. op wound dressing	박 민 규	김 다 래
5/26-6/3	1. Repeat No 1, 2, 6, 8 (5/22일 order)		
	2. CBC c̄ diff. ESR. CRP : 5/27에 한정		
	3. Cefatrizine 500mg bid		
	4. gelma 1T semahome 1T tid po prepalsid 1T		
	5. Suture remove (5/27)		
	6. Consult to Dent.	박 민 규	김 다 래
6/4	1. PT) Rt. Shoulder ROM		
	2. L/C transfer, Discharge		
	3. Cefatrizine 500mg bid	박 민 규	김 다 래
	4. elma 1T semahome 1T tid po prepalsid 1T		

Doctor's Order

NAME : 백 명 수　　SEX : 남　　AGE : 32

Date	Order	Dr. Sign	Nr. Sign
6/4-	5. Home medication Cefatrizine 500mg bid Prepulsid 1Ⓣ tid Gelma 1Ⓟ tid Semahome 1Ⓣ tid } × 7days	박 민 규	나 문 희

Anesthetic Record

등록번호 : 2000 이 름 : 백명수 날 짜 : 2021.05.21	Dept : NS	Sex : (M)/F	Age : 33	WT(kg) :	□보험□일반□보호□기타	BLOOD TYPE
	CLINICAL DX : Rt. Clavicle Fx				ASA P S. 1 2 3 ④ 5 6 Ⓔ	
	PROPOSED OP : O/R & I/F					
	PREMED(DOSE, TIME)				NPO SINCE	OP. CONSENT □YES □NO
	Hb/Hct		ANESTHETIC TYPE □ GENERAL □ SPINAL □ EPIDURAL ■ N.BLACK □ LOCAL		AIRWAY : □DIFFICULT □MASK □AIRWAY ORAL/NASAL □DIRECT □BLIND □CB□SB□STY□F.OPT□LMA □TRACH TUBE □ORAL □NASAL SIZE CUFF+/- TYPE	
	CHEST EKG					
	Other Abnomal 직장건강진단서: 심근경색 & 지방간(+)					
	Anes. Hx					

O_2 (L/min)	
N_2O (L/min) AIR	
HALOTHANE(Vol. %)	
ENFLURANE(Vol. %)	<B.P.B>
ISOFLUHANE(Vol. %)	
수액	ᴑ ~~~~~
CVP(mmHg)	
PA(mmHg)	
SPO_2(%)	
$ETCO_2$((mmHg)	
URINE OUTPUT(ml)	
TIME	9AM 10 11

CIRCUIT
□SCCA □CCA □OTHER

REGIOANL BLACK
PUNCTURE SITE ____ NEEDLE SIZE____
PARESTHESIA LEVEL____________
ANES. POSITION

MAINTENANCE

BPB c̄
epi : 0.1mg
Lidocain : 400mg
Bivon : 2cc
N/S : 10cc

마취 ×
수술 ◎
혈압 ⋁⋀
맥박 •
호흡 ○
TEMP

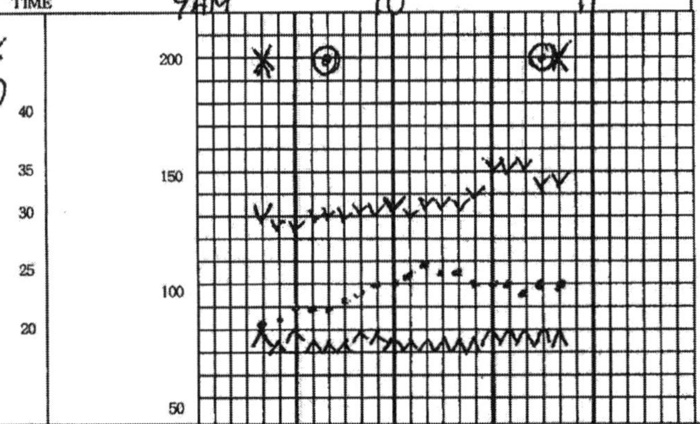

ANESTHETIC AGENTS	Epinephrine. Lidocain.
POSTOP DX	
PERFORMED OPERATIONS	
SURGEONS	R3 윤기명 R2 최종원
ANESTHESIOLOGISTS	Pf. 조영기 RN 김연옥
수술시간 1시간 15분	마취시간 1시간 30 분

수술종류 大 中 小

TOTAL

EBL	ML
URINEOUTPUT	ML
ASCITES	ML
INFUSED FLUIDS H/S 900	ML
	ML
	ML
	ML
TRANSFUSED BLOOD	ML

MONITORS	SUPPORTIVE AIDS	TRANSFER	CONSCIOUSNESS
□ ECG □ O_2 SAT □ AUTO BP CUFF □ ETCO2 □ ESOPH STETH □ N STEM □ PALCORD STETH □ ART LINE □ TEMP □ CVP	1) I.V. # ____ (L)R 2) I.V. # ____ (L)R 3) I.V. # ____ (L)R ART(L)(R) ____ CVP(L)(R) ____	□ E-TUBE □ EXTUBATE	□ ALERT □ DROWSY □ VERB RESP □ PAIN RESP □ NO RESP

☞ 약제정보

1) 겔마 현탁액 : 234, 제산제

♠ 효능 : 위염, 식도염, 소화불량

2) 뉴페낙(주) : 114, 해열, 진통, 소염제

♠ 효능 : 류마티스 관절염, 외상 후, 수술 후 염증 및 동통

♤ 금기 : 소화성 궤양, 혈액 이상 등

3) 새마홈 정 : 233, 건위소화제

♠ 효능 : 위산과다, 속쓰림

♤ 주의 : 알러지 환자

4) 세파트리진 캅셀 : 618, 그람양성, 음성균에 작용하는 것

♠ 효능 : 인두염, 편도염

5) 세프메타존 주 : 618, 그람양성, 음성균에 작용하는 것

♠ 효능 : 패혈증, 기관지염

♤ 금기 : Cephalosporin계 약물 과민증 환자

6) 알소벤 정 : 232, 소화성궤양용제

♠ 효능 : 위·십이지장 궤양

♤ 금기 : 임부, 가임부

7) 유란탁(정/주) : 232, 소화성 궤양 용제

♠ 효능 : 위·십이지장 궤양, 수술 후 궤양

8) 이세파신 주 : 618, 그람양성, 음성균에 작용하는 것

♠ 효능 : 패혈증, 외상, 열상

♤ 금기 : 본제에 과민증의 병력이 있는 환자

9) 크리마인 정 : 114, 해열·진통·소염제

♠ 효능 : 류마티스 관절염, 골관절염

♤ 금기 : 소화성 궤양 또는 그 기왕력자

10) 프레팔시드(정/현탁액/산) : 239, 기타의 소화기관용약

♠ 효능 : 기능성 소화불량

♤ 금기 : 임부, 가임부

☞ 청구정보

1) 수술료 산정 : 쇄골골절정복술(open reduction)은 자-60가(5)로 산정하며, 이때 뼈의 내부고정을 위해 사용한 나사, 철판, 핀 등은 실구입가로 별도 산정한다. 또한 동시에 실시한 골이식술(Bone graft)은 자-31-1로 별도로 산정한다

2) 비관혈적정복술(cLosed reduction)을 한 경우는 자-52로 산정하고, 이후 지속하여 붕대를 교환하여 closed reduction을 하는 경우는 자-52로 산정하지 않고 2회 이후는 쇄골골절고정술 후 Velpeau dressing은 자-52주1(N0522)로 산정한다.

3) 마취료 산정 : 상박신경총 마취(마취관리 기본, 1시간)는 바2가(5)로 산정하고, 마취 유지는 15분을 초과할 때 마다 바2나(5)로 산정한다.

부록 1. 본인일부부담금 산정특례에 관한 기준

1. 외래진료시 산정특례 대상(제1조)

국민건강보험법시행령(이하 "영"이라 한다) 제19조(비용의 본인부담) 제1항[별표2] 제1호 가목에 의한 요양급여(당일 발행한 처방전으로 약국 또는 한국희귀의약품센터인 요양기관에서 의약품을 조제받는 경우도 포함)로 외래진료의 경우에도 요양급여비용총액의 100분의 20에 해당하는 금액을 부담하는 대상은 아래와 같다.

구분	대 상	특정기호
1	미등록 암환자가 해당 상병(C00~C97, D00~D09, D32~D33, D37~D48)으로 진료를 받은 당일	V027

2. 가정간호 산정특례 대상(제2조)

의료법 제33조(개설 등) 및 같은 법 시행규칙 제24조(가정간호)에 의한 가정간호에 대한 요양급여시에도 영 제19조(의료법인의 설립허가신청) 제1항 [별표2] 제1호 가목 및 제3호에 의하여 요양급여비용총액의 100분의 20에 해당하는 금액을 부담하는 대상은 아래와 같다. 다만, 제4조, 제5조, 제5조의2에 따라 등록한 환자는 각 조에서 정한 금액을 부담한다.

구분	대 상	특정기호
1	등록 암환자 · 희귀난치성질환자 · 중증화상환자·결핵환자를 제외한 환자가 가정간호를 받은 경우 (등록 암환자 · 희귀난치성질환자 · 중증화상환자· 결핵환자가 타 상병만으로 가정간호를 받은 경우 포함)	V008
2	등록 암환자가 등록일로부터 5년간 해당 상병(C00~C97, D00~D09, D32~D33, D37~D48)으로 가정간호를 받은 경우	V194
3	등록 희귀난치성질환자가 등록일로부터 5년간 고시에서 정한 해당 상병으로 가정간호를 받은 경우, 단 상세불명 희귀질환은 등록일로부터 1년	V231
4	등록 중증화상환자가 등록일로부터 1년간 고시에서 정한 해당 상병으로 가정간호를 받는 경우	V251
5	별표5에 의거 등록한 결핵환자가 특례기간 동안 결핵질환으로 가정간호를 받는 경우	V274

3. 중증질환자 산정특례 대상(제4조)

영 제19조(의료법인의 설립허가신청) 제1항 [별표2] 제3호 마목에 의한 요양급여(당일 발행한 처방전으로 약국 또는 한국희귀의약품센터인 요양기관에서 의약품을 조제받는 경우도 포함)로 외래 또는 입원진료(질병군 입원진료 포함)시 요양급여비용총액의 100분의 5에 해당하는 금액을 부담하는 대상은 아래와 같다.

<table>
<tr><th>구분</th><th colspan="2">대 상</th><th>특정기호</th></tr>
<tr><td>1</td><td colspan="2">[별지] 서식에 따라 등록한 암환자가 등록일로부터 5년간 해당 상병(C00~C97, D00~D09, D32~D33, D37~D48)으로 진료를 받은 경우</td><td>V193</td></tr>
<tr><td rowspan="3">2</td><td colspan="2">[별첨 1]에 해당하는 상병의 뇌혈관질환자가 해당 상병의 치료를 위하여 [별첨 1]에 해당하는 수술을 받은 경우 최대 30일</td><td>V191</td></tr>
<tr><td colspan="2">[별첨 1]에서 I60~I62에 해당하는 상병의 중증 뇌출혈환자가 급성기에 입원하여 진료를 받은 경우 최대 30일
* [별첨1]에 해당하는 수술을 받지 않은 경우</td><td>V268</td></tr>
<tr><td colspan="2">[별첨 1]에서 I63에 해당하는 상병의 뇌경색증 환자가 증상 발생 24시간 이내에 병원에 도착하여 입원 진료 중 NIHSS가 5점 이상인 경우 최대 30일
* [별첨1]에 해당하는 수술을 받지 않은 경우</td><td>V275</td></tr>
<tr><td>3</td><td colspan="2">[별첨 2]에 해당하는 상병의 심장질환자가 해당 상병의 치료를 위하여 [별첨 2]에 해당하는 수술 또는 약제투여를 받은 경우 최대 30일
* 단, [별첨 2]에 해당하는 상병 중 복잡 선천성 심기형질환자 또는 [별첨 2]에 해당하는 수술 중 심장이식술을 받은 경우 최대 60일</td><td>V192</td></tr>
<tr><td rowspan="4">4</td><td rowspan="4">[별지] 서식에 따라 등록한 중증화상환자가 등록일로부터 1년간 [별첨 3]에 해당하는 상병의 진료를 받는 경우
*단, 등록기간 종료 후 진료담당의사의 의학적 판단하에 등록기간을 6개월 연장할 수 있음</td><td>2도(T20.2, T21.2, T22.2, T23.2, T24.2, T25.2, T30.2)이면서 체표면적 20%이상(T31.2~T31.9)인 경우</td><td>V247</td></tr>
<tr><td>3도(T20.3, T21.3, T22.3, T23.3, T24.3, T25.3, T30.3)이면서 체표면적 10%이상인 경우
(T31.11,T31.21~T31.22,T31.31~T31.33,T31.41~T31.44,T31.51~T31.55,T31.61~T31.66,T31.71~T31.77,T31.81~T31.88,T31.91~T31.99)</td><td>V248</td></tr>
<tr><td>기능 및 일상생활에 중요한 영향을 주는 안면부, 수부, 족부, 성기 및 회음부화상은 2도이상, 눈 및 각막 등 안구화상(T20.2~T20.3, T21.2~T21.3, T23.2~T23.3, T25.2~T25.3, T26.0~T26.4)인 경우</td><td>V249</td></tr>
<tr><td>흡입, 내부장기 화상(T27.0~T27.3, T28.0~T28.3)인 경우</td><td>V250</td></tr>
<tr><td>5</td><td colspan="2">손상중증도점수(ISS) 15점 이상에 해당하는 중증외상환자가「응급의료에 관한 법률」제30조의2에 따른 권역외상센터에 입원하여 진료를 받은 경우 최대 30일</td><td>V273</td></tr>
</table>

4. 고가특수의료장비 산정특례 대상(제3조)

영 제19조(의료법인의 설립허가신청) 제1항 [별표2] 제1호 나목에 의하여 입원진료의 경우에도 외래진료의 본인일부부담금 산정방법에 따라 산정한 금액을 본인이 부담하는 고가의료장비는 다음 각 호와 같다. 다만, 제4조, 제5조 및 제5조의2에 의한 본인일부부담금 산정특례대상자는 제외한다.

1) 전산화단층영상진단(CT)
2) 자기공명영상진단(MRI)
3) 양전자단층촬영(PET)

5. 희귀난치성질환자 산정특례 대상(제5조)

국민건강보험법시행령 제19조(의료법인의 설립허가신청)제1항 별표2 제3호나목2)에 의한 요양급여(당일 발행한 처방전으로 약국 또는 한국희귀의약품센터인 요양기관에서 의약품을 조제받는 경우도 포함)로 외래 또는 입원진료(질병군 입원진료를 포함)시 요양급여비용총액의 100분의 10 또는 영 별표2 제2호가목의 산식에 따라 계산한 금액의 100분의 10에 해당하는 금액을 부담하는 대상은 별표4와 같다.

구분	대 상	특정기호
1	만성신부전증환자의 경우	
	가. 인공신장투석 실시 당일 외래진료 또는 해당 시술 관련 입원진료	V001
	나. 계속적 복막관류술 실시, 복막관류액 수령 당일 외래진료 또는 해당 시술 관련 입원진료	V003
	다. 신이식술후 조직이식거부반응억제제를 투여받은 당일 외래진료 또는 해당 약제 투여 관련 입원진료	V005
2	혈우병 환자가 항응고인자·동결침전제제 등의 약제 및 기타 혈우병치료를 받은 당일 외래진료 또는 해당 치료 관련 입원진료	V009
3	장기이식 환자의 경우	
	가. 간이식술후 조직이식거부반응억제제, 간염예방치료제 투여를 받은 당일 외래진료 또는 해당 약제 투여 관련 입원진료	V013
	나. 췌장이식술후 조직이식거부반응억제제를 투여받은 당일 외래진료 또는 해당 약제 투여 관련 입원진료	V014
	다. 심장이식술후 조직이식거부반응억제제를 투여받은 당일 외래진료 또는 해당 약제 투여 관련 입원진료	V015
4	정신질환자가 해당상병(F20~F29)으로 관련 진료를 받은 당일 외래진료 또는 입원진료	V161
5	아래의 상병을 갖고 있는 환자가 해당 상병 관련 진료를 받은 당일 외래진료 또는 입원진료	
	가. 결핵	
	- 항결핵제 내성 (U84.3)	V206
	- 결핵(A15~A19)	V246
	나. 중추신경계통의 비정형바이러스감염 (A81)	V102
	다. 인체면역결핍바이러스병 (B20~B24)	V103
	라. 거대세포바이러스병 (B25)	V104
	마. 크립토콕쿠스증 (B45)	V105
	바. 뇌하수체의 양성 신생물 (D35.2)	V162
	사. 효소장애에 의한 빈혈	
	- 포도당-6-인산탈수소효소결핍에 의한 빈혈 (D55.0)	V163
	- 해당효소의 장애에 의한 빈혈 (D55.2)	V164
	아. 지중해빈혈(D56)	V232
	자. 용혈-요독증후군 (D59.3)	V219
	차. 발작성 야간헤모글로빈뇨 (D59.5)	V187
	카. 후천성 순수적혈구무형성[적모구감소] (D60), 기타 무형성빈혈 (D61)	V023

구분	대 상	특정기호
	타. 선천성 적혈구조혈이상빈혈 (D64.4)	V220
	파. 항인지질증후군 (D68.6)	V253
	하. 혈소판 관련 질환	
	- 정성적 혈소판결손 (D69.1)	V106
	- 에반스증후군 (D69.30)	V188
	- 상세불명의 혈소판감소증 (D69.6)	V107
	거. 무과립구증 (D70)	V108
	너. 다형핵호중구의 기능장애 (D71)	V109
	더. 림프세망 및 세망조직구 조직의 참여를 동반한 기타 명시된 질환 (D76.1, D76.2, D76.3)	V110
	러. 면역결핍증 및 사르코이드증 (D80~D84, D86)	V111
	머. 내분비샘의 장애	
	- 말단비대증 및 뇌하수체거인증 (E22.0)	V112
	- 고프로락틴혈증 (E22.1)	V113
	- 콜만증후군, 쉬한증후군 (E23.0)	V165
	- 쿠싱증후군 (E24)	V114
	- 부신생식기장애 (E25)	V115
	- 바터증후군 (E26.8)	V254
	- 부신의 기타 장애 (E27.1, E27.2, E27.4)	V116
	- 기타 명시된 내분비장애 (E34.8)	V166
	버. 활동성 구루병 (E55.0)	V207
	서. 대사장애	
	- 대사장애 (E70~E77)	V117
	- 레쉬-니한증후군 (E79.1)	V221
	- 기타 포르피린증 (E80.2)	V118
	- 구리대사장애 (윌슨병 등 : E83.0)	V119
	- 혈색소증 (E83.1)	V255
	- 인대사 및 인산분해효소 장애 (E83.3)	V189
	- 낭성 섬유증 (E84)	V120
	- 아밀로이드증 (E85)	V121
	어. 뇌전증에 동반된 후천성 실어증[란다우-클레프너] (F80.3)	V256
	저. 레트증후군 (F84.2)	V122

구분	대 상	특정 기호
	처. 일차적으로 중추신경계통에 영향을 주는 계통성 위축 (G10~G13)	V123
	커. 파킨슨병 (G20)	V124
	터. 할러포르덴-스파츠병 (G23.0)	V257
	퍼. 진행성 핵상안근마비 [스틸-리차드슨-올스제위스키] (G23.1)	V190
	허. 아급성 괴사성 뇌병증[리이] (G31.81)	V208
	고. 다발경화증 (G35)	V022
	노. 시신경 척수염(데빅병) (G36.0)	V276
	도. 레녹스-가스토증후군, 웨스트증후군 (G40.4)	V233
	로. 뇌전증지속상태 (G41)	V125
	모. 발작수면 및 허탈발작 (G47.4)	V234
	보. 멜커슨증후군 (멜케르손-로젠탈증후군 : G51.2)	V167
	소. 팔의 복합부위통증증후군 Ⅱ형 (G56.4), 다리의 복합부위통증증후군 Ⅱ형 (G57.80)	V168
	오. 다발신경병증	
	- 유전성 운동 및 감각 신경병증 (샤르코-마리-치아질환 등 : G60.0)	V169
	- 염증성 다발신경병증 (G61)	V126
	- 달리 분류된 감염성 및 기생충성 질환에서의 다발신경병증 (G63.0)	V170
	조. 중증근무력증 및 기타 근신경장애 (G70), 근육의 원발성 장애 (G71)	V012
	초. 주기마비(가족성) 저칼륨혈성 (G72.3)	V258
	코. 람베르트-이튼증후군 (G73.1)	V259
	토. 자율신경계통의 기타 장애 (G90.8)	V171
	포. 척수공동증 및 연수공동증 (G95.0)	V172
	호. 기타 망막장애	
	- 코츠(H35.01)	V260
	- 노년성 황반변성(삼출성) (H35.31)	V201
	- 색소망막염(H35.51), 스타르가르트병 (H35.58) 레베르 선천성 흑암시 (H35.59)	V209
	구. 컨스-세이어증후군 (H49.8)	V261
	누. 원발성 폐동맥고혈압 (I27.0)	V202
	두. 심근병증 (I42.0~I42.5)	V127
	루. 모야모야병 (I67.5).	V128
	무. 폐색혈전혈관염[버거병] (I73.1)	V129

구분	대 상	특정기호
	부. 랑뒤-오슬러-웨버병 (I78.0)	V235
	수. 버드-키아리증후군 (I82.0)	V173
	우. 폐포단백질증 (J84.0)	V222
	주. 특발성 폐섬유증 (J84.18)	V236
	추. 크론병[국소성 장염] (K50)	V130
	쿠. 궤양성 대장염 (K51)	V131
	투. 원발성 담즙성 경변증 (K74.3)	V174
	푸. 자가면역성 간염 (K75.4)	V175
	후. 원발성 · 경화성 담관염 (K83.0)	V262
	그. 수포성 장애	
	- 보통천포창 (L10.0)	V132
	- 낙엽천포창 (L10.2)	V210
	- 수포성 유사천포창 (L12.0)	V211
	- 흉터유사천포창 (L12.1)	V212
	느. 후천성 수포성 표피박리증 (L12.3)	V176
	드. 혈청검사양성 류마티스관절염 (M05)	V223
	르. 건선성 및 장병성 관절병증 (M07.1~M07.3)	V237
	므. 연소성 관절염 (M08.0~M08.3)	V133
	브. 전신결합조직장애	
	- 결절성 다발동맥염 및 관련 병태 (M30.0~M30.2)	V134
	- 기타 괴사성 혈관병증 (M31.0~M31.4)	V135
	- 현미경적 다발동맥염 (M31.7)	V238
	- 전신홍반루프스 (M32)	V136
	- 피부다발근염 (M33)	V137
	- 전신경화증 (M34)	V138
	- 결합조직의 기타 전신침습 (M35.0~M35.7)	V139
	스. 강직척추염 (M45)	V140
	으. 진행성 골화섬유형성이상 (M61.1)	V224
	즈. 뼈의 파젯병[변형성 골염] (M88)	V213
	츠. 복합부위통증증후군 1형 (M89.0)	V177
	크. 재발성 다발연골염 (M94.1)	V178

구분	대 상	특정 기호
	트. 선천성 신증후군 (N04)	V263
	프. 신장성 요붕증 (N25.1)	V141
	흐. 신생아의 호흡곤란 (P22)	V142
	기. 신경계통의 선천기형	
	- 댄디-워커증후군 (Q03.1)	V239
	- 무뇌이랑증, 큰뇌이랑증(경뇌회증) (Q04.3)	V214
	- 분열뇌증 (Q04.6)	V240
	- 이분척추 (Q05)	V179
	- 척수이개증 (Q06.2)	V180
	- 아놀드-키아리증후군 (Q07.0)	V143
	니. 순환계통의 선천기형	
	- 심장 방실 및 연결의 선천기형 (Q20.0~Q20.3, Q20.5)	V144
	- 단일심실 (Q20.4)	V225
	- 방실중격결손(Q21.2), 팔로네징후(Q21.3), 대동맥폐동맥중격결손(Q21.4)	V269
	- 아이젠멘거복합, 아이젠멘거증후군 (I27.8), 아이젠멘거결손 (Q21.8)	V226
	- 폐동맥판폐쇄 (Q22.0)	V145
	- 삼첨판폐쇄(Q22.4), 에브스타인이상(Q22.5), 형성저하성 우심증후군(Q22.6)	V146
	- 대동맥판 및 승모판의 선천기형 (Q23)	V147
	- 선천성 대동맥협착 (Q24.4)	V270
	- 관상동맥혈관의 기형 (Q24.5)	V148
	- 선천성 심장차단 (Q24.6)	V271
	- 대동맥의 축착 (Q25.1), 대동맥의 폐쇄 (Q25.2), 대동맥의 협착 (Q25.3)	V272
	- 폐동맥의 폐쇄 (Q25.5)	V149
	- 대정맥혈관의 선천기형 (Q26.0~Q26.6)	V150
	디. 무설증 (Q38.3)	V241
	리. 담관의 폐쇄 (Q44.2)	V181
	미. 다낭성 신장, 보통염색체열성 (Q61.1)	V264
	비. 방광외반 (Q64.1)	V227
	시. 근골격계통의 선천기형 및 변형	
	- 두개골유합 (Q75.0)	V265
	- 두개안면골이골증 (크루존병 : Q75.1)	V151

구분	대 상	특정 기호
	- 하악안면골이골증 (Q75.4)	V182
	- 관상골 및 척추의 성장결손을 동반한 골연골형성이상 (Q77)	V228
	- 불완전골형성 (Q78.0)	V183
	- 다골성 섬유성 형성이상 (Q78.1)	V154
	- 골화석증 (Q78.2)	V229
	- 카무라티-엥겔만증후군 (Q78.3)	V266
	- 내연골종증 (Q78.4)	V230
	- 필레증후군 (Q78.5)	V215
	- 다발선천외골증 (Q78.6)	V242
	- 달리 분류되지 않은 근골격계통의 선천기형 (Q79)	V155
	이. 치사성 수포성 표피박리증 (Q81.1), 디스트로피성 수포성 표피박리증 (Q81.2)	V184
	지. 선천기형	
	- 신경섬유종증(비악성 : 폰렉클링하우젠병) (Q85.0)	V156
	- 결절성 경화증 (부르느뷰병 등 : Q85.1)	V204
	- 포이츠-제거스 증후군, 스터지-베버(-디미트리) 증후군, 폰 히펠-린다우 증후군 (Q85.8)	V216
	- (이상형태성) 태아알콜증후군 (Q86.0)	V157
	- 주로 얼굴형태에 영향을 주는 선천기형 증후군 (골덴하 증후군 등) (Q87.0)	V185
	- 주로 단신과 관련된 선천기형증후군 (프라더-윌리 증후군 등 : Q87.1)	V158
	- 루빈스타인-테이비 증후군, 홀트-오람 증후군, 클리펠-트레노우네이-베버 증후군, 손발톱무릎뼈 증후군, 바테르 증후군 (Q87.2)	V243
	- 소토스 증후군, 위버 증후군(Q87.3)	V244
	- 마르팡증후군 (Q87.4)	V186
	- 알포트 증후군, 로렌스-문(-바르데)-비들 증후군, 젤웨거 증후군, 좌지 증후군(Q87.8)	V267
	치. 염색체이상	
	- 다운증후군 (Q90)	V159
	- 에드워즈증후군 및 파타우증후군 (Q91)	V160
	- 5번 염색체 단완의 결손 (Q93.4)	V205
	- 캐취22증후군, 엔젤만 증후군, 스미스 마제니스 증후군, 윌리엄스 증후군 (Q93.5)	V217
	- 터너증후군 (Q96)	V021
	- 클라인펠터증후군 (Q98.0, Q98.1, Q98.2, Q98.4)	V218
	- 취약X증후군 (Q99.2)	V245

구분	대 상	특정 기호
6	제7조제2항에 따른 요양기관을 통해 등록된 극희귀질환자가 해당 상병 관련 진료를 받은 당일 외래진료 또는 입원진료	V900
7	구분 5에 해당되지 않는 희귀질환으로 제7조제2항에 따른 요양기관을 통해 제7조제3항에 따라 등록된 상세불명 희귀질환자가 해당 임상 소견으로 진료를 받은 당일 외래진료 또는 입원진료	V999

6. 결핵질환자 산정특례 대상(제5조의 2)

국민건강보험법시행령 제19조(의료법인의 설립허가신청)제1항 별표2 제3호 가목3)에 의한 요양급여(당일 발행한 처방전으로 약국 또는 한국희귀의약품센터인 요양기관에서 의약품을 조제받는 경우도 포함)로 외래 또는 입원진료(질병군 입원진료 포함)시 본인부담의 제외 대상은 별표5와 같다.

7. 산정특례 등록 신청 등(제7조)

1) 제4조, 제5조 및 제5조의2의 산정특례 대상에 해당하여 등록을 하려는 자는 요양기관에서 확인한 별지의 건강보험 산정특례 등록 신청서를 공단 또는 요양기관에 제출하여야 한다. 이 때 등록 신청일은 별지 서식이 공단에 제출된 때로 한다.
2) 제5조의 산정특례 대상자 중 극희귀질환자 및 상세불명 희귀질환자는 공단 이사장이 사전에 승인한 요양기관을 통하여 공단에 제1항의 신청을 하여야 한다. 다만, 상세불명 희귀질환자는 질병관리본부 희귀질환 관련 위원회로부터 상세불명 질환임을 판정받은 후에 신청하여야 한다.
3) 산정특례는 진단확진일로부터 30일 이내 신청 시 확진일로부터 소급하여 적용하고, 30일 이후에 신청 시 신청일부터 적용한다. 다만, 상세불명 희귀질환자의 산정특례는 질병관리본부 희귀질환 관련 위원회에서 상세불명 희귀 질환임을 판정한 날로부터 적용한다.
4) 별지 서식 발급에 대한 비용은 등록신청인 또는 공단에 별도 청구할 수 없다.
5) 공단 이사장은 산정특례 등록 신청을 위해 필요한 질환별 특례 충족기준을 등록 하려는 자 및 요양기관에 제공하고, 등록 하려는 자 및 요양기관은 충족 여부를 확인한 후 신청하여야 한다.

8. 산정특례 재등록(제8조)

1) 제4조 중 암환자로 등록된 자, 제5조의 산정특례 등록 대상자가 산정특례 적용 종료 시점에 다음 각 호에 해당하는 경우, 재등록을 신청 할 수 있다.
   (1) 별지 서식에 따라 등록한 암환자가 특례기간 종료시점에 잔존암, 전이암이 있거나, 추가로 재발이 확인되는 경우로서 암조직의 제거·소멸을 목적으로 수술, 방사선·호르몬 등의 항암치료 중인 경우이거나, 항암제를 계속 투여 중인 경우
   (2) 별지 서식에 따라 등록한 희귀난치성질환자가 특례기간 종료시점에 등록된 희귀난치성질환의 잔존이 확인되는 경우로서 해당 질환으로 계속 치료 중인 경우

(3) 별지 서식에 따라 등록한 상세불명희귀질환자가 특례기간 종료시점에 질병관리본부 희귀질환 관련 위원회로부터 임상 경과 검토 결과 재등록 대상자로 판정받은 경우

2) 재등록에 관하여는 제7조를 준용한다.

부록 2. 소재지역권별 요양급여비용청구서

관 할 지 역	청 구 처
서울시	건강보험심사평가원 서울 지원
부산시, 제주도	건강보험심사평가원 부산 지원
대구시, 경상북도	건강보험심사평가원 대구 지원
광주시, 전라남도	건강보험심사평가원 광주 지원
대전시, 세종시, 충청남도, 충청북도	건강보험심사평가원 대전 지원
경기(남부)주2), 인천시	건강보험심사평가원 수원 지원
경상남도, 울산시	건강보험심사평가원 창원 지원
경기도(북부)주3), 강원도	건강보험심사평가원 의정부 지원
전라북도	건강보험심사평가원 전주 지원

주1) 치과대학부속 치과병원은 심사평가원 본원으로 청구함

주2) 경기(남부) : 수원시, 성남시, 안양시, 부천시, 광명시, 평택시, 안산시, 과천시, 오산시, 시흥시, 군포시, 의왕시, 하남시, 용인시, 이천시, 안성시, 김포시, 화성시, 광주시, 여주시, 양평군

주3) 경기(북부) : 의정부시, 동두천시, 고양시, 구리시, 남양주시, 파주시, 양주시, 포천시, 연천군, 가평군

부록 3. 상급종합병원 및 종합병원의 진료분야 구분

진 료 분 야	진 료 과
내과분야	내과, 정신건강의학과, 신경과, 결핵과, 영상의학과, 방사선종양의학과, 가정의학과, 직업환경의학과, 병리과, 진단검사의학과, 핵의학과, 예방의학과
외과분야	외과, 흉부외과, 신경외과, 정형외과, 성형외과, 재활의학과, 마취통증의학과, 응급의학과
산 · 소아과분야	산부인과, 소아청소년과
안 · 이비인후과분야	안과, 이비인후과
피부 · 비뇨기과분야	피부과, 비뇨기과
치 과	치과
한 의 과	한의과

주1) 응급실내 응급의학과에서 진료한 경우에는 응급의학과로 분류

단, 응급환자가 응급실을 경유하여 입원한 경우에는 해당 상병의 진료분야별 진료과목으로 분류

2) 응급실에서 응급의학과가 아닌 다른 진료과에서 진료한 경우에는 해당 상병의 진료분야별 진료과목으로 분류

부록 4. 진료과목별 코드

※ "진료과목"은 실제 진료를 받은 진료과목(병원 이상) 또는 상병명에 해당되는 진료과목(의원)을 아래 코드로 기재하되, 진료과목이 2개 이상에 해당되는 경우에는 이를 모두 기재하여야 한다.

(의 과)

진료과목	코드번호	진료과목	코드번호
내 과	01	피 부 과	14
신 경 과	02	비 뇨 기 과	15
정신건강의학과	03	진단 방사선 과	16
외 과	04	방사선종양학과	17
정 형 외 과	05	병 리 과	18
신 경 외 과	06	진단검사의학과	19
흉 부 외 과	07	결 핵 과	20
성 형 외 과	08	재 활 의 학 과	21
마취통증의학과	09	핵 의 학 과	22
산 부 인 과	10	가 정 의 학 과	23
소아 청소년 과	11	응 급 의 학 과	24
안 과	12	직업환경의학과	25
이 비 인 후 과	13	예 방 의 학 과	26

※ 내과 세부전문과목

진료과목	코드번호	진료과목	코드번호
내과 통합	00	신장내과	05
소화기내과	01	혈액종양내과	06
순환기내과	02	감염내과	07
호흡기내과	03	알레르기내과	08
내분비 · 대사내과	04	류마티스내과	09

※ 내과 세부전문과목 운영기관 중 일부 분리하지 않고 통합 운영하는 분야는 '00'으로 기재

(치 과)

진료과목	코드번호	진료과목	코드번호
구강악안면외과	50	치 과 보 전 과	55
치 과 보 철 과	51	구 강 내 과	56
치 과 교 정 과	52	구강안악면방사선과	57
소 아 치 과	53	구 강 병 리 과	58
치 주 과	54	예 방 치 과	59

(한 방)

진료과목	코드번호	진료과목	코드번호
한 방 내 과	80	침 구 과	85
한 방 부 인 과	81	한방재활의학과	86
한 방 소 아 과	82	사 상 체 질 과	87
한방 안 · 이비인후 · 피부과	83	한 방 응 급	88
한방신경정신과	84		

(보건기관 진료과)

진료과목	코드번호	진료과목	코드번호
의 과	1	물리치료를 실시한경우	5
치 과	2	한방에서 시술만 시행한 경우	7
조 산	3	한방에서 투약만 실시한 경우 응급	8
피임시술 (자궁내장치, 정관절제술 또는 난관결찰술)을 시행한 경우	4	한방에서 시술과 투약을 병행한 경우	9

부록 5. 의약분업 예외 구분코드

구분	코드	예 외 사 유
지역	01	약국이 없는 지역, 재해발생지역, 보건기관 중 예외기관
환자	11	응급환자
	13	「정신보건법」에 따른 정신요양시설에 수용중인 정신질환자 및 조현병 · 조울증 등 자신 또는 타인을 해할 우려가 있는 정신질환자
	15	「감염병의 예방 및 관리에 관한 법률」에 따른 제1군 감염병환자
	17	국가유공자 등 예우 및 지원에 관한 법령에 따른 상이등급 1급부터 3급 해당자까지에 해당하는 자, 「5 · 18민주유공자예우에 관한 법률」에 따른 5 · 18민주화운동 부상자 중 장해등급 1급부터 4급까지에 해당하는 자
	19	장애인복지 관련 법령에 따른 1급 · 2급 장애인 및 이에 준하는 장애인 「장애인복지법」에 따른 1급 · 2급 장애인 및 중증 장애인 보호자와 동반한 소아환자, 고엽제후유의증환자 지원 등에 관한 법령에 따른 고도장애인
	21	파킨슨병 환자, 한센병 환자
	23	장기이식을 받은 자에 대하여 이에 관련된 치료를 하거나 후천성면역결핍증 환자에 대하여 해당 질병을 치료하기 위하여 조제하는 경우
	25	「사회복지사업법」에 따른 사회복지시설 입소자
	27	가정간호대상자, 방문 보건 의료사업 대상자
	29	협진(한양방, 양한방, 양양방)환자
	31	「형의 집행 및 수용자의 처우에 관한 법률」 및 「군에서의 형의 집행 및 군 수용자의 처우에 관한 법률」에 따른 교정시설, 「보호소년 등의 처우에 관한 법률」에 따른 보호소년 수용시설, 「치료감호법」에 따른 치료감호시설 수용자
약품	41	감염병 예방접종약, 진단용 의약품
	43	보건소, 보건지소, 결핵협회부속의원에서 「결핵예방법」에 따라 결핵치료제를 투여하는 경우
	45	의료기관 조제실 제제 · 임상시험용 의약품 · 마약 · 방사성의약품 · 신장투석액 및 이식정 등 투약을 위하여 기계 · 장치를 이용하거나 시술이 필요한 의약품 · 식품의약품안전청장이 정하는 희귀의약품
	47	6세 이하의 소아에게 투약하는 항암제(경구)
	52	주사제를 원내 투약하는 경우
	55	검사를 위하여 필요하거나 수술 및 처치에 사용하는 의약품
	57	예외약제와 동시 투여하는 약제
기타	61	국군의료시설, 경찰병원 또는 중앙소방전문치료센터에서 그 업무수행으로서 군인환자, 경찰환자 · 소방공무원인 환자에 대하여 조제하는 경우 등

부록 6. 치식구분 기재 요령(제1편 제23조 제2항 관련)

1. 정보통신망 및 전산매체 청구

치식번호를 우상, 좌상, 우하, 좌하순으로 일렬로 위치한 뒤 상병과 관련된 치식번호 또는 검사, 마취, 처치 및 수술부위의 치식번호 위치에 영구치의 경우는 "*"를, 유치의 경우는 "#"를, 치과임플란트의 경우는 "!"를 기재하며 관련이 없는 치식번호에는 "0"으로 채운다.

○ **영구치(치과임플란트)와 유치의 치식번호 위치**

	우상	좌상	우하	좌하
영구치 (치과임플란트)	8 7 6 5 4 3 2 1	1 2 3 4 5 6 7 8	8 7 6 5 4 3 2 1	1 2 3 4 5 6 7 8
유 치 :	E D C B A	A B C D E	E D C B A	A B C D E

예시 1) 좌상 4,5,6번 치아(영구치)의 치아우식증 진단시 치식구분 기재방법

	우상	좌상	우하	좌하
치식번호 :	8 7 6 5 4 3 2 1	1 2 3 4 5 6 7 8	8 7 6 5 4 3 2 1	1 2 3 4 5 6 7 8
기재방법 :	0 0 0 0 0 0 0 0	0 0 0 * * * 0 0	0 0 0 0 0 0 0 0	0 0 0 0 0 0 0 0

예시 2) 우하 D번, 좌하 A번 치아(유치)의 치아우식증 진단시 치식구분 기재방법

	우상	좌상	우하	좌하
치식번호 :	E D C B A	A B C D E	E D C B A	A B C D E
기재방법 :	0 0 0 0 0 0 0 0	0 0 0 0 0 0 0 0	0 0 0 0 # 0 0 0 0	# 0 0 0 0 0 0 0

예시 3) 좌상 4번, 우하 3번 치아(치과임플란트)의 치주염 진단시 치식구분 기재방법

	우상	좌상	우하	좌하
치식번호 :	8 7 6 5 4 3 2 1	1 2 3 4 5 6 7 8	8 7 6 5 4 3 2 1	1 2 3 4 5 6 7 8
기재방법 :	0 0 0 0 0 0 0 0	0 0 0 ! 0 0 0 0	0 0 0 0 0 ! 0 0	0 0 0 0 0 0 0 0

2. 서면 청구

(예시)

○ 유치인 경우

부위 및 상병명 :

	D

가역적 치수염(상병분류기호 K0400)

○ 영구치인 경우(복합상병시)

부위 및 상병명 :

	4 5 6

만성 단순치주염(상병분류기호 K0530)

3	

근단 및 외측의 치근낭(상병분류기호 K0480)

○ 치과임플란트인 경우

부위 및 상병명 :

	4!
3!	

기타 명시된 급성치주염(상병분류기호 K0528)

부록 7. 요양급여비용 중 본인이 부담할 비용의 부담률 및 부담액 (시행령 제19조 제1항 관련)

1. 가입자 또는 피부양자는 요양급여비용 중 다음 각 목의 어느 하나에 해당하는 금액(100원 미만은 제외한다)을 부담한다. 다만, 입원진료의 경우에는 100원 미만의 금액도 부담한다.
   1) **입원진료**(나목의 표 중 보건복지부장관이 정하는 의료장비를 이용한 진료의 경우는 제외한다) 및 보건복지부장관이 정하는 요양급여를 받은 경우(약국 또는 한국희귀의약품센터인 요양기관에서 처방전에 따라 의약품을 조제받는 경우를 포함한다)는 다음의 구분에 따라 계산한 금액

구분	본인일부부담률 및 부담액		끝수 계산
	요양급여비용 총액	식대 총액	
일반 환자	요양급여비용 총액의 20%	식대 총액(기본식대+가산식대)의 50%	10원미만 절사
15세이하(신생아 제외)	요양급여비용 총액의 5%		
신생아(28일 이내)	면제		
자연분만	면제		
고위험 임산부	요양급여비용 총액의 10%		
제왕절개분만	요양급여비용 총액의 5%		
신체기능저하군(요양병원 해당)	요양급여비용 총액의 40%		
뇌사자 장기기증	면제	면제	

   2) **외래진료**의 경우 및 보건복지부장관이 정하는 의료장비·치료재료를 이용한 진료의 경우에는 다음 표의 구분에 따라 계산한 금액

기관종별	소재지	환자구분	본인부담액
상급종합병원	모든지역	일반환자	(일반) 진찰료비용의 100% +나머지 요양급여비용의 60% (임산부) 요양급여비용 총액의 40% (1세미만) 요양급여비용 총액의 20%
		의약분업 예외환자	(일반) 진찰료비용의 100% + 약값총액의 30% + 나머지 요양급여비용의 60% (임산부) 약값총액의 30% + 나머지 요양급여비용 총액의 40% (1세미만) 약값총액의 21% + 나머지 요양급여비용 총액의 20%
종합병원	동지역	일반환자	(일반) 요양급여비용 총액의 50% (임산부) 요양급여비용 총액의 30% (1세미만) 요양급여비용 총액의 15%
		의약분업 예외환자	(일반) 약값총액의 30% + 나머지 요양급여비용의 50% (임산부) 약값총액의 30%+나머지 요양급여비용 총액의 30% (1세미만) 약값총액의 21%+나머지 요양급여비용 총액의 15%

<table>
<tr><td rowspan="2"></td><td rowspan="2">읍·면
지역</td><td>일반환자</td><td>(일반) 요양급여비용 총액의 45%
(임산부) 요양급여비용 총액의 30%
(1세미만) 요양급여비용 총액의 15%</td></tr>
<tr><td>의약분업
예외환자</td><td>(일반) 약값총액의 30% + 나머지 요양급여비용의 45%
(임산부) 약값총액의 30%+나머지 요양급여비용 총액의 30%
(1세미만) 약값총액의 21%+나머지 요양급여비용 총액의 15%</td></tr>
<tr><td rowspan="4">병원,
치과병원,
한방병원,
요양병원</td><td rowspan="2">동지역</td><td>일반환자</td><td>(일반) 요양급여비용 총액의 40%
(임산부) 요양급여비용 총액의 20%
(1세미만) 요양급여비용 총액의 10%</td></tr>
<tr><td>의약분업
예외환자</td><td>(일반) 약값총액의 30% + 나머지 요양급여비용의 40%
(임산부) 약값총액의 30%+나머지 요양급여비용 총액의 20%
(1세미만) 약값총액의 21%+나머지 요양급여비용 총액의 10%</td></tr>
<tr><td rowspan="2">읍 · 면
지역</td><td>일반환자</td><td>(일반) 요양급여비용 총액의 35%
(임산부) 요양급여비용 총액의 20%
(1세미만) 요양급여비용 총액의 10%</td></tr>
<tr><td>의약분업
예외환자</td><td>(일반) 약값총액의 30% + 나머지 요양급여비용의 35%
(임산부) 약값총액의 30%+나머지 요양급여비용 총액의 20%
(1세미만) 약값총액의 21%+나머지 요양급여비용 총액의 10%</td></tr>
<tr><td rowspan="3">의 원,
치과의원,
한 의 원
보건의료원</td><td rowspan="2">모든지역
(65세
미만)</td><td>일반환자</td><td>(일반) 요양급여비용 총액의 30%
(임산부) 요양급여비용 총액의 10%
(1세미만) 요양급여비용 총액의 5%</td></tr>
<tr><td>의약분업
예외환자</td><td>(일반) 약값총액의 30% + 나머지 요양급여비용의 30%
(임산부) 약값총액의 30%+나머지 요양급여비용 총액의 10%
(1세미만) 약값총액의 21%+나머지 요양급여비용 총액의 5%</td></tr>
<tr><td></td><td>65세
이상</td><td>(15,000원 이하) 1,500원
(15000~25,000원) 요양급여비용 총액의 10%
(20,000~30,000원) 요양급여비용 총액의 20%
(30,000원 초과) 요양급여비용 총액의 30%</td></tr>
<tr><td>보건소,
보건지소,
보건진료소</td><td>모든지역</td><td></td><td>(6세 이상) 요양급여비용총액 × 30%
(6세 미만) 요양급여비용총액 × 21%
다만, 요양급여비용 총액이 보건복지부령으로 정하는 금액을 넘지 않으면 보건복지부령으로 정하는 금액을 본인부담액으로 한다(정액).</td></tr>
</table>

부록 8. 의료법

제1절 의료법

1. 개요

(1) 의료법

총 9장으로 구성, 법률에 관한 입법권은 원칙적으로 국회에 있으며 법률안은 정부와 국회의원이 국회에 제출하여 법률안을 제안할 수 있다.

(2) 의료법 시행령

의료법에서 위임된 사항과 동법의 새항을 위하여 필요한 사항을 규정함을 목적으로 제정되었고 대통령이 제정하는 정부 입법(대통령령).

(3) 의료법시행규칙

의료법 및 의료법 시행령에서 위임된 사항과 그 시행에 필요한 사항을 규정하기 위한 목적으로 보건복지부 장관이 제정하는 정부 입법(보건복지부령)을 의미한다.

(4) 그 외 고시, 훈랑예규, 지점

법률과 시행령 및 시행규칙에서 정한 세부적 사항의 집행을 위하여 행정각부의 장관이 발하는 명령으로서 법령의 형식을 갖추지 아니한 것(법제저 심사 불필요)이다.

2. 목적

모든 국민이 수준 높은 의료 혜택을 받을 수 있도록 국민의료에 필요한 사항을 규정함으로써 국민의 건강을 보호하고 증진하는 데에 목적이 있다.

3. 의료법 구성

장	1장	2장	3장	4장	5장	6장	7장	8장	9장
제목	총칙	의료인	의료기관	신의료기술평가	의료광고	감독	삭제	보직	벌칙

제2절 의료인

(1) 의료인의 범위

보건복지부장관의 면허를 받은 의사, 치과의사, 한의사, 조산사 및 간호사를 말한다.

(2) 의료인 결격사유

1) 정신질환자. 다만, 전문의가 의료인으로서 적합하다고 인정하는 사람은 예외로 한다.
2) 마약·대마향정신성의약품 중독자이다.

3) 피성년후견인 · 피한정후견인의 경우이다.
4) 금고 이상의 형을 선고받고 그 형의 집행이 종료되지 아니하였거나 집행을 받지 아니하기로 확정되지 아니한 자이다.

(3) 의료기관

1) 의원급 : 의원, 치과의원, 한의원
2) 조산원
3) 병원급 : 주로 입원환자를 대상으로 의료행위를 하는 의료기관 병원, 지과병원, 한방병원, 요양병원, 종합병원이다.
4) 상급종합병원 : 국가가 지정하며 현재 42개소로 운영 중이다.

(4) 의료기관의 요건

유형	병상 수	요건
병원 치과병원 한방병원	30개 이상 병상확보 (병원·한방병원만 해당)	
요양병원	30개 이상의 요양병상	
종합병원	100병상 이상 300병상 이하	내과, 외과, 소아청소년과, 산부인과 중 3개 진료과목, 영상의학과, 마취통증의학과, 진단검사의학과 또는 병리과를 포함한 7개 이상의 진료과목을 갖추고 각 진료과목바다 전속 전문의 둘 것
	300 병상 조과	내과, 외과, 소아정소년과, 산부인과 ,영상의학과, 마취통증의학과, 진단검사의학과 또는병리과, 정신건강의학 과 및 지과를 포함하 9개 이상의 진료과목을 갖추고 각 진료과목마다 전속 전문의 둘 것
	필수진료과목 외의 추가 진료과목	해당 의료기관에 전속하지 아니힌 전문의를 둘 수 있다.

(5) 상급종합 의료기관의 요건

보건복지부장관은 다음 각 호의 요건을 갖춘 종합병원 중에서 중증질환에 대하여 난이도가 높은 의료행위를 전문적으로 하는 종합병원을 상급종합병원으로 지정할 수 있다.

1) 20개 이상의 진료과목을 갖추고 각 진료과목마다 전속하는 전문의를 두어야한다.
2) 전문의가 되려는 자를 수련시키는 기관이여야 한다.
3) 보건복지부령으로정하는 인력과 시설장비틀 갖추어야 한다.
4) 질병군별 환자구성 비율이 보건복지부령으로 정하는 기준에 해당하여야 한다.

(6) 전문병원 의료기관의 요건

1) 보건복지부장관은 병원급 의료기관 중에서 특정 진료과목이나 특정 질환 등에 대하여 난이도가 높은 의료행위를 하는 병원을 전문병원으로 지정할 수 있다.
2) 3년마다 평가를 실시하여 전문병원으로 재지정을 받아야 한다.
3) 병원급 의료기관 중에서 특정 진료과목이나 특정질환 등에 대하여 난이도가 높은 의료 행위를 하는 병원을 전문병원으로 지정한다.

4) 특정 질환별, 진료과목별 환자의 구성 비율 등이 보건복지부령으로 정하는 기준에 해당하여야 한다.
5) 보건복지부령으로 정하는 수 이상의 진료과목을 갖추고 각 진료과목마다 전속하는 전문의를 두어야 한다.

(7) 의료인의 개인정보누설 금지

의료인은 이 법이나 다른 법령에 의하여 특별히 규정된 경우 외에는 의료·조산 또는 간호를 하면서 알게 된 다른 사람의 정보를 누설하거나 발표하지 말아야 한다.

(8) 의료인의 태아 성 감별 행위 등의 금지

의료인은 태아 성 감별을 목적으로 임부를 진찰하거나 검사하여서는 안되며, 같은 목적을 위한 다른 사람의 행위를 도와서도 안 된다.

임신 32주 이전에 태아나 임부를 진찰하거나 검사하면서 알게 된 태아의 성에 대해 임부와 임부의 가족, 그 밖의 다른 사람이 알게 하여서는 안된다.

만약, 이를 어길 경우는 면허자격정지 처분을 받게 된다.

(9) 기록의 열람

1) 원칙 : 환자본인에게만 기록열람과 사본교부 가능하다.
2) 불가한 경우: 의사, 지과의사, 한의사가 환자의 진료를 위하여 불가피하다고 인정되는 경우에는 기록의 열람이 제한 될 수 있다.
3) 기록의 열람이 가능한 경우
 - 환자동의서와 진족(환자의 배우자, 직계존속· 비속 ,배우자의 직계존속) 관계를 증명하는 경시
 - 환자동의서와 환자가 지정하는 대리인이 대리권을 증명하는 경우
 - 환자사망이나 무의식 등 환자의 동의를 받을 수 없는 경우 환자와의 친족관계임을 증명하는 경우
 - 국민건강보험공단, 건강보험심사평가원, 의료급여보장기관에 제공하는 경우
 - 형사소송법이나 민사소송법에 따르는 경우
4) 산업재해보상보험법이나 자동차손해배상 보장법에 따라 요구되는 경우

* 허용범위의 가족
  - 직계존속: 부모와 조부모
  - 직계비속: 자식과 손자

(10) 진료기록부

1) 의료인은 각각 진료기록부, 조산기록부, 간호기록부, 그 밖의 진료에 관한 기록 갖주어 두고 환자의 주된 증상, 진단 맟 지료 내용 등 보건복지부령으로 정하는 의료행위에 관한 사항과 의견을 상세히 기록하고 서명하여야 하여야 한다.
2) 의료인이나 의료기관 개설자는 진료기록부등(전자의무기록을 포함)을 보건복지부령으로 정하는 바에 따라 보존하여야 한다.
3) 의료인은 진료기록부등을 거짓으로 작성하거나 고의로 사실과 다르게 추가로 지재하거나 수정해서는 안 된다.

(11) 변사체 신고

의사, 치과의사, 한의사, 조산사는 사제를 검안하여 변사한 것으로 의심될 때에는 사체의 소재지를 관할 경찰서장에게 신고해야 한다.

(12) 무면허 의료행위 금지

1) 원칙 : 의료인이 아니면 누구든지 의료행위를 할 수 없으며, 의료인도 면허된 것 이외의 행위를 금지한다.
2) 무면허의료행위 금지 예외조항 :
- 외국의 의료인면허를 가진 자로서 일정기간 국내에 체류하는 자의 경우
- 의과, 치과, 한의과대학, 의학, 치의학, 한의학전문대학원, 종합병원 또는 외국의료원조기관의 의료봉사 또는 연구 및 시범사업을 위하여 의료행위를 하는 자의 경우
- 의학, 치과의학, 한방의학 또는 간호학을 전공으로 하는 학교의 학생
3) 의료인이 아니면 의사, 치과의사, 한의사, 조산사 또는 간호사 명칭이나 이와 비슷한 명칭을 사용하지 못한다.

(13) 의료기관 개설 등

1) 의료인은 의료기관을 개설하지 않고 의료업을 할 수 없으며, 그 의료기관 내에서 의료업을 행하여야 한다.
2) 의료기관이 아닌 곳에서 의료업을 할 수 있는 예외규정
- 응급환자를 진료하는 경우
- 환자나 보호자의 요정에 따라 진료하는 경우
- 국가나 지방자지단체의 장이 공익상 필요하다고 인정하여 요청하는 경우
- 가정간호를 하는 경우
- 기타 법령으로 특별히 정한 경우나 환자가 있는 현장에서 진료해야 하는 부득이한 사유가 있는 경우
3) 의료기관 개설이 가능한 자
- 의사, 지과의사, 한의사 또는 조산사
- 국가나 지방자지단체
- 의료업을 목적으로 설립된 법인(이하 "의료법인"이라 한다)
- 「민법」이나 특별법에 따라 설립된 비영리법인
- 「공공기관의 운영에 관한 법률」에 따른 준정부기관, 「지방의료원의 설립 및 운영에 관한 법률」에 따른 지방의료원, 「한국보훈복지의료공단법」에 따른 한국보훈복지의료공단 외에는 의료기관을 개설 할 수 없다.

> * Tip
> - 의사는 종합병원·병원·요양병원 또는 의원을 개설한 수 있다.
> - 치과의사는 치과병원 또는 치과의원을 개설할 수 있다.
> - 한의사는 한방병원·요양병원 또는 한의원을 개설할 수 있다.
> - 조산사는 조산원만을 개설할 수 있다.

(14) 세탁물 처리

1) 의료기관에서 나오는 세탁물처리가 가능자의 경우
2) 의료인, 의료기관 또는 시장, 군수, 구청장에게 신고한 자의 경우
3) 세탁물 처리하는 자는 보건복지부령으로 정하는 바에 따라 위생적으로 보관, 운반, 처리하여야 한다.

(15) 당직 의료인

1) 각종 병원에는 응급환자와 입원환자의 진료 등에 필요한 당직의료인을 두어야 한다.
2) 당직의료인의 수와 배치 기준은 병원의 종류, 입원환자의 수 등을 고려하여 보건복지부령으로 정한다.

(16) 폐업, 휴업 신고와 진료기록부 등의 이관

1) 의료업을 폐업하거나 1개월 이상 휴업하는 경우에는 의료기관개설자가 시장, 군수, 구정장에게 신고하여야 한다.
2) 기록을 보존하고 있는 진료기록부 등을 관할 보건소장에게 넘겨 보관하도록 하여야 한다.
3) 관할보건소장에게 허가를 받은 경우에는 직접보관도 가능하다.

(17) 진료과목 등

1) 병원, 치과병원 또는 종합병원은 한의사를 두어 한의과 진료과목을 추가로 설지 및 운영할 수 있다.
2) 한방병원 또는 치과병원은 의사를 두어 의과 진료과목을 추가로 설지 및 운영할 수 있다.
3) 병원, 한방병원 또는 요양병원은 치과의사를 두어 치과 진료과목을 추가로 설지 및 운영할 수 있다.
4) 추가로 진료과목을 설지 및 운영하는 경우에는 진료에 필요한 시설·장비를 갖추어야 한다.
5) 추가로 설치한 진료과목을 포함한 의료기관의 진료과목은 보건복지부령으로 정하는 바에 따라 표시하여야 한다. 다만, 치과의 진료과목은 종합병원과 치과병원에 한하여 표시할 수 있다.

(18) 비급여 진료비용 등의 고지

1) 의료기관 개설자는 요양급여 대상에서 제외되는 사항 또는 의료급여 대상에서 제외되는 사항의 비용을 환자와 보호자가 쉽게 알 수 있도록 보건복지부령에 따라 고지하여야 한다.
2) 의료기관이 환자로부터 징수하는 제증명수수료의 비용 게시하여야 한다.
3) 고시 및 게시한 금액을 초과하여 징수 할 수 없다.

(19) 원격의료 등

1) 의료인(의사, 치과의사, 한의사)은 컴퓨터·화상통신 등 정보통신기술을 활용하여 먼 곳에 있는 의료인에게 의료지식이나 기술을 지원하는 원격의료를 할 수 있다.
2) 원격의료를 행하거나 받으려는 자의 경우는 정하는 시설과 장비를 갖추어야 한다.
3) 원격의료를 하는 자(원격지의사)는 환지를 직접 대면하여 진료하는 경우와 같은 책임을 진다,
4) 원격지의사의 원격의료에 따라 의도행위를 한 의료인이 현지의사인 경우에는 그 의료행위에 대하여 원격지의사의 과실을 인정 할 만한 명백한 근거가 없으면 환자에 대한 책임은 현지의사에게 있는 것으로 본다.

(20) 특수의료 장비의 설치 및 운영

1) 의료기관은 보건의료 시책 상 적정한 설치와 활용이 필요하여 보건복지부장관이 정하여 고시하는 의료장비(이하 "특수의료장비"라 한다)를 설지·운영하려면 보건복지부령으로 정하는 바에 따라 시장·군수·구정장에게 등록하여야 하며, 보건복지부령으로 정하는 설치 인정기준에 맞게 설지·운영하여야 한다.
2) 의료기관의 개설자나 관리자는 제1항에 따라 특수의료장비를 설치하면 보건복지부령으로 정하는 바에 따라 보건복지부장관에게 정기적인 품질관리검사를 받아야 한다.
3) 의료기관의 개설자나 관리자는 제2항에 따른 품질관리검사에서 부적합하다고 판정받은 특수의료장비를 사용하여서는 아니된다.
4) 보건복지부장관은 제2항에 따른 품질관리검사업무의 전부 또는 일부를 보건복지부령으로 정하는 바에 따라 관계 전문기관에 위탁할 수 있다.

(22) 시설 등의 공동이용

1) 의료인은 다른 의료기관의 장의 동의를 받아 그 의료기관의 시설·장비 및 인력 등을 이용하여 진료할 수 있다.
2) 의료기관의 장은 그 의료기관의 환자를 진료하는 데에 필요하면 해당 의료기관에 소속되지 아니한 의료인에게 진료하도록 할 수 있다.
3) 의료인이 다른 의료기관의 시설정비 및 인력 등을 이용하여 진료하는 과정에서 발생한 의료사고에 대하여는 진료를 한 의료인의 과실 때문이면 그 의료인에게, 의료기관의 시설·장비 맞 인력 등의 결함 때문이면 그것을 제공한 의료기관 개설자에게 각각 책임이 있는 것으로 본다.

(23) 신의료기술의 평가

1) 보건복지부장관은 국민건강을 보호하고 의료기술의 발전을 촉진하기 위하여 대통령령으로 정하는 바에 따라 제54조에 따른 신의료기술평가위원회의 심의를 거쳐 신의료기술의 안정성·유효성 등에 관한 평가(이하 "신의료기술평가"라한다)를 하여야 한다.
2) 제1항에 따른 신의료기술은 새로 개발된 의료기술로서 보건복지부장관이 안전성·유효성을 평가할 필요성이 있다고 한국보건의료연구원(NECA)에서 인정하는 것을 말한다.
3) 보건복지부장관은 신의료기술평가의 결과를「국민건강보험법」제64조에 따른 건강보험심사 평가원의 장에게 알려야 한다, 이 경우 신의료기술평가의 결과를 보건복지부령으로 정하는 바에 따라 공표할 수 있다.

(24) 의료광고의 금지

1) 의료법안·의료기관 또는 의료인이 아닌 자는 의료에 관한 광고를 하지 못한다.
2) 의료법안·의료기관 또는 의료인은 다음 각 호의 어느 하나에 해당하는 의료광고를 하지 못한다.
   가. 제53조(신의료기술평가)에 따른 평가를 받지 아니한 신의료기술에 관한 광고
   나. 소비자로 하여금 지료 효과를 오인하게 할 우려가 있는 내용의 광고
   다. 거짓된 내용을 표시하는 광고
   라. 다른 의료인등의 기능 또는 진료 방법과 비교하는 내용의 광고
   마. 다른 의료인등을 비방하는 내용의 광고
   바. 수술 장면 등 직접적인 시술행위를 노출하는 내용의 광고

사. 의료인의 기능, 진료 방법과 관련하여 심각한 부작용 등 중요한 정보를 누락하는 광고
아. 객관적인 사실을 과장하는 내용의 광고
자. 법적 근거가 없는 자격이나 명칭을 표방하는 내용의 광고
차. 신문, 방송, 잡지 등을 이용하여 기사(記 事) 또는 전문가의 의견 형태로 표현되는 광고
카. 제57조(광고 심의)에 따른 심의를 받지 아니하거나 심의받은 내용과 다른 내용의 광고
3) 의료법안·의료기관 또는 의료인은 거짓이나 과장된 내용의 의료광고를 하지 못한다.(중략)

(25) 의료기관 인증

1) 인증자 : 보건복지부장관
2) 인증대상 : 병원급 의료기관
3) 목적 : 의료의 질과 환자안전의 수준을 높이기 위함
4) 신정 : 인증을 받고자 하는 의료기관의 장이 보건복지부장관에게 신정
5) 요양병원장은 보건복지부령으로 정하는 바에 따라 보건복지부장관에게 인증을 신정하여야 한다.
※장관은 인증업무를 관계전문기관(인증전담기관)에 위탁할 수 있으며 예산을 지원한다.

(26) 의료기관 인증기준 및 방법

1) 인증기준
가. 환자의 권리와 안전
나. 의료기관의 의료서비스 질 향상 활동
다. 의료서 비스의 제공과정 맞 성과
라. 의료기관의 조직 인력 관리 및 운영
마. 환자만족도
2) 인증등급 : 인증, 조건부 인증, 불인증
3) 유효기간
가. 인증 : 4 년
나. 조건부 인중 : 1 년(유효기간 내에 재인증 받아야 함)
4) 지제 없이 해당의료기관장에게 통보

(27) 개설 허가 취소 등

1) 의료기관이 다음 각 호의 어느 하나에 해당하면 그 의료업을 1년의 범위에서 정지시키거나, 개설 허가를 취소하거나, 의료기관 폐쇄를 명할 수 있다. 다만, 제8호(금고이상의 형확정)에 해당하는 경우에는 의료기관 개설 허가를 취소하거나 의료기관 폐쇄를 명하여야 하며, 의료기관 폐쇄는 제33조제3항((개설 등=〉의원·치과의원·한의원 또는 조산원을 개설하려는 자는 보건복지부령으로 정하는 바에 따라 시장·군수·구청장에게 신고하여야 한다)) 과 제35조제1항(사업장부속의료기관) 따라 신고한 의료기관에만 명할 수 있다.
2) 개설 신고나 개설 허가를 한 날부터 3개월 이내에 정당한 사유없이 업무를 시작하지 아니한 때
3) 의료인이나 의료기관 종사자가 무자격자에게 의료행위를 하게 하거나 의료인에게 면허 사항 외의 의료행위를 하게 한 때
4) 관계 공무원의 직무 수행을 기피 또는 방해하거나 지도와 명령, 시정명령 등을 위반한 때
5) 의료법안·비영리법인, 준정부기관·지방의료원 또는 한국보훈복지의료공단의 설립허가가 취소되

거나 해산된 때

6) 중요사항 변경 신고 위반, 휴폐업신고, 의료광고금지 위반한 때

7) 시정 명령을 이행하지 아니한 때

8) 「약사법」을 위반하여 담합행위를 한 때

9) 의료기관 개설자가 거짓으로 진료비를 청구하여 금고이상의 형을 선고받고 그 형이 확정된 때

10) 사람의 생명 또는 신체에 중대한 위해를 발생하게 한 때

(28) 면허취소

1) 면허취소권자: 보건복지부 장관

2) 반드시 면허취소 : 제8조(결격사유) 각호의 어느 하나에 해당하는 경우

3) 면허취소가 가능한 경우

가. 자격정지처분 기간 중에 의료행위를 하거나

나. 3회 이상 자격정지처분을 받은 경우

다. 면허의 조건(조건부면허)을 이행하지 아니한 경우

라, 면허증을 빌려준 경우

(29) 자격정지

1) 자격 정지기간 : 최대 1년

2) 자격 정지 요건

가. 의료인의 품위를 심하게 손상시키는 행위를 한 때

나. 의료기관 개설자가 될 수 없는 자에게 고용되어 의료행위를 한 때

다. 진단서, 검안서 또는 증명서를 거짓으로 작성하여 내 주거나 진료기록부등 (제22조제1항)을 거짓으로 작성하거나 고의로 사실과 다르게 주가기재·수정한 때

라. 태아 성감별 금지행위를 위반한 경우

마. 의료인이 아닌 자로 하여금 의료행위를 하게 하거나 의료인에게 면허 받은 사항 외의 의료행위를 하게 한 때

바. 의료기사가 아닌 자에게 의료기사의 업무를 하게 하거나 의료기사에게 그 업무 범위를 벗어나게 한 때

사. 관련 서류를 위조하거나 변조하거나 속임수 등 부정한 방법으로 진료비를 거짓 정구한 때

아. 부당한 경제적 이득 취득금지를 위반하여 경제적 이익 등을 제공받은 때

자. 그 밖에 이 법 또는 이 법에 따른 명령을 위반한 때

부록 9. 국민건강보험법

제1장 총칙

제1조(목적) 이 법은 국민의 질병·부상에 대한 예방·진단·치료·재활과 출산·사망 및 건강증진에 대하여 보험급여를 실시함으로써 국민보건 향상과 사회보장 증진에 이바지함을 목적으로 한다.

제2조(관장) 이 법에 따른 건강보험사업은 보건복지부장관이 맡아 주관한다.

제3조(정의) 이 법에서 사용하는 용어의 뜻은 다음과 같다.

1. "근로자"란 직업의 종류와 관계없이 근로의 대가로 보수를 받아 생활하는 사람(법인의 이사와 그 밖의 임원을 포함한다)으로서 공무원 및 교직원을 제외한 사람을 말한다.
2. "사용자"란 다음 각 목의 어느 하나에 해당하는 자를 말한다.
   가. 근로자가 소속되어 있는 사업장의 사업주
   나. 공무원이 소속되어 있는 기관의 장으로서 대통령령으로 정하는 사람
   다. 교직원이 소속되어 있는 사립학교(「사립학교교직원 연금법」 제3조에 규정된 사립학교를 말한다. 이하 이 조에서 같다)를 설립·운영하는 자
3. "사업장"이란 사업소나 사무소를 말한다.
4. "공무원"이란 국가나 지방자치단체에서 상시 공무에 종사하는 사람을 말한다.
5. "교직원"이란 사립학교나 사립학교의 경영기관에서 근무하는 교원과 직원을 말한다.

제3조의2(국민건강보험종합계획의 수립 등) ① 보건복지부장관은 이 법에 따른 건강보험(이하 "건강보험"이라 한다)의 건전한 운영을 위하여 제4조에 따른 건강보험정책심의위원회(이하 이 조에서 "건강보험정책심의위원회"라 한다)의 심의를 거쳐 5년마다 국민건강보험종합계획(이하 "종합계획"이라 한다)을 수립하여야 한다. 수립된 종합계획을 변경할 때도 또한 같다.

② 종합계획에는 다음 각 호의 사항이 포함되어야 한다.

1. 건강보험정책의 기본목표 및 추진방향
2. 건강보험 보장성 강화의 추진계획 및 추진방법
3. 건강보험의 중장기 재정 전망 및 운영
4. 보험료 부과체계에 관한 사항
5. 요양급여비용에 관한 사항
6. 건강증진 사업에 관한 사항
7. 취약계층 지원에 관한 사항
8. 건강보험에 관한 통계 및 정보의 관리에 관한 사항
9. 그 밖에 건강보험의 개선을 위하여 필요한 사항으로 대통령령으로 정하는 사항

③ 보건복지부장관은 종합계획에 따라 매년 연도별 시행계획(이하 "시행계획"이라 한다)을 건강보험정책심의위원회의 심의를 거쳐 수립·시행하여야 한다.

④ 보건복지부장관은 매년 시행계획에 따른 추진실적을 평가하여야 한다.

⑤ 보건복지부장관은 다음 각 호의 사유가 발생한 경우 관련 사항에 대한 보고서를 작성하여 지체 없이 국회 소관 상임위원회에 보고하여야 한다.

1. 제1항에 따른 종합계획의 수립 및 변경
2. 제3항에 따른 시행계획의 수립
3. 제4항에 따른 시행계획에 따른 추진실적의 평가

⑥ 보건복지부장관은 종합계획의 수립, 시행계획의 수립·시행 및 시행계획에 따른 추진실적의 평가를 위하여 필요하다고 인정하는 경우 관계 기관의 장에게 자료의 제출을 요구할 수 있다. 이 경우 자료의 제출을 요구받은 자는 특별한 사유가 없으면 이에 따라야 한다.

⑦ 그 밖에 제1항에 따른 종합계획의 수립 및 변경, 제3항에 따른 시행계획의 수립·시행 및 제4항에 따른 시행계획에 따른 추진실적의 평가 등에 필요한 사항은 대통령령으로 정한다.

[본조신설 2016. 2. 3.]

제4조(건강보험정책심의위원회) ① 건강보험정책에 관한 다음 각 호의 사항을 심의·의결하기 위하여 보건복지부장관 소속으로 건강보험정책심의위원회(이하 "심의위원회"라 한다)를 둔다. 〈개정 2016. 2. 3.〉

1. 제3조의2제1항 및 제3항에 따른 종합계획 및 시행계획에 관한 사항(심의에 한정한다)
2. 제41조제3항에 따른 요양급여의 기준
3. 제45조제3항 및 제46조에 따른 요양급여비용에 관한 사항
4. 제73조제1항에 따른 직장가입자의 보험료율
5. 제73조제3항에 따른 지역가입자의 보험료부과점수당 금액
6. 그 밖에 건강보험에 관한 주요 사항으로서 대통령령으로 정하는 사항

② 심의위원회는 위원장 1명과 부위원장 1명을 포함하여 25명의 위원으로 구성한다.

③ 심의위원회의 위원장은 보건복지부차관이 되고, 부위원장은 제4항제4호의 위원 중에서 위원장이 지명하는 사람이 된다.

④ 심의위원회의 위원은 다음 각 호에 해당하는 사람을 보건복지부장관이 임명 또는 위촉한다.

1. 근로자단체 및 사용자단체가 추천하는 각 2명
2. 시민단체(「비영리민간단체지원법」 제2조에 따른 비영리민간단체를 말한다. 이하 같다), 소비자단체, 농어업인단체 및 자영업자단체가 추천하는 각 1명
3. 의료계를 대표하는 단체 및 약업계를 대표하는 단체가 추천하는 8명
4. 다음 각 목에 해당하는 8명
   가. 대통령령으로 정하는 중앙행정기관 소속 공무원 2명
   나. 국민건강보험공단의 이사장 및 건강보험심사평가원의 원장이 추천하는 각 1명
   다. 건강보험에 관한 학식과 경험이 풍부한 4명

⑤ 심의위원회 위원(제4항제4호가목에 따른 위원은 제외한다)의 임기는 3년으로 한다. 다만, 위원의 사임 등으로 새로 위촉된 위원의 임기는 전임위원 임기의 남은 기간으로 한다.

⑥ 심의위원회의 운영 등에 필요한 사항은 대통령령으로 정한다.

제2장 가입자

제5조(적용 대상 등) ① 국내에 거주하는 국민은 건강보험의 가입자(이하 "가입자"라 한다) 또는 피부양자가 된다. 다만, 다음 각 호의 어느 하나에 해당하는 사람은 제외한다. 〈개정 2016. 2. 3.〉

1. 「의료급여법」에 따라 의료급여를 받는 사람(이하 "수급권자"라 한다)
2. 「독립유공자예우에 관한 법률」 및 「국가유공자 등 예우 및 지원에 관한 법률」에 따라 의료보호를 받는 사람(이하 "유공자등 의료보호대상자"라 한다). 다만, 다음 각 목의 어느 하나에 해당하는 사람은 가입자 또는 피부양자가 된다.
   가. 유공자등 의료보호대상자 중 건강보험의 적용을 보험자에게 신청한 사람
   나. 건강보험을 적용받고 있던 사람이 유공자등 의료보호대상자로 되었으나 건강보험의 적용배제신청을 보험자에게 하지 아니한 사람

② 제1항의 피부양자는 다음 각 호의 어느 하나에 해당하는 사람 중 직장가입자에게 주로 생계를 의존하는 사람으로서 소득 및 재산이 보건복지부령으로 정하는 기준 이하에 해당하는 사람을 말한다. 〈개정 2017. 4. 18.〉

1. 직장가입자의 배우자
2. 직장가입자의 직계존속(배우자의 직계존속을 포함한다)
3. 직장가입자의 직계비속(배우자의 직계비속을 포함한다)과 그 배우자
4. 직장가입자의 형제·자매

③ 제2항에 따른 피부양자 자격의 인정 기준, 취득·상실시기 및 그 밖에 필요한 사항은 보건복지부령으로 정한다.

제6조(가입자의 종류) ① 가입자는 직장가입자와 지역가입자로 구분한다.

② 모든 사업장의 근로자 및 사용자와 공무원 및 교직원은 직장가입자가 된다. 다만, 다음 각 호의 어느 하나에 해당하는 사람은 제외한다. 〈개정 2016. 5. 29.〉

1. 고용 기간이 1개월 미만인 일용근로자
2. 「병역법」에 따른 현역병(지원에 의하지 아니하고 임용된 하사를 포함한다), 전환복무된 사람 및 군간부후보생
3. 선거에 당선되어 취임하는 공무원으로서 매월 보수 또는 보수에 준하는 급료를 받지 아니하는 사람
4. 그 밖에 사업장의 특성, 고용 형태 및 사업의 종류 등을 고려하여 대통령령으로 정하는 사업장의 근로자 및 사용자와 공무원 및 교직원

③ 지역가입자는 직장가입자와 그 피부양자를 제외한 가입자를 말한다.

④ 삭제 〈2018. 12. 11.〉

제7조(사업장의 신고) 사업장의 사용자는 다음 각 호의 어느 하나에 해당하게 되면 그 때부터 14일 이내에 보건복지부령으로 정하는 바에 따라 보험자에게 신고하여야 한다. 제1호에 해당되어 보험자에게 신고한 내용이 변경된 경우에도 또한 같다.

1. 제6조제2항에 따라 직장가입자가 되는 근로자·공무원 및 교직원을 사용하는 사업장(이하 "적용대상사업장"이라 한다)이 된 경우
2. 휴업·폐업 등 보건복지부령으로 정하는 사유가 발생한 경우

제8조(자격의 취득 시기 등) ① 가입자는 국내에 거주하게 된 날에 직장가입자 또는 지역가입자의 자격을 얻는다. 다만, 다음 각 호의 어느 하나에 해당하는 사람은 그 해당되는 날에 각각 자격을 얻는다.

1. 수급권자이었던 사람은 그 대상자에서 제외된 날
2. 직장가입자의 피부양자이었던 사람은 그 자격을 잃은 날
3. 유공자등 의료보호대상자이었던 사람은 그 대상자에서 제외된 날
4. 제5조제1항제2호가목에 따라 보험자에게 건강보험의 적용을 신청한 유공자등 의료보호대상자는 그 신청한 날

② 제1항에 따라 자격을 얻은 경우 그 직장가입자의 사용자 및 지역가입자의 세대주는 그 명세를 보건복지부령으로 정하는 바에 따라 자격을 취득한 날부터 14일 이내에 보험자에게 신고하여야 한다.

제9조(자격의 변동 시기 등) ① 가입자는 다음 각 호의 어느 하나에 해당하게 된 날에 그 자격이 변동된다.

1. 지역가입자가 적용대상사업장의 사용자로 되거나, 근로자 · 공무원 또는 교직원(이하 "근로자등"이라 한다)으로 사용된 날
2. 직장가입자가 다른 적용대상사업장의 사용자로 되거나 근로자등으로 사용된 날
3. 직장가입자인 근로자등이 그 사용관계가 끝난 날의 다음 날
4. 적용대상사업장에 제7조제2호에 따른 사유가 발생한 날의 다음 날
5. 지역가입자가 다른 세대로 전입한 날

② 제1항에 따라 자격이 변동된 경우 직장가입자의 사용자와 지역가입자의 세대주는 다음 각 호의 구분에 따라 그 명세를 보건복지부령으로 정하는 바에 따라 자격이 변동된 날부터 14일 이내에 보험자에게 신고하여야 한다.

1. 제1항제1호 및 제2호에 따라 자격이 변동된 경우: 직장가입자의 사용자
2. 제1항제3호부터 제5호까지의 규정에 따라 자격이 변동된 경우: 지역가입자의 세대주

③ 법무부장관 및 국방부장관은 직장가입자나 지역가입자가 제54조 제3호 또는 제4호에 해당하면 보건복지부령으로 정하는 바에 따라 그 사유에 해당된 날부터 1개월 이내에 보험자에게 알려야 한다.

제9조의2(자격 취득 · 변동 사항의 고지) 공단은 제96조제1항에 따라 제공받은 자료를 통하여 가입자 자격의 취득 또는 변동 여부를 확인하는 경우에는 자격 취득 또는 변동 후 최초로 제79조에 따른 납부의무자에게 보험료 납입 고지를 할 때 보건복지부령으로 정하는 바에 따라 자격 취득 또는 변동에 관한 사항을 알려야 한다. [본조신설 2019. 1. 15.]

제10조(자격의 상실 시기 등) ① 가입자는 다음 각 호의 어느 하나에 해당하게 된 날에 그 자격을 잃는다.

1. 사망한 날의 다음 날
2. 국적을 잃은 날의 다음 날
3. 국내에 거주하지 아니하게 된 날의 다음 날
4. 직장가입자의 피부양자가 된 날
5. 수급권자가 된 날
6. 건강보험을 적용받고 있던 사람이 유공자등 의료보호대상자가 되어 건강보험의 적용배제신청을 한 날

② 제1항에 따라 자격을 잃은 경우 직장가입자의 사용자와 지역가입자의 세대주는 그 명세를 보건복지부령으로 정하는 바에 따라 자격을 잃은 날부터 14일 이내에 보험자에게 신고하여야 한다.

제11조(자격취득 등의 확인) ① 가입자 자격의 취득·변동 및 상실은 제8조부터 제10조까지의 규정에 따른 자격의 취득·변동 및 상실의 시기로 소급하여 효력을 발생한다. 이 경우 보험자는 그 사실을 확인할 수 있다.

② 가입자나 가입자이었던 사람 또는 피부양자나 피부양자이었던 사람은 제1항에 따른 확인을 청구할 수 있다.

제12조(건강보험증) ① 국민건강보험공단은 가입자 또는 피부양자가 신청하는 경우 건강보험증을 발급하여야 한다. 〈개정 2018. 12. 11.〉

② 가입자 또는 피부양자가 요양급여를 받을 때에는 제1항의 건강보험증을 제42조제1항에 따른 요양기관(이하 "요양기관"이라 한다)에 제출하여야 한다. 다만, 천재지변이나 그 밖의 부득이한 사유가 있으면 그러하지 아니하다.

③ 가입자 또는 피부양자는 제2항 본문에도 불구하고 주민등록증, 운전면허증, 여권, 그 밖에 보건복지부령으로 정하는 본인 여부를 확인할 수 있는 신분증명서(이하 "신분증명서"라 한다)로 요양기관이 그 자격을 확인할 수 있으면 건강보험증을 제출하지 아니할 수 있다.

④ 가입자·피부양자는 제10조제1항에 따라 자격을 잃은 후 자격을 증명하던 서류를 사용하여 보험급여를 받아서는 아니 된다. 〈신설 2013. 5. 22.〉

⑤ 누구든지 건강보험증이나 신분증명서를 다른 사람에게 양도(讓渡)하거나 대여하여 보험급여를 받게 하여서는 아니 된다. 〈신설 2013. 5. 22.〉

⑥ 누구든지 건강보험증이나 신분증명서를 양도 또는 대여를 받거나 그 밖에 이를 부정하게 사용하여 보험급여를 받아서는 아니 된다. 〈개정 2013. 5. 22.〉

⑦ 제1항에 따른 건강보험증의 신청 절차와 방법, 서식과 그 교부 및 사용 등에 필요한 사항은 보건복지부령으로 정한다. 〈개정 2013. 5. 22., 2018. 12. 11.〉

제3장 국민건강보험공단

제13조(보험자) 건강보험의 보험자는 국민건강보험공단(이하 "공단"이라 한다)으로 한다.

제14조(업무 등) ① 공단은 다음 각 호의 업무를 관장한다. 〈개정 2017. 2. 8.〉

1. 가입자 및 피부양자의 자격 관리
2. 보험료와 그 밖에 이 법에 따른 징수금의 부과·징수
3. 보험급여의 관리
4. 가입자 및 피부양자의 질병의 조기발견·예방 및 건강관리를 위하여 요양급여 실시 현황과 건강검진 결과 등을 활용하여 실시하는 예방사업으로서 대통령령으로 정하는 사업
5. 보험급여 비용의 지급
6. 자산의 관리·운영 및 증식사업
7. 의료시설의 운영
8. 건강보험에 관한 교육훈련 및 홍보
9. 건강보험에 관한 조사연구 및 국제협력

10. 이 법에서 공단의 업무로 정하고 있는 사항
11. 「국민연금법」, 「고용보험 및 산업재해보상보험의 보험료징수 등에 관한 법률」, 「임금채권보장법」 및 「석면피해구제법」(이하 "징수위탁근거법"이라 한다)에 따라 위탁받은 업무
12. 그 밖에 이 법 또는 다른 법령에 따라 위탁받은 업무
13. 그 밖에 건강보험과 관련하여 보건복지부장관이 필요하다고 인정한 업무

② 제1항제6호에 따른 자산의 관리·운영 및 증식사업은 안정성과 수익성을 고려하여 다음 각 호의 방법에 따라야 한다.

1. 체신관서 또는 「은행법」에 따른 은행에의 예입 또는 신탁
2. 국가·지방자치단체 또는 「은행법」에 따른 은행이 직접 발행하거나 채무이행을 보증하는 유가증권의 매입
3. 특별법에 따라 설립된 법인이 발행하는 유가증권의 매입
4. 「자본시장과 금융투자업에 관한 법률」에 따른 신탁업자가 발행하거나 같은 법에 따른 집합투자업자가 발행하는 수익증권의 매입
5. 공단의 업무에 사용되는 부동산의 취득 및 일부 임대
6. 그 밖에 공단 자산의 증식을 위하여 대통령령으로 정하는 사업

③ 공단은 특정인을 위하여 업무를 제공하거나 공단 시설을 이용하게 할 경우 공단의 정관으로 정하는 바에 따라 그 업무의 제공 또는 시설의 이용에 대한 수수료와 사용료를 징수할 수 있다.

④ 공단은 「공공기관의 정보공개에 관한 법률」에 따라 건강보험과 관련하여 보유·관리하고 있는 정보를 공개한다.

제15조(법인격 등) ① 공단은 법인으로 한다.

② 공단은 주된 사무소의 소재지에서 설립등기를 함으로써 성립한다.

제16조(사무소) ① 공단의 주된 사무소의 소재지는 정관으로 정한다.

② 공단은 필요하면 정관으로 정하는 바에 따라 분사무소를 둘 수 있다.

제17조(정관) ① 공단의 정관에는 다음 각 호의 사항을 적어야 한다.

1. 목적
2. 명칭
3. 사무소의 소재지
4. 임직원에 관한 사항
5. 이사회의 운영
6. 재정운영위원회에 관한 사항
7. 보험료 및 보험급여에 관한 사항
8. 예산 및 결산에 관한 사항
9. 자산 및 회계에 관한 사항
10. 업무와 그 집행
11. 정관의 변경에 관한 사항
12. 공고에 관한 사항

② 공단은 정관을 변경하려면 보건복지부장관의 인가를 받아야 한다.

제18조(등기) 공단의 설립등기에는 다음 각 호의 사항을 포함하여야 한다.

1. 목적
2. 명칭
3. 주된 사무소 및 분사무소의 소재지
4. 이사장의 성명·주소 및 주민등록번호

제19조(해산) 공단의 해산에 관하여는 법률로 정한다.

제20조(임원) ① 공단은 임원으로서 이사장 1명, 이사 14명 및 감사 1명을 둔다. 이 경우 이사장, 이사 중 5명 및 감사는 상임으로 한다.

② 이사장은 「공공기관의 운영에 관한 법률」 제29조에 따른 임원추천위원회(이하 "임원추천위원회"라 한다)가 복수로 추천한 사람 중에서 보건복지부장관의 제청으로 대통령이 임명한다.

③ 상임이사는 보건복지부령으로 정하는 추천 절차를 거쳐 이사장이 임명한다.

④ 비상임이사는 다음 각 호의 사람을 보건복지부장관이 임명한다.

1. 노동조합·사용자단체·시민단체·소비자단체·농어업인단체 및 노인단체가 추천하는 각 1명
2. 대통령령으로 정하는 바에 따라 추천하는 관계 공무원 3명

⑤ 감사는 임원추천위원회가 복수로 추천한 사람 중에서 기획재정부장관의 제청으로 대통령이 임명한다.

⑥ 제4항에 따른 비상임이사는 정관으로 정하는 바에 따라 실비변상(實費辨償)을 받을 수 있다.

⑦ 이사장의 임기는 3년, 이사(공무원인 이사는 제외한다)와 감사의 임기는 각각 2년으로 한다.

제21조(징수이사) ① 상임이사 중 제14조제1항제2호 및 제11호의 업무를 담당하는 이사(이하 "징수이사"라 한다)는 경영, 경제 및 사회보험에 관한 학식과 경험이 풍부한 사람으로서 보건복지부령으로 정하는 자격을 갖춘 사람 중에서 선임한다.

② 징수이사 후보를 추천하기 위하여 공단에 이사를 위원으로 하는 징수이사추천위원회(이하 "추천위원회"라 한다)를 둔다. 이 경우 추천위원회의 위원장은 이사장이 지명하는 이사로 한다.

③ 추천위원회는 주요 일간신문에 징수이사 후보의 모집 공고를 하여야 하며, 이와 별도로 적임자로 판단되는 징수이사 후보를 조사하거나 전문단체에 조사를 의뢰할 수 있다.

④ 추천위원회는 제3항에 따라 모집한 사람을 보건복지부령으로 정하는 징수이사 후보 심사기준에 따라 심사하여야 하며, 징수이사 후보로 추천될 사람과 계약 조건에 관하여 협의하여야 한다.

⑤ 이사장은 제4항에 따른 심사와 협의 결과에 따라 징수이사 후보와 계약을 체결하여야 하며, 이 경우 제20조제3항에 따른 상임이사의 임명으로 본다.

⑥ 제4항에 따른 계약 조건에 관한 협의, 제5항에 따른 계약 체결 등에 필요한 사항은 보건복지부령으로 정한다.

제22조(임원의 직무) ① 이사장은 공단을 대표하고 업무를 총괄하며, 임기 중 공단의 경영성과에 대하여 책임을 진다.

② 상임이사는 이사장의 명을 받아 공단의 업무를 집행한다.

③ 이사장이 부득이한 사유로 그 직무를 수행할 수 없을 때에는 정관으로 정하는 바에 따라 상임이사 중 1명이 그 직무를 대행하고, 상임이사가 없거나 그 직무를 대행할 수 없을 때에는 정관으로 정하는 임원이 그 직무를 대행한다.

④ 감사는 공단의 업무, 회계 및 재산 상황을 감사한다.

제23조(임원 결격사유) 다음 각 호의 어느 하나에 해당하는 사람은 공단의 임원이 될 수 없다.

1. 대한민국 국민이 아닌 사람
2. 「공공기관의 운영에 관한 법률」 제34조제1항 각 호의 어느 하나에 해당하는 사람

제24조(임원의 당연퇴임 및 해임) ① 임원이 제23조 각 호의 어느 하나에 해당하게 되거나 임명 당시 그에 해당하는 사람으로 확인되면 그 임원은 당연퇴임한다.

② 임명권자는 임원이 다음 각 호의 어느 하나에 해당하면 그 임원을 해임할 수 있다.

1. 신체장애나 정신장애로 직무를 수행할 수 없다고 인정되는 경우
2. 직무상 의무를 위반한 경우
3. 고의나 중대한 과실로 공단에 손실이 생기게 한 경우
4. 직무 여부와 관계없이 품위를 손상하는 행위를 한 경우
5. 이 법에 따른 보건복지부장관의 명령을 위반한 경우

제25조(임원의 겸직 금지 등) ① 공단의 상임임원과 직원은 그 직무 외에 영리를 목적으로 하는 사업에 종사하지 못한다.

② 공단의 상임임원이 임명권자 또는 제청권자의 허가를 받거나 공단의 직원이 이사장의 허가를 받은 경우에는 비영리 목적의 업무를 겸할 수 있다.

제26조(이사회) ① 공단의 주요 사항(「공공기관의 운영에 관한 법률」 제17조제1항 각 호의 사항을 말한다)을 심의·의결하기 위하여 공단에 이사회를 둔다.

② 이사회는 이사장과 이사로 구성한다.

③ 감사는 이사회에 출석하여 발언할 수 있다.

④ 이사회의 의결 사항 및 운영 등에 필요한 사항은 대통령령으로 정한다.

제27조(직원의 임면) 이사장은 정관으로 정하는 바에 따라 직원을 임면(任免)한다.

제28조(벌칙 적용 시 공무원 의제) 공단의 임직원은 「형법」 제129조부터 제132조까지의 규정을 적용할 때 공무원으로 본다.

제29조(규정 등) 공단의 조직·인사·보수 및 회계에 관한 규정은 이사회의 의결을 거쳐 보건복지부장관의 승인을 받아 정한다.

제30조(대리인의 선임) 이사장은 공단 업무에 관한 모든 재판상의 행위 또는 재판 외의 행위를 대행하게 하기 위하여 공단의 이사 또는 직원 중에서 대리인을 선임할 수 있다.

제31조(대표권의 제한) ① 이사장은 공단의 이익과 자기의 이익이 상반되는 사항에 대하여는 공단을 대표하지 못한다. 이 경우 감사가 공단을 대표한다.

② 공단과 이사장 사이의 소송은 제1항을 준용한다.

제32조(이사장 권한의 위임) 이 법에 규정된 이사장의 권한 중 급여의 제한, 보험료의 납입고지 등 대통령령으로 정하는 사항은 정관으로 정하는 바에 따라 분사무소의 장에게 위임할 수 있다.

제33조(재정운영위원회) ① 제45조제1항에 따른 요양급여비용의 계약 및 제84조에 따른 결손처분 등 보험재정에 관련된 사항을 심의·의결하기 위하여 공단에 재정운영위원회를 둔다.

② 재정운영위원회의 위원장은 제34조제1항제3호에 따른 위원 중에서 호선(互選)한다.

제34조(재정운영위원회의 구성 등) ① 재정운영위원회는 다음 각 호의 위원으로 구성한다.

1. 직장가입자를 대표하는 위원 10명
2. 지역가입자를 대표하는 위원 10명
3. 공익을 대표하는 위원 10명

② 제1항에 따른 위원은 다음 각 호의 사람을 보건복지부장관이 임명하거나 위촉한다.

1. 제1항제1호의 위원은 노동조합과 사용자단체에서 추천하는 각 5명
2. 제1항제2호의 위원은 대통령령으로 정하는 바에 따라 농어업인 단체·도시자영업자단체 및 시민단체에서 추천하는 사람
3. 제1항제3호의 위원은 대통령령으로 정하는 관계 공무원 및 건강보험에 관한 학식과 경험이 풍부한 사람

③ 재정운영위원회 위원(공무원인 위원은 제외한다)의 임기는 2년으로 한다. 다만, 위원의 사임 등으로 새로 위촉된 위원의 임기는 전임위원 임기의 남은 기간으로 한다.

④ 재정운영위원회의 운영 등에 필요한 사항은 대통령령으로 정한다.

제35조(회계) ① 공단의 회계연도는 정부의 회계연도에 따른다.

② 공단은 직장가입자와 지역가입자의 재정을 통합하여 운영한다.

③ 공단은 건강보험사업 및 징수위탁근거법의 위탁에 따른 국민연금사업·고용보험사업·산업재해보상보험사업·임금채권보장사업에 관한 회계를 공단의 다른 회계와 구분하여 각각 회계처리하여야 한다. 〈개정 2018. 1. 16.〉

제36조(예산) 공단은 회계연도마다 예산안을 편성하여 이사회의 의결을 거친 후 보건복지부장관의 승인을 받아야 한다. 예산을 변경할 때에도 또한 같다. 〈개정 2016. 3. 22.〉

제37조(차입금) 공단은 지출할 현금이 부족한 경우에는 차입할 수 있다. 다만, 1년 이상 장기로 차입하려면 보건복지부장관의 승인을 받아야 한다.

제38조(준비금) ① 공단은 회계연도마다 결산상의 잉여금 중에서 그 연도의 보험급여에 든 비용의 100분의 5 이상에 상당하는 금액을 그 연도에 든 비용의 100분의 50에 이를 때까지 준비금으로 적립하여야 한다.

② 제1항에 따른 준비금은 부족한 보험급여 비용에 충당하거나 지출할 현금이 부족할 때 외에는 사용할 수 없으며, 현금 지출에 준비금을 사용한 경우에는 해당 회계연도 중에 이를 보전(補塡)하여야 한다.

③ 제1항에 따른 준비금의 관리 및 운영 방법 등에 필요한 사항은 보건복지부장관이 정한다.

제39조(결산) ① 공단은 회계연도마다 결산보고서와 사업보고서를 작성하여 다음해 2월 말일까지 보건복지부장관에게 보고하여야 한다.

② 공단은 제1항에 따라 결산보고서와 사업보고서를 보건복지부장관에게 보고하였을 때에는 보건복지부령으로 정하는 바에 따라 그 내용을 공고하여야 한다.

제39조의2(재난적의료비 지원사업에 대한 출연) 공단은 「재난적의료비 지원에 관한 법률」에 따른 재난적의료비 지원사업에 사용되는 비용에 충당하기 위하여 매년 예산의 범위에서 출연할 수 있다.

이 경우 출연 금액의 상한 등에 필요한 사항은 대통령령으로 정한다. [본조신설 2018. 1. 16.]

제40조(「민법」의 준용) 공단에 관하여 이 법과 「공공기관의 운영에 관한 법률」에서 정한 사항 외에는 「민법」 중 재단법인에 관한 규정을 준용한다.

제4장 보험급여

제41조(요양급여) ① 가입자와 피부양자의 질병, 부상, 출산 등에 대하여 다음 각 호의 요양급여를 실시한다.

1. 진찰 · 검사
2. 약제(藥劑) · 치료재료의 지급
3. 처치 · 수술 및 그 밖의 치료
4. 예방 · 재활
5. 입원
6. 간호
7. 이송(移送)

② 제1항에 따른 요양급여(이하 "요양급여"라 한다)의 범위(이하 "요양급여대상"이라 한다)는 다음 각 호와 같다. 〈신설 2016. 2. 3.〉

1. 제1항 각 호의 요양급여(제1항제2호의 약제는 제외한다): 제4항에 따라 보건복지부장관이 비급여대상으로 정한 것을 제외한 일체의 것
2. 제1항제2호의 약제: 제41조의3에 따라 요양급여대상으로 보건복지부장관이 결정하여 고시한 것

③ 요양급여의 방법 · 절차 · 범위 · 상한 등의 기준은 보건복지부령으로 정한다. 〈개정 2016. 2. 3.〉

④ 보건복지부장관은 제3항에 따라 요양급여의 기준을 정할 때 업무나 일상생활에 지장이 없는 질환에 대한 치료 등 보건복지부령으로 정하는 사항은 요양급여대상에서 제외되는 사항(이하 "비급여대상"이라 한다)으로 정할 수 있다. 〈개정 2016. 2. 3.〉

제41조의2(약제에 대한 요양급여비용 상한금액의 감액 등) ① 보건복지부장관은 「약사법」 제47조제2항의 위반과 관련된 제41조제1항제2호의 약제에 대하여는 요양급여비용 상한금액(제41조제3항에 따라 약제별 요양급여비용의 상한으로 정한 금액을 말한다. 이하 같다)의 100분의 20을 넘지 아니하는 범위에서 그 금액의 일부를 감액할 수 있다. 〈신설 2018. 3. 27.〉

② 보건복지부장관은 제1항에 따라 요양급여비용의 상한금액이 감액된 약제가 감액된 날부터 5년의 범위에서 대통령령으로 정하는 기간 내에 다시 제1항에 따른 감액의 대상이 된 경우에는 요양급여비용 상한금액의 100분의 40을 넘지 아니하는 범위에서 요양급여비용 상한금액의 일부를 감액할 수 있다. 〈신설 2018. 3. 27.〉

③ 보건복지부장관은 제2항에 따라 요양급여비용의 상한금액이 감액된 약제가 감액된 날부터 5년의 범위에서 대통령령으로 정하는 기간 내에 다시 「약사법」 제47조제2항의 위반과 관련된 경우에는 해당 약제에 대하여 1년의 범위에서 기간을 정하여 요양급여의 적용을 정지할 수 있다. 〈개정 2018. 3. 27.〉

④ 제1항부터 제3항까지의 규정에 따른 요양급여비용 상한금액의 감액 및 요양급여 적용 정지의 기준, 절차, 그 밖에 필요한 사항은 대통령령으로 정한다. 〈개정 2018. 3. 27.〉 [본조신설

2014. 1. 1.] [제목개정 2018. 3. 27.]

제41조의3(행위 · 치료재료 및 약제에 대한 요양급여대상 여부의 결정) ① 제42조에 따른 요양기관, 치료재료의 제조업자 · 수입업자 등 보건복지부령으로 정하는 자는 요양급여대상 또는 비급여대상으로 결정되지 아니한 제41조제1항제1호 · 제3호 · 제4호의 요양급여에 관한 행위 및 제41조제1항제2호의 치료재료(이하 "행위 · 치료재료"라 한다)에 대하여 요양급여대상 여부의 결정을 보건복지부장관에게 신청하여야 한다.

② 「약사법」에 따른 약제의 제조업자 · 수입업자 등 보건복지부령으로 정하는 자는 요양급여대상에 포함되지 아니한 제41조제1항제2호의 약제(이하 이 조에서 "약제"라 한다)에 대하여 보건복지부장관에게 요양급여대상 여부의 결정을 신청할 수 있다.

③ 제1항 및 제2항에 따른 신청을 받은 보건복지부장관은 정당한 사유가 없으면 보건복지부령으로 정하는 기간 이내에 요양급여대상 또는 비급여대상의 여부를 결정하여 신청인에게 통보하여야 한다.

④ 보건복지부장관은 제1항 및 제2항에 따른 신청이 없는 경우에도 환자의 진료상 반드시 필요하다고 보건복지부령으로 정하는 경우에는 직권으로 행위 · 치료재료 및 약제의 요양급여대상의 여부를 결정할 수 있다.

⑤ 제1항 및 제2항에 따른 요양급여대상 여부의 결정 신청의 시기, 절차, 방법 및 업무의 위탁 등에 필요한 사항과 제3항과 제4항에 따른 요양급여대상 여부의 결정 절차 및 방법 등에 관한 사항은 보건복지부령으로 정한다. [본조신설 2016. 2. 3.]

제41조의4(선별급여) ① 요양급여를 결정함에 있어 경제성 또는 치료효과성 등이 불확실하여 그 검증을 위하여 추가적인 근거가 필요하거나, 경제성이 낮아도 가입자와 피부양자의 건강회복에 잠재적 이득이 있는 등 대통령령으로 정하는 경우에는 예비적인 요양급여인 선별급여로 지정하여 실시할 수 있다.

② 보건복지부장관은 대통령령으로 정하는 절차와 방법에 따라 제1항에 따른 선별급여(이하 "선별급여"라 한다)에 대하여 주기적으로 요양급여의 적합성을 평가하여 요양급여 여부를 다시 결정하고, 제41조제3항에 따른 요양급여의 기준을 조정하여야 한다. [본조신설 2016. 3. 22.]

제41조의5(방문요양급여) 가입자 또는 피부양자가 질병이나 부상으로 거동이 불편한 경우 등 보건복지부령으로 정하는 사유에 해당하는 경우에는 가입자 또는 피부양자를 직접 방문하여 제41조에 따른 요양급여를 실시할 수 있다. [본조신설 2018. 12. 11.]

제42조(요양기관) ① 요양급여(간호와 이송은 제외한다)는 다음 각 호의 요양기관에서 실시한다. 이 경우 보건복지부장관은 공익이나 국가정책에 비추어 요양기관으로 적합하지 아니한 대통령령으로 정하는 의료기관 등은 요양기관에서 제외할 수 있다. 〈개정 2018. 3. 27.〉

1. 「의료법」에 따라 개설된 의료기관
2. 「약사법」에 따라 등록된 약국
3. 「약사법」 제91조에 따라 설립된 한국희귀 · 필수의약품센터
4. 「지역보건법」에 따른 보건소 · 보건의료원 및 보건지소
5. 「농어촌 등 보건의료를 위한 특별조치법」에 따라 설치된 보건진료소

② 보건복지부장관은 효율적인 요양급여를 위하여 필요하면 보건복지부령으로 정하는 바에 따라

시설·장비·인력 및 진료과목 등 보건복지부령으로 정하는 기준에 해당하는 요양기관을 전문요양기관으로 인정할 수 있다. 이 경우 해당 전문요양기관에 인정서를 발급하여야 한다.

③ 보건복지부장관은 제2항에 따라 인정받은 요양기관이 다음 각 호의 어느 하나에 해당하는 경우에는 그 인정을 취소한다.

1. 제2항 전단에 따른 인정기준에 미달하게 된 경우
2. 제2항 후단에 따라 발급받은 인정서를 반납한 경우

④ 제2항에 따라 전문요양기관으로 인정된 요양기관 또는 「의료법」 제3조의4에 따른 상급종합병원에 대하여는 제41조제3항에 따른 요양급여의 절차 및 제45조에 따른 요양급여비용을 다른 요양기관과 달리 할 수 있다. 〈개정 2016. 2. 3.〉

⑤ 제1항·제2항 및 제4항에 따른 요양기관은 정당한 이유 없이 요양급여를 거부하지 못한다.

第42조의2(요양기관의 선별급여 실시에 대한 관리) ① 제42조제1항에도 불구하고, 선별급여 중 자료의 축적 또는 의료 이용의 관리가 필요한 경우에는 보건복지부장관이 해당 선별급여의 실시 조건을 사전에 정하여 이를 충족하는 요양기관만이 해당 선별급여를 실시할 수 있다.

② 제1항에 따라 선별급여를 실시하는 요양기관은 제41조의4제2항에 따른 해당 선별급여의 평가를 위하여 필요한 자료를 제출하여야 한다.

③ 보건복지부장관은 요양기관이 제1항에 따른 선별급여의 실시 조건을 충족하지 못하거나 제2항에 따른 자료를 제출하지 아니할 경우에는 해당 선별급여의 실시를 제한할 수 있다.

④ 제1항에 따른 선별급여의 실시 조건, 제2항에 따른 자료의 제출, 제3항에 따른 선별급여의 실시 제한 등에 필요한 사항은 보건복지부령으로 정한다. [본조신설 2016. 3. 22.]

第43조(요양기관 현황에 대한 신고) ① 요양기관은 제47조에 따라 요양급여비용을 최초로 청구하는 때에 요양기관의 시설·장비 및 인력 등에 대한 현황을 제62조에 따른 건강보험심사평가원(이하 "심사평가원"이라 한다)에 신고하여야 한다.

② 요양기관은 제1항에 따라 신고한 내용(제45조에 따른 요양급여비용의 증감에 관련된 사항만 해당한다)이 변경된 경우에는 그 변경된 날부터 15일 이내에 보건복지부령으로 정하는 바에 따라 심사평가원에 신고하여야 한다.

③ 제1항 및 제2항에 따른 신고의 범위, 대상, 방법 및 절차 등에 필요한 사항은 보건복지부령으로 정한다.

第44조(비용의 일부부담) ① 요양급여를 받는 자는 대통령령으로 정하는 바에 따라 비용의 일부(이하 "본인일부부담금"이라 한다)를 본인이 부담한다. 이 경우 선별급여에 대해서는 다른 요양급여에 비하여 본인일부부담금을 상향 조정할 수 있다. 〈개정 2016. 3. 22.〉

② 제1항에 따라 본인이 연간 부담하는 본인일부부담금의 총액이 대통령령으로 정하는 금액(이하 이 조에서 "본인부담상한액"이라 한다)을 초과한 경우에는 공단이 그 초과 금액을 부담하여야 한다. 〈신설 2016. 3. 22.〉

③ 제2항에 따른 본인부담상한액은 가입자의 소득수준 등에 따라 정한다. 〈신설 2016. 3. 22.〉

④ 제2항에 따른 본인일부부담금 총액 산정 방법, 본인부담상한액을 넘는 금액의 지급 방법 및 제3항에 따른 가입자의 소득수준 등에 따른 본인부담상한액 설정 등에 필요한 사항은 대통령령으로 정한다. 〈신설 2016. 3. 22.〉

제45조(요양급여비용의 산정 등) ① 요양급여비용은 공단의 이사장과 대통령령으로 정하는 의약계를 대표하는 사람들의 계약으로 정한다. 이 경우 계약기간은 1년으로 한다.

② 제1항에 따라 계약이 체결되면 그 계약은 공단과 각 요양기관 사이에 체결된 것으로 본다.

③ 제1항에 따른 계약은 그 직전 계약기간 만료일이 속하는 연도의 5월 31일까지 체결하여야 하며, 그 기한까지 계약이 체결되지 아니하는 경우 보건복지부장관이 그 직전 계약기간 만료일이 속하는 연도의 6월 30일까지 심의위원회의 의결을 거쳐 요양급여비용을 정한다. 이 경우 보건복지부장관이 정하는 요양급여비용은 제1항 및 제2항에 따라 계약으로 정한 요양급여비용으로 본다. 〈개정 2013. 5. 22.〉

④ 제1항 또는 제3항에 따라 요양급여비용이 정해지면 보건복지부장관은 그 요양급여비용의 명세를 지체 없이 고시하여야 한다.

⑤ 공단의 이사장은 제33조에 따른 재정운영위원회의 심의 · 의결을 거쳐 제1항에 따른 계약을 체결하여야 한다.

⑥ 심사평가원은 공단의 이사장이 제1항에 따른 계약을 체결하기 위하여 필요한 자료를 요청하면 그 요청에 성실히 따라야 한다.

⑦ 제1항에 따른 계약의 내용과 그 밖에 필요한 사항은 대통령령으로 정한다.

제46조(약제 · 치료재료에 대한 요양급여비용의 산정) 제41조제1항제2호의 약제 · 치료재료(이하 "약제 · 치료재료"라 한다)에 대한 요양급여비용은 제45조에도 불구하고 요양기관의 약제 · 치료재료 구입금액 등을 고려하여 대통령령으로 정하는 바에 따라 달리 산정할 수 있다.

제47조(요양급여비용의 청구와 지급 등) ① 요양기관은 공단에 요양급여비용의 지급을 청구할 수 있다. 이 경우 제2항에 따른 요양급여비용에 대한 심사청구는 공단에 대한 요양급여비용의 청구로 본다.

② 제1항에 따라 요양급여비용을 청구하려는 요양기관은 심사평가원에 요양급여비용의 심사청구를 하여야 하며, 심사청구를 받은 심사평가원은 이를 심사한 후 지체 없이 그 내용을 공단과 요양기관에 알려야 한다.

③ 제2항에 따라 심사 내용을 통보받은 공단은 지체 없이 그 내용에 따라 요양급여비용을 요양기관에 지급한다. 이 경우 이미 낸 본인일부부담금이 제2항에 따라 통보된 금액보다 더 많으면 요양기관에 지급할 금액에서 더 많이 낸 금액을 공제하여 해당 가입자에게 지급하여야 한다.

④ 공단은 제3항에 따라 가입자에게 지급하여야 하는 금액을 그 가입자가 내야 하는 보험료와 그 밖에 이 법에 따른 징수금(이하 "보험료등"이라 한다)과 상계(相計)할 수 있다.

⑤ 공단은 심사평가원이 제63조에 따른 요양급여의 적정성을 평가하여 공단에 통보하면 그 평가 결과에 따라 요양급여비용을 가산하거나 감액 조정하여 지급한다. 이 경우 평가 결과에 따라 요양급여비용을 가산하거나 감액하여 지급하는 기준은 보건복지부령으로 정한다.

⑥ 요양기관은 제2항에 따른 심사청구를 다음 각 호의 단체가 대행하게 할 수 있다.

1. 「의료법」 제28조제1항에 따른 의사회 · 치과의사회 · 한의사회 · 조산사회 또는 같은 조 제6항에 따라 신고한 각각의 지부 및 분회
2. 「의료법」 제52조에 따른 의료기관 단체
3. 「약사법」 제11조에 따른 약사회 또는 같은 법 제14조에 따라 신고한 지부 및 분회

⑦ 제1항부터 제6항까지의 규정에 따른 요양급여비용의 청구 · 심사 · 지급 등의 방법과 절차에 필요한 사항은 보건복지부령으로 정한다.

第47조의2(요양급여비용의 지급 보류) ① 제47조제3항에도 불구하고 공단은 요양급여비용의 지급을 청구한 요양기관이 「의료법」 제4조제2항, 제33조제2항 · 제8항 또는 「약사법」 제20조제1항, 제21조제1항을 위반하였다는 사실을 수사기관의 수사 결과로 확인한 경우에는 해당 요양기관이 청구한 요양급여비용의 지급을 보류할 수 있다. 이 경우 요양급여비용 지급 보류 처분의 효력은 해당 요양기관이 그 처분 이후 청구하는 요양급여비용에 대해서도 미친다. 〈개정 2020. 12. 29.〉

② 공단은 제1항에 따라 요양급여비용의 지급을 보류하기 전에 해당 요양기관에 의견 제출의 기회를 주어야 한다.

③ 법원의 무죄 판결이 확정되는 등 대통령령으로 정하는 사유로 제1항에 따른 요양기관이 「의료법」 제4조제2항, 제33조제2항 · 제8항 또는 「약사법」 제20조제1항, 제21조제1항을 위반한 혐의가 입증되지 아니한 경우에는 공단은 지급 보류된 요양급여비용에 지급 보류된 기간 동안의 이자를 가산하여 해당 요양기관에 지급하여야 한다. 〈개정 2020. 12. 29.〉

④ 제1항 및 제2항에 따른 지급 보류 절차 및 의견 제출의 절차 등에 필요한 사항, 제3항에 따른 지급 보류된 요양급여비용 및 이자의 지급 절차와 이자의 산정 등에 필요한 사항은 대통령령으로 정한다. [본조신설 2014. 5. 20.]

第47조의3(요양급여비용의 차등 지급) 지역별 의료자원의 불균형 및 의료서비스 격차의 해소 등을 위하여 지역별로 요양급여비용을 달리 정하여 지급할 수 있다. [본조신설 2020. 12. 29.]

第48조(요양급여 대상 여부의 확인 등) ① 가입자나 피부양자는 본인일부부담금 외에 자신이 부담한 비용이 제41조제4항에 따라 요양급여 대상에서 제외되는 비용인지 여부에 대하여 심사평가원에 확인을 요청할 수 있다. 〈개정 2016. 2. 3.〉

② 제1항에 따른 확인 요청을 받은 심사평가원은 그 결과를 요청한 사람에게 알려야 한다. 이 경우 확인을 요청한 비용이 요양급여 대상에 해당되는 비용으로 확인되면 그 내용을 공단 및 관련 요양기관에 알려야 한다.

③ 제2항 후단에 따라 통보받은 요양기관은 받아야 할 금액보다 더 많이 징수한 금액(이하 "과다본인부담금"이라 한다)을 지체 없이 확인을 요청한 사람에게 지급하여야 한다. 다만, 공단은 해당 요양기관이 과다본인부담금을 지급하지 아니하면 해당 요양기관에 지급할 요양급여비용에서 과다본인부담금을 공제하여 확인을 요청한 사람에게 지급할 수 있다.

第49조(요양비) ① 공단은 가입자나 피부양자가 보건복지부령으로 정하는 긴급하거나 그 밖의 부득이한 사유로 요양기관과 비슷한 기능을 하는 기관으로서 보건복지부령으로 정하는 기관(제98조제1항에 따라 업무정지기간 중인 요양기관을 포함한다. 이하 "준요양기관"이라 한다)에서 질병 · 부상 · 출산 등에 대하여 요양을 받거나 요양기관이 아닌 장소에서 출산한 경우에는 그 요양급여에 상당하는 금액을 보건복지부령으로 정하는 바에 따라 가입자나 피부양자에게 요양비로 지급한다. 〈개정 2020. 12. 29.〉

② 준요양기관은 보건복지부장관이 정하는 요양비 명세서나 요양 명세를 적은 영수증을 요양을 받은 사람에게 내주어야 하며, 요양을 받은 사람은 그 명세서나 영수증을 공단에 제출하여야 한다. 〈개정 2020. 12. 29.〉

③ 제1항 및 제2항에도 불구하고 준요양기관은 요양을 받은 가입자나 피부양자의 위임이 있는 경우 공단에 요양비의 지급을 직접 청구할 수 있다. 이 경우 공단은 지급이 청구된 내용의 적정

성을 심사하여 준요양기관에 요양비를 지급할 수 있다. 〈신설 2020. 12. 29.〉

④ 제3항에 따른 준요양기관의 요양비 지급 청구, 공단의 적정성 심사 등에 필요한 사항은 보건복지부령으로 정한다. 〈신설 2020. 12. 29.〉

第50조(부가급여) 공단은 이 법에서 정한 요양급여 외에 대통령령으로 정하는 바에 따라 임신·출산 진료비, 장제비, 상병수당, 그 밖의 급여를 실시할 수 있다. 〈개정 2013. 5. 22.〉

第51조(장애인에 대한 특례) ① 공단은 「장애인복지법」에 따라 등록한 장애인인 가입자 및 피부양자에게는 「장애인·노인 등을 위한 보조기기 지원 및 활용촉진에 관한 법률」 제3조제2호에 따른 보조기기(이하 이 조에서 "보조기기"라 한다)에 대하여 보험급여를 할 수 있다. 〈개정 2019. 4. 23.〉

② 장애인인 가입자 또는 피부양자에게 보조기기를 판매한 자는 가입자나 피부양자의 위임이 있는 경우 공단에 보험급여를 직접 청구할 수 있다. 이 경우 공단은 지급이 청구된 내용의 적정성을 심사하여 보조기기를 판매한 자에게 보조기기에 대한 보험급여를 지급할 수 있다. 〈신설 2020. 12. 29.〉

③ 제1항에 따른 보조기기에 대한 보험급여의 범위·방법·절차, 제2항에 따른 보조기기 판매업자의 보험급여 청구, 공단의 적정성 심사 및 그 밖에 필요한 사항은 보건복지부령으로 정한다. 〈개정 2019. 4. 23., 2020. 12. 29.〉

第52조(건강검진) ① 공단은 가입자와 피부양자에 대하여 질병의 조기 발견과 그에 따른 요양급여를 하기 위하여 건강검진을 실시한다.

② 제1항에 따른 건강검진의 종류 및 대상은 다음 각 호와 같다. 〈신설 2018. 12. 11.〉

1. 일반건강검진: 직장가입자, 세대주인 지역가입자, 20세 이상인 지역가입자 및 20세 이상인 피부양자
2. 암검진: 「암관리법」 제11조제2항에 따른 암의 종류별 검진주기와 연령 기준 등에 해당하는 사람
3. 영유아건강검진: 6세 미만의 가입자 및 피부양자

③ 제1항에 따른 건강검진의 검진항목은 성별, 연령 등의 특성 및 생애 주기에 맞게 설계되어야 한다. 〈신설 2018. 12. 11.〉

④ 제1항에 따른 건강검진의 횟수·절차와 그 밖에 필요한 사항은 대통령령으로 정한다. 〈개정 2018. 12. 11.〉

第53조(급여의 제한) ① 공단은 보험급여를 받을 수 있는 사람이 다음 각 호의 어느 하나에 해당하면 보험급여를 하지 아니한다.

1. 고의 또는 중대한 과실로 인한 범죄행위에 그 원인이 있거나 고의로 사고를 일으킨 경우
2. 고의 또는 중대한 과실로 공단이나 요양기관의 요양에 관한 지시에 따르지 아니한 경우
3. 고의 또는 중대한 과실로 제55조에 따른 문서와 그 밖의 물건의 제출을 거부하거나 질문 또는 진단을 기피한 경우
4. 업무 또는 공무로 생긴 질병·부상·재해로 다른 법령에 따른 보험급여나 보상(報償) 또는 보상(補償)을 받게 되는 경우

② 공단은 보험급여를 받을 수 있는 사람이 다른 법령에 따라 국가나 지방자치단체로부터 보험급여에 상당하는 급여를 받거나 보험급여에 상당하는 비용을 지급받게 되는 경우에는 그 한도에

서 보험급여를 하지 아니한다.

③ 공단은 가입자가 대통령령으로 정하는 기간 이상 다음 각 호의 보험료를 체납한 경우 그 체납한 보험료를 완납할 때까지 그 가입자 및 피부양자에 대하여 보험급여를 실시하지 아니할 수 있다. 다만, 월별 보험료의 총체납횟수(이미 납부된 체납보험료는 총체납횟수에서 제외하며, 보험료의 체납기간은 고려하지 아니한다)가 대통령령으로 정하는 횟수 미만이거나 가입자 및 피부양자의 소득·재산 등이 대통령령으로 정하는 기준 미만인 경우에는 그러하지 아니하다. 〈개정 2018. 12. 11.〉

1. 제69조제4항제2호에 따른 소득월액보험료
2. 제69조제5항에 따른 세대단위의 보험료

④ 공단은 제77조제1항제1호에 따라 납부의무를 부담하는 사용자가 제69조제4항제1호에 따른 보수월액보험료를 체납한 경우에는 그 체납에 대하여 직장가입자 본인에게 귀책사유가 있는 경우에 한하여 제3항의 규정을 적용한다. 이 경우 해당 직장가입자의 피부양자에게도 제3항의 규정을 적용한다. 〈개정 2019. 4. 23.〉

⑤ 제3항 및 제4항에도 불구하고 제82조에 따라 공단으로부터 분할납부 승인을 받고 그 승인된 보험료를 1회 이상 낸 경우에는 보험급여를 할 수 있다. 다만, 제82조에 따른 분할납부 승인을 받은 사람이 정당한 사유 없이 5회(같은 조 제1항에 따라 승인받은 분할납부 횟수가 5회 미만인 경우에는 해당 분할납부 횟수를 말한다. 이하 이 조에서 같다) 이상 그 승인된 보험료를 내지 아니한 경우에는 그러하지 아니하다. 〈개정 2019. 4. 23.〉

⑥ 제3항 및 제4항에 따라 보험급여를 하지 아니하는 기간(이하 이 항에서 "급여제한기간"이라 한다)에 받은 보험급여는 다음 각 호의 어느 하나에 해당하는 경우에만 보험급여로 인정한다. 〈개정 2019. 4. 23.〉

1. 공단이 급여제한기간에 보험급여를 받은 사실이 있음을 가입자에게 통지한 날부터 2개월이 지난 날이 속한 달의 납부기한 이내에 체납된 보험료를 완납한 경우
2. 공단이 급여제한기간에 보험급여를 받은 사실이 있음을 가입자에게 통지한 날부터 2개월이 지난 날이 속한 달의 납부기한 이내에 제82조에 따라 분할납부 승인을 받은 체납보험료를 1회 이상 낸 경우. 다만, 제82조에 따른 분할납부 승인을 받은 사람이 정당한 사유 없이 5회 이상 그 승인된 보험료를 내지 아니한 경우에는 그러하지 아니하다.

제54조(급여의 정지) 보험급여를 받을 수 있는 사람이 다음 각 호의 어느 하나에 해당하면 그 기간에는 보험급여를 하지 아니한다. 다만, 제3호 및 제4호의 경우에는 제60조에 따른 요양급여를 실시한다. 〈개정 2020. 4. 7.〉

1. 삭제 〈2020. 4. 7.〉
2. 국외에 체류하는 경우
3. 제6조제2항제2호에 해당하게 된 경우
4. 교도소, 그 밖에 이에 준하는 시설에 수용되어 있는 경우

제55조(급여의 확인) 공단은 보험급여를 할 때 필요하다고 인정되면 보험급여를 받는 사람에게 문서와 그 밖의 물건을 제출하도록 요구하거나 관계인을 시켜 질문 또는 진단하게 할 수 있다.

제56조(요양비 등의 지급) 공단은 이 법에 따라 지급의무가 있는 요양비 또는 부가급여의 청구를 받

으면 지체 없이 이를 지급하여야 한다.

第56조의2(요양비등수급계좌) ① 공단은 이 법에 따른 보험급여로 지급되는 현금(이하 "요양비등"이라 한다)을 받는 수급자의 신청이 있는 경우에는 요양비등을 수급자 명의의 지정된 계좌(이하 "요양비등수급계좌"라 한다)로 입금하여야 한다. 다만, 정보통신장애나 그 밖에 대통령령으로 정하는 불가피한 사유로 요양비등수급계좌로 이체할 수 없을 때에는 직접 현금으로 지급하는 등 대통령령으로 정하는 바에 따라 요양비등을 지급할 수 있다.

② 요양비등수급계좌가 개설된 금융기관은 요양비등수급계좌에 요양비등만이 입금되도록 하고, 이를 관리하여야 한다.

③ 제1항 및 제2항에 따른 요양비등수급계좌의 신청 방법·절차와 관리에 필요한 사항은 대통령령으로 정한다. [본조신설 2014. 5. 20.]

第57조(부당이득의 징수) ① 공단은 속임수나 그 밖의 부당한 방법으로 보험급여를 받은 사람·준요양기관 및 보조기기 판매업자나 보험급여 비용을 받은 요양기관에 대하여 그 보험급여나 보험급여 비용에 상당하는 금액의 전부 또는 일부를 징수한다. 〈개정 2020. 12. 29.〉

② 공단은 제1항에 따라 속임수나 그 밖의 부당한 방법으로 보험급여 비용을 받은 요양기관이 다음 각 호의 어느 하나에 해당하는 경우에는 해당 요양기관을 개설한 자에게 그 요양기관과 연대하여 같은 항에 따른 징수금을 납부하게 할 수 있다. 〈신설 2013. 5. 22., 2020. 12. 29.〉

1. 「의료법」 제33조제2항을 위반하여 의료기관을 개설할 수 없는 자가 의료인의 면허나 의료법인 등의 명의를 대여받아 개설·운영하는 의료기관
2. 「약사법」 제20조제1항을 위반하여 약국을 개설할 수 없는 자가 약사 등의 면허를 대여받아 개설·운영하는 약국
3. 「의료법」 제4조제2항 또는 제33조제8항을 위반하여 개설·운영하는 의료기관
4. 「약사법」 제21조제1항을 위반하여 개설·운영하는 약국

③ 사용자나 가입자의 거짓 보고나 거짓 증명(제12조제5항을 위반하여 건강보험증이나 신분증명서를 양도·대여하여 다른 사람이 보험급여를 받게 하는 것을 포함한다), 요양기관의 거짓 진단 또는 준요양기관이나 보조기기를 판매한 자의 속임수 및 그 밖의 부당한 방법으로 보험급여가 실시된 경우 공단은 이들에게 보험급여를 받은 사람과 연대하여 제1항에 따른 징수금을 내게 할 수 있다. 〈개정 2013. 5. 22., 2018. 12. 11., 2020. 12. 29.〉

④ 공단은 속임수나 그 밖의 부당한 방법으로 보험급여를 받은 사람과 같은 세대에 속한 가입자(속임수나 그 밖의 부당한 방법으로 보험급여를 받은 사람이 피부양자인 경우에는 그 직장가입자를 말한다)에게 속임수나 그 밖의 부당한 방법으로 보험급여를 받은 사람과 연대하여 제1항에 따른 징수금을 내게 할 수 있다. 〈개정 2013. 5. 22.〉

⑤ 요양기관이 가입자나 피부양자로부터 속임수나 그 밖의 부당한 방법으로 요양급여비용을 받은 경우 공단은 해당 요양기관으로부터 이를 징수하여 가입자나 피부양자에게 지체 없이 지급하여야 한다. 이 경우 공단은 가입자나 피부양자에게 지급하여야 하는 금액을 그 가입자 및 피부양자가 내야 하는 보험료등과 상계할 수 있다. 〈개정 2013. 5. 22.〉

第57조의2(부당이득 징수금 체납자의 인적사항등 공개) ① 공단은 제57조제2항 각 호의 어느 하나에 해당하여 같은 조 제1항 및 제2항에 따라 징수금을 납부할 의무가 있는 요양기관 또는 요양기관을 개설한 자가 제79조제1항에 따라 납입 고지 문서에 기재된 납부기한의 다음 날부터 1년이

경과한 징수금을 1억원 이상 체납한 경우 징수금 발생의 원인이 되는 위반행위, 체납자의 인적 사항 및 체납액 등 대통령령으로 정하는 사항(이하 이 조에서 "인적사항등"이라 한다)을 공개할 수 있다. 다만, 체납된 징수금과 관련하여 제87조에 따른 이의신청, 제88조에 따른 심판청구가 제기되거나 행정소송이 계류 중인 경우 또는 그 밖에 체납된 금액의 일부 납부 등 대통령령으로 정하는 사유가 있는 경우에는 그러하지 아니하다.

② 제1항에 따른 인적사항등의 공개 여부를 심의하기 위하여 공단에 부당이득징수금체납정보공개심의위원회를 둔다.

③ 공단은 부당이득징수금체납정보공개심의위원회의 심의를 거친 인적사항등의 공개대상자에게 공개대상자임을 서면으로 통지하여 소명의 기회를 부여하여야 하며, 통지일부터 6개월이 경과한 후 체납자의 납부이행 등을 고려하여 공개대상자를 선정한다.

④ 제1항에 따른 인적사항등의 공개는 관보에 게재하거나 공단 인터넷 홈페이지에 게시하는 방법으로 한다.

⑤ 제1항부터 제4항까지에서 규정한 사항 외에 인적사항등의 공개 절차 및 부당이득징수금체납정보공개심의위원회의 구성·운영 등에 필요한 사항은 대통령령으로 정한다.

[본조신설 2019. 12. 3.]

第58조(구상권) ① 공단은 제3자의 행위로 보험급여사유가 생겨 가입자 또는 피부양자에게 보험급여를 한 경우에는 그 급여에 들어간 비용 한도에서 그 제3자에게 손해배상을 청구할 권리를 얻는다.

② 제1항에 따라 보험급여를 받은 사람이 제3자로부터 이미 손해배상을 받은 경우에는 공단은 그 배상액 한도에서 보험급여를 하지 아니한다.

第59조(수급권 보호) ① 보험급여를 받을 권리는 양도하거나 압류할 수 없다. 〈개정 2014. 5. 20.〉

② 제56조의2제1항에 따라 요양비등수급계좌에 입금된 요양비등은 압류할 수 없다. 〈신설 2014. 5. 20.〉

第60조(현역병 등에 대한 요양급여비용 등의 지급) ① 공단은 제54조제3호 및 제4호에 해당하는 사람이 요양기관에서 대통령령으로 정하는 치료 등(이하 이 조에서 "요양급여"라 한다)을 받은 경우 그에 따라 공단이 부담하는 비용(이하 이 조에서 "요양급여비용"이라 한다)과 제49조에 따른 요양비를 법무부장관·국방부장관·경찰청장·소방청장 또는 해양경찰청장으로부터 예탁 받아 지급할 수 있다. 이 경우 법무부장관·국방부장관·경찰청장·소방청장 또는 해양경찰청장은 예산상 불가피한 경우 외에는 연간(年間) 들어갈 것으로 예상되는 요양급여비용과 요양비를 대통령령으로 정하는 바에 따라 미리 공단에 예탁하여야 한다. 〈개정 2014. 11. 19., 2017. 7. 26., 2018. 12. 11.〉

② 요양급여, 요양급여비용 및 요양비 등에 관한 사항은 제41조, 제41조의4, 제42조, 제42조의2, 제44조부터 제47조까지, 제47조의2, 제48조, 제49조, 제55조, 제56조, 제56조의2 및 제59조 제2항을 준용한다. 〈개정 2016. 3. 22., 2018. 12. 11.〉 [제목개정 2018. 12. 11.]

第61조(요양급여비용의 정산) 공단은 「산업재해보상보험법」 제10조에 따른 근로복지공단이 이 법에 따라 요양급여를 받을 수 있는 사람에게 「산업재해보상보험법」 제40조에 따른 요양급여를 지급한 후 그 지급결정이 취소되어 해당 요양급여의 비용을 청구하는 경우에는 그 요양급여가 이 법에 따라 실시할 수 있는 요양급여에 상당한 것으로 인정되면 그 요양급여에 해당하는 금액을 지급할 수 있다.

제5장 건강보험심사평가원

제62조(설립) 요양급여비용을 심사하고 요양급여의 적정성을 평가하기 위하여 건강보험심사평가원을 설립한다.

제63조(업무 등) ① 심사평가원은 다음 각 호의 업무를 관장한다.

1. 요양급여비용의 심사
2. 요양급여의 적정성 평가
3. 심사기준 및 평가기준의 개발
4. 제1호부터 제3호까지의 규정에 따른 업무와 관련된 조사연구 및 국제협력
5. 다른 법률에 따라 지급되는 급여비용의 심사 또는 의료의 적정성 평가에 관하여 위탁받은 업무
6. 건강보험과 관련하여 보건복지부장관이 필요하다고 인정한 업무
7. 그 밖에 보험급여 비용의 심사와 보험급여의 적정성 평가와 관련하여 대통령령으로 정하는 업무

② 제1항제2호 및 제7호에 따른 요양급여 등의 적정성 평가의 기준·절차·방법 등에 필요한 사항은 보건복지부장관이 정하여 고시한다.

제64조(법인격 등) ① 심사평가원은 법인으로 한다.

② 심사평가원은 주된 사무소의 소재지에서 설립등기를 함으로써 성립한다.

제65조(임원) ① 심사평가원에 임원으로서 원장, 이사 15명 및 감사 1명을 둔다. 이 경우 원장, 이사 중 4명 및 감사는 상임으로 한다. 〈개정 2016. 2. 3.〉

② 원장은 임원추천위원회가 복수로 추천한 사람 중에서 보건복지부장관의 제청으로 대통령이 임명한다.

③ 상임이사는 보건복지부령으로 정하는 추천 절차를 거쳐 원장이 임명한다.

④ 비상임이사는 다음 각 호의 사람 중에서 10명과 대통령령으로 정하는 바에 따라 추천한 관계 공무원 1명을 보건복지부장관이 임명한다.

1. 공단이 추천하는 1명
2. 의약관계단체가 추천하는 5명
3. 노동조합·사용자단체·소비자단체 및 농어업인단체가 추천하는 각 1명

⑤ 감사는 임원추천위원회가 복수로 추천한 사람 중에서 기획재정부장관의 제청으로 대통령이 임명한다.

⑥ 제4항에 따른 비상임이사는 정관으로 정하는 바에 따라 실비변상을 받을 수 있다.

⑦ 원장의 임기는 3년, 이사(공무원인 이사는 제외한다)와 감사의 임기는 각각 2년으로 한다.

제66조(진료심사평가위원회) ① 심사평가원의 업무를 효율적으로 수행하기 위하여 심사평가원에 진료심사평가위원회(이하 "심사위원회"라 한다)를 둔다.

② 심사위원회는 위원장을 포함하여 90명 이내의 상근 심사위원과 1천명 이내의 비상근 심사위원으로 구성하며, 진료과목별 분과위원회를 둘 수 있다. 〈개정 2016. 2. 3.〉

③ 제2항에 따른 상근 심사위원은 심사평가원의 원장이 보건복지부령으로 정하는 사람 중에서 임명한다.

④ 제2항에 따른 비상근 심사위원은 심사평가원의 원장이 보건복지부령으로 정하는 사람 중에서

위촉한다.

⑤ 심사평가원의 원장은 심사위원이 다음 각 호의 어느 하나에 해당하면 그 심사위원을 해임 또는 해촉할 수 있다.

1. 신체장애나 정신장애로 직무를 수행할 수 없다고 인정되는 경우
2. 직무상 의무를 위반하거나 직무를 게을리한 경우
3. 고의나 중대한 과실로 심사평가원에 손실이 생기게 한 경우
4. 직무 여부와 관계없이 품위를 손상하는 행위를 한 경우

⑥ 제1항부터 제5항까지에서 규정한 사항 외에 심사위원회 위원의 자격·임기 및 심사위원회의 구성·운영 등에 필요한 사항은 보건복지부령으로 정한다.

제67조(자금의 조달 등) ① 심사평가원은 제63조제1항에 따른 업무(같은 항 제5호에 따른 업무는 제외한다)를 하기 위하여 공단으로부터 부담금을 징수할 수 있다.

② 심사평가원은 제63조제1항제5호에 따라 급여비용의 심사 또는 의료의 적정성 평가에 관한 업무를 위탁받은 경우에는 위탁자로부터 수수료를 받을 수 있다.

③ 제1항과 제2항에 따른 부담금 및 수수료의 금액·징수 방법 등에 필요한 사항은 보건복지부령으로 정한다.

제68조(준용 규정) 심사평가원에 관하여 제14조제3항·제4항, 제16조, 제17조(같은 조 제1항제6호 및 제7호는 제외한다), 제18조, 제19조, 제22조부터 제32조까지, 제35조제1항, 제36조, 제37조, 제39조 및 제40조를 준용한다. 이 경우 "공단"은 "심사평가원"으로, "이사장"은 "원장"으로 본다. 〈개정 2013. 5. 22.〉

제6장 보험료

제69조(보험료) ① 공단은 건강보험사업에 드는 비용에 충당하기 위하여 제77조에 따른 보험료의 납부의무자로부터 보험료를 징수한다.

② 제1항에 따른 보험료는 가입자의 자격을 취득한 날이 속하는 달의 다음 달부터 가입자의 자격을 잃은 날의 전날이 속하는 달까지 징수한다. 다만, 가입자의 자격을 매월 1일에 취득한 경우 또는 제5조제1항제2호가목에 따른 건강보험 적용 신청으로 가입자의 자격을 취득하는 경우에는 그 달부터 징수한다. 〈개정 2019. 12. 3.〉

③ 제1항 및 제2항에 따라 보험료를 징수할 때 가입자의 자격이 변동된 경우에는 변동된 날이 속하는 달의 보험료는 변동되기 전의 자격을 기준으로 징수한다. 다만, 가입자의 자격이 매월 1일에 변동된 경우에는 변동된 자격을 기준으로 징수한다.

④ 직장가입자의 월별 보험료액은 다음 각 호에 따라 산정한 금액으로 한다. 〈개정 2017. 4. 18.〉

1. 보수월액보험료: 제70조에 따라 산정한 보수월액에 제73조제1항 또는 제2항에 따른 보험료율을 곱하여 얻은 금액
2. 소득월액보험료: 제71조에 따라 산정한 소득월액에 제73조제1항 또는 제2항에 따른 보험료율을 곱하여 얻은 금액

⑤ 지역가입자의 월별 보험료액은 세대 단위로 산정하되, 지역가입자가 속한 세대의 월별 보험료

액은 제72조에 따라 산정한 보험료부과점수에 제73조제3항에 따른 보험료부과점수당 금액을 곱한 금액으로 한다.

⑥ 제4항 및 제5항에 따른 월별 보험료액은 가입자의 보험료 평균액의 일정비율에 해당하는 금액을 고려하여 대통령령으로 정하는 기준에 따라 상한 및 하한을 정한다. 〈신설 2017. 4. 18.〉

제70조(보수월액) ① 제69조제4항제1호에 따른 직장가입자의 보수월액은 직장가입자가 지급받는 보수를 기준으로 하여 산정한다. 〈개정 2017. 4. 18.〉

② 휴직이나 그 밖의 사유로 보수의 전부 또는 일부가 지급되지 아니하는 가입자(이하 "휴직자등"이라 한다)의 보수월액보험료는 해당 사유가 생기기 전 달의 보수월액을 기준으로 산정한다.

③ 제1항에 따른 보수는 근로자등이 근로를 제공하고 사용자·국가 또는 지방자치단체로부터 지급받는 금품(실비변상적인 성격을 갖는 금품은 제외한다)으로서 대통령령으로 정하는 것을 말한다. 이 경우 보수 관련 자료가 없거나 불명확한 경우 등 대통령령으로 정하는 사유에 해당하면 보건복지부장관이 정하여 고시하는 금액을 보수로 본다.

④ 제1항에 따른 보수월액의 산정 및 보수가 지급되지 아니하는 사용자의 보수월액의 산정 등에 필요한 사항은 대통령령으로 정한다.

제71조(소득월액) ① 소득월액은 제70조에 따른 보수월액의 산정에 포함된 보수를 제외한 직장가입자의 소득(이하 "보수외소득"이라 한다)이 대통령령으로 정하는 금액을 초과하는 경우 다음의 계산식에 따라 산정한다. 〈개정 2017. 4. 18.〉

(연간 보수외소득 – 대통령령으로 정하는 금액) × 1/12

② 소득월액을 산정하는 기준, 방법 등 소득월액의 산정에 필요한 사항은 대통령령으로 정한다.

제72조(보험료부과점수) ① 제69조제5항에 따른 보험료부과점수는 지역가입자의 소득 및 재산을 기준으로 산정한다. 〈개정 2017. 4. 18.〉

② 제1항에 따라 보험료부과점수의 산정방법과 산정기준을 정할 때 법령에 따라 재산권의 행사가 제한되는 재산에 대하여는 다른 재산과 달리 정할 수 있다.

③ 보험료부과점수의 산정방법·산정기준 등에 필요한 사항은 대통령령으로 정한다.

제72조(보험료부과점수) ① 제69조제5항에 따른 보험료부과점수는 지역가입자의 소득 및 재산을 기준으로 산정한다. 다만, 대통령령으로 정하는 지역가입자가 실제 거주를 목적으로 대통령령으로 정하는 기준 이하의 주택을 구입 또는 임차하기 위하여 「금융실명거래 및 비밀보장에 관한 법률」 제2조제1호에 따른 금융회사등(이하 "금융회사등"이라 한다)으로부터 대출을 받고 그 사실을 공단에 통보하는 경우에는 해당 대출금액을 대통령령으로 정하는 바에 따라 평가하여 보험료부과점수 산정 시 제외한다. 〈개정 2017. 4. 18., 2019. 12. 3.〉

② 제1항에 따라 보험료부과점수의 산정방법과 산정기준을 정할 때 법령에 따라 재산권의 행사가 제한되는 재산에 대하여는 다른 재산과 달리 정할 수 있다.

③ 지역가입자는 제1항 단서에 따라 공단에 통보할 때 「금융실명거래 및 비밀보장에 관한 법률」 제2조제2호에 따른 금융자산, 같은 조 제3호에 따른 금융거래의 내용에 대한 자료·정보 중 대출금액, 그 밖에 대통령령으로 정하는 자료·정보(이하 "금융정보"라 한다)를 공단에 제출하여야 하며, 제1항 단서에 따른 보험료부과점수 산정을 위하여 필요한 금융정보를 공단에 제공

하는 것에 대하여 동의한다는 서면을 함께 제출하여야 한다. 〈신설 2019. 12. 3.〉

④ 제1항 및 제2항에 따른 보험료부과점수의 산정방법·산정기준 등에 필요한 사항은 대통령령으로 정한다. 〈개정 2019. 12. 3.〉 [시행일: 2022. 7. 1.] 제72조제1항, 제72조제3항, 제72조제4항

제72조의2(보험료부과제도개선위원회) ① 보험료부과와 관련된 제도 개선을 위하여 보건복지부장관 소속으로 관계 중앙행정기관 소속 공무원 및 민간전문가로 구성된 보험료부과제도개선위원회(이하 "제도개선위원회"라 한다)를 둔다.

② 제도개선위원회는 다음 각 호의 사항을 심의한다.

1. 가입자의 소득 파악 실태에 관한 조사 및 연구에 관한 사항
2. 가입자의 소득 파악 및 소득에 대한 보험료 부과 강화를 위한 개선 방안에 관한 사항
3. 그 밖에 보험료부과와 관련된 제도 개선 사항으로서 위원장이 회의에 부치는 사항

③ 보건복지부장관은 제1항에 따른 제도개선위원회 운영 결과를 국회에 보고하여야 한다.

④ 제도개선위원회의 구성·운영 등에 관하여 필요한 사항은 대통령령으로 정한다. [본조신설 2017. 4. 18.]

제72조의3(보험료 부과제도에 대한 적정성 평가) ① 보건복지부장관은 제5조에 따른 피부양자 인정기준(이하 이 조에서 "인정기준"이라 한다)과 제69조부터 제72조까지의 규정에 따른 보험료, 보수월액, 소득월액 및 보험료부과점수의 산정 기준 및 방법 등(이하 이 조에서 "산정기준"이라 한다)에 대하여 적정성을 평가하고, 이 법 시행일로부터 4년이 경과한 때 이를 조정하여야 한다.

② 보건복지부장관은 제1항에 따른 적정성 평가를 하는 경우에는 다음 각 호를 종합적으로 고려하여야 한다.

1. 제72조의2제2항제2호에 따라 제도개선위원회가 심의한 가입자의 소득 파악 현황 및 개선방안
2. 공단의 소득 관련 자료 보유 현황
3. 「소득세법」 제4조에 따른 종합소득(종합과세되는 종합소득과 분리과세되는 종합소득을 포함한다) 과세 현황
4. 직장가입자에게 부과되는 보험료와 지역가입자에게 부과되는 보험료 간 형평성
5. 제1항에 따른 인정기준 및 산정기준의 조정으로 인한 보험료 변동
6. 그 밖에 적정성 평가 대상이 될 수 있는 사항으로서 보건복지부장관이 정하는 사항

③ 제1항에 따른 적정성 평가의 절차, 방법 및 그 밖에 적정성 평가를 위하여 필요한 사항은 대통령령으로 정한다. [본조신설 2017. 4. 18.]

제73조(보험료율 등) ① 직장가입자의 보험료율은 1천분의 80의 범위에서 심의위원회의 의결을 거쳐 대통령령으로 정한다.

② 국외에서 업무에 종사하고 있는 직장가입자에 대한 보험료율은 제1항에 따라 정해진 보험료율의 100분의 50으로 한다.

③ 지역가입자의 보험료부과점수당 금액은 심의위원회의 의결을 거쳐 대통령령으로 정한다.

제74조(보험료의 면제) ① 공단은 직장가입자가 제54조제2호부터 제4호까지의 어느 하나에 해당하는 경우(같은 조 제2호에 해당하는 경우에는 1개월 이상의 기간으로서 대통령령으로 정하는 기간 이상 국외에 체류하는 경우에 한정한다. 이하 이 조에서 같다) 그 가입자의 보험료를 면제한다.

다만, 제54조제2호에 해당하는 직장가입자의 경우에는 국내에 거주하는 피부양자가 없을 때에만 보험료를 면제한다. 〈개정 2020. 4. 7.〉

② 지역가입자가 제54조제2호부터 제4호까지의 어느 하나에 해당하면 그 가입자가 속한 세대의 보험료를 산정할 때 그 가입자의 제72조에 따른 보험료부과점수를 제외한다.

③ 제1항에 따른 보험료의 면제나 제2항에 따라 보험료의 산정에서 제외되는 보험료부과점수에 대하여는 제54조제2호부터 제4호까지의 어느 하나에 해당하는 급여정지 사유가 생긴 날이 속하는 달의 다음 달부터 사유가 없어진 날이 속하는 달까지 적용한다. 다만, 다음 각 호의 어느 하나에 해당하는 경우에는 그 달의 보험료를 면제하지 아니하거나 보험료의 산정에서 보험료부과점수를 제외하지 아니한다. 〈개정 2020. 4. 7.〉

1. 급여정지 사유가 매월 1일에 없어진 경우
2. 제54조제2호에 해당하는 가입자 또는 그 피부양자가 국내에 입국하여 입국일이 속하는 달에 보험급여를 받고 그 달에 출국하는 경우

제75조(보험료의 경감 등) ① 다음 각 호의 어느 하나에 해당하는 가입자 중 보건복지부령으로 정하는 가입자에 대하여는 그 가입자 또는 그 가입자가 속한 세대의 보험료의 일부를 경감할 수 있다.

1. 섬·벽지(僻地)·농어촌 등 대통령령으로 정하는 지역에 거주하는 사람
2. 65세 이상인 사람
3. 「장애인복지법」에 따라 등록한 장애인
4. 「국가유공자 등 예우 및 지원에 관한 법률」 제4조제1항제4호, 제6호, 제12호, 제15호 및 제17호에 따른 국가유공자
5. 휴직자
6. 그 밖에 생활이 어렵거나 천재지변 등의 사유로 보험료를 경감할 필요가 있다고 보건복지부장관이 정하여 고시하는 사람

② 제77조에 따른 보험료 납부의무자가 다음 각 호의 어느 하나에 해당하는 경우에는 대통령령으로 정하는 바에 따라 보험료를 감액하는 등 재산상의 이익을 제공할 수 있다. 〈신설 2013. 5. 22., 2019. 4. 23.〉

1. 제79조제2항에 따라 보험료의 납입 고지를 전자문서로 받는 경우
2. 보험료를 계좌 또는 신용카드 자동이체의 방법으로 내는 경우

③ 제1항에 따른 보험료 경감의 방법·절차 등에 필요한 사항은 보건복지부장관이 정하여 고시한다. 〈개정 2013. 5. 22.〉 [제목개정 2013. 5. 22.]

제76조(보험료의 부담) ① 직장가입자의 보수월액보험료는 직장가입자와 다음 각 호의 구분에 따른 자가 각각 보험료액의 100분의 50씩 부담한다. 다만, 직장가입자가 교직원으로서 사립학교에 근무하는 교원이면 보험료액은 그 직장가입자가 100분의 50을, 제3조제2호다목에 해당하는 사용자가 100분의 30을, 국가가 100분의 20을 각각 부담한다. 〈개정 2014. 1. 1.〉

1. 직장가입자가 근로자인 경우에는 제3조제2호가목에 해당하는 사업주
2. 직장가입자가 공무원인 경우에는 그 공무원이 소속되어 있는 국가 또는 지방자치단체
3. 직장가입자가 교직원(사립학교에 근무하는 교원은 제외한다)인 경우에는 제3조제2호다목에 해당하는 사용자

② 직장가입자의 소득월액보험료는 직장가입자가 부담한다.

③ 지역가입자의 보험료는 그 가입자가 속한 세대의 지역가입자 전원이 연대하여 부담한다.

④ 직장가입자가 교직원인 경우 제3조제2호다목에 해당하는 사용자가 부담액 전부를 부담할 수 없으면 그 부족액을 학교에 속하는 회계에서 부담하게 할 수 있다. 〈신설 2014. 1. 1.〉

제77조(보험료 납부의무) ① 직장가입자의 보험료는 다음 각 호의 구분에 따라 그 각 호에서 정한 자가 납부한다.

1. 보수월액보험료: 사용자. 이 경우 사업장의 사용자가 2명 이상인 때에는 그 사업장의 사용자는 해당 직장가입자의 보험료를 연대하여 납부한다.
2. 소득월액보험료: 직장가입자

② 지역가입자의 보험료는 그 가입자가 속한 세대의 지역가입자 전원이 연대하여 납부한다. 다만, 소득 및 재산이 없는 미성년자와 소득 및 재산 등을 고려하여 대통령령으로 정하는 기준에 해당하는 미성년자는 납부의무를 부담하지 아니한다. 〈개정 2017. 4. 18.〉

③ 사용자는 보수월액보험료 중 직장가입자가 부담하여야 하는 그 달의 보험료액을 그 보수에서 공제하여 납부하여야 한다. 이 경우 직장가입자에게 공제액을 알려야 한다.

제77조의2(제2차 납부의무) ① 법인의 재산으로 그 법인이 납부하여야 하는 보험료, 연체금 및 체납처분비를 충당하여도 부족한 경우에는 해당 법인에게 보험료의 납부의무가 부과된 날 현재의 무한책임사원 또는 과점주주(「국세기본법」 제39조 각 호의 어느 하나에 해당하는 자를 말한다)가 그 부족한 금액에 대하여 제2차 납부의무를 진다. 다만, 과점주주의 경우에는 그 부족한 금액을 그 법인의 발행주식 총수(의결권이 없는 주식은 제외한다) 또는 출자총액으로 나눈 금액에 해당 과점주주가 실질적으로 권리를 행사하는 주식 수(의결권이 없는 주식은 제외한다) 또는 출자액을 곱하여 산출한 금액을 한도로 한다.

② 사업이 양도·양수된 경우에 양도일 이전에 양도인에게 납부의무가 부과된 보험료, 연체금 및 체납처분비를 양도인의 재산으로 충당하여도 부족한 경우에는 사업의 양수인이 그 부족한 금액에 대하여 양수한 재산의 가액을 한도로 제2차 납부의무를 진다. 이 경우 양수인의 범위 및 양수한 재산의 가액은 대통령령으로 정한다. [본조신설 2016. 2. 3.]

제78조(보험료의 납부기한) ① 제77조제1항 및 제2항에 따라 보험료 납부의무가 있는 자는 가입자에 대한 그 달의 보험료를 그 다음 달 10일까지 납부하여야 한다. 다만, 직장가입자의 소득월액보험료 및 지역가입자의 보험료는 보건복지부령으로 정하는 바에 따라 분기별로 납부할 수 있다. 〈개정 2013. 5. 22.〉

② 공단은 제1항에도 불구하고 납입 고지의 송달 지연 등 보건복지부령으로 정하는 사유가 있는 경우 납부의무자의 신청에 따라 제1항에 따른 납부기한부터 1개월의 범위에서 납부기한을 연장할 수 있다. 이 경우 납부기한 연장을 신청하는 방법, 절차 등에 필요한 사항은 보건복지부령으로 정한다. 〈신설 2013. 5. 22.〉

제78조의2(가산금) ① 사업장의 사용자가 대통령령으로 정하는 사유에 해당되어 직장가입자가 될 수 없는 자를 제8조제2항 또는 제9조제2항을 위반하여 거짓으로 보험자에게 직장가입자로 신고한 경우 공단은 제1호의 금액에서 제2호의 금액을 뺀 금액의 100분의 10에 상당하는 가산금을 그 사용자에게 부과하여 징수한다.

1. 사용자가 직장가입자로 신고한 사람이 직장가입자로 처리된 기간 동안 그 가입자가 제69조제5

항에 따라 부담하여야 하는 보험료의 총액

2. 제1호의 기간 동안 공단이 해당 가입자에 대하여 제69조제4항에 따라 산정하여 부과한 보험료의 총액

② 제1항에도 불구하고, 공단은 가산금이 소액이거나 그 밖에 가산금을 징수하는 것이 적절하지 아니하다고 인정되는 등 대통령령으로 정하는 경우에는 징수하지 아니할 수 있다. [본조신설 2016. 3. 22.]

제79조(보험료등의 납입 고지) ① 공단은 보험료등을 징수하려면 그 금액을 결정하여 납부의무자에게 다음 각 호의 사항을 적은 문서로 납입 고지를 하여야 한다.

1. 징수하려는 보험료등의 종류
2. 납부해야 하는 금액
3. 납부기한 및 장소

② 공단은 제1항에 따른 납입 고지를 할 때 납부의무자의 신청이 있으면 전자문서교환방식 등에 의하여 전자문서로 고지할 수 있다. 이 경우 전자문서 고지에 대한 신청 방법·절차 등에 필요한 사항은 보건복지부령으로 정한다. 〈개정 2016. 2. 3.〉

③ 공단이 제2항에 따라 전자문서로 고지하는 경우에는 전자문서가 보건복지부령으로 정하는 정보통신망에 저장되거나 납부의무자가 지정한 전자우편주소에 입력된 때에 납입 고지가 그 납부의무자에게 도달된 것으로 본다.

④ 직장가입자의 사용자가 2명 이상인 경우 또는 지역가입자의 세대가 2명 이상으로 구성된 경우 그 중 1명에게 한 고지는 해당 사업장의 다른 사용자 또는 세대 구성원인 다른 지역가입자 모두에게 효력이 있는 것으로 본다.

⑤ 휴직자등의 보험료는 휴직 등의 사유가 끝날 때까지 보건복지부령으로 정하는 바에 따라 납입 고지를 유예할 수 있다.

⑥ 공단은 제77조의2에 따른 제2차 납부의무자에게 납입의 고지를 한 경우에는 해당 법인인 사용자 및 사업 양도인에게 그 사실을 통지하여야 한다. 〈개정 2016. 2. 3.〉

제79조의2(신용카드등으로 하는 보험료등의 납부) ① 공단이 납입 고지한 보험료등을 납부하는 자는 보험료등의 납부를 대행할 수 있도록 대통령령으로 정하는 기관 등(이하 이 조에서 "보험료등납부대행기관"이라 한다)을 통하여 신용카드, 직불카드 등(이하 이 조에서 "신용카드등"이라 한다)으로 납부할 수 있다. 〈개정 2017. 2. 8.〉

② 제1항에 따라 신용카드등으로 보험료등을 납부하는 경우에는 보험료등납부대행기관의 승인일을 납부일로 본다.

③ 보험료등납부대행기관은 보험료등의 납부자로부터 보험료등의 납부를 대행하는 대가로 수수료를 받을 수 있다.

④ 보험료등납부대행기관의 지정 및 운영, 수수료 등에 필요한 사항은 대통령령으로 정한다.

[본조신설 2014. 5. 20.]

제80조(연체금) ① 공단은 보험료등의 납부의무자가 납부기한까지 보험료등을 내지 아니하면 그 납부기한이 지난 날부터 매 1일이 경과할 때마다 다음 각 호에 해당하는 연체금을 징수한다. 〈개정 2016. 2. 3., 2019. 1. 15.〉

1. 제69조에 따른 보험료 또는 제53조제3항에 따른 보험급여 제한 기간 중 받은 보험급여에 대한 징수금을 체납한 경우: 해당 체납금액의 1천500분의 1에 해당하는 금액. 이 경우 연체금은 해당 체납금액의 1천분의 20을 넘지 못한다.
2. 제1호 외에 이 법에 따른 징수금을 체납한 경우: 해당 체납금액의 1천분의 1에 해당하는 금액. 이 경우 연체금은 해당 체납금액의 1천분의 30을 넘지 못한다.

② 공단은 보험료등의 납부의무자가 체납된 보험료등을 내지 아니하면 납부기한 후 30일이 지난 날부터 매 1일이 경과할 때마다 다음 각 호에 해당하는 연체금을 제1항에 따른 연체금에 더하여 징수한다. 〈개정 2016. 2. 3., 2019. 1. 15.〉

1. 제69조에 따른 보험료 또는 제53조제3항에 따른 보험급여 제한 기간 중 받은 보험급여에 대한 징수금을 체납한 경우: 해당 체납금액의 6천분의 1에 해당하는 금액. 이 경우 연체금은 해당 체납금액의 1천분의 50을 넘지 못한다.
2. 제1호 외에 이 법에 따른 징수금을 체납한 경우: 해당 체납금액의 3천분의 1에 해당하는 금액. 이 경우 연체금은 해당 체납금액의 1천분의 90을 넘지 못한다.

③ 공단은 제1항 및 제2항에도 불구하고 천재지변이나 그 밖에 보건복지부령으로 정하는 부득이한 사유가 있으면 제1항 및 제2항에 따른 연체금을 징수하지 아니할 수 있다.

제81조(보험료등의 독촉 및 체납처분) ① 공단은 제57조, 제77조, 제77조의2, 제78조의2 및 제101조에 따라 보험료등을 내야 하는 자가 보험료등을 내지 아니하면 기한을 정하여 독촉할 수 있다. 이 경우 직장가입자의 사용자가 2명 이상인 경우 또는 지역가입자의 세대가 2명 이상으로 구성된 경우에는 그 중 1명에게 한 독촉은 해당 사업장의 다른 사용자 또는 세대 구성원인 다른 지역가입자 모두에게 효력이 있는 것으로 본다. 〈개정 2016. 2. 3., 2016. 3. 22.〉

② 제1항에 따라 독촉할 때에는 10일 이상 15일 이내의 납부기한을 정하여 독촉장을 발부하여야 한다.

③ 공단은 제1항에 따른 독촉을 받은 자가 그 납부기한까지 보험료등을 내지 아니하면 보건복지부장관의 승인을 받아 국세 체납처분의 예에 따라 이를 징수할 수 있다.

④ 공단은 제3항에 따라 체납처분을 하기 전에 보험료등의 체납 내역, 압류 가능한 재산의 종류, 압류 예정 사실 및 「국세징수법」 제41조제18호에 따른 소액금융재산에 대한 압류금지 사실 등이 포함된 통보서를 발송하여야 한다. 다만, 법인 해산 등 긴급히 체납처분을 할 필요가 있는 경우로서 대통령령으로 정하는 경우에는 그러하지 아니하다. 〈신설 2018. 3. 27., 2020. 12. 29.〉

⑤ 공단은 제3항에 따른 국세 체납처분의 예에 따라 압류한 재산의 공매에 대하여 전문지식이 필요하거나 그 밖에 특수한 사정으로 직접 공매하는 것이 적당하지 아니하다고 인정하는 경우에는 「한국자산관리공사 설립 등에 관한 법률」에 따라 설립된 한국자산관리공사(이하 "한국자산관리공사"라 한다)에 공매를 대행하게 할 수 있다. 이 경우 공매는 공단이 한 것으로 본다. 〈개정 2018. 3. 27., 2019. 11. 26.〉

⑥ 공단은 제5항에 따라 한국자산관리공사가 공매를 대행하면 보건복지부령으로 정하는 바에 따라 수수료를 지급할 수 있다. 〈개정 2018. 3. 27.〉

제81조의2(체납 또는 결손처분 자료의 제공) ① 공단은 보험료 징수 또는 공익목적을 위하여 필요한 경우에 「신용정보의 이용 및 보호에 관한 법률」 제25조제2항제1호의 종합신용정보집중기관이

다음 각 호의 어느 하나에 해당하는 체납자 또는 결손처분자의 인적사항·체납액 또는 결손처분액에 관한 자료(이하 이 조에서 "체납등 자료"라 한다)를 요구할 때에는 그 자료를 제공할 수 있다. 다만, 체납된 보험료나 이 법에 따른 그 밖의 징수금과 관련하여 행정심판 또는 행정소송이 계류 중인 경우, 그 밖에 대통령령으로 정하는 사유가 있을 때에는 그러하지 아니하다.

1. 이 법에 따른 납부기한의 다음 날부터 1년이 지난 보험료, 이 법에 따른 그 밖의 징수금과 체납처분비의 총액이 500만원 이상인 자
2. 제84조에 따라 결손처분한 금액의 총액이 500만원 이상인 자

② 체납등 자료의 제공절차에 필요한 사항은 대통령령으로 정한다.

③ 제1항에 따라 체납등 자료를 제공받은 자는 이를 업무 외의 목적으로 누설하거나 이용하여서는 아니 된다. [본조신설 2013. 5. 22.]

제81조의3(보험료의 납부증명) ① 제77조에 따른 보험료의 납부의무자(이하 이 조에서 "납부의무자"라 한다)는 국가, 지방자치단체 또는 「공공기관의 운영에 관한 법률」 제4조에 따른 공공기관(이하 이 조에서 "공공기관"이라 한다)으로부터 공사·제조·구매·용역 등 대통령령으로 정하는 계약의 대가를 지급받는 경우에는 보험료와 그에 따른 연체금 및 체납처분비의 납부사실을 증명하여야 한다. 다만, 납부의무자가 계약대금의 전부 또는 일부를 체납한 보험료로 납부하려는 경우 등 대통령령으로 정하는 경우에는 그러하지 아니하다.

② 납부의무자가 제1항에 따라 납부사실을 증명하여야 할 경우 제1항의 계약을 담당하는 주무관서 또는 공공기관은 납부의무자의 동의를 받아 공단에 조회하여 보험료와 그에 따른 연체금 및 체납처분비의 납부여부를 확인하는 것으로 제1항에 따른 납부증명을 갈음할 수 있다. [본조신설 2016. 2. 3.]

제81조의4(서류의 송달) 제79조 및 제81조에 관한 서류의 송달에 관하여는 「국세기본법」 제8조(같은 조 제2항 단서는 제외한다)부터 제12조까지의 규정을 준용한다. 다만, 우편송달에 의하는 경우 그 방법은 대통령령으로 정하는 바에 따른다. [본조신설 2019. 4. 23.]

제82조(체납보험료의 분할납부) ① 공단은 보험료를 3회 이상 체납한 자가 신청하는 경우 보건복지부령으로 정하는 바에 따라 분할납부를 승인할 수 있다. 〈개정 2018. 3. 27.〉

② 공단은 보험료를 3회 이상 체납한 자에 대하여 제81조제3항에 따른 체납처분을 하기 전에 제1항에 따른 분할납부를 신청할 수 있음을 알리고, 보건복지부령으로 정하는 바에 따라 분할납부 신청의 절차·방법 등에 관한 사항을 안내하여야 한다. 〈신설 2018. 3. 27.〉

③ 공단은 제1항에 따라 분할납부 승인을 받은 자가 정당한 사유 없이 5회(제1항에 따라 승인받은 분할납부 횟수가 5회 미만인 경우에는 해당 분할납부 횟수를 말한다) 이상 그 승인된 보험료를 납부하지 아니하면 그 분할납부의 승인을 취소한다. 〈개정 2018. 3. 27., 2019. 4. 23.〉

④ 분할납부의 승인과 취소에 관한 절차·방법·기준 등에 필요한 사항은 보건복지부령으로 정한다. 〈개정 2018. 3. 27.〉

제83조(고액·상습체납자의 인적사항 공개) ① 공단은 이 법에 따른 납부기한의 다음 날부터 1년이 경과한 보험료, 연체금과 체납처분비(제84조에 따라 결손처분한 보험료, 연체금과 체납처분비로서 징수권 소멸시효가 완성되지 아니한 것을 포함한다)의 총액이 1천만원 이상인 체납자가 납부능력이 있음에도 불구하고 체납한 경우 그 인적사항·체납액 등(이하 이 조에서 "인적사항

등"이라 한다)을 공개할 수 있다. 다만, 체납된 보험료, 연체금과 체납처분비와 관련하여 제87조에 따른 이의신청, 제88조에 따른 심판청구가 제기되거나 행정소송이 계류 중인 경우 또는 그 밖에 체납된 금액의 일부 납부 등 대통령령으로 정하는 사유가 있는 경우에는 그러하지 아니하다. 〈개정 2019. 4. 23.〉

② 제1항에 따른 체납자의 인적사항등에 대한 공개 여부를 심의하기 위하여 공단에 보험료정보공개심의위원회를 둔다.

③ 공단은 보험료정보공개심의위원회의 심의를 거친 인적사항등의 공개대상자에게 공개대상자임을 서면으로 통지하여 소명의 기회를 부여하여야 하며, 통지일부터 6개월이 경과한 후 체납액의 납부이행 등을 감안하여 공개대상자를 선정한다.

④ 제1항에 따른 체납자 인적사항등의 공개는 관보에 게재하거나 공단 인터넷 홈페이지에 게시하는 방법에 따른다.

⑤ 제1항부터 제4항까지의 규정에 따른 체납자 인적사항등의 공개와 관련한 납부능력의 기준, 공개절차 및 위원회의 구성·운영 등에 필요한 사항은 대통령령으로 정한다.

第84조(결손처분) ① 공단은 다음 각 호의 어느 하나에 해당하는 사유가 있으면 재정운영위원회의 의결을 받아 보험료등을 결손처분할 수 있다.

1. 체납처분이 끝나고 체납액에 충당될 배분금액이 그 체납액에 미치지 못하는 경우
2. 해당 권리에 대한 소멸시효가 완성된 경우
3. 그 밖에 징수할 가능성이 없다고 인정되는 경우로서 대통령령으로 정하는 경우

② 공단은 제1항제3호에 따라 결손처분을 한 후 압류할 수 있는 다른 재산이 있는 것을 발견한 때에는 지체 없이 그 처분을 취소하고 체납처분을 하여야 한다.

第85조(보험료등의 징수 순위) 보험료등은 국세와 지방세를 제외한 다른 채권에 우선하여 징수한다. 다만, 보험료등의 납부기한 전에 전세권·질권·저당권 또는 「동산·채권 등의 담보에 관한 법률」에 따른 담보권의 설정을 등기 또는 등록한 사실이 증명되는 재산을 매각할 때에 그 매각대금 중에서 보험료등을 징수하는 경우 그 전세권·질권·저당권 또는 「동산·채권 등의 담보에 관한 법률」에 따른 담보권으로 담보된 채권에 대하여는 그러하지 아니하다.

第86조(보험료등의 충당과 환급) ① 공단은 납부의무자가 보험료등·연체금 또는 체납처분비로 낸 금액 중 과오납부(過誤納付)한 금액이 있으면 대통령령으로 정하는 바에 따라 그 과오납금을 보험료등·연체금 또는 체납처분비에 우선 충당하여야 한다. 〈개정 2019. 12. 3.〉

② 공단은 제1항에 따라 충당하고 남은 금액이 있는 경우 대통령령으로 정하는 바에 따라 납부의무자에게 환급하여야 한다. 〈개정 2019. 12. 3.〉

③ 제1항 및 제2항의 경우 과오납금에 대통령령으로 정하는 이자를 가산하여야 한다. 〈신설 2019. 12. 3.〉

제7장 이의신청 및 심판청구 등

第87조(이의신청) ① 가입자 및 피부양자의 자격, 보험료등, 보험급여, 보험급여 비용에 관한 공단의 처분에 이의가 있는 자는 공단에 이의신청을 할 수 있다.

② 요양급여비용 및 요양급여의 적정성 평가 등에 관한 심사평가원의 처분에 이의가 있는 공단,

요양기관 또는 그 밖의 자는 심사평가원에 이의신청을 할 수 있다.

③ 제1항 및 제2항에 따른 이의신청(이하 "이의신청"이라 한다)은 처분이 있음을 안 날부터 90일 이내에 문서(전자문서를 포함한다)로 하여야 하며 처분이 있은 날부터 180일을 지나면 제기하지 못한다. 다만, 정당한 사유로 그 기간에 이의신청을 할 수 없었음을 소명한 경우에는 그러하지 아니하다.

④ 제3항 본문에도 불구하고 요양기관이 제48조에 따른 심사평가원의 확인에 대하여 이의신청을 하려면 같은 조 제2항에 따라 통보받은 날부터 30일 이내에 하여야 한다.

⑤ 제1항부터 제4항까지에서 규정한 사항 외에 이의신청의 방법·결정 및 그 결정의 통지 등에 필요한 사항은 대통령령으로 정한다.

第88조(심판청구) ① 이의신청에 대한 결정에 불복하는 자는 제89조에 따른 건강보험분쟁조정위원회에 심판청구를 할 수 있다. 이 경우 심판청구의 제기기간 및 제기방법에 관하여는 제87조제3항을 준용한다.

② 제1항에 따라 심판청구를 하려는 자는 대통령령으로 정하는 심판청구서를 제87조제1항 또는 제2항에 따른 처분을 한 공단 또는 심사평가원에 제출하거나 제89조에 따른 건강보험분쟁조정위원회에 제출하여야 한다.

③ 제1항 및 제2항에서 규정한 사항 외에 심판청구의 절차·방법·결정 및 그 결정의 통지 등에 필요한 사항은 대통령령으로 정한다.

第89조(건강보험분쟁조정위원회) ① 제88조에 따른 심판청구를 심리·의결하기 위하여 보건복지부에 건강보험분쟁조정위원회(이하 "분쟁조정위원회"라 한다)를 둔다.

② 분쟁조정위원회는 위원장을 포함하여 60명 이내의 위원으로 구성하고, 위원장을 제외한 위원 중 1명은 당연직위원으로 한다. 이 경우 공무원이 아닌 위원이 전체 위원의 과반수가 되도록 하여야 한다. 〈개정 2014. 1. 1., 2018. 12. 11.〉

③ 분쟁조정위원회의 회의는 위원장, 당연직위원 및 위원장이 매 회의마다 지정하는 7명의 위원을 포함하여 총 9명으로 구성하되, 공무원이 아닌 위원이 과반수가 되도록 하여야 한다. 〈개정 2018. 12. 11.〉

④ 분쟁조정위원회는 제3항에 따른 구성원 과반수의 출석과 출석위원 과반수의 찬성으로 의결한다.

⑤ 분쟁조정위원회를 실무적으로 지원하기 위하여 분쟁조정위원회에 사무국을 둔다. 〈신설 2014. 1. 1.〉

⑥ 제1항부터 제5항까지에서 규정한 사항 외에 분쟁조정위원회 및 사무국의 구성 및 운영 등에 필요한 사항은 대통령령으로 정한다. 〈개정 2014. 1. 1.〉

⑦ 분쟁조정위원회의 위원 중 공무원이 아닌 사람은 「형법」 제129조부터 제132조까지의 규정을 적용할 때 공무원으로 본다. 〈신설 2016. 2. 3.〉

第90조(행정소송) 공단 또는 심사평가원의 처분에 이의가 있는 자와 제87조에 따른 이의신청 또는 제88조에 따른 심판청구에 대한 결정에 불복하는 자는 「행정소송법」에서 정하는 바에 따라 행정소송을 제기할 수 있다.

제8장 보칙

제91조(시효) ① 다음 각 호의 권리는 3년 동안 행사하지 아니하면 소멸시효가 완성된다. 〈개정 2016. 3. 22.〉

1. 보험료, 연체금 및 가산금을 징수할 권리
2. 보험료, 연체금 및 가산금으로 과오납부한 금액을 환급받을 권리
3. 보험급여를 받을 권리
4. 보험급여 비용을 받을 권리
5. 제47조제3항 후단에 따라 과다납부된 본인일부부담금을 돌려받을 권리
6. 제61조에 따른 근로복지공단의 권리

② 제1항에 따른 시효는 다음 각 호의 어느 하나의 사유로 중단된다.

1. 보험료의 고지 또는 독촉
2. 보험급여 또는 보험급여 비용의 청구

③ 휴직자등의 보수월액보험료를 징수할 권리의 소멸시효는 제79조제5항에 따라 고지가 유예된 경우 휴직 등의 사유가 끝날 때까지 진행하지 아니한다.

④ 제1항에 따른 소멸시효기간, 제2항에 따른 시효 중단 및 제3항에 따른 시효 정지에 관하여 이 법에서 정한 사항 외에는 「민법」에 따른다.

제92조(기간 계산) 이 법이나 이 법에 따른 명령에 규정된 기간의 계산에 관하여 이 법에서 정한 사항 외에는 「민법」의 기간에 관한 규정을 준용한다.

제93조(근로자의 권익 보호) 제6조제2항 각 호의 어느 하나에 해당하지 아니하는 모든 사업장의 근로자를 고용하는 사용자는 그가 고용한 근로자가 이 법에 따른 직장가입자가 되는 것을 방해하거나 자신이 부담하는 부담금이 증가되는 것을 피할 목적으로 정당한 사유 없이 근로자의 승급 또는 임금 인상을 하지 아니하거나 해고나 그 밖의 불리한 조치를 할 수 없다.

제94조(신고 등) ① 공단은 사용자, 직장가입자 및 세대주에게 다음 각 호의 사항을 신고하게 하거나 관계 서류(전자적 방법으로 기록된 것을 포함한다. 이하 같다)를 제출하게 할 수 있다. 〈개정 2013. 5. 22.〉

1. 가입자의 거주지 변경
2. 가입자의 보수 · 소득
3. 그 밖에 건강보험사업을 위하여 필요한 사항

② 공단은 제1항에 따라 신고한 사항이나 제출받은 자료에 대하여 사실 여부를 확인할 필요가 있으면 소속 직원이 해당 사항에 관하여 조사하게 할 수 있다.

③ 제2항에 따라 조사를 하는 소속 직원은 그 권한을 표시하는 증표를 지니고 관계인에게 보여주어야 한다.

제95조(소득 축소 · 탈루 자료의 송부 등) ① 공단은 제94조제1항에 따라 신고한 보수 또는 소득 등에 축소 또는 탈루(脫漏)가 있다고 인정하는 경우에는 보건복지부장관을 거쳐 소득의 축소 또는 탈루에 관한 사항을 문서로 국세청장에게 송부할 수 있다.

② 국세청장은 제1항에 따라 송부받은 사항에 대하여 「국세기본법」 등 관련 법률에 따른 세무조사

를 하면 그 조사 결과 중 보수·소득에 관한 사항을 공단에 송부하여야 한다.

③ 제1항 및 제2항에 따른 송부 절차 등에 필요한 사항은 대통령령으로 정한다.

제96조(자료의 제공) ① 공단은 국가, 지방자치단체, 요양기관, 「보험업법」에 따른 보험회사 및 보험료율 산출 기관, 「공공기관의 운영에 관한 법률」에 따른 공공기관, 그 밖의 공공단체 등에 대하여 다음 각 호의 업무를 수행하기 위하여 주민등록·가족관계등록·국세·지방세·토지·건물·출입국관리 등의 자료로서 대통령령으로 정하는 자료를 제공하도록 요청할 수 있다. 〈개정 2014. 5. 20.〉

1. 가입자 및 피부양자의 자격 관리, 보험료의 부과·징수, 보험급여의 관리 등 건강보험사업의 수행
2. 제14조제1항제11호에 따른 업무의 수행

② 심사평가원은 국가, 지방자치단체, 요양기관, 「보험업법」에 따른 보험회사 및 보험료율 산출 기관, 「공공기관의 운영에 관한 법률」에 따른 공공기관, 그 밖의 공공단체 등에 대하여 요양급여비용을 심사하고 요양급여의 적정성을 평가하기 위하여 주민등록·출입국관리·진료기록·의약품공급 등의 자료로서 대통령령으로 정하는 자료를 제공하도록 요청할 수 있다. 〈개정 2014. 5. 20.〉

③ 보건복지부장관은 관계 행정기관의 장에게 제41조의2에 따른 약제에 대한 요양급여비용 상한금액의 감액 및 요양급여의 적용 정지를 위하여 필요한 자료를 제공하도록 요청할 수 있다. 〈신설 2018. 3. 27.〉

④ 제1항부터 제3항까지의 규정에 따라 자료 제공을 요청받은 자는 성실히 이에 따라야 한다. 〈개정 2018. 3. 27.〉

⑤ 공단 또는 심사평가원은 요양기관, 「보험업법」에 따른 보험회사 및 보험료율 산출 기관에 제1항 또는 제2항에 따른 자료의 제공을 요청하는 경우 자료 제공 요청 근거 및 사유, 자료 제공 대상자, 대상기간, 자료 제공 기한, 제출 자료 등이 기재된 자료제공요청서를 발송하여야 한다. 〈신설 2016. 3. 22., 2018. 3. 27.〉

⑥ 제1항 및 제2항에 따른 국가, 지방자치단체, 요양기관, 「보험업법」에 따른 보험료율 산출 기관 그 밖의 공공기관 및 공공단체가 공단 또는 심사평가원에 제공하는 자료에 대하여는 사용료와 수수료 등을 면제한다. 〈개정 2016. 3. 22., 2018. 3. 27.〉

제96조의2(가족관계등록 전산정보의 공동이용) ① 공단은 제96조제1항 각 호의 업무를 수행하기 위하여 「전자정부법」에 따라 「가족관계의 등록 등에 관한 법률」 제9조에 따른 전산정보자료를 공동이용(「개인정보 보호법」 제2조제2호에 따른 처리를 포함한다)할 수 있다.

② 법원행정처장은 제1항에 따라 공단이 전산정보자료의 공동이용을 요청하는 경우 그 공동이용을 위하여 필요한 조치를 취하여야 한다.

③ 누구든지 제1항에 따라 공동이용하는 전산정보자료를 그 목적 외의 용도로 이용하거나 활용하여서는 아니 된다. [본조신설 2020. 12. 29.] [종전 제96조의2는 제96조의3으로 이동 〈2020. 12. 29.〉]

제96조의2(금융정보의 제공 등) ① 공단은 제72조제1항 단서에 따른 지역가입자의 보험료부과점수 산정을 위하여 필요한 경우 「금융실명거래 및 비밀보장에 관한 법률」 제4조제1항에도 불구하고 지역가입자가 제72조제3항에 따라 제출한 동의 서면을 전자적 형태로 바꾼 문서에 의하여 금융

회사등의 장에게 금융정보를 제공하도록 요청할 수 있다.

② 제1항에 따라 금융정보의 제공을 요청받은 금융회사등의 장은 「금융실명거래 및 비밀보장에 관한 법률」 제4조에도 불구하고 명의인의 금융정보를 제공하여야 한다.

③ 제2항에 따라 금융정보를 제공한 금융회사등의 장은 금융정보의 제공 사실을 명의인에게 통보하여야 한다. 다만, 명의인이 동의한 경우에는 「금융실명거래 및 비밀보장에 관한 법률」 제4조의2제1항에도 불구하고 통보하지 아니할 수 있다.

④ 제1항부터 제3항까지에서 규정한 사항 외에 금융정보의 제공 요청 및 제공 절차 등에 필요한 사항은 대통령령으로 정한다. [본조신설 2019. 12. 3.]

[종전 제96조의2는 제96조의3으로 이동 〈2020. 12. 29.〉]
[시행일: 2022. 7. 1.] 제96조의2

제96조의3(서류의 보존) ① 요양기관은 요양급여가 끝난 날부터 5년간 보건복지부령으로 정하는 바에 따라 제47조에 따른 요양급여비용의 청구에 관한 서류를 보존하여야 한다. 다만, 약국 등 보건복지부령으로 정하는 요양기관은 처방전을 요양급여비용을 청구한 날부터 3년간 보존하여야 한다.

② 사용자는 3년간 보건복지부령으로 정하는 바에 따라 자격 관리 및 보험료 산정 등 건강보험에 관한 서류를 보존하여야 한다.

③ 제49조제3항에 따라 요양비를 청구한 준요양기관은 요양비를 지급받은 날부터 3년간 보건복지부령으로 정하는 바에 따라 요양비 청구에 관한 서류를 보존하여야 한다. 〈신설 2020. 12. 29.〉

④ 제51조제2항에 따라 보조기기에 대한 보험급여를 청구한 자는 보험급여를 지급받은 날부터 3년간 보건복지부령으로 정하는 바에 따라 보험급여 청구에 관한 서류를 보존하여야 한다. 〈신설 2020. 12. 29.〉 [본조신설 2020. 12. 29.]

[종전 제96조의3은 제96조의4로 이동 〈2020. 12. 29.〉]〈br〉[시행일: 2022. 7. 1.] 제96조의3

제96조의3(가족관계등록 전산정보의 공동이용) ① 공단은 제96조제1항 각 호의 업무를 수행하기 위하여 「전자정부법」에 따라 「가족관계의 등록 등에 관한 법률」 제9조에 따른 전산정보자료를 공동이용(「개인정보 보호법」 제2조제2호에 따른 처리를 포함한다)할 수 있다.

② 법원행정처장은 제1항에 따라 공단이 전산정보자료의 공동이용을 요청하는 경우 그 공동이용을 위하여 필요한 조치를 취하여야 한다.

③ 누구든지 제1항에 따라 공동이용하는 전산정보자료를 그 목적 외의 용도로 이용하거나 활용하여서는 아니 된다. [본조신설 2020. 12. 29.]

[종전 제96조의3은 제96조의4로 이동 〈2020. 12. 29.〉]
[시행일: 2022. 7. 1.] 제96조의3

제96조의4(서류의 보존) ① 요양기관은 요양급여가 끝난 날부터 5년간 보건복지부령으로 정하는 바에 따라 제47조에 따른 요양급여비용의 청구에 관한 서류를 보존하여야 한다. 다만, 약국 등 보건복지부령으로 정하는 요양기관은 처방전을 요양급여비용을 청구한 날부터 3년간 보존하여야 한다.

② 사용자는 3년간 보건복지부령으로 정하는 바에 따라 자격 관리 및 보험료 산정 등 건강보험에 관한 서류를 보존하여야 한다.

③ 제49조제3항에 따라 요양비를 청구한 준요양기관은 요양비를 지급받은 날부터 3년간 보건복지

부령으로 정하는 바에 따라 요양비 청구에 관한 서류를 보존하여야 한다. 〈신설 2020. 12. 29.〉

④ 제51조제2항에 따라 보조기기에 대한 보험급여를 청구한 자는 보험급여를 지급받은 날부터 3년간 보건복지부령으로 정하는 바에 따라 보험급여 청구에 관한 서류를 보존하여야 한다. 〈신설 2020. 12. 29.〉 [본조신설 2013. 5. 22.]

[제96조의3에서 이동 〈2020. 12. 29.〉]

[시행일: 2022. 7. 1.] 제96조의4

제97조(보고와 검사) ① 보건복지부장관은 사용자, 직장가입자 또는 세대주에게 가입자의 이동·보수·소득이나 그 밖에 필요한 사항에 관한 보고 또는 서류 제출을 명하거나, 소속 공무원이 관계인에게 질문하게 하거나 관계 서류를 검사하게 할 수 있다.

② 보건복지부장관은 요양기관(제49조에 따라 요양을 실시한 기관을 포함한다)에 대하여 요양·약제의 지급 등 보험급여에 관한 보고 또는 서류 제출을 명하거나, 소속 공무원이 관계인에게 질문하게 하거나 관계 서류를 검사하게 할 수 있다.

③ 보건복지부장관은 보험급여를 받은 자에게 해당 보험급여의 내용에 관하여 보고하게 하거나, 소속 공무원이 질문하게 할 수 있다.

④ 보건복지부장관은 제47조제6항에 따라 요양급여비용의 심사청구를 대행하는 단체(이하 "대행청구단체"라 한다)에 필요한 자료의 제출을 명하거나, 소속 공무원이 대행청구에 관한 자료 등을 조사·확인하게 할 수 있다.

⑤ 보건복지부장관은 제41조의2에 따른 약제에 대한 요양급여비용 상한금액의 감액 및 요양급여의 적용 정지를 위하여 필요한 경우에는 「약사법」 제47조제2항에 따른 의약품공급자에 대하여 금전, 물품, 편익, 노무, 향응, 그 밖의 경제적 이익등 제공으로 인한 의약품 판매 질서 위반 행위에 관한 보고 또는 서류 제출을 명하거나, 소속 공무원이 관계인에게 질문하게 하거나 관계 서류를 검사하게 할 수 있다. 〈신설 2018. 3. 27.〉

⑥ 제1항부터 제5항까지의 규정에 따라 질문·검사·조사 또는 확인을 하는 소속 공무원은 그 권한을 표시하는 증표를 지니고 관계인에게 보여주어야 한다. 〈개정 2018. 3. 27.〉

제98조(업무정지) ① 보건복지부장관은 요양기관이 다음 각 호의 어느 하나에 해당하면 그 요양기관에 대하여 1년의 범위에서 기간을 정하여 업무정지를 명할 수 있다. 〈개정 2016. 2. 3.〉

1. 속임수나 그 밖의 부당한 방법으로 보험자·가입자 및 피부양자에게 요양급여비용을 부담하게 한 경우
2. 제97조제2항에 따른 명령에 위반하거나 거짓 보고를 하거나 거짓 서류를 제출하거나, 소속 공무원의 검사 또는 질문을 거부·방해 또는 기피한 경우
3. 정당한 사유 없이 요양기관이 제41조의3제1항에 따른 결정을 신청하지 아니하고 속임수나 그 밖의 부당한 방법으로 행위·치료재료를 가입자 또는 피부양자에게 실시 또는 사용하고 비용을 부담시킨 경우

② 제1항에 따라 업무정지 처분을 받은 자는 해당 업무정지기간 중에는 요양급여를 하지 못한다.

③ 제1항에 따른 업무정지 처분의 효과는 그 처분이 확정된 요양기관을 양수한 자 또는 합병 후 존속하는 법인이나 합병으로 설립되는 법인에 승계되고, 업무정지 처분의 절차가 진행 중인 때에는 양수인 또는 합병 후 존속하는 법인이나 합병으로 설립되는 법인에 대하여 그 절차를 계

속 진행할 수 있다. 다만, 양수인 또는 합병 후 존속하는 법인이나 합병으로 설립되는 법인이 그 처분 또는 위반사실을 알지 못하였음을 증명하는 경우에는 그러하지 아니하다.

④ 제1항에 따른 업무정지 처분을 받았거나 업무정지 처분의 절차가 진행 중인 자는 행정처분을 받은 사실 또는 행정처분절차가 진행 중인 사실을 보건복지부령으로 정하는 바에 따라 양수인 또는 합병 후 존속하는 법인이나 합병으로 설립되는 법인에 지체 없이 알려야 한다.

⑤ 제1항에 따른 업무정지를 부과하는 위반행위의 종류, 위반 정도 등에 따른 행정처분기준이나 그 밖에 필요한 사항은 대통령령으로 정한다.

제99조(과징금) ① 보건복지부장관은 요양기관이 제98조제1항제1호 또는 제3호에 해당하여 업무정지 처분을 하여야 하는 경우로서 그 업무정지 처분이 해당 요양기관을 이용하는 사람에게 심한 불편을 주거나 보건복지부장관이 정하는 특별한 사유가 있다고 인정되면 업무정지 처분을 갈음하여 속임수나 그 밖의 부당한 방법으로 부담하게 한 금액의 5배 이하의 금액을 과징금으로 부과·징수할 수 있다. 이 경우 보건복지부장관은 12개월의 범위에서 분할납부를 하게 할 수 있다. 〈개정 2016. 2. 3.〉

② 보건복지부장관은 제41조의2제3항에 따라 약제를 요양급여에서 적용 정지하는 경우 다음 각 호의 어느 하나에 해당하는 때에는 요양급여의 적용 정지에 갈음하여 대통령령으로 정하는 바에 따라 다음 각 호의 구분에 따른 범위에서 과징금을 부과·징수할 수 있다. 이 경우 보건복지부장관은 12개월의 범위에서 분할납부를 하게 할 수 있다. 〈신설 2014. 1. 1., 2018. 3. 27., 2021. 6. 8.〉

1. 환자 진료에 불편을 초래하는 등 공공복리에 지장을 줄 것으로 예상되는 때: 해당 약제에 대한 요양급여비용 총액의 100분의 200을 넘지 아니하는 범위
2. 국민 건강에 심각한 위험을 초래할 것이 예상되는 등 특별한 사유가 있다고 인정되는 때: 해당 약제에 대한 요양급여비용 총액의 100분의 60을 넘지 아니하는 범위

③ 보건복지부장관은 제2항 전단에 따라 과징금 부과 대상이 된 약제가 과징금이 부과된 날부터 5년의 범위에서 대통령령으로 정하는 기간 내에 다시 제2항 전단에 따른 과징금 부과 대상이 되는 경우에는 대통령령으로 정하는 바에 따라 다음 각 호의 구분에 따른 범위에서 과징금을 부과·징수할 수 있다. 〈신설 2018. 3. 27., 2021. 6. 8.〉

1. 제2항제1호에서 정하는 사유로 과징금 부과대상이 되는 경우: 해당 약제에 대한 요양급여비용 총액의 100분의 350을 넘지 아니하는 범위
2. 제2항제2호에서 정하는 사유로 과징금 부과대상이 되는 경우: 해당 약제에 대한 요양급여비용 총액의 100분의 100을 넘지 아니하는 범위

④ 제2항 및 제3항에 따라 대통령령으로 해당 약제에 대한 요양급여비용 총액을 정할 때에는 그 약제의 과거 요양급여 실적 등을 고려하여 1년간의 요양급여 총액을 넘지 않는 범위에서 정하여야 한다. 〈신설 2014. 1. 1., 2018. 3. 27.〉

⑤ 보건복지부장관은 제1항에 따른 과징금을 납부하여야 할 자가 납부기한까지 이를 내지 아니하면 대통령령으로 정하는 절차에 따라 그 과징금 부과 처분을 취소하고 제98조제1항에 따른 업무정지 처분을 하거나 국세 체납처분의 예에 따라 이를 징수한다. 다만, 요양기관의 폐업 등으로 제98조제1항에 따른 업무정지 처분을 할 수 없으면 국세 체납처분의 예에 따라 징수한다. 〈개정 2016. 3. 22., 2018. 3. 27.〉

⑥ 보건복지부장관은 제2항 또는 제3항에 따른 과징금을 납부하여야 할 자가 납부기한까지 이를 내지 아니하면 국세 체납처분의 예에 따라 징수한다. 〈신설 2016. 3. 22., 2018. 3. 27.〉

⑦ 보건복지부장관은 과징금을 징수하기 위하여 필요하면 다음 각 호의 사항을 적은 문서로 관할 세무관서의 장 또는 지방자치단체의 장에게 과세정보의 제공을 요청할 수 있다. 〈개정 2014. 1. 1., 2016. 3. 22., 2018. 3. 27.〉

1. 납세자의 인적사항
2. 사용 목적
3. 과징금 부과 사유 및 부과 기준

⑧ 제1항부터 제3항까지의 규정에 따라 징수한 과징금은 다음 각 호 외의 용도로는 사용할 수 없다. 이 경우 제2항제1호 및 제3항제1호에 따라 징수한 과징금은 제3호의 용도로 사용하여야 한다. 〈개정 2014. 1. 1., 2016. 3. 22., 2018. 1. 16., 2018. 3. 27., 2021. 6. 8.〉

1. 제47조제3항에 따라 공단이 요양급여비용으로 지급하는 자금
2. 「응급의료에 관한 법률」에 따른 응급의료기금의 지원
3. 「재난적의료비 지원에 관한 법률」에 따른 재난적의료비 지원사업에 대한 지원

⑨ 제1항부터 제3항까지의 규정에 따른 과징금의 금액과 그 납부에 필요한 사항 및 제8항에 따른 과징금의 용도별 지원 규모, 사용 절차 등에 필요한 사항은 대통령령으로 정한다. 〈개정 2014. 1. 1., 2016. 3. 22., 2018. 3. 27.〉

제100조(위반사실의 공표) ① 보건복지부장관은 관련 서류의 위조·변조로 요양급여비용을 거짓으로 청구하여 제98조 또는 제99조에 따른 행정처분을 받은 요양기관이 다음 각 호의 어느 하나에 해당하면 그 위반 행위, 처분 내용, 해당 요양기관의 명칭·주소 및 대표자 성명, 그 밖에 다른 요양기관과의 구별에 필요한 사항으로서 대통령령으로 정하는 사항을 공표할 수 있다. 이 경우 공표 여부를 결정할 때에는 그 위반행위의 동기, 정도, 횟수 및 결과 등을 고려하여야 한다.

1. 거짓으로 청구한 금액이 1천 500만원 이상인 경우
2. 요양급여비용 총액 중 거짓으로 청구한 금액의 비율이 100분의 20 이상인 경우

② 보건복지부장관은 제1항에 따른 공표 여부 등을 심의하기 위하여 건강보험공표심의위원회(이하 이 조에서 "공표심의위원회"라 한다)를 설치·운영한다.

③ 보건복지부장관은 공표심의위원회의 심의를 거친 공표대상자에게 공표대상자인 사실을 알려 소명자료를 제출하거나 출석하여 의견을 진술할 기회를 주어야 한다.

④ 보건복지부장관은 공표심의위원회가 제3항에 따라 제출된 소명자료 또는 진술된 의견을 고려하여 공표대상자를 재심의한 후 공표대상자를 선정한다.

⑤ 제1항부터 제4항까지에서 규정한 사항 외에 공표의 절차·방법, 공표심의위원회의 구성·운영 등에 필요한 사항은 대통령령으로 정한다.

제101조(제조업자 등의 금지행위 등) ① 「약사법」에 따른 의약품의 제조업자·위탁제조판매업자·수입자·판매업자 및 「의료기기법」에 따른 의료기기 제조업자·수입업자·수리업자·판매업자·임대업자(이하 "제조업자등"이라 한다)는 약제·치료재료와 관련하여 제41조의3에 따라 요양급여대상 여부를 결정하거나 제46조에 따라 요양급여비용을 산정할 때에 다음 각 호의 행위를 하여 보험자·가입자 및 피부양자에게 손실을 주어서는 아니 된다. 〈개정 2016. 2. 3.〉

1. 제98조제1항제1호에 해당하는 요양기관의 행위에 개입

2. 보건복지부, 공단 또는 심사평가원에 거짓 자료의 제출
3. 그 밖에 속임수나 보건복지부령으로 정하는 부당한 방법으로 요양급여대상 여부의 결정과 요양급여비용의 산정에 영향을 미치는 행위

② 보건복지부장관은 제조업자등이 제1항에 위반한 사실이 있는지 여부를 확인하기 위하여 그 제조업자등에게 관련 서류의 제출을 명하거나, 소속 공무원이 관계인에게 질문을 하게 하거나 관계 서류를 검사하게 하는 등 필요한 조사를 할 수 있다. 이 경우 소속 공무원은 그 권한을 표시하는 증표를 지니고 이를 관계인에게 보여주어야 한다.

③ 공단은 제1항을 위반하여 보험자·가입자 및 피부양자에게 손실을 주는 행위를 한 제조업자등에 대하여 손실에 상당하는 금액(이하 이 조에서 "손실 상당액"이라 한다)을 징수한다. 〈신설 2016. 2. 3.〉

④ 공단은 제3항에 따라 징수한 손실 상당액 중 가입자 및 피부양자의 손실에 해당되는 금액을 그 가입자나 피부양자에게 지급하여야 한다. 이 경우 공단은 가입자나 피부양자에게 지급하여야 하는 금액을 그 가입자 및 피부양자가 내야하는 보험료등과 상계할 수 있다. 〈신설 2016. 2. 3.〉

⑤ 제3항에 따른 손실 상당액의 산정, 부과·징수절차 및 납부방법 등에 관하여 필요한 사항은 대통령령으로 정한다. 〈신설 2016. 2. 3.〉

제102조(정보의 유지 등) 공단, 심사평가원 및 대행청구단체에 종사하였던 사람 또는 종사하는 사람은 다음 각 호의 행위를 하여서는 아니 된다. 〈개정 2016. 3. 22., 2019. 4. 23.〉

1. 가입자 및 피부양자의 개인정보(「개인정보 보호법」 제2조제1호의 개인정보를 말한다. 이하 "개인정보"라 한다)를 누설하거나 직무상 목적 외의 용도로 이용 또는 정당한 사유 없이 제3자에게 제공하는 행위
2. 업무를 수행하면서 알게 된 정보(제1호의 개인정보는 제외한다)를 누설하거나 직무상 목적 외의 용도로 이용 또는 제3자에게 제공하는 행위

[제목개정 2016. 3. 22.]

제103조(공단 등에 대한 감독 등) ① 보건복지부장관은 공단과 심사평가원의 경영목표를 달성하기 위하여 다음 각 호의 사업이나 업무에 대하여 보고를 명하거나 그 사업이나 업무 또는 재산상황을 검사하는 등 감독을 할 수 있다.

1. 제14조제1항제1호부터 제13호까지의 규정에 따른 공단의 업무 및 제63조제1항제1호부터 제7호까지의 규정에 따른 심사평가원의 업무
2. 「공공기관의 운영에 관한 법률」 제50조에 따른 경영지침의 이행과 관련된 사업
3. 이 법 또는 다른 법령에서 공단과 심사평가원이 위탁받은 업무
4. 그 밖에 관계 법령에서 정하는 사항과 관련된 사업

② 보건복지부장관은 제1항에 따른 감독상 필요한 경우에는 정관이나 규정의 변경 또는 그 밖에 필요한 처분을 명할 수 있다.

제104조(포상금 등의 지급) ① 공단은 다음 각 호의 어느 하나에 해당하는 자를 신고한 사람에 대하여 포상금을 지급할 수 있다. 〈개정 2020. 12. 29.〉

1. 속임수나 그 밖의 부당한 방법으로 보험급여를 받은 사람

2. 속임수나 그 밖의 부당한 방법으로 다른 사람이 보험급여를 받도록 한 자
3. 속임수나 그 밖의 부당한 방법으로 보험급여 비용을 받은 요양기관 또는 보험급여를 받은 준요양기관 및 보조기기 판매업자

② 공단은 건강보험 재정을 효율적으로 운영하는 데에 이바지한 요양기관에 대하여 장려금을 지급할 수 있다. 〈신설 2013. 5. 22.〉

③ 제1항 및 제2항에 따른 포상금 및 장려금의 지급 기준과 범위, 절차 및 방법 등에 필요한 사항은 대통령령으로 정한다. 〈개정 2013. 5. 22.〉 [제목개정 2013. 5. 22.]

제105조(유사명칭의 사용금지) ① 공단이나 심사평가원이 아닌 자는 국민건강보험공단, 건강보험심사평가원 또는 이와 유사한 명칭을 사용하지 못한다.

② 이 법으로 정하는 건강보험사업을 수행하는 자가 아닌 자는 보험계약 또는 보험계약의 명칭에 국민건강보험이라는 용어를 사용하지 못한다.

제106조(소액 처리) 공단은 징수하여야 할 금액이나 반환하여야 할 금액이 1건당 2천원 미만인 경우(제47조제4항, 제57조제5항 후단 및 제101조제4항 후단에 따라 각각 상계 처리할 수 있는 본인일부부담금 환급금 및 가입자나 피부양자에게 지급하여야 하는 금액은 제외한다)에는 징수 또는 반환하지 아니한다. 〈개정 2013. 5. 22., 2016. 2. 3.〉

제107조(끝수 처리) 보험료등과 보험급여에 관한 비용을 계산할 때 「국고금관리법」 제47조에 따른 끝수는 계산하지 아니한다.

제108조(보험재정에 대한 정부지원) ① 국가는 매년 예산의 범위에서 해당 연도 보험료 예상 수입액의 100분의 14에 상당하는 금액을 국고에서 공단에 지원한다.

② 공단은 「국민건강증진법」에서 정하는 바에 따라 같은 법에 따른 국민건강증진기금에서 자금을 지원받을 수 있다.

③ 공단은 제1항에 따라 지원된 재원을 다음 각 호의 사업에 사용한다. 〈개정 2013. 5. 22.〉

1. 가입자 및 피부양자에 대한 보험급여
2. 건강보험사업에 대한 운영비
3. 제75조 및 제110조제4항에 따른 보험료 경감에 대한 지원

④ 공단은 제2항에 따라 지원된 재원을 다음 각 호의 사업에 사용한다.

1. 건강검진 등 건강증진에 관한 사업
2. 가입자와 피부양자의 흡연으로 인한 질병에 대한 보험급여
3. 가입자와 피부양자 중 65세 이상 노인에 대한 보험급여

[법률 제11141호(2011. 12. 31.) 부칙 제2조의 규정에 의하여 이 조는 2022년 12월 31일까지 유효함]

제109조(외국인 등에 대한 특례) ① 정부는 외국 정부가 사용자인 사업장의 근로자의 건강보험에 관하여는 외국 정부와 한 합의에 따라 이를 따로 정할 수 있다.

② 국내에 체류하는 재외국민 또는 외국인(이하 "국내체류 외국인등"이라 한다)이 적용대상사업장의 근로자, 공무원 또는 교직원이고 제6조제2항 각 호의 어느 하나에 해당하지 아니하면서 다음 각 호의 어느 하나에 해당하는 경우에는 제5조에도 불구하고 직장가입자가 된다. 〈개정 2016. 3. 22.〉

1. 「주민등록법」 제6조제1항제3호에 따라 등록한 사람
2. 「재외동포의 출입국과 법적 지위에 관한 법률」 제6조에 따라 국내거소신고를 한 사람
3. 「출입국관리법」 제31조에 따라 외국인등록을 한 사람

③ 제2항에 따른 직장가입자에 해당하지 아니하는 국내체류 외국인등이 다음 각 호의 요건을 모두 갖춘 경우에는 제5조에도 불구하고 지역가입자가 된다. 〈신설 2016. 3. 22., 2019. 1. 15.〉

1. 보건복지부령으로 정하는 기간 동안 국내에 거주하였거나 해당 기간 동안 국내에 지속적으로 거주할 것으로 예상할 수 있는 사유로서 보건복지부령으로 정하는 사유에 해당될 것
2. 다음 각 목의 어느 하나에 해당할 것
   가. 제2항제1호 또는 제2호에 해당하는 사람
   나. 「출입국관리법」 제31조에 따라 외국인등록을 한 사람으로서 보건복지부령으로 정하는 체류 자격이 있는 사람

④ 제2항 각 호의 어느 하나에 해당하는 국내체류 외국인등이 다음 각 호의 요건을 모두 갖춘 경우에는 제5조에도 불구하고 공단에 신청하면 피부양자가 될 수 있다. 〈신설 2016. 3. 22.〉

1. 직장가입자와의 관계가 제5조제2항 각 호의 어느 하나에 해당할 것
2. 제5조제3항에 따른 피부양자 자격의 인정 기준에 해당할 것

⑤ 제2항부터 제4항까지의 규정에도 불구하고 다음 각 호에 해당되는 경우에는 가입자 및 피부양자가 될 수 없다. 〈신설 2016. 3. 22., 2019. 1. 15.〉

1. 국내체류가 법률에 위반되는 경우로서 대통령령으로 정하는 사유가 있는 경우
2. 국내체류 외국인등이 외국의 법령, 외국의 보험 또는 사용자와의 계약 등에 따라 제41조에 따른 요양급여에 상당하는 의료보장을 받을 수 있어 사용자 또는 가입자가 보건복지부령으로 정하는 바에 따라 가입 제외를 신청한 경우

⑥ 제2항부터 제5항까지의 규정에서 정한 사항 외에 국내체류 외국인등의 가입자 또는 피부양자 자격의 취득 및 상실에 관한 시기·절차 등에 필요한 사항은 제5조부터 제11조까지의 규정을 준용한다. 다만, 국내체류 외국인등의 특성을 고려하여 특별히 규정해야 할 사항은 대통령령으로 다르게 정할 수 있다. 〈신설 2016. 3. 22.〉

⑦ 가입자인 국내체류 외국인등이 매월 2일 이후 지역가입자의 자격을 취득하고 그 자격을 취득한 날이 속하는 달에 보건복지부장관이 고시하는 사유로 해당 자격을 상실한 경우에는 제69조제2항 본문에도 불구하고 그 자격을 취득한 날이 속하는 달의 보험료를 부과하여 징수한다. 〈신설 2016. 3. 22.〉

⑧ 국내체류 외국인등(제9항 단서의 적용을 받는 사람에 한정한다)에 해당하는 지역가입자의 보험료는 제78조제1항 본문에도 불구하고 그 직전 월 25일까지 납부하여야 한다. 다만, 다음 각 호에 해당되는 경우에는 공단이 정하는 바에 따라 납부하여야 한다. 〈신설 2016. 3. 22., 2019. 1. 15.〉

1. 자격을 취득한 날이 속하는 달의 보험료를 징수하는 경우
2. 매월 26일 이후부터 말일까지의 기간에 자격을 취득한 경우

⑨ 제7항과 제8항에서 정한 사항 외에 가입자인 국내체류 외국인등의 보험료 부과·징수에 관한 사항은 제69조부터 제86조까지의 규정을 준용한다. 다만, 대통령령으로 정하는 국내체류 외국인등의 보험료 부과·징수에 관한 사항은 그 특성을 고려하여 보건복지부장관이 다르게 정하여

고시할 수 있다. 〈신설 2016. 3. 22.〉

⑩ 공단은 지역가입자인 국내체류 외국인등(제9항 단서의 적용을 받는 사람에 한정한다)이 보험료를 체납한 경우에는 제53조제3항에도 불구하고 체납일부터 체납한 보험료를 완납할 때까지 보험급여를 하지 아니한다. 이 경우 제53조제3항 각 호 외의 부분 단서 및 같은 조 제5항·제6항은 적용하지 아니한다. 〈신설 2019. 1. 15.〉

제110조(실업자에 대한 특례) ① 사용관계가 끝난 사람 중 직장가입자로서의 자격을 유지한 기간이 보건복지부령으로 정하는 기간 동안 통산 1년 이상인 사람은 지역가입자가 된 이후 최초로 제79조에 따라 지역가입자 보험료를 고지받은 날부터 그 납부기한에서 2개월이 지나기 이전까지 공단에 직장가입자로서의 자격을 유지할 것을 신청할 수 있다. 〈개정 2013. 5. 22., 2018. 1. 16.〉

② 제1항에 따라 공단에 신청한 가입자(이하 "임의계속가입자"라 한다)는 제9조에도 불구하고 대통령령으로 정하는 기간 동안 직장가입자의 자격을 유지한다. 다만, 제1항에 따른 신청 후 최초로 내야 할 직장가입자 보험료를 그 납부기한부터 2개월이 지난 날까지 내지 아니한 경우에는 그 자격을 유지할 수 없다. 〈신설 2013. 5. 22.〉

③ 임의계속가입자의 보수월액은 보수월액보험료가 산정된 최근 12개월간의 보수월액을 평균한 금액으로 한다. 〈개정 2013. 5. 22., 2018. 1. 16.〉

④ 임의계속가입자의 보험료는 보건복지부장관이 정하여 고시하는 바에 따라 그 일부를 경감할 수 있다. 〈개정 2013. 5. 22.〉

⑤ 임의계속가입자의 보수월액보험료는 제76조제1항 및 제77조제1항제1호에도 불구하고 그 임의계속가입자가 전액을 부담하고 납부한다. 〈개정 2013. 5. 22.〉

⑥ 임의계속가입자가 보험료를 납부기한까지 내지 아니하는 경우 그 급여제한에 관하여는 제53조제3항·제5항 및 제6항을 준용한다. 이 경우 "제69조제5항에 따른 세대단위의 보험료"는 "제110조제5항에 따른 보험료"로 본다. 〈개정 2013. 5. 22.〉

⑦ 임의계속가입자의 신청 방법·절차 등에 필요한 사항은 보건복지부령으로 정한다. 〈개정 2013. 5. 22.〉

제111조(권한의 위임 및 위탁) ① 이 법에 따른 보건복지부장관의 권한은 대통령령으로 정하는 바에 따라 그 일부를 특별시장·광역시장·도지사 또는 특별자치도지사에게 위임할 수 있다.

② 제97조제2항에 따른 보건복지부장관의 권한은 대통령령으로 정하는 바에 따라 공단이나 심사평가원에 위탁할 수 있다.

제112조(업무의 위탁) ① 공단은 대통령령으로 정하는 바에 따라 다음 각 호의 업무를 체신관서, 금융기관 또는 그 밖의 자에게 위탁할 수 있다.

1. 보험료의 수납 또는 보험료납부의 확인에 관한 업무
2. 보험급여비용의 지급에 관한 업무
3. 징수위탁근거법의 위탁에 따라 징수하는 연금보험료, 고용보험료, 산업재해보상보험료, 부담금 및 분담금 등(이하 "징수위탁보험료등"이라 한다)의 수납 또는 그 납부의 확인에 관한 업무

② 공단은 그 업무의 일부를 국가기관, 지방자치단체 또는 다른 법령에 따른 사회보험 업무를 수행하는 법인이나 그 밖의 자에게 위탁할 수 있다. 다만, 보험료와 징수위탁보험료등의 징수 업

무는 그러하지 아니하다. 〈개정 2016. 2. 3.〉

③ 제2항에 따라 공단이 위탁할 수 있는 업무 및 위탁받을 수 있는 자의 범위는 보건복지부령으로 정한다.

제113조(징수위탁보험료등의 배분 및 납입 등) ① 공단은 자신이 징수한 보험료와 그에 따른 징수금 또는 징수위탁보험료등의 금액이 징수하여야 할 총액에 부족한 경우에는 대통령령으로 정하는 기준, 방법에 따라 이를 배분하여 납부 처리하여야 한다. 다만, 납부의무자가 다른 의사를 표시한 때에는 그에 따른다.

② 공단은 징수위탁보험료등을 징수한 때에는 이를 지체 없이 해당 보험별 기금에 납입하여야 한다.

제114조(출연금의 용도 등) ① 공단은 「국민연금법」, 「산업재해보상보험법」, 「고용보험법」 및 「임금채권보장법」에 따라 국민연금기금, 산업재해보상보험및예방기금, 고용보험기금 및 임금채권보장기금으로부터 각각 지급받은 출연금을 제14조제1항제11호에 따른 업무에 소요되는 비용에 사용하여야 한다.

② 제1항에 따라 지급받은 출연금의 관리 및 운용 등에 필요한 사항은 대통령령으로 정한다.

제114조의2(벌칙 적용에서 공무원 의제) 제4조제1항에 따른 심의위원회 및 제100조제2항에 따른 건강보험공표심의위원회 위원 중 공무원이 아닌 사람은 「형법」 제127조 및 제129조부터 제132조까지의 규정을 적용할 때에는 공무원으로 본다. [본조신설 2019. 1. 15.]

제9장 벌칙

제115조(벌칙) ① 제102조제1호를 위반하여 가입자 및 피부양자의 개인정보를 누설하거나 직무상 목적 외의 용도로 이용 또는 정당한 사유 없이 제3자에게 제공한 자는 5년 이하의 징역 또는 5천만원 이하의 벌금에 처한다. 〈신설 2016. 3. 22., 2019. 4. 23.〉

② 다음 각 호의 어느 하나에 해당하는 자는 3년 이하의 징역 또는 3천만원 이하의 벌금에 처한다. 〈개정 2016. 3. 22., 2019. 4. 23.〉

1. 대행청구단체의 종사자로서 거짓이나 그 밖의 부정한 방법으로 요양급여비용을 청구한 자
2. 제102조제2호를 위반하여 업무를 수행하면서 알게 된 정보를 누설하거나 직무상 목적 외의 용도로 이용 또는 제3자에게 제공한 자

③ 제96조의2제3항을 위반하여 공동이용하는 전산정보자료를 같은 조 제1항에 따른 목적 외의 용도로 이용하거나 활용한 자는 3년 이하의 징역 또는 1천만원 이하의 벌금에 처한다. 〈신설 2020. 12. 29.〉

④ 거짓이나 그 밖의 부정한 방법으로 보험급여를 받거나 타인으로 하여금 보험급여를 받게 한 사람은 2년 이하의 징역 또는 2천만원 이하의 벌금에 처한다. 〈신설 2019. 4. 23., 2020. 12. 29.〉

⑤ 다음 각 호의 어느 하나에 해당하는 자는 1년 이하의 징역 또는 1천만원 이하의 벌금에 처한다. 〈개정 2013. 5. 22., 2016. 3. 22., 2019. 4. 23., 2020. 12. 29.〉

1. 제42조의2제1항 및 제3항을 위반하여 선별급여를 제공한 요양기관의 개설자
2. 제47조제6항을 위반하여 대행청구단체가 아닌 자로 하여금 대행하게 한 자

3. 제93조를 위반한 사용자
4. 제98조제2항을 위반한 요양기관의 개설자
5. 삭제 〈2019. 4. 23.〉

[시행일: 2022. 7. 1.] 제115조

제115조(벌칙) ① 제102조제1호를 위반하여 가입자 및 피부양자의 개인정보를 누설하거나 직무상 목적 외의 용도로 이용 또는 정당한 사유 없이 제3자에게 제공한 자는 5년 이하의 징역 또는 5천만원 이하의 벌금에 처한다. 〈신설 2016. 3. 22., 2019. 4. 23.〉

② 다음 각 호의 어느 하나에 해당하는 자는 3년 이하의 징역 또는 3천만원 이하의 벌금에 처한다. 〈개정 2016. 3. 22., 2019. 4. 23.〉

1. 대행청구단체의 종사자로서 거짓이나 그 밖의 부정한 방법으로 요양급여비용을 청구한 자
2. 제102조제2호를 위반하여 업무를 수행하면서 알게 된 정보를 누설하거나 직무상 목적 외의 용도로 이용 또는 제3자에게 제공한 자

③ 제96조의3제3항을 위반하여 공동이용하는 전산정보자료를 같은 조 제1항에 따른 목적 외의 용도로 이용하거나 활용한 자는 3년 이하의 징역 또는 1천만원 이하의 벌금에 처한다. 〈개정 2020. 12. 29.〉

④ 거짓이나 그 밖의 부정한 방법으로 보험급여를 받거나 타인으로 하여금 보험급여를 받게 한 사람은 2년 이하의 징역 또는 2천만원 이하의 벌금에 처한다. 〈신설 2019. 4. 23., 2020. 12. 29.〉

⑤ 다음 각 호의 어느 하나에 해당하는 자는 1년 이하의 징역 또는 1천만원 이하의 벌금에 처한다. 〈개정 2013. 5. 22., 2016. 3. 22., 2019. 4. 23., 2020. 12. 29.〉

1. 제42조의2제1항 및 제3항을 위반하여 선별급여를 제공한 요양기관의 개설자
2. 제47조제6항을 위반하여 대행청구단체가 아닌 자로 하여금 대행하게 한 자
3. 제93조를 위반한 사용자
4. 제98조제2항을 위반한 요양기관의 개설자
5. 삭제 〈2019. 4. 23.〉

[시행일: 2022. 7. 1.] 제115조

제116조(벌칙) 제97조제2항을 위반하여 보고 또는 서류 제출을 하지 아니한 자, 거짓으로 보고하거나 거짓 서류를 제출한 자, 검사나 질문을 거부·방해 또는 기피한 자는 1천만원 이하의 벌금에 처한다.

제117조(벌칙) 제42조제5항을 위반한 자 또는 제49조제2항을 위반하여 요양비 명세서나 요양 명세를 적은 영수증을 내주지 아니한 자는 500만원 이하의 벌금에 처한다.

제118조(양벌 규정) ① 법인의 대표자나 법인 또는 개인의 대리인, 사용인, 그 밖의 종사자가 그 법인 또는 개인의 업무에 관하여 제115조부터 제117조까지의 규정 중 어느 하나에 해당하는 위반행위를 하면 그 행위자를 벌하는 외에 그 법인 또는 개인에게도 해당 조문의 벌금형을 과(科)한다. 다만, 법인 또는 개인이 그 위반행위를 방지하기 위하여 해당 업무에 관하여 상당한 주의와 감독을 게을리하지 아니한 경우에는 그러하지 아니하다.

제119조(과태료) ① 삭제 〈2013. 5. 22.〉

② 삭제 〈2013. 5. 22.〉

③ 다음 각 호의 어느 하나에 해당하는 자에게는 500만원 이하의 과태료를 부과한다. 〈개정 2016. 3. 22., 2018. 3. 27.〉

1. 제7조를 위반하여 신고를 하지 아니하거나 거짓으로 신고한 사용자
2. 정당한 사유 없이 제94조제1항을 위반하여 신고·서류제출을 하지 아니하거나 거짓으로 신고·서류제출을 한 자
3. 정당한 사유 없이 제97조제1항, 제3항, 제4항, 제5항을 위반하여 보고·서류제출을 하지 아니하거나 거짓으로 보고·서류제출을 한 자
4. 제98조제4항을 위반하여 행정처분을 받은 사실 또는 행정처분절차가 진행 중인 사실을 지체 없이 알리지 아니한 자
5. 정당한 사유 없이 제101조제2항을 위반하여 서류를 제출하지 아니하거나 거짓으로 제출한 자

④ 다음 각 호의 어느 하나에 해당하는 자에게는 100만원 이하의 과태료를 부과한다. 〈개정 2013. 5. 22., 2020. 12. 29.〉

1. 삭제 〈2016. 3. 22.〉
2. 삭제 〈2018. 12. 11.〉
3. 삭제 〈2016. 3. 22.〉
4. 제96조의3을 위반하여 서류를 보존하지 아니한 자
5. 제103조에 따른 명령을 위반한 자
6. 제105조를 위반한 자

⑤ 제3항 및 제4항에 따른 과태료는 대통령령으로 정하는 바에 따라 보건복지부장관이 부과·징수한다. 〈개정 2013. 5. 22.〉

[시행일: 2022. 7. 1.] 제119조제4항제4호

제119조(과태료) ① 삭제 〈2013. 5. 22.〉

② 삭제 〈2013. 5. 22.〉

③ 다음 각 호의 어느 하나에 해당하는 자에게는 500만원 이하의 과태료를 부과한다. 〈개정 2016. 3. 22., 2018. 3. 27.〉

1. 제7조를 위반하여 신고를 하지 아니하거나 거짓으로 신고한 사용자
2. 정당한 사유 없이 제94조제1항을 위반하여 신고·서류제출을 하지 아니하거나 거짓으로 신고·서류제출을 한 자
3. 정당한 사유 없이 제97조제1항, 제3항, 제4항, 제5항을 위반하여 보고·서류제출을 하지 아니하거나 거짓으로 보고·서류제출을 한 자
4. 제98조제4항을 위반하여 행정처분을 받은 사실 또는 행정처분절차가 진행 중인 사실을 지체 없이 알리지 아니한 자
5. 정당한 사유 없이 제101조제2항을 위반하여 서류를 제출하지 아니하거나 거짓으로 제출한 자

④ 다음 각 호의 어느 하나에 해당하는 자에게는 100만원 이하의 과태료를 부과한다. 〈개정 2013. 5. 22., 2019. 12. 3., 2020. 12. 29.〉

1. 삭제 〈2016. 3. 22.〉
2. 삭제 〈2018. 12. 11.〉

3. 삭제 〈2016. 3. 22.〉
4. 제96조의4를 위반하여 서류를 보존하지 아니한 자
5. 제103조에 따른 명령을 위반한 자
6. 제105조를 위반한 자

⑤ 제3항 및 제4항에 따른 과태료는 대통령령으로 정하는 바에 따라 보건복지부장관이 부과·징수한다. 〈개정 2013. 5. 22.〉

[시행일: 2022. 7. 1.] 제119조제4항제4호

부칙 〈제18211호, 2021. 6. 8.〉

제1조(시행일) 이 법은 공포 후 6개월이 경과한 날부터 시행한다.

제2조(과징금 처분에 관한 적용례) 제99조의 개정규정은 이 법 시행 이후 「약사법」 제47조제2항의 위반과 관련되는 제41조제1항제2호의 약제부터 적용한다.

국민건강보험법 시행령

제1장 총칙

제1조(목적) 이 영은 「국민건강보험법」에서 위임된 사항과 그 시행에 필요한 사항을 규정함을 목적으로 한다.

제2조(사용자인 기관장) 「국민건강보험법」(이하 "법"이라 한다) 제3조제2호나목에서 "대통령령으로 정하는 사람"이란 별표 1에 따른 기관장을 말한다. 다만, 법 제13조에 따른 국민건강보험공단(이하 "공단"이라 한다)은 소관 업무를 능률적으로 처리하기 위하여 필요하다고 인정할 때에는 기관의 소재지, 인원, 그 밖의 사정을 고려하여 별표 1에 따른 기관장에게 소속되어 있는 기관의 장을 사용자인 기관의 장으로 따로 지정할 수 있다.

제2조의2(국민건강보험종합계획의 수립 등) ① 보건복지부장관은 법 제3조의2제1항 전단에 따른 국민건강보험종합계획(이하 "종합계획"이라 한다) 및 같은 조 제3항에 따른 연도별 시행계획(이하 "시행계획"이라 한다)을 수립하는 경우에는 다음 각 호의 구분에 따른 시기까지 수립하여야 한다.

1. 종합계획: 시행 연도 전년도의 9월 30일까지
2. 시행계획: 시행 연도 전년도의 12월 31일까지

② 보건복지부장관은 종합계획 및 시행계획을 수립하거나 변경한 경우에는 다음 각 호의 구분에 따른 방법으로 공표하여야 한다.

1. 종합계획: 관보에 고시
2. 시행계획: 보건복지부 인터넷 홈페이지에 게시

③ 보건복지부장관은 종합계획 및 시행계획을 수립하거나 변경한 경우에는 관계 중앙행정기관의 장, 공단의 이사장 및 법 제62조에 따른 건강보험심사평가원(이하 "심사평가원"이라 한다)의 원장에게 그 내용을 알려야 한다.

④ 보건복지부장관은 법 제3조의2제4항에 따라 시행계획에 따른 추진실적을 평가한 경우에는 그 평가결과를 다음에 수립하는 종합계획 및 시행계획에 각각 반영하여야 한다.

⑤ 제1항부터 제4항까지에서 규정한 사항 외에 종합계획 또는 시행계획의 수립·시행·평가 등에 필요한 세부사항은 보건복지부장관이 정하여 고시한다. [본조신설 2016. 8. 2.]

제2조의3(종합계획에 포함될 사항) 법 제3조의2제2항제9호에서 "대통령령으로 정하는 사항"이란 다음 각 호의 사항을 말한다.

1. 건강보험의 제도적 기반 조성에 관한 사항
2. 건강보험과 관련된 국제협력에 관한 사항
3. 그 밖에 건강보험의 개선을 위하여 보건복지부장관이 특히 필요하다고 인정하는 사항

[본조신설 2016. 8. 2.]

제3조(심의위원회의 심의·의결사항) 법 제4조제1항제6호에서 "대통령령으로 정하는 사항"이란 다음 각 호의 사항을 말한다. 〈개정 2016. 8. 2.〉

1. 제21조제2항에 따른 요양급여 각 항목에 대한 상대가치점수
2. 제22조에 따른 약제 · 치료재료별 요양급여비용의 상한
3. 그 밖에 제23조에 따른 부가급여에 관한 사항 등 법 제5조제1항에 따른 건강보험에 관한 주요 사항으로서 법 제4조에 따른 건강보험정책심의위원회(이하 "심의위원회"라 한다)의 위원장이 회의에 부치는 사항

제4조(공무원인 위원) 법 제4조제4항제4호가목에서 "대통령령으로 정하는 중앙행정기관 소속 공무원"이란 기획재정부와 보건복지부 소속의 3급 공무원 또는 고위공무원단에 속하는 일반직공무원 중에서 그 소속 기관의 장이 1명씩 지명하는 사람을 말한다.

제4조의2(심의위원회 위원의 해임 및 해촉) 보건복지부장관은 법 제4조제4항 각 호에 따른 심의위원회 위원이 다음 각 호의 어느 하나에 해당하는 경우에는 해당 심의위원회 위원을 해임하거나 해촉(解囑)할 수 있다.

1. 심신장애로 인하여 직무를 수행할 수 없게 된 경우
2. 직무와 관련된 비위사실이 있는 경우
3. 직무태만, 품위손상이나 그 밖의 사유로 인하여 위원으로 적합하지 아니하다고 인정되는 경우
4. 위원 스스로 직무를 수행하는 것이 곤란하다고 의사를 밝히는 경우 [본조신설 2015. 12. 31.]

제5조(심의위원회의 위원장 등) ① 심의위원회의 위원장은 심의위원회를 대표하며, 그 업무를 총괄한다.

② 심의위원회의 부위원장은 위원장을 보좌하며, 위원장이 부득이한 사유로 직무를 수행할 수 없을 때에는 그 직무를 대행한다.

제6조(심의위원회의 회의) ① 심의위원회의 위원장은 심의위원회의 회의를 소집하고, 그 의장이 된다.

② 심의위원회의 회의는 재적위원 3분의 1 이상이 요구할 때 또는 위원장이 필요하다고 인정할 때에 소집한다.

③ 심의위원회의 회의는 재적위원 과반수의 출석으로 개의(開議)하고, 출석위원 과반수의 찬성으로 의결한다.

④ 심의위원회의 위원장은 제3항에 따른 의결에 참여하지 아니한다. 다만, 가부동수(可否同數)일 때에는 위원장이 정한다.

⑤ 심의위원회는 효율적인 심의를 위하여 필요한 경우에는 분야별로 소위원회를 구성할 수 있다.

⑥ 제1항부터 제5항까지에서 규정한 사항 외에 심의위원회와 소위원회의 운영 등에 필요한 사항은 심의위원회의 의결을 거쳐 위원장이 정한다.

제7조(심의위원회의 간사) ① 심의위원회의 사무를 처리하기 위하여 심의위원회에 간사 1명을 둔다.

② 간사는 보건복지부 소속 4급 이상 공무원 또는 고위공무원단에 속하는 일반직공무원 중에서 위원장이 지명한다.

제8조(심의위원회 위원의 수당 등) 심의위원회의 회의에 출석한 위원에게는 예산의 범위에서 수당 · 여비, 그 밖에 필요한 경비를 지급할 수 있다. 다만, 공무원인 위원이 소관 업무와 직접 관련하여 출석하는 경우에는 그러하지 아니하다.

제2장 가입자

제9조(직장가입자에서 제외되는 사람) 법 제6조제2항제4호에서 "대통령령으로 정하는 사업장의 근로자 및 사용자와 공무원 및 교직원"이란 다음 각 호의 어느 하나에 해당하는 사람을 말한다.

1. 비상근 근로자 또는 1개월 동안의 소정(所定)근로시간이 60시간 미만인 단시간근로자
2. 비상근 교직원 또는 1개월 동안의 소정근로시간이 60시간 미만인 시간제공무원 및 교직원
3. 소재지가 일정하지 아니한 사업장의 근로자 및 사용자
4. 근로자가 없거나 제1호에 해당하는 근로자만을 고용하고 있는 사업장의 사업주

제3장 국민건강보험공단

제9조의2(공단의 업무) 법 제14조제1항제4호에서 "대통령령으로 정하는 사업"이란 다음 각 호의 사업을 말한다.

1. 가입자 및 피부양자의 건강관리를 위한 전자적 건강정보시스템의 구축 · 운영
2. 생애주기별 · 사업장별 · 직능별 건강관리 프로그램 또는 서비스의 개발 및 제공
3. 연령별 · 성별 · 직업별 주요 질환에 대한 정보 수집, 분석 · 연구 및 관리방안 제공
4. 고혈압 · 당뇨 등 주요 만성질환에 대한 정보 제공 및 건강관리 지원
5. 「지역보건법」 제2조제1호에 따른 지역보건의료기관과의 연계 · 협력을 통한 지역별 건강관리 사업 지원
6. 그 밖에 제1호부터 제5호까지에 준하는 사업으로서 가입자 및 피부양자의 건강관리를 위하여 보건복지부장관이 특히 필요하다고 인정하는 사업 [본조신설 2017. 8. 1.]

제10조(공무원인 임원) 법 제20조제4항제2호에 따라 기획재정부장관, 보건복지부장관 및 인사혁신처장은 해당 기관 소속의 3급 공무원 또는 고위공무원단에 속하는 일반직공무원 중에서 각 1명씩을 지명하는 방법으로 공단의 비상임이사를 추천한다. 〈개정 2013. 3. 23., 2014. 11. 19., 2015. 6. 30.〉

제11조(이사회의 심의 · 의결사항) 법 제26조제4항에 따라 다음 각 호의 사항은 공단의 이사회(이하 "이사회"라 한다)의 심의 · 의결을 거쳐야 한다. 다만, 법 제4조제1항에 따른 심의위원회의 심의 · 의결사항 및 법 제33조에 따른 재정운영위원회(이하 "재정운영위원회"라 한다)의 심의 · 의결사항은 제외한다.

1. 사업운영계획 등 공단 운영의 기본방침에 관한 사항
2. 예산 및 결산에 관한 사항
3. 정관 변경에 관한 사항
4. 규정의 제정 · 개정 및 폐지에 관한 사항
5. 보험료와 그 밖의 법에 따른 징수금(이하 "보험료등"이라 한다) 및 보험급여에 관한 사항
6. 법 제37조에 따른 차입금에 관한 사항
7. 법 제38조에 따른 준비금, 그 밖에 중요재산의 취득 · 관리 및 처분에 관한 사항
8. 그 밖에 공단 운영에 관한 중요 사항

제12조(이사회의 회의) ① 이사회의 회의는 정기회의와 임시회의로 구분한다.

② 정기회의는 매년 2회 정관으로 정하는 시기에 이사회의 의장이 소집한다.

③ 임시회의는 재적이사(이사장을 포함한다. 이하 같다) 3분의 1 이상이 요구할 때 또는 이사장이 필요하다고 인정할 때에 이사회의 의장이 소집한다.

④ 이사회의 회의는 재적이사 과반수의 출석으로 개의하고, 재적이사 과반수의 찬성으로 의결한다.

⑤ 이사회의 의장은 이사장이 된다.

⑥ 이사회의 회의 소집 절차 등 이사회 운영에 필요한 그 밖의 사항은 공단의 정관으로 정한다.

제13조(이사장 권한의 위임) 법 제32조에서 "대통령령으로 정하는 사항"이란 다음 각 호의 권한을 말한다.

1. 법 제5조 및 제8조부터 제10조까지의 규정에 따른 자격 관리에 관한 권한
2. 법 제7조에 따른 사업장 관리에 관한 권한
3. 법 제53조에 따른 보험급여의 제한에 관한 권한
4. 법 제57조 · 제69조 · 제79조 및 제81조에 따른 보험료 등의 부과 · 징수, 납입 고지, 독촉 및 국세체납 처분의 예에 따른 징수에 관한 권한
5. 법 제58조에 따른 손해배상을 청구할 권리의 행사에 관한 권한
6. 법 제75조에 따른 보험료의 경감에 관한 권한
7. 법 제82조에 따른 분할납부 승인 및 승인취소에 관한 권한
8. 법 제109조 및 제110조에 따른 가입자 및 피부양자의 자격관리, 보험급여 제한 및 보험료의 부과 · 징수에 관한 권한
9. 「국민연금법」, 「고용보험 및 산업재해보상보험의 보험료징수 등에 관한 법률」, 「임금채권보장법」 및 「석면피해구제법」(이하 "징수위탁근거법"이라 한다)에 따라 위탁받은 연금보험료, 고용보험료, 산업재해보상보험료, 부담금 및 분담금 등(이하 "징수위탁보험료등"이라 한다)의 납입 고지 및 독촉 · 체납처분 등 징수에 관한 권한
10. 그 밖에 법에 따른 공단 업무의 효율적인 수행을 위하여 공단의 정관으로 정하는 권한

제14조(재정운영위원회의 구성) ① 법 제34조제2항제2호에 따라 농어업인 단체, 도시자영업자단체 및 시민단체는 다음 각 호의 구분에 따라 같은 조 제1항제2호에 따른 위원을 추천한다.

1. 농어업인 단체 및 도시자영업자단체: 각각 3명씩 추천
2. 시민단체: 4명 추천

② 법 제34조제2항제3호에서 "대통령령으로 정하는 관계 공무원"이란 기획재정부장관 및 보건복지부장관이 해당 기관 소속의 4급 이상 공무원 또는 고위공무원단에 속하는 일반직공무원 중에서 각각 1명씩 지명하는 사람을 말한다.

제15조(재정운영위원회의 운영) ① 재정운영위원회의 회의는 정기회의와 임시회의로 구분한다.

② 정기회의는 매년 1회 정관으로 정하는 시기에 재정운영위원회의 위원장이 소집한다.

③ 임시회의는 공단 이사장 또는 재적위원 3분의 1 이상이 요구할 때 또는 재정운영위원회의 위원장이 필요하다고 인정할 때에 위원장이 소집한다.

④ 재정운영위원회의 위원장은 재정운영위원회 회의의 의장이 되며, 회의는 재적위원 과반수의 출석으로 개의하고, 출석위원 과반수의 찬성으로 의결한다.

⑤ 재정운영위원회의 회의 소집 절차 등 재정운영위원회 운영에 필요한 그 밖의 사항은 공단의 정

관으로 정한다.

제16조(재정운영위원회의 간사) ① 재정운영위원회의 사무를 처리하기 위하여 재정운영위원회에 간사 1명을 둔다.

② 간사는 공단 소속 직원 중에서 위원장이 지명한다.

제17조(재정운영위원회의 회의록) ① 위원장은 재정운영위원회의 회의록을 작성하여 보관하여야 한다.

② 제1항에 따른 회의록에는 회의 경과, 심의사항 및 의결사항을 기록하고 위원장과 출석한 위원이 서명하거나 날인하여야 한다.

제17조의2(재난적의료비 지원사업에 대한 출연 금액의 상한) 법 제39조의2에 따라 공단이 「재난적의료비 지원에 관한 법률」에 따른 재난적의료비 지원사업에 출연하는 금액의 상한은 전전년도 보험료 수입액의 1천분의 1로 한다. [본조신설 2021. 10. 14.]

제4장 보험급여

제18조(요양기관에서 제외되는 의료기관 등) ① 법 제42조제1항 각 호 외의 부분 후단에서 "대통령령으로 정하는 의료기관 등"이란 다음 각 호의 의료기관 또는 약국을 말한다. 〈개정 2017. 3. 20.〉

1. 「의료법」 제35조에 따라 개설된 부속 의료기관
2. 「사회복지사업법」 제34조에 따른 사회복지시설에 수용된 사람의 진료를 주된 목적으로 개설된 의료기관
3. 제19조제1항에 따른 본인일부부담금을 받지 아니하거나 경감하여 받는 등의 방법으로 가입자나 피부양자를 유인(誘引)하는 행위 또는 이와 관련하여 과잉 진료행위를 하거나 부당하게 많은 진료비를 요구하는 행위를 하여 다음 각 목의 어느 하나에 해당하는 업무정지 처분 등을 받은 의료기관
   가. 법 제98조에 따른 업무정지 또는 법 제99조에 따른 과징금 처분을 5년 동안 2회 이상 받은 의료기관
   나. 「의료법」 제66조에 따른 면허자격정지 처분을 5년 동안 2회 이상 받은 의료인이 개설·운영하는 의료기관
4. 법 제98조에 따른 업무정지 처분 절차가 진행 중이거나 업무정지 처분을 받은 요양기관의 개설자가 개설한 의료기관 또는 약국

② 제1항제1호 및 제2호에 따른 의료기관은 요양기관에서 제외되려면 보건복지부장관이 정하는 바에 따라 요양기관 제외신청을 하여야 한다.

③ 의료기관 등이 요양기관에서 제외되는 기간은 제1항제3호의 경우에는 1년 이하로 하고, 제1항제4호의 경우에는 해당 업무정지기간이 끝나는 날까지로 한다.

제18조의2(약제에 대한 요양급여비용 상한금액의 감액 및 요양급여의 적용 정지 기준 등) ① 보건복지부장관은 법 제41조의2에 따라 약제에 대한 요양급여비용의 상한금액(법 제41조제3항에 따라 약제별 요양급여비용의 상한으로 정한 금액을 말한다. 이하 "상한금액"이라 한다)을 감액하거나 요양급여의 적용을 정지한 경우에는 그 사실을 공단과 심사평가원에 통보하여 상한금액 감액 및

요양급여의 적용 정지 내역을 기록·관리하도록 하여야 한다.

② 법 제41조의2제2항 및 제3항에서 “대통령령으로 정하는 기간”이란 각각 5년을 말한다. 〈개정 2019. 6. 11.〉

③ 보건복지부장관은 법 제41조의2제1항 또는 제2항에 따른 상한금액 감액의 대상이 되는 약제 중 다음 각 호의 어느 하나에 해당하는 약제에 대해서는 상한금액을 감액하지 아니할 수 있다.

1. 퇴장방지의약품(환자의 진료에 반드시 필요하나 경제성이 없어 「약사법」에 따른 제조업자·위탁제조판매업자·수입자가 생산 또는 수입을 기피하는 약제로서 보건복지부장관이 지정·고시하는 의약품을 말한다. 이하 같다)
2. 희귀의약품(적절한 대체의약품이 없어 긴급히 생산 또는 수입하여야 하는 약제로서 식품의약품안전처장이 정하는 의약품을 말한다. 이하 같다)
3. 저가의약품(상한금액이 보건복지부장관이 정하여 고시하는 기준금액 이하인 약제로서 보건복지부장관이 정하여 고시하는 의약품을 말한다)

④ 법 제41조의2제1항부터 제3항까지의 규정에 따른 약제에 대한 상한금액의 감액 및 요양급여의 적용 정지 기준은 별표 4의2와 같다. [전문개정 2018. 9. 28.]

제18조의3 삭제 〈2018. 9. 28.〉

제18조의4(선별급여) ① 법 제41조의4제1항에 따른 선별급여(이하 “선별급여”라 한다)를 실시할 수 있는 경우는 다음 각 호와 같다.

1. 경제성 또는 치료효과성 등이 불확실하여 그 검증을 위하여 추가적인 근거가 필요한 경우
2. 경제성이 낮아도 가입자와 피부양자의 건강회복에 잠재적 이득이 있는 경우
3. 제1호 또는 제2호에 준하는 경우로서 요양급여에 대한 사회적 요구가 있거나 국민건강 증진의 강화를 위하여 보건복지부장관이 특히 필요하다고 인정하는 경우

② 법 제41조의4제2항에 따른 선별급여의 적합성평가(이하 “적합성평가”라 한다)는 다음 각 호의 구분에 따른다.

1. 평가주기: 선별급여를 실시한 날부터 5년마다 평가할 것. 다만, 보건복지부장관은 해당 선별급여의 내용·성격 또는 효과 등을 고려하여 신속한 평가가 필요하다고 인정하는 경우에는 그 평가주기를 달리 정할 수 있다.
2. 평가항목: 다음 각 목의 사항을 평가할 것
   가. 치료 효과 및 치료 과정의 개선에 관한 사항
   나. 비용 효과에 관한 사항
   다. 다른 요양급여와의 대체가능성에 관한 사항
   라. 국민건강에 대한 잠재적 이득에 관한 사항
   마. 그 밖에 가목부터 라목까지의 규정에 준하는 사항으로서 보건복지부장관이 적합성평가를 위하여 특히 필요하다고 인정하는 사항
3. 평가방법: 서면평가의 방법으로 실시할 것. 다만, 보건복지부장관이 필요하다고 인정하는 경우에는 현장조사·문헌조사 또는 설문조사 등의 방법을 추가하여 실시할 수 있다.

③ 보건복지부장관은 적합성평가와 관련하여 전문적·심층적 검토가 필요하다고 인정하는 경우에는 보건의료 관련 연구기관·단체 또는 전문가 등에게 그 평가를 의뢰하여 실시할 수 있다.

④ 보건복지부장관은 적합성평가를 위하여 필요하다고 인정하는 경우에는 관계 중앙행정기관, 지

방자치단체, 「공공기관의 운영에 관한 법률」에 따른 공공기관 또는 보건의료 관련 법인·단체·전문가 등에게 필요한 자료 또는 의견의 제출을 요청할 수 있다.

⑤ 제2항부터 제4항까지에서 규정한 사항 외에 적합성평가의 절차 및 방법 등에 필요한 사항은 보건복지부장관이 정하여 고시한다. [본조신설 2017. 3. 20.]

제19조(비용의 본인부담) ① 법 제44조제1항에 따른 본인일부부담금(이하 "본인일부부담금"이라 한다)의 부담률 및 부담액은 별표 2와 같다.

② 본인일부부담금은 요양기관의 청구에 따라 요양급여를 받는 사람이 요양기관에 납부한다. 이 경우 요양기관은 법 제41조제3항 및 제4항에 따라 보건복지부령으로 정하는 요양급여사항 또는 비급여사항 외에 입원보증금 등 다른 명목으로 비용을 청구해서는 아니 된다.

③ 법 제44조제2항에 따른 본인일부부담금의 총액은 요양급여를 받는 사람이 연간 부담하는 본인일부부담금을 모두 더한 금액으로 한다. 다만, 다음 각 호의 어느 하나에 해당하는 본인일부부담금은 더하지 않는다. 〈개정 2018. 6. 26., 2019. 4. 2., 2019. 6. 11., 2019. 10. 22., 2020. 10. 7., 2021. 6. 29.〉

1. 별표 2 제1호가목1)에 따라 상급종합병원·종합병원·병원·한방병원·요양병원(「장애인복지법」 제58조제1항제4호에 따른 장애인 의료재활시설로서 「의료법」 제3조의2의 요건을 갖춘 의료기관인 요양병원으로 한정한다)·정신병원 일반입원실의 2인실·3인실 및 정신과 입원실의 2인실·3인실을 이용한 경우 그 입원료로 부담한 금액
2. 별표 2 제3호라목5)·6)·9) 및 10)에 따라 부담한 금액
3. 별표 2 제3호사목, 거목 및 너목에 따라 부담한 금액
4. 별표 2 제4호에 따라 부담한 금액
5. 별표 2 제6호에 따라 부담한 금액

④ 법 제44조제2항에 따른 본인부담상한액(이하 "본인부담상한액"이라 한다)은 별표 3의 산정방법에 따라 산정된 금액을 말한다.

⑤ 법 제44조제2항에 따라 공단이 본인부담상한액을 넘는 금액을 지급하는 경우에는 요양급여를 받은 사람이 지정하는 예금계좌(「우체국예금·보험에 관한 법률」에 따른 체신관서 및 「은행법」에 따른 은행에서 개설된 예금계좌 등 보건복지부장관이 정하는 예금계좌를 말한다)로 지급해야 한다. 다만, 해당 예금계좌로 입금할 수 없는 불가피한 사유가 있는 경우에는 보건복지부장관이 정하는 방법으로 지급할 수 있다. 〈개정 2019. 6. 11.〉

⑥ 제2항 및 제5항에서 정한 사항 외에 본인일부부담금의 납부방법이나 본인부담상한액을 넘는 금액의 지급방법 등에 필요한 사항은 보건복지부장관이 정하여 고시한다.

[전문개정 2017. 3. 20.]

제20조(요양급여비용계약의 당사자) 법 제45조제1항에 따른 요양급여비용의 계약 당사자인 의약계를 대표하는 사람은 다음 각 호와 같다. 〈개정 2018. 6. 26., 2021. 6. 29.〉

1. 「의료법」 제3조제2항제1호가목에 따른 의원에 대한 요양급여비용: 같은 법 제28조제1항에 따른 의사회의 장
2. 「의료법」 제3조제2항제1호나목 및 제3호나목에 따른 치과의원 및 치과병원에 대한 요양급여비용: 같은 법 제28조제1항에 따른 치과의사회의 장
3. 「의료법」 제3조제2항제1호다목 및 제3호다목에 따른 한의원 및 한방병원에 대한 요양급여비용:

같은 법 제28조제1항에 따른 한의사회의 장

4. 「의료법」 제3조제2항제2호에 따른 조산원에 대한 요양급여비용: 같은 법 제28조제1항에 따른 조산사회 또는 간호사회의 장 중 1명
5. 「의료법」 제3조제2항제3호가목 및 라목부터 바목까지의 규정에 따른 병원 · 요양병원 · 정신병원 및 종합병원에 대한 요양급여비용: 같은 법 제52조에 따른 단체의 장
6. 「약사법」 제2조제3호에 따른 약국 및 같은 법 제91조에 따른 한국희귀 · 필수의약품센터에 대한 요양급여비용: 같은 법 제11조제1항에 따른 대한약사회의 장
7. 「지역보건법」에 따른 보건소 · 보건의료원 및 보건지소와 「농어촌 등 보건의료를 위한 특별조치법」에 따라 설치된 보건진료소에 대한 요양급여비용: 보건복지부장관이 지정하는 사람

제21조(계약의 내용 등) ① 법 제45조제1항에 따른 계약은 공단의 이사장과 제20조 각 호에 따른 사람이 유형별 요양기관을 대표하여 체결하며, 계약의 내용은 요양급여의 각 항목에 대한 상대가치점수의 점수당 단가를 정하는 것으로 한다.

② 제1항에 따른 요양급여 각 항목에 대한 상대가치점수는 요양급여에 드는 시간 · 노력 등 업무량, 인력 · 시설 · 장비 등 자원의 양, 요양급여의 위험도 및 요양급여에 따른 사회적 편익 등을 고려하여 산정한 요양급여의 가치를 각 항목 사이에 상대적인 점수로 나타낸 것으로 하며, 보건복지부장관이 심의위원회의 심의 · 의결을 거쳐 보건복지부령으로 정하는 바에 따라 고시한다. 〈개정 2017. 3. 20.〉

③ 제2항에도 불구하고 다음 각 호의 경우에는 다음 각 호의 구분에 따른 방법으로 요양급여의 상대가치점수를 산정할 수 있다. 〈개정 2015. 6. 30., 2015. 11. 18., 2017. 7. 24., 2019. 7. 2., 2021. 6. 29.〉

1. 「의료법」 제3조제2항제3호라목에 따른 요양병원(「장애인복지법」 제58조제1항제4호에 따른 장애인 의료재활시설로서 「의료법」 제3조의2의 요건을 갖춘 의료기관인 요양병원은 제외한다)에서 입원진료를 받는 경우: 해당 진료에 필요한 요양급여 각 항목의 점수와 약제 · 치료재료의 비용을 합산하여 증세의 경중도(輕重度)의 구분에 따른 1일당 상대가치점수로 산정
2. 「의료법」 제3조제2항제1호가목에 따른 의원, 같은 항 제3호가목 및 라목부터 바목까지의 규정에 따른 병원 · 요양병원 · 정신병원 · 종합병원, 같은 법 제3조의4에 따른 상급종합병원 또는 「지역보건법」 제12조에 따른 보건의료원에서 보건복지부장관이 정하여 고시하는 질병군[진단명, 시술명, 중증도(重症度), 나이 등을 기준으로 분류한 환자집단을 말한다]에 대하여 입원진료를 받는 경우: 해당 진료에 필요한 요양급여 각 항목의 점수와 약제 · 치료재료의 비용을 포괄하여 입원 건당 하나의 상대가치점수로 산정
3. 「호스피스 · 완화의료 및 임종과정에 있는 환자의 연명의료결정에 관한 법률」 제28조에 따라 호스피스 · 완화의료를 받는 경우: 해당 진료에 필요한 요양급여 각 항목의 점수와 약제 · 치료재료의 비용을 합산하여 1일당 상대가치점수로 산정

④ 제1항에 따라 계약을 체결할 때 상대가치점수가 고시되지 아니한 새로운 요양급여 항목의 비용에 대한 계약은 제2항에 따라 보건복지부장관이 같은 항목의 상대가치점수를 고시하는 날에 체결된 것으로 본다. 이 경우 그 계약은 그 고시일 이후 최초로 실시된 해당 항목의 요양급여부터 적용한다.

제22조(약제 · 치료재료의 요양급여비용) ① 법 제46조에 따라 법 제41조제1항제2호의 약제 · 치료재료

(제21조제2항 및 제3항에 따른 상대가치점수가 적용되는 약제·치료재료는 제외한다. 이하 이 조에서 같다)에 대한 요양급여비용은 다음 각 호의 구분에 따라 결정한다. 이 경우 구입금액(요양기관이 해당 약제 및 치료재료를 구입한 금액을 말한다. 이하 이 조에서 같다)이 상한금액(보건복지부장관이 심의위원회의 심의를 거쳐 해당 약제 및 치료재료별 요양급여비용의 상한으로 고시하는 금액을 말한다. 이하 같다)보다 많을 때에는 구입금액은 상한금액과 같은 금액으로 한다. 〈개정 2013. 1. 28., 2013. 3. 23., 2014. 8. 29.〉

1. 한약제: 상한금액
2. 한약제 외의 약제: 구입금액
3. 삭제 〈2014. 8. 29.〉
4. 치료재료: 구입금액

② 제1항에 따른 약제 및 치료재료에 대한 요양급여비용의 결정 기준·절차, 그 밖에 필요한 사항은 보건복지부장관이 정하여 고시한다.

제22조의2(요양급여비용의 지급 보류 등) ① 공단은 법 제47조의2제1항 전단에 따라 요양급여비용의 지급을 보류하려는 경우에는 해당 요양기관에 미리 다음 각 호의 사항을 적은 문서로 통지해야 한다. 〈개정 2021. 6. 29.〉

1. 해당 요양기관의 명칭, 대표자 및 주소
2. 지급 보류의 원인이 되는 사실과 지급 보류의 대상이 되는 요양급여비용 및 법적 근거
3. 제2호의 사항에 대하여 의견을 제출할 수 있다는 뜻과 의견을 제출하지 아니하는 경우의 처리 방법

② 제1항에 따라 통지를 받은 요양기관은 지급 보류에 이의가 있는 경우에는 통지를 받은 날부터 7일 이내에 요양급여비용의 지급 보류에 대한 의견서에 이의 신청의 취지와 이유를 적고 필요한 자료를 첨부하여 공단에 제출하여야 한다.

③ 공단은 제2항에 따라 요양기관이 제출한 의견서를 검토한 후 그 결과를 문서로 통보하여야 한다.

④ 법 제47조의2제3항에서 "법원의 무죄 판결이 확정되는 등 대통령령으로 정하는 사유"란 다음 각 호의 어느 하나에 해당하는 사유를 말한다. 다만, 제2호 또는 제3호의 경우 불송치 또는 불기소를 받은 이후 해당 사건이 다시 수사 및 기소되어 법원의 판결에 따라 유죄가 확정된 경우는 제외한다. 〈개정 2020. 12. 29.〉

1. 무죄 판결의 확정
2. 불송치(혐의없음 또는 죄가안됨으로 한정한다. 이하 같다)
3. 불기소(혐의없음 또는 죄가안됨으로 한정한다. 이하 같다)

⑤ 법 제47조의2제1항 전단에 따라 요양급여비용의 지급 보류 결정을 받은 요양기관은 무죄 판결이나 불송치 또는 불기소를 받은 경우 그 사실을 공단에 통지해야 한다. 〈개정 2020. 12. 29., 2021. 6. 29.〉

⑥ 제5항에 따라 통지를 받은 공단은 지체 없이 지급 보류된 요양급여비용과 지급 보류된 기간 동안의 이자를 지급하여야 한다. 이 경우 이자는 지급 보류된 요양급여비용에 지급 보류한 날부터 지급하는 날까지의 기간에 대한 「국세기본법 시행령」 제43조의3제2항에 따른 국세환급가산금의 이자율을 곱하여 산정한 금액으로 한다.

⑦ 제1항부터 제6항까지에서 규정한 사항 외에 요양급여비용의 지급 보류 등에 필요한 해당 요양

기관에 통지할 의견서 서식과 의견이 제출된 경우의 처리방법 등 세부사항은 공단이 정한다.
[본조신설 2014. 11. 20.]

제23조(부가급여) ① 법 제50조에 따른 부가급여는 임신·출산(유산 및 사산을 포함한다. 이하 같다) 진료비로 한다. 〈개정 2017. 9. 19.〉

② 제1항에 따른 임신·출산 진료비 지원 대상은 다음 각 호와 같다. 〈개정 2018. 12. 24., 2021. 6. 29.〉

1. 임신·출산한 가입자 또는 피부양자
2. 2세 미만인 가입자 또는 피부양자(이하 "2세 미만 영유아"라 한다)의 법정대리인(출산한 가입자 또는 피부양자가 사망한 경우에 한정한다)

③ 공단은 제2항 각 호의 어느 하나에 해당하는 사람에게 다음 각 호의 구분에 따른 비용을 결제할 수 있는 임신·출산 진료비 이용권(이하 "이용권"이라 한다)을 발급할 수 있다. 〈개정 2018. 12. 24., 2020. 6. 2., 2021. 6. 29.〉

1. 임신·출산한 가입자 또는 피부양자의 진료에 드는 비용
2. 임신·출산한 가입자 또는 피부양자의 약제·치료재료의 구입에 드는 비용
3. 2세 미만 영유아의 진료에 드는 비용
4. 2세 미만 영유아에게 처방된 약제·치료재료의 구입에 드는 비용

④ 이용권을 발급받으려는 사람(이하 이 조에서 "신청인"이라 한다)은 보건복지부령으로 정하는 발급 신청서에 제2항 각 호의 어느 하나에 해당한다는 사실을 확인할 수 있는 증명서를 첨부해 공단에 제출해야 한다. 〈개정 2018. 12. 24.〉

⑤ 제4항에 따라 이용권 발급 신청을 받은 공단은 신청인이 제2항 각 호의 어느 하나에 해당하는지를 확인한 후 신청인에게 이용권을 발급해야 한다. 〈개정 2018. 12. 24.〉

⑥ 이용권을 사용할 수 있는 기간은 제5항에 따라 이용권을 발급받은 날부터 다음 각 호의 구분에 따른 날까지로 한다. 〈개정 2018. 12. 24., 2021. 6. 29.〉

1. 임신·출산한 가입자 또는 피부양자: 출산일(유산 및 사산의 경우 그 해당일)부터 2년이 되는 날
2. 2세 미만 영유아의 법정대리인: 2세 미만 영유아의 출생일부터 2년이 되는 날

⑦ 이용권으로 결제할 수 있는 금액의 상한은 다음 각 호의 구분에 따른다. 다만, 보건복지부장관이 필요하다고 인정하여 고시하는 경우에는 다음 각 호의 상한을 초과하여 결제할 수 있다. 〈개정 2018. 12. 24., 2021. 6. 29.〉

1. 하나의 태아를 임신·출산한 경우: 100만원
2. 둘 이상의 태아를 임신·출산한 경우: 140만원

⑧ 제2항부터 제7항까지에서 규정한 사항 외에 임신·출산 진료비의 지급 절차와 방법, 이용권의 발급과 사용 등에 필요한 사항은 보건복지부령으로 정한다. 〈개정 2016. 6. 30.〉

제24조 삭제 〈2018. 12. 24.〉

제25조(건강검진) ① 법 제52조에 따른 건강검진(이하 "건강검진"이라 한다)은 2년마다 1회 이상 실시하되, 사무직에 종사하지 않는 직장가입자에 대해서는 1년에 1회 실시한다. 다만, 암검진은 「암관리법 시행령」에서 정한 바에 따르며, 영유아건강검진은 영유아의 나이 등을 고려하여 보건

복지부장관이 정하여 고시하는 바에 따라 검진주기와 검진횟수를 다르게 할 수 있다.

② 건강검진은 「건강검진기본법」 제14조에 따라 지정된 건강검진기관(이하 "검진기관"이라 한다)에서 실시해야 한다.

③ 공단은 건강검진을 실시하려면 건강검진의 실시에 관한 사항을 다음 각 호의 구분에 따라 통보해야 한다.

1. 일반건강검진 및 암검진: 직장가입자에게 실시하는 건강검진의 경우에는 해당 사용자에게, 직장가입자의 피부양자 및 지역가입자에게 실시하는 건강검진의 경우에는 검진을 받는 사람에게 통보
2. 영유아건강검진: 직장가입자의 피부양자인 영유아에게 실시하는 건강검진의 경우에는 그 직장가입자에게, 지역가입자인 영유아에게 실시하는 건강검진의 경우에는 해당 세대주에게 통보

④ 건강검진을 실시한 검진기관은 공단에 건강검진의 결과를 통보해야 하며, 공단은 이를 건강검진을 받은 사람에게 통보해야 한다. 다만, 검진기관이 건강검진을 받은 사람에게 직접 통보한 경우에는 공단은 그 통보를 생략할 수 있다.

⑤ 건강검진의 검사항목, 방법, 그에 드는 비용, 건강검진 결과 등의 통보 절차, 그 밖에 건강검진을 실시하는 데 필요한 사항은 보건복지부장관이 정하여 고시한다. [전문개정 2018. 12. 24.]

제26조(급여의 제한) ① 법 제53조제3항 각 호 외의 부분 본문에서 "대통령령으로 정하는 기간"이란 1개월을 말한다.

② 법 제53조제3항 각 호 외의 부분 단서에서 "대통령령으로 정하는 횟수"란 6회를 말한다.

③ 법 제53조제3항 각 호 외의 부분 단서에서 "대통령령으로 정하는 기준 미만인 경우"란 다음 각 호의 요건을 모두 충족한 경우를 말한다. 이 경우 소득은 제41조제1항에 따른 소득을 말하고, 재산은 제42조제3항제1호에 따른 재산을 말한다. 〈신설 2019. 6. 11.〉

1. 법 제53조제3항제2호의 보험료를 체납한 가입자가 속한 세대의 소득이 100만원 미만이고, 그 세대의 재산에 대한 「지방세법」 제10조에 따른 과세표준(이하 "과세표준"이라 한다)이 100만원 미만일 것. 다만, 가입자가 미성년자, 65세 이상인 사람 또는 「장애인복지법」에 따라 등록한 장애인인 경우에는 그 소득 및 재산에 대한 과세표준이 각각 공단이 정하는 금액 미만일 것
2. 법 제53조제3항제2호의 보험료를 체납한 가입자가 「소득세법」 제168조제1항에 따른 사업자등록을 한 사업에서 발생하는 소득이 없을 것

④ 제3항에 따른 소득 및 재산의 확인 절차, 방법 및 시기 등에 관한 구체적인 사항은 공단이 정한다. 〈신설 2019. 6. 11.〉 [제목개정 2019. 6. 11.]

제26조(급여의 제한) ① 법 제53조제3항 각 호 외의 부분 본문에서 "대통령령으로 정하는 기간"이란 1개월을 말한다.

② 법 제53조제3항 각 호 외의 부분 단서에서 "대통령령으로 정하는 횟수"란 6회를 말한다.

③ 법 제53조제3항 각 호 외의 부분 단서에서 "대통령령으로 정하는 기준 미만인 경우"란 다음 각 호의 요건을 모두 충족한 경우를 말한다. 이 경우 소득은 제41조제1항에 따른 소득을 말하고, 재산은 제42조제3항제1호에 따른 재산을 말한다. 〈신설 2019. 6. 11., 2021. 12. 31.〉

1. 법 제53조제3항제2호의 보험료를 체납한 가입자가 속한 세대의 소득이 100만원 미만이고, 그 세대의 재산에 대한 「지방세법」 제10조의2부터 제10조의6까지의 규정에 따른 과세표준(이하 "과세표준"이라 한다)이 100만원 미만일 것. 다만, 가입자가 미성년자, 65세 이상인 사람 또는

「장애인복지법」에 따라 등록한 장애인인 경우에는 그 소득 및 재산에 대한 과세표준이 각각 공단이 정하는 금액 미만일 것

2. 법 제53조제3항제2호의 보험료를 체납한 가입자가 「소득세법」 제168조제1항에 따른 사업자등록을 한 사업에서 발생하는 소득이 없을 것

④ 제3항에 따른 소득 및 재산의 확인 절차, 방법 및 시기 등에 관한 구체적인 사항은 공단이 정한다. 〈신설 2019. 6. 11.〉 [제목개정 2019. 6. 11.]

[시행일: 2023. 1. 1.] 제26조

제26조의2(요양비등수급계좌의 신청 방법 및 절차 등) ① 법 제56조의2제1항 본문에 따라 요양비등을 수급자 명의의 지정된 계좌(이하 "요양비등수급계좌"라 한다)로 받으려는 사람은 요양비 지급청구서와 보조기기급여비 지급청구서 등에 요양비등수급계좌의 계좌번호를 기재하고, 예금통장(계좌번호가 기록되어 있는 면을 말한다) 사본을 첨부하여 공단에 제출해야 한다. 요양비등수급계좌를 변경하는 경우에도 또한 같다. 〈개정 2019. 6. 11.〉

② 공단은 법 제56조의2제1항 단서에 따라 수급자가 요양비등수급계좌를 개설한 금융기관이 폐업 또는 업무정지나 정보통신장애 등으로 정상영업이 불가능하거나 이에 준하는 불가피한 사유로 이체할 수 없을 때에는 직접 현금으로 지급한다. [본조신설 2014. 11. 20.]

제26조의3(부당이득 징수금 체납자의 인적사항 공개 및 공개 제외 사유 등) ① 법 제57조의2제1항 본문에서 "대통령령으로 정하는 사항"이란 징수금 발생의 원인이 되는 위반행위, 체납자의 성명(법인의 대표자 성명을 포함한다), 상호(법인의 명칭을 포함한다), 나이, 주소, 체납액(체납된 징수금, 연체금 및 체납처분비를 말한다. 이하 이 조에서 같다)의 종류·납부기한·금액 및 체납요지 등을 말한다.

② 법 제57조의2제1항 단서에서 "체납된 금액의 일부 납부 등 대통령령으로 정하는 사유가 있는 경우"란 다음 각 호의 어느 하나에 해당하는 경우를 말한다.

1. 법 제57조의2제3항에 따른 통지 당시 체납액의 100분의 10 이상을 그 통지일부터 6개월 이내에 납부한 경우
2. 「채무자 회생 및 파산에 관한 법률」 제243조에 따른 회생계획인가의 결정에 따라 체납액의 징수를 유예받고 그 유예기간 중에 있거나 체납액을 회생계획의 납부일정에 따라 납부하고 있는 경우
3. 징수금 발생의 원인이 되는 위반행위로 인하여 수사가 진행 중이거나 형사재판이 계속 중인 경우
4. 재해 등으로 재산에 심한 손실을 입은 경우 등으로서 법 제57조의2제2항에 따른 부당이득징수금체납정보공개심의위원회(이하 "부당이득징수금체납정보공개심의위원회"라 한다)가 같은 조 제1항에 따른 인적사항등을 공개할 실익이 없다고 인정하는 경우

③ 공단은 법 제57조의2제3항에 따른 통지를 할 때에는 체납액의 납부를 촉구하고, 같은 조 제1항 단서에 따른 경우에 해당하면 그에 관한 소명자료를 제출하도록 안내해야 한다.

[본조신설 2020. 6. 2.]

제26조의4(부당이득징수금체납정보공개심의위원회의 구성 및 운영) ① 부당이득징수금체납정보공개심의위원회는 위원장 1명을 포함한 9명의 위원으로 구성한다.

② 부당이득징수금체납정보공개심의위원회의 위원장은 공단의 임원 중 해당 업무를 담당하는 상임

이사가 되고, 위원은 공단의 이사장이 임명하거나 위촉하는 다음 각 호의 사람으로 한다.

1. 공단 소속 직원 3명
2. 보험급여 비용의 부당이득 징수에 관한 사무를 담당하는 보건복지부 소속 4급 또는 5급 공무원 1명
3. 법률, 회계 또는 사회보험에 관한 학식과 경험이 풍부한 사람 4명

③ 제2항제3호에 따른 위원의 임기는 2년으로 하며, 한 차례만 연임할 수 있다.

④ 부당이득징수금체납정보공개심의위원회의 회의는 위원장을 포함한 재적위원 과반수의 출석으로 개의하고, 출석위원 과반수의 찬성으로 의결한다.

⑤ 제1항부터 제4항까지에서 규정한 사항 외에 부당이득징수금체납정보공개심의위원회의 구성 및 운영에 필요한 사항은 공단이 정한다. [본조신설 2020. 6. 2.]

제27조(현역병 등에 대한 요양급여비용 등의 지급) ① 법 제60조제1항 전단에서 "대통령령으로 정하는 치료 등"이란 법 제41조제1항제1호부터 제3호까지 및 제5호에 따른 요양급여를 말한다.

② 법 제60조제1항 후단에 따라 법무부장관·국방부장관·경찰청장·소방청장 또는 해양경찰청장(이하 이 조에서 "기관장"이라 한다)은 해당 기관에서 연간 들어갈 것으로 예상되는 요양급여비용과 법 제49조에 따른 요양비(이하 "요양비"라 한다)를 공단이 지정한 계좌에 예탁해야 한다. 〈개정 2014. 11. 19., 2017. 7. 26., 2019. 6. 11.〉

③ 공단은 예탁금 집행 현황을 분기별로 보건복지부장관 및 해당 기관장에게 통보하여야 한다.

④ 공단은 제2항에 따라 기관장이 예탁한 요양급여비용과 요양비가 공단이 부담해야 할 요양급여비용과 요양비에 미치지 못할 때에는 기관장에게 이를 즉시 청구하고, 기관장은 공단의 청구에 따라 요양급여비용과 요양비를 공단에 지급해야 한다. 〈개정 2019. 6. 11.〉

⑤ 공단은 제2항에 따라 기관장이 예탁한 요양급여비용과 요양비에서 발생한 이자를 공단이 부담해야 할 요양급여비용에 사용할 수 있다. 〈개정 2019. 6. 11.〉 [제목개정 2019. 6. 11.]

제5장 건강보험심사평가원

제28조(업무) ① 법 제63조제1항제7호에서 "대통령령으로 정하는 업무"란 다음 각 호의 업무를 말한다. 〈개정 2013. 1. 28.〉

1. 법 제47조에 따른 요양급여비용의 심사청구와 관련된 소프트웨어의 개발·공급·검사 등 전산 관리
2. 법 제49조제1항에 따라 지급되는 요양비 중 보건복지부령으로 정하는 기관에서 받은 요양비에 대한 심사
3. 법 제63조제1항제2호에 따른 요양급여의 적정성 평가 결과의 공개
4. 법 제63조제1항제1호부터 제6호까지 및 이 항 제1호부터 제3호까지의 업무를 수행하기 위한 환자 분류체계의 개발·관리
5. 법 제63조제1항제1호부터 제6호까지 및 이 항 제1호부터 제4호까지의 업무와 관련된 교육·홍보

② 제1항제1호·제3호·제4호에 따른 전산 관리, 적정성 평가 결과의 공개 및 환자 분류체계의 개발·관리의 절차·기준·방법과 그 밖에 필요한 사항은 보건복지부장관이 정하여 고시한다.

〈개정 2013. 1. 28.〉

第29조(공무원인 임원) 법 제65조제4항에 따라 보건복지부장관은 보건복지부의 3급 공무원 또는 고위공무원단에 속하는 공무원 중에서 1명을 지명하는 방법으로 심사평가원의 비상임이사를 추천한다. 〈개정 2016. 8. 2.〉

第30조(원장 권한의 위임) 법 제68조에 따라 준용되는 법 제32조에 따라 심사평가원의 원장이 분사무소의 장에게 위임할 수 있는 사항은 다음 각 호의 요양기관을 제외한 요양기관의 법 제47조제2항에 따른 요양급여비용에 대한 심사 권한과 법 제87조제2항에 따른 이의신청에 대한 결정 권한으로 한다.

1. 「의료법」 제3조의4에 따른 상급종합병원
2. 그 밖에 심사평가원의 정관으로 정하는 요양기관

第31조(준용 규정) 심사평가원 이사회의 심의·의결사항 및 회의에 관하여는 제11조(제5호는 제외한다) 및 제12조를 준용한다. 이 경우 "공단"은 "심사평가원"으로, "이사장"은 "원장"으로 본다.

제6장 보험료

第32조(월별 보험료액의 상한과 하한) 법 제69조제6항에 따른 월별 보험료액의 상한 및 하한은 다음 각 호의 구분에 따른다.

1. 월별 보험료액의 상한은 다음 각 목과 같다.
   가. 직장가입자의 보수월액보험료: 보험료가 부과되는 연도의 전전년도 직장가입자 평균 보수월액보험료(이하 이 조에서 "전전년도 평균 보수월액보험료"라 한다)의 30배에 해당하는 금액을 고려하여 보건복지부장관이 정하여 고시하는 금액
   나. 직장가입자의 소득월액보험료 및 지역가입자의 월별 보험료액: 보험료가 부과되는 연도의 전전년도 평균 보수월액보험료의 15배에 해당하는 금액을 고려하여 보건복지부장관이 정하여 고시하는 금액
2. 월별 보험료액의 하한은 다음 각 목과 같다.
   가. 직장가입자의 보수월액보험료: 보험료가 부과되는 연도의 전전년도 평균 보수월액보험료의 1천분의 80 이상 1천분의 85 미만의 범위에서 보건복지부장관이 정하여 고시하는 금액
   나. 지역가입자의 월별 보험료액: 보험료가 부과되는 연도의 전전년도 평균 보수월액보험료의 1천분의 60 이상 1천분의 65 미만의 범위에서 보건복지부장관이 정하여 고시하는 금액

[전문개정 2018. 3. 6.]

第33조(보수에 포함되는 금품 등) ① 법 제70조제3항 전단에서 "대통령령으로 정하는 것"이란 근로의 대가로 받은 봉급, 급료, 보수, 세비(歲費), 임금, 상여, 수당, 그 밖에 이와 유사한 성질의 금품으로서 다음 각 호의 것을 제외한 것을 말한다. 〈개정 2015. 6. 30.〉

1. 퇴직금
2. 현상금, 번역료 및 원고료
3. 「소득세법」에 따른 비과세근로소득. 다만, 「소득세법」 제12조제3호차목·파목 및 거목에 따라 비과세되는 소득은 제외한다.

② 법 제70조제3항 후단에서 "보수 관련 자료가 없거나 불명확한 경우 등 대통령령으로 정하는 사유"란 다음 각 호의 어느 하나에 해당하는 경우를 말한다.
1. 보수 관련 자료가 없거나 불명확한 경우
2. 「최저임금법」 제5조에 따른 최저임금액 등을 고려할 때 보수 관련 자료의 신뢰성이 없다고 공단이 인정하는 경우
③ 보수의 전부 또는 일부가 현물(現物)로 지급되는 경우에는 그 지역의 시가(時價)를 기준으로 공단이 정하는 가액(價額)을 그에 해당하는 보수로 본다.
④ 법 제70조제3항 후단에 따라 보건복지부장관이 고시하는 금액이 적용되는 기간 중에 사업장 근로자의 보수가 확인되는 경우에는 공단이 확인한 날이 속하는 달의 다음 달부터 그 고시 금액을 적용하지 아니한다.

제34조(직장가입자에 대한 보수월액보험료 부과의 원칙) ① 법 제70조제1항에 따라 직장가입자에 대한 보수월액보험료는 매년 다음 각 호의 구분에 따라 산정된 보수월액을 기준으로 하여 부과하고, 다음 해에 확정되는 해당 연도의 보수 총액을 기준으로 제39조에 따라 보수월액을 다시 산정하여 정산한다. 다만, 법 제70조제3항 후단에 따라 보건복지부장관이 고시하는 금액이 적용되는 직장가입자에 대해서는 그 고시하는 금액이 적용되는 기간 동안 부과한 보수월액보험료의 정산을 생략할 수 있다.
1. 직장가입자의 자격을 취득하거나, 다른 직장가입자로 자격이 변동되거나, 지역가입자에서 직장가입자로 자격이 변동된 사람: 제37조에 따른 자격 취득 또는 변동 시의 보수월액
2. 제1호에 해당하지 아니하는 직장가입자: 전년도에 받은 보수의 총액을 기준으로 제36조에 따라 산정한 보수월액
② 제1항 각 호에 따른 보수월액의 적용기간은 다음 각 호와 같다. 〈개정 2013. 9. 26.〉
1. 제1항제1호의 가입자: 자격 취득 또는 변동일이 속하는 달(매월 2일 이후에 자격이 변동된 경우에는 그 자격 변동일이 속한 달의 다음 달을 말한다)부터 다음 해 3월까지
2. 제1항제2호의 가입자: 매년 4월부터 다음 해 3월까지

제35조(보수월액 산정을 위한 보수 등의 통보) ① 사용자는 법 제70조제1항에 따른 보수월액의 산정을 위하여 매년 3월 10일까지 전년도 직장가입자에게 지급한 보수의 총액(법 제70조 및 이 영 제33조에 따라 산정된 금액으로서 가입자별로 1월부터 12월까지 지급한 보수의 총액을 말한다. 이하 같다)과 직장가입자가 해당 사업장·국가·지방자치단체·사립학교 또는 그 학교경영기관(이하 "사업장등"이라 한다)에 종사한 기간 등 보수월액 산정에 필요한 사항을 공단에 통보하여야 한다. 이 경우 법 제70조제3항 후단의 적용을 받는 직장가입자에 대해서는 통보를 생략할 수 있다. 〈개정 2013. 9. 26.〉
② 사용자는 법 제70조제1항에 따른 보수월액 산정을 위하여 그 사업장이 다음 각 호의 어느 하나에 해당하면 그때까지 사용·임용 또는 채용한 모든 직장가입자(제3호의 경우에는 해당 직장가입자를 말한다)에게 지급한 보수의 총액 등 보수월액 산정에 필요한 사항을 공단에 통보하여야 한다.
1. 사업장이 폐업·도산하거나 이에 준하는 사유가 발생한 경우
2. 사립학교가 폐교된 경우
3. 일부 직장가입자가 퇴직한 경우

제36조(보수월액의 결정 등) ① 공단은 제35조에 따라 통보받은 보수의 총액을 전년도 중 직장가입자가 그 사업장등에 종사한 기간의 개월수로 나눈 금액을 매년 보수월액으로 결정한다. 다만, 사용자가 그 사업장등의 해당 연도 보수의 평균 인상률 또는 인하율을 공단에 통보한 경우에는 본문에 따라 계산한 금액에 그 평균 인상률 또는 인하율을 반영하여 산정한 금액을 매년 보수월액으로 결정한다.

② 사용자는 해당 직장가입자의 보수가 인상되거나 인하되었을 때에는 공단에 보수월액의 변경을 신청할 수 있다. 다만, 상시 100명 이상의 근로자가 소속되어 있는 사업장의 사용자는 다음 각 호에 따라 공단에 그 보수월액의 변경을 신청하여야 한다. 〈개정 2015. 12. 22.〉

1. 해당 월의 보수가 14일 이전에 변경된 경우: 해당 월의 15일까지
2. 해당 월의 보수가 15일 이후에 변경된 경우: 해당 월의 다음 달 15일까지

③ 공단은 사용자가 제35조에 따른 통보를 하지 아니하거나 통보 내용이 사실과 다른 경우에는 법 제94조에 따라 그 사실을 조사하여 보수월액을 산정·변경할 수 있으며, 제2항에 따른 보수월액의 변경신청을 받은 경우에는 보수가 인상된 달 또는 인하된 달부터 보수월액을 변경할 수 있다.

④ 직장가입자가 둘 이상의 건강보험 적용 사업장에서 보수를 받고 있는 경우에는 각 사업장에서 받고 있는 보수를 기준으로 각각 보수월액을 결정한다.

⑤ 직장가입자의 보수월액을 제33조부터 제38조까지의 규정에 따라 산정하기 곤란하거나 보수를 확인할 수 있는 자료가 없는 경우 보수월액의 산정방법과 보수의 인상·인하 시 보수월액의 변경신청 등 필요한 사항은 재정운영위원회의 의결을 거쳐 공단의 정관으로 정한다.

제37조(직장가입자의 자격 취득·변동 시 보수월액의 결정) 공단은 직장가입자의 자격을 취득하거나, 다른 직장가입자로 자격이 변동되거나, 지역가입자에서 직장가입자로 자격이 변동된 사람이 있을 때에는 다음 각 호의 구분에 따른 금액을 해당 직장가입자의 보수월액으로 결정한다.

1. 연·분기·월·주 또는 그 밖의 일정기간으로 보수가 정해지는 경우: 그 보수액을 그 기간의 총 일수로 나눈 금액의 30배에 상당하는 금액
2. 일(日)·시간·생산량 또는 도급(都給)으로 보수가 정해지는 경우: 직장가입자의 자격을 취득하거나 자격이 변동된 달의 전 1개월 동안에 그 사업장에서 해당 직장가입자와 같은 업무에 종사하고 같은 보수를 받는 사람의 보수액을 평균한 금액
3. 제1호 및 제2호에 따라 보수월액을 산정하기 곤란한 경우: 직장가입자의 자격을 취득하거나 자격이 변동된 달의 전 1개월 동안 같은 업무에 종사하고 있는 사람이 받는 보수액을 평균한 금액

제38조(보수가 지급되지 않는 사용자의 보수월액 결정) ① 법 제70조제4항에 따른 보수가 지급되지 아니하는 사용자의 보수월액은 다음 각 호의 방법으로 산정한다. 이 경우 사용자는 매년 5월 31일까지[「소득세법」 제70조의2에 따라 세무서장에게 성실신고확인서를 제출한 사용자(이하 이 항에서 "성실신고사용자"라 한다)인 경우에는 6월 30일까지] 수입을 증명할 수 있는 자료를 제출하거나 수입금액을 공단에 통보하여야 하며, 산정된 보수월액은 매년 6월부터 다음 해 5월까지(성실신고사용자의 경우에는 매년 7월부터 다음 해 6월까지) 적용한다. 〈개정 2013. 9. 26.〉

1. 해당 연도 중 해당 사업장에서 발생한 보건복지부령으로 정하는 수입으로서 객관적인 자료를

통하여 확인된 금액
2. 수입을 확인할 수 있는 객관적인 자료가 없는 경우에는 사용자의 신고금액
② 보수가 지급되지 아니하는 사용자의 보수월액을 결정하거나 변경하는 절차 등에 관하여는 제34조제1항, 제35조제2항 및 제36조를 준용한다. 〈신설 2013. 9. 26.〉
③ 제1항 및 제2항에도 불구하고 다음 각 호의 어느 하나에 해당하는 경우 사용자의 보수월액은 그 각 호에서 정하는 금액으로 한다. 〈개정 2020. 12. 29.〉
1. 제1항제1호 및 제2호에 따른 확인금액 또는 신고금액을 기준으로 산정한 보수월액이 해당 사업장에서 가장 높은 보수월액을 적용받는 근로자의 보수월액보다 낮은 경우(제2호나목에 해당하는 경우는 제외한다): 해당 사업장에서 가장 높은 보수월액을 적용받는 근로자의 보수월액
2. 다음 각 목의 어느 하나에 해당하는 경우: 해당 사업장 근로자의 보수월액을 평균한 금액
가. 사용자가 제1항 각 호 외의 부분 후단에 따른 자료 제출과 수입금액 통보를 하지 않고, 같은 항 제1호에 따른 수입을 확인할 수 있는 객관적인 자료도 없는 경우
나. 제1항제1호에 따른 확인금액이 0원 이하인 경우 [제목개정 2020. 12. 29.]

제39조(보수월액보험료의 정산 및 분할납부) ① 공단은 원래 산정·징수한 보수월액보험료의 금액이 제34조부터 제38조까지의 규정에 따라 다시 산정한 보수월액보험료의 금액을 초과하는 경우에는 그 초과액을 사용자에게 반환하여야 하며, 부족한 경우에는 그 부족액을 사용자로부터 추가로 징수하여야 한다.
② 사용자는 직장가입자의 사용·임용·채용 관계가 끝난 경우에는 해당 직장가입자가 납부한 보수월액보험료를 다시 산정하여 근로자와 정산한 후 공단과 정산 절차를 거쳐야 한다. 다만, 법 제70조제3항 후단에 따라 보건복지부장관이 고시하는 금액이 적용되는 직장가입자에 대해서는 그 고시하는 금액이 적용되는 기간에 부과한 보수월액보험료의 정산을 생략할 수 있다.
③ 사용자는 제1항에 따라 반환받은 금액 또는 추가 납부한 금액 중 직장가입자가 반환받을 금액 및 부담하여야 할 금액에 대해서는 해당 직장가입자와 정산하여야 한다.
④ 공단은 제1항에 따라 추가로 징수해야 할 금액(이하 "추가징수금액"이라 한다) 중 직장가입자가 부담하는 금액이 해당 직장가입자가 부담하는 보수월액보험료(추가징수금액을 고지하는 날이 속하는 달의 보수월액보험료를 말한다) 이상인 경우에는 다음 각 호의 구분에 따라 납부하게 할 수 있다. 다만, 「재난 및 안전관리 기본법」 제38조제2항에 따른 주의 이상의 위기경보가 발령된 경우 등 보건복지부장관이 정하여 고시하는 경우에는 추가징수금액을 10회로 분할하여 납부하게 할 수 있다. 〈개정 2018. 3. 20., 2021. 10. 14.〉
1. 제34조제1항 본문에 따라 다음 해에 확정되는 해당 연도의 보수 총액을 기준으로 한 정산(이하 "연말정산"이라 한다)에 따른 추가징수금액: 5회로 분할하여 납부. 다만, 사용자의 신청에 따라 1회에 전액 납부하거나 10회 이내의 범위에서 분할하여 납부할 수 있다.
2. 연말정산을 제외한 정산에 따른 추가징수금액: 1회에 전액 납부. 다만, 사용자의 신청에 따라 10회 이내의 범위에서 분할하여 납부할 수 있다.
⑤ 제1항부터 제4항까지에서 규정한 사항 외에 보수월액보험료의 정산 및 분할납부에 필요한 세부 사항은 공단의 정관으로 정한다. 〈신설 2018. 3. 20.〉

제40조(공무원의 전출 시의 보수월액보험료 납부) 공무원인 직장가입자가 다른 기관으로 전출된 경우 전출된 날이 속하는 달의 보수월액보험료는 전출 전 기관의 장이 전출된 공무원에게 지급할 보

수에서 이를 공제하여 납부한다. 다만, 전출한 기관의 장이 전출한 날이 속하는 달의 보수를 지급하지 아니한 경우에는 전입받은 기관의 장이 보수에서 공제하여 납부한다.

제41조(소득월액) ① 법 제71조제1항에 따른 소득월액(이하 "소득월액"이라 한다) 산정에 포함되는 소득은 다음 각 호와 같다. 이 경우 「소득세법」에 따른 비과세소득은 제외한다. 〈개정 2020. 10. 7.〉

1. 이자소득: 「소득세법」 제16조에 따른 소득
2. 배당소득: 「소득세법」 제17조에 따른 소득
3. 사업소득: 「소득세법」 제19조에 따른 소득
4. 근로소득: 「소득세법」 제20조에 따른 소득
5. 연금소득: 「소득세법」 제20조의3에 따른 소득
6. 기타소득: 「소득세법」 제21조에 따른 소득

② 제1항 각 호의 소득의 구체적인 산정방법은 보건복지부령으로 정한다. 〈신설 2020. 10. 7.〉

③ 법 제71조제1항 계산식 외의 부분 및 같은 항의 계산식에서 "대통령령으로 정하는 금액"이란 각각 연간 3,400만원을 말한다. 〈개정 2018. 3. 6., 2020. 10. 7.〉

④ 소득월액은 법 제71조제1항의 계산식을 적용하여 산출한 금액을 보건복지부령으로 정하는 방법에 따라 평가하여 산정한다. 〈개정 2018. 3. 6., 2020. 10. 7.〉

⑤ 제1항부터 제4항까지에서 규정한 사항 외에 소득월액의 산정에 포함되는 제1항 각 호의 소득자료의 반영 시기 등 소득월액의 산정에 필요한 세부 사항은 공단의 정관으로 정한다. 〈개정 2018. 3. 6., 2020. 10. 7.〉

제42조(보험료부과점수의 산정기준) ① 법 제72조제1항에 따른 보험료부과점수는 다음 각 호의 사항을 고려하여 산정하되, 구체적인 산정방법은 별표 4와 같다.

1. 소득
2. 재산
3. 삭제 〈2018. 3. 6.〉

② 제1항제1호에 따른 소득의 구체적인 종류 및 범위에 관하여는 제41조제1항을 준용한다.

③ 제1항제2호에 따른 재산은 다음 각 호와 같다. 〈개정 2018. 3. 6., 2019. 6. 11.〉

1. 「지방세법」 제105조에 따른 재산세의 과세대상이 되는 토지, 건축물, 주택, 선박 및 항공기. 다만, 종중재산(宗中財産), 마을 공동재산, 그 밖에 이에 준하는 공동의 목적으로 사용하는 건축물 및 토지는 제외한다.
2. 주택을 소유하지 아니한 지역가입자의 경우에는 임차주택에 대한 보증금 및 월세금액
3. 「지방세법 시행령」 제123조제1호에 따른 승용자동차 및 같은 조 제2호에 따른 그 밖의 승용자동차. 다만, 다음 각 목의 어느 하나에 해당하는 경우에는 제외한다.
   가. 사용연수가 9년 이상인 경우
   나. 배기량이 1,600시시 이하인 경우. 다만, 과세표준에 「지방세법 시행령」 제4조제1항제3호에 따른 차량의 경과연수별 잔존가치율을 고려하여 보건복지부장관이 고시한 비율을 적용하여 산정된 차량의 가액이 4천만원 이상인 경우는 제외한다.
   다. 「국가유공자 등 예우 및 지원에 관한 법률」 제4조·제73조 및 제74조에 따른 국가유공자 등(법률 제11041호로 개정되기 전의 「국가유공자 등 예우 및 지원에 관한 법률」 제73조의

2에 따른 국가유공자 등을 포함한다)으로서 같은 법 제6조의4에 따른 상이등급 판정을 받은 사람과 「보훈보상대상자 지원에 관한 법률」 제2조에 따른 보훈보상대상자로서 같은 법 제6조에 따른 상이등급 판정을 받은 사람이 소유한 자동차

라. 「장애인복지법」에 따라 등록한 장애인이 소유한 자동차

마. 「지방세특례제한법」 제4조에 따라 과세하지 아니하는 자동차

바. 「지방세법 시행령」 제122조에 따른 영업용 자동차

④ 제1항부터 제3항까지에서 규정한 사항 외에 보험료부과점수의 산정에 포함되는 제1항 각 호의 사항에 관한 자료의 반영 시기 등 보험료부과점수의 산정에 필요한 세부 사항은 공단의 정관으로 정한다. 〈개정 2018. 3. 6.〉

제42조의2(보험료부과제도개선위원회의 구성 등) ① 법 제72조의2에 따른 보험료부과제도개선위원회(이하 "제도개선위원회"라 한다)는 성별을 고려하여 위원장 1명과 부위원장 1명을 포함하여 19명 이내의 위원으로 구성한다.

② 제도개선위원회 위원장은 보건복지부차관이 되고, 부위원장은 위원 중에서 위원장이 지명하는 사람이 된다.

③ 제도개선위원회 위원장은 제도개선위원회를 대표하며, 그 업무를 총괄한다.

④ 제도개선위원회 부위원장은 위원장을 보좌하며, 위원장이 부득이한 사유로 직무를 수행할 수 없을 때에는 그 직무를 대행한다.

⑤ 제도개선위원회 위원은 다음 각 호의 구분에 따라 보건복지부장관이 임명 또는 위촉한다.

1. 기획재정부, 보건복지부, 고용노동부, 국토교통부, 국무조정실, 인사혁신처, 금융위원회 및 국세청 소속의 3급 공무원 또는 고위공무원단에 속하는 일반직공무원 중에서 그 소속 기관의 장이 1명씩 지명하는 사람
2. 보험료 부과체계, 조세, 주택, 금융 또는 연금제도 등에 관한 학식과 경험이 풍부한 사람 9명 이내
3. 공단의 이사장이 추천하는 사람 1명

⑥ 제도개선위원회 위원(제5항제1호에 따른 위원은 제외한다)의 임기는 2년으로 하며, 두 차례만 연임할 수 있다.

⑦ 제도개선위원회 위원(제5항제1호에 따른 위원은 제외한다)의 사임 등으로 새로 위촉된 제도개선위원회 위원의 임기는 전임위원 임기의 남은 기간으로 한다. [본조신설 2018. 3. 6.]

제42조의3(제도개선위원회 위원의 해임 및 해촉) 보건복지부장관은 제도개선위원회 위원이 다음 각 호의 어느 하나에 해당하는 경우에는 해당 위원을 해임하거나 해촉할 수 있다.

1. 심신장애로 인하여 직무를 수행할 수 없게 된 경우
2. 직무와 관련된 비위사실이 있는 경우
3. 직무태만, 품위손상이나 그 밖의 사유로 인하여 위원으로 적합하지 아니하다고 인정되는 경우
4. 위원 스스로 직무를 수행하는 것이 곤란하다고 의사를 밝히는 경우

[본조신설 2018. 3. 6.]

제42조의4(제도개선위원회의 회의) ① 제도개선위원회 위원장은 제도개선위원회의 회의를 소집하고, 그 의장이 된다.

② 제도개선위원회의 회의는 재적위원 3분의 1 이상이 요구할 때 또는 위원장이 필요하다고 인정할 때에 소집한다.

③ 제도개선위원회의 회의는 재적위원 과반수의 출석으로 개의(開議)하고 출석위원 과반수의 찬성으로 의결한다.

④ 제도개선위원회의 효율적인 심의를 위하여 필요한 경우에는 전문위원회를 구성·운영할 수 있다.

⑤ 제1항부터 제4항까지에서 규정한 사항 외에 제도개선위원회와 전문위원회의 구성·운영 등에 필요한 사항은 제도개선위원회의 의결을 거쳐 위원장이 정한다. [본조신설 2018. 3. 6.]

제42조의5(간사) ① 제도개선위원회의 사무를 처리하기 위하여 제도개선위원회에 간사 1명을 둔다.

② 간사는 보건복지부 소속 3급 또는 4급 공무원 중에서 보건복지부장관이 임명한다.

[본조신설 2018. 3. 6.]

제42조의6(보험료 부과제도에 대한 적정성 평가) ① 보건복지부장관은 법 제72조의3제1항에 따른 적정성 평가(이하 "적정성 평가"라 한다)를 위한 조사 및 연구를 실시할 수 있다.

② 보건복지부장관은 제1항에 따라 실시하는 조사 및 연구를 보험료 부과제도에 관한 전문성을 갖춘 연구기관, 대학, 비영리법인 또는 단체 등에 의뢰하여 실시할 수 있다.

③ 보건복지부장관은 관계 중앙행정기관, 지방자치단체 및 「공공기관의 운영에 관한 법률」에 따른 공공기관 등에 대하여 적정성 평가에 관한 의견 또는 자료의 제출을 요청할 수 있다.

④ 보건복지부장관은 제1항에 따른 적정성 평가를 실시한 경우 그 결과를 제도개선위원회에 알려야 한다. [본조신설 2018. 3. 6.]

제43조(지역가입자의 세대 분리) 공단은 지역가입자가 다음 각 호의 어느 하나의 사람에 해당하는 경우에는 그 가입자를 해당 세대에서 분리하여 별도 세대로 구성할 수 있다. 〈개정 2013. 9. 26., 2017. 3. 20., 2020. 6. 30., 2020. 10. 7.〉

1. 해당 세대와 가계단위 및 생계를 달리하여 공단에 세대 분리를 신청한 사람
2. 별표 2 제3호라목에 따른 희귀난치성질환자등으로서 본인부담액을 경감받는 사람
3. 「병역법」 제21조 또는 제26조에 따라 소집되어 상근예비역 또는 사회복무요원으로 복무하는 사람
4. 「대체역의 편입 및 복무 등에 관한 법률」 제17조에 따라 소집되어 대체복무요원으로 복무하는 사람

제44조(보험료율 및 보험료부과점수당 금액) ① 법 제73조제1항에 따른 직장가입자의 보험료율은 1만분의 699로 한다. 〈개정 2012. 12. 27., 2013. 9. 26., 2014. 11. 20., 2015. 12. 22., 2017. 12. 29., 2018. 12. 24., 2019. 12. 31., 2020. 12. 29., 2021. 12. 7.〉

② 법 제73조제3항에 따른 지역가입자의 보험료부과점수당 금액은 205.3원으로 한다. 〈개정 2012. 12. 27., 2013. 9. 26., 2014. 11. 20., 2015. 12. 22., 2017. 12. 29., 2018. 12. 24., 2019. 12. 31., 2020. 12. 29., 2021. 12. 7.〉

제44조의2(보험료가 면제되는 국외 체류기간) 법 제74조제1항 본문에서 "대통령령으로 정하는 기간"이란 3개월을 말한다. 다만, 업무에 종사하기 위해 국외에 체류하는 경우라고 공단이 인정하는 경우에는 1개월을 말한다. 〈개정 2021. 10. 14.〉 [본조신설 2020. 7. 7.]

第45조(보험료 경감 대상지역) 법 제75조제1항제1호에서 "섬·벽지(僻地)·농어촌 등 대통령령으로 정하는 지역"이란 다음 각 호의 어느 하나에 해당하는 지역을 말한다. 〈개정 2015. 6. 30.〉

1. 요양기관까지의 거리가 멀거나 대중교통으로 이동하는 시간이 오래 걸리는 지역으로서 보건복지부장관이 정하여 고시하는 섬·벽지 지역
2. 다음 각 목의 어느 하나에 해당하는 농어촌지역
   가. 군 및 도농복합 형태 시의 읍·면 지역
   나. 「지방자치법」 제2조제1항제2호에 따른 시와 군의 지역 중 동(洞) 지역으로서 「국토의 계획 및 이용에 관한 법률」 제36조제1항제1호에 따라 지정된 주거지역·상업지역 및 공업지역을 제외한 지역
   다. 「농어촌주민의 보건복지 증진을 위한 특별법」 제33조에 해당하는 지역
3. 요양기관의 이용이 제한되는 근무지의 특성을 고려하여 보건복지부장관이 인정하는 지역

第45조의2(계좌이체자 등에 대한 보험료 감액 등) 공단은 법 제75조제2항에 따라 전자문서로 납입 고지를 받거나 계좌 또는 신용카드 자동이체의 방법으로 보험료를 내는 납부의무자에 대해서는 그에 따라 절감되는 우편요금 등 행정비용의 범위에서 공단의 정관으로 정하는 바에 따라 보험료를 감액하거나 감액하는 금액에 상당하는 금품을 제공할 수 있다. 〈개정 2013. 9. 26., 2019. 10. 22.〉

[제47조에서 이동 〈2013. 9. 26.〉]

第46조(지역가입자의 보험료 연대납부의무 면제 대상 미성년자) 법 제77조제2항 단서에서 “대통령령으로 정하는 기준에 해당하는 미성년자”란 다음 각 호의 어느 하나에 해당하는 미성년자를 말한다. 다만, 제41조제1항제2호의 배당소득 또는 같은 항 제3호의 사업소득으로서 「소득세법」 제168조제1항에 따른 사업자등록을 한 사업에서 발생하는 소득이 있는 미성년자는 제외한다. 〈개정 2015. 12. 22., 2018. 12. 24.〉

1. 다음 각 목의 요건을 모두 갖춘 미성년자
   가. 제42조제1항제1호에 따른 소득의 합이 연간 100만원 이하일 것
   나. 제42조제1항제2호에 따른 재산 중 같은 조 제3항제1호 및 제3호에 해당하는 재산이 없을 것
2. 부모가 모두 사망한 미성년자로서 제1호가목의 요건을 갖춘 미성년자

第46조의2(사업의 양도·양수에 따른 제2차 납부의무) ① 법 제77조의2제2항 후단에 따라 제2차 납부의무를 지는 사업의 양수인은 사업장별로 그 사업에 관한 모든 권리(미수금에 관한 것은 제외한다)와 모든 의무(미지급금에 관한 것은 제외한다)를 포괄적으로 승계한 자로 한다.

② 법 제77조의2제2항 후단에 따라 제2차 납부의무의 한도가 되는 사업양수 재산의 가액은 다음 각 호의 금액으로 한다. 다만, 제2호에 따른 금액은 제1호에 따른 금액이 없거나 불분명한 경우에 한정하여 적용한다.

1. 양수인이 양도인에게 지급하였거나 지급하여야 할 금액이 있는 경우에는 그 금액
2. 양수한 자산 및 부채를 공단이 「상속세 및 증여세법」 제60조부터 제66조까지의 규정을 준용하여 평가한 후 그 자산총액에서 부채총액을 뺀 가액

③ 제2항에도 불구하고 다음 각 호의 어느 하나에 해당하는 경우에 사업양수 재산의 가액은 같은 항 제1호의 방법에 따라 산정한 금액과 제2호의 방법에 따라 산정한 금액 중 큰 금액으로 한다.

1. 제2항제1호에 따른 금액과 「상속세 및 증여세법」 제60조에 따른 시가의 차액이 3억원 이상인 경우
2. 제2항제1호에 따른 금액과 「상속세 및 증여세법」 제60조에 따른 시가의 차액이 그 시가의 100분의 30에 상당하는 금액 이상인 경우 [본조신설 2016. 8. 2.]

[종전 제46조의2는 제46조의3으로 이동 〈2016. 8. 2.〉]

제46조의3(가산금) ① 법 제78조의2제1항 각 호 외의 부분에서 "대통령령으로 정하는 사유"란 다음 각 호의 어느 하나에 해당하는 경우를 말한다.

1. 근로자, 공무원 또는 교직원이 아닌 경우
2. 법 제6조제2항 각 호의 어느 하나에 해당하는 경우

② 법 제78조의2제2항에서 "가산금이 소액이거나 그 밖에 가산금을 징수하는 것이 적절하지 아니하다고 인정되는 등 대통령령으로 정하는 경우"란 다음 각 호의 어느 하나에 해당하는 경우를 말한다.

1. 가산금(법 제78조의2제1항에 따른 가산금을 말한다. 이하 같다)이 3천원 미만인 경우
2. 가산금을 징수하는 것이 적절하지 아니하다고 공단이 인정하는 부득이한 사유가 있는 경우

[본조신설 2016. 9. 22.]

[종전 제46조의3은 제46조의4로 이동 〈2016. 9. 22.〉]

제46조의4(신용카드등에 의한 보험료등의 납부) ① 삭제 〈2017. 3. 20.〉

② 법 제79조의2제1항에서 "대통령령으로 정하는 기관 등"이란 다음 각 호의 기관을 말한다.

1. 「민법」 제32조에 따라 금융위원회의 허가를 받아 설립된 금융결제원
2. 정보통신망을 이용하여 신용카드, 직불카드 등(이하 이 조에서 "신용카드등"이라 한다)에 의한 결제를 수행하는 기관 중 시설, 업무수행능력 및 자본금 규모 등을 고려하여 공단이 지정하는 기관

③ 법 제79조의2제3항에 따른 납부대행 수수료는 공단이 납부대행기관의 운영경비 등을 종합적으로 고려하여 승인한다. 이 경우 납부대행 수수료는 해당 보험료등 납부금액의 1천분의 10을 초과할 수 없다.

④ 공단은 신용카드등에 의한 보험료등의 납부에 필요한 사항을 정할 수 있다.

[본조신설 2014. 8. 29.]

[제46조의3에서 이동 〈2016. 9. 22.〉]

제46조의5(보험료등의 체납처분 전 통보 예외) 법 제81조제4항 단서에서 "대통령령으로 정하는 경우"란 보험료등을 체납한 자가 다음 각 호의 어느 하나에 해당하는 경우를 말한다.

1. 국세의 체납으로 체납처분을 받는 경우
2. 지방세 또는 공과금의 체납으로 체납처분을 받는 경우
3. 강제집행을 받는 경우
4. 「어음법」 및 「수표법」에 따른 어음교환소에서 거래정지처분을 받는 경우
5. 경매가 시작된 경우
6. 법인이 해산한 경우
7. 재산의 은닉·탈루, 거짓 계약이나 그 밖의 부정한 방법으로 체납처분의 집행을 면하려는 행위

가 있다고 인정되는 경우 [본조신설 2018. 9. 28.]

제47조(체납 또는 결손처분 자료 제공의 제외 사유) 법 제81조의2제1항 각 호 외의 부분 단서에서 "대통령령으로 정하는 사유가 있을 때"란 다음 각 호의 어느 하나에 해당하는 때를 말한다.

1. 체납자가 「채무자 회생 및 파산에 관한 법률」 제243조에 따른 회생계획인가의 결정에 따라 체납액의 징수를 유예받고 그 유예기간 중에 있거나 체납액을 회생계획의 납부일정에 따라 내고 있는 때
2. 체납자가 다음 각 목의 어느 하나에 해당하는 사유로 체납액을 낼 수 없다고 공단이 인정하는 때
   가. 재해 또는 도난으로 재산이 심하게 손실되었을 때
   나. 사업이 현저하게 손실을 입거나 중대한 위기에 처하였을 때 [본조신설 2013. 9. 26.]

[종전 제47조는 제45조의2로 이동 〈2013. 9. 26.〉]

제47조의2(체납 또는 결손처분 자료의 제공절차) ① 「신용정보의 이용 및 보호에 관한 법률」 제25조제2항제1호의 종합신용정보집중기관(이하 "신용정보집중기관"이라 한다)은 법 제81조의2제1항에 따라 보험료등의 체납자 또는 결손처분자의 인적사항·체납액 또는 결손처분액에 관한 자료(이하 "체납등 자료"라 한다)를 공단에 요구하려면 다음 각 호의 사항을 적은 문서로 하여야 한다.

1. 신용정보집중기관의 명칭 및 주소
2. 요구하는 체납등 자료의 내용 및 용도

② 공단은 제1항의 요구에 따라 신용정보집중기관에 체납등 자료를 제공할 때에는 문서로 제공하거나 정보통신망을 이용하여 전자적인 형태의 파일(자기테이프, 자기디스크, 그 밖에 이와 유사한 매체에 체납등 자료가 기록·보관된 것을 말한다)로 제공할 수 있다.

③ 공단은 제2항에 따라 체납등 자료를 제공한 후 체납액의 납부, 결손처분의 취소 등의 사유가 발생한 경우에는 해당 사실을 그 사유가 발생한 날부터 15일 이내에 해당 체납등 자료를 제공한 신용정보집중기관에 알려야 한다.

④ 제1항부터 제3항까지에서 규정한 사항 외에 체납등 자료의 제공에 필요한 사항은 공단이 정한다. [본조신설 2013. 9. 26.]

제47조의3(보험료의 납부증명 등) ① 법 제81조의3제1항 본문에서 "공사·제조·구매·용역 등 대통령령으로 정하는 계약"이란 다음 각 호의 어느 하나에 해당하는 계약을 말한다. 〈개정 2016. 11. 29.〉

1. 「국가를 당사자로 하는 계약에 관한 법률」 제2조에 따른 계약. 다만, 「국고금 관리법 시행령」 제31조에 따른 관서운영경비로 그 대가를 지급받는 계약은 제외한다.
2. 「지방자치단체를 당사자로 하는 계약에 관한 법률」 제2조에 따른 계약. 다만, 「지방회계법 시행령」 제38조에 따른 일상경비로 그 대가를 지급받는 계약은 제외한다.
3. 「공공기관의 운영에 관한 법률」에 따른 공공기관이 체결하는 계약. 다만, 일상경비적 성격의 자금으로서 보건복지부장관이 정하여 고시하는 자금으로 그 대가를 지급받는 계약은 제외한다.

② 법 제81조의3제1항 단서에서 "납부의무자가 계약대금의 전부 또는 일부를 체납한 보험료로 납부하려는 경우 등 대통령령으로 정하는 경우"란 다음 각 호의 어느 하나에 해당하는 경우를 말한다.

1. 납부의무자가 지급받는 대가의 전부를 보험료와 그에 따른 연체금 및 체납처분비로 납부하거나

그 대가의 일부를 보험료와 그에 따른 연체금 및 체납처분비 전액으로 납부하려는 경우

2. 법 제81조에 따른 체납처분에 따라 공단이 그 계약 대가를 지급받는 경우

3. 「채무자 회생 및 파산에 관한 법률」에 따른 파산관재인이 납부증명을 하지 못하여 관할법원이 파산절차를 원활하게 진행하기 곤란하다고 인정하는 경우로서 파산관재인이 공단에 납부증명의 예외를 요청하는 경우

4. 「채무자 회생 및 파산에 관한 법률」에 따른 회생계획에서 보험료와 그에 따른 연체금 및 체납처분비의 징수를 유예하거나 체납처분에 의한 재산의 환가를 유예하는 내용을 정한 경우. 이 경우 납부사실을 증명하지 아니하여도 되는 보험료와 그에 따른 연체금 및 체납처분비는 해당 징수유예 또는 환가유예된 금액만 해당한다.

③ 법 제77조에 따른 보험료 납부의무자가 법 제81조의3제1항 본문에 따라 보험료와 그에 따른 연체금 및 체납처분비 납부사실의 증명을 받으려는 경우에는 보건복지부장관이 정하여 고시하는 바에 따라 공단에 그 증명을 요청하여야 한다. 다만, 계약 대가를 지급받는 자가 원래의 계약자가 아닌 경우에는 다음 각 호의 구분에 따른 자가 납부사실의 증명을 요청하여야 한다.

1. 채권양도로 인한 경우: 양도인과 양수인

2. 법원의 전부명령(轉付命令)에 따르는 경우: 압류채권자

3. 「하도급거래 공정화에 관한 법률」 제14조제1항제1호 및 제2호에 따라 건설공사의 하도급대금을 직접 지급받는 경우: 수급사업자 [본조신설 2016. 8. 2.]

제47조의4(우편송달) 공단이 법 제81조의4 단서에 따라 법 제79조 및 제81조에 따른 서류를 우편으로 송달할 때에는 일반우편으로 송달할 수 있다. [본조신설 2019. 10. 22.]

제48조(고액 · 상습체납자의 인적사항 공개 및 공개 제외 사유 등) ① 법 제83조제1항 단서에서 "체납된 금액의 일부 납부 등 대통령령으로 정하는 사유가 있는 경우"란 다음 각 호의 어느 하나에 해당하는 경우를 말한다. 〈개정 2020. 6. 2.〉

1. 법 제83조제3항에 따른 통지 당시 체납된 보험료, 연체금 및 체납처분비(이하 이 조에서 "체납액"이라 한다)의 100분의 30 이상을 그 통지일부터 6개월 이내에 납부한 경우

2. 「채무자 회생 및 파산에 관한 법률」 제243조에 따른 회생계획인가의 결정에 따라 체납액의 징수를 유예받고 그 유예기간 중에 있거나 체납액을 회생계획의 납부일정에 따라 내고 있는 경우

3. 재해 등으로 재산에 심한 손실을 입었거나 사업이 중대한 위기에 처한 경우 등으로서 법 제83조제2항에 따른 보험료정보공개심의위원회(이하 "보험료정보공개심의위원회"라 한다)가 체납자의 인적사항 · 체납액 등(이하 "인적사항등"이라 한다)을 공개할 실익이 없다고 인정하는 경우

② 공단과 보험료정보공개심의위원회는 법 제83조제3항에 따른 인적사항등의 공개대상자를 선정할 때에는 체납자의 재산상태, 소득수준, 미성년자 여부, 그 밖의 사정을 종합적으로 고려하여 납부능력이 있는지를 판단하여야 한다.

③ 공단은 법 제83조제3항에 따라 인적사항등 공개대상자임을 통지할 때에는 체납액의 납부를 촉구하고, 같은 조 제1항 단서에 따른 인적사항등의 공개 제외 사유에 해당하면 그에 관한 소명자료를 제출하도록 안내하여야 한다.

④ 공단은 법 제83조제4항에 따라 인적사항등을 공개할 때에는 체납자의 성명, 상호(법인의 명칭을 포함한다), 나이, 주소, 체납액의 종류 · 납부기한 · 금액, 체납요지 등을 공개하여야 하고, 체납자가 법인인 경우에는 법인의 대표자를 함께 공개하여야 한다.

제49조(보험료정보공개심의위원회의 구성 및 운영) ① 위원회는 위원장 1명을 포함한 11명의 위원으로 구성한다.

② 보험료정보공개심의위원회의 위원장은 공단의 임원 중 해당 업무를 담당하는 상임이사가 되고, 위원은 공단의 이사장이 임명하거나 위촉하는 다음 각 호의 사람으로 한다.

1. 공단 소속 직원 4명
2. 보험료 징수에 관한 사무를 담당하는 보건복지부 소속 3급 또는 4급 공무원 1명
3. 국세청의 3급 또는 4급 공무원 1명
4. 법률, 회계 또는 사회보험에 관한 학식과 경험이 풍부한 사람 4명

③ 제2항제4호에 따른 위원의 임기는 2년으로 한다.

④ 보험료정보공개심의위원회의 회의는 재적위원 과반수의 출석으로 개의하고, 출석위원 과반수의 찬성으로 의결한다.

⑤ 제1항부터 제4항까지에서 규정한 사항 외에 보험료정보공개심의위원회의 구성 및 운영에 필요한 사항은 공단이 정한다.

제50조(결손처분) 법 제84조제1항제3호에서 "대통령령으로 정하는 경우"란 다음 각 호의 경우를 말한다.

1. 체납자의 재산이 없거나 체납처분의 목적물인 총재산의 견적가격이 체납처분비에 충당하고 나면 남을 여지가 없음이 확인된 경우
2. 체납처분의 목적물인 총재산이 보험료등보다 우선하는 국세, 지방세, 전세권·질권·저당권 또는 「동산·채권 등의 담보에 관한 법률」에 따른 담보권에 따라 담보된 채권 등의 변제에 충당하고 나면 남을 여지가 없음이 확인된 경우
3. 그 밖에 징수할 가능성이 없다고 재정운영위원회에서 의결한 경우

제51조(과오납금의 충당 순서) ① 공단은 법 제86조제1항에 따라 같은 항에 따른 과오납금(이하 "과오납금"이라 한다)을 다음 각 호의 구분에 따라 각 목의 순서대로 충당해야 한다. 〈개정 2016. 9. 22., 2020. 6. 2.〉

1. 보험료와 그에 따른 연체금을 과오납부(過誤納付)한 경우
   가. 체납처분비
   나. 체납된 보험료와 그에 따른 연체금
   다. 앞으로 내야 할 1개월분의 보험료(납부의무자가 동의한 경우만 해당한다)
2. 법 제57조에 따른 징수금(이하 이 호에서 "징수금"이라 한다)과 그에 따른 연체금을 과오납부한 경우
   가. 체납처분비
   나. 체납된 징수금과 그에 따른 연체금
3. 가산금과 그에 따른 연체금을 과오납부한 경우
   가. 체납처분비
   나. 체납된 가산금과 그에 따른 연체금

② 공단은 제1항제1호부터 제3호까지의 규정에 따라 충당한 후 남은 금액이 있는 경우에는 다음 각 호의 구분에 따라 충당할 수 있다. 〈개정 2016. 9. 22.〉

1. 제1항제1호에 따라 충당하고 남은 금액이 있는 경우: 같은 항 제2호 각 목의 순서에 따라 충

당하고, 그 다음에 같은 항 제3호 각 목의 순서에 따라 충당할 것

2. 제1항제2호에 따라 충당하고 남은 금액이 있는 경우: 같은 항 제1호 각 목의 순서에 따라 충당하고, 그 다음에 같은 항 제3호 각 목의 순서에 따라 충당할 것

3. 제1항제3호에 따라 충당하고 남은 금액이 있는 경우: 같은 항 제1호 각 목의 순서에 따라 충당하고, 그 다음에 같은 항 제2호 각 목의 순서에 따라 충당할 것 [제목개정 2020. 6. 2.]

제52조(과오납금의 충당ㆍ지급 시 가산 이자 등) ① 공단은 법 제86조제1항에 따라 과오납금을 보험료등ㆍ연체금 또는 체납처분비에 충당하거나 같은 조 제2항에 따라 충당하고 남은 금액을 환급하려는 경우에는 그 사실을 문서로 납부의무자에게 알려야 한다. 〈신설 2020. 6. 2.〉

② 법 제86조제3항에서 "대통령령으로 정하는 이자"란 다음 각 호의 구분에 따른 날부터 과오납금을 보험료등ㆍ연체금 또는 체납처분비에 충당하는 날(환급의 경우에는 환급통지서를 발송한 날을 말한다)까지의 기간에 대하여 과오납금에 「국세기본법 시행령」 제43조의3제2항 본문에 따른 국세환급가산금의 이자율을 곱하여 산정한 금액을 말한다. 〈개정 2013. 9. 26., 2020. 6. 2.〉

1. 보험료등, 연체금 또는 체납처분비가 2회 이상 분할 납부된 경우에는 다음 각 목의 구분에 따른 분할납부일의 다음 날
   가. 해당 환급금이 최종 분할납부된 금액보다 적거나 같은 경우: 최종 분할납부일
   나. 해당 환급금이 최종 분할납부된 금액보다 많은 경우: 해당 환급금이 가목의 경우에 해당될 때까지 최근 분할납부일의 순서로 소급하여 산정한 각 분할납부일

2. 공단이 제39조제1항에 따라 그 초과액을 사용자에게 반환하는 경우에는 다음 각 목의 구분에 따른 날
   가. 사용자가 제35조 및 제38조에 따라 직장가입자에게 지급한 보수의 총액 등을 그 통보기한까지 공단에 통보한 경우 그 통보기한일부터 7일이 지난 날. 다만, 그 통보기한을 지나서 통보한 경우에는 통보일부터 7일이 지난 날
   나. 사용자가 제36조제2항(제38조제2항에서 준용하는 경우를 포함한다)에 따라 공단에 보수월액 변경을 신청한 경우 그 신청일부터 7일이 지난 날

3. 제38조제2항에서 준용하는 제35조제2항 각 호의 사유로 사용자의 보수월액보험료를 정산하는 경우나 직장가입자의 사용ㆍ임용ㆍ채용 관계가 끝나 공단이 제39조제2항에 따라 사용자와 보수월액보험료를 다시 정산하여 반환하는 경우에는 다음 각 목의 구분에 따른 날
   가. 법 제9조제1항에 따른 자격 변동이 있는 경우: 자격 변동 신고를 한 날부터 7일이 지난 날
   나. 법 제10조제1항에 따른 자격 상실이 있는 경우: 자격 상실 신고를 한 날부터 7일이 지난 날

4. 제1호부터 제3호까지의 규정 외의 경우에는 과오납부한 날의 다음 날 [제목개정 2020. 6. 2.]

제7장 이의신청 및 심판청구 등

제53조(이의신청위원회) 법 제87조제1항 및 제2항에 따른 이의신청을 효율적으로 처리하기 위하여 공단 및 심사평가원에 각각 이의신청위원회를 설치한다.

제54조(이의신청위원회의 구성 등) ① 제53조에 따른 이의신청위원회(이하 "이의신청위원회"라 한다)는

각각 위원장 1명을 포함한 25명의 위원으로 구성한다.

② 공단에 설치하는 이의신청위원회의 위원장은 공단의 이사장이 지명하는 공단의 상임이사가 되고, 위원은 공단의 이사장이 임명하거나 위촉하는 다음 각 호의 사람으로 한다.

1. 공단의 임직원 1명
2. 사용자단체 및 근로자단체가 각각 4명씩 추천하는 8명
3. 시민단체, 소비자단체, 농어업인단체 및 자영업자단체가 각각 2명씩 추천하는 8명
4. 변호사, 사회보험 및 의료에 관한 학식과 경험이 풍부한 사람 7명

③ 심사평가원에 설치하는 이의신청위원회의 위원장은 심사평가원의 원장이 지명하는 심사평가원의 상임이사가 되고, 위원은 심사평가원의 원장이 임명하거나 위촉하는 다음 각 호의 사람으로 한다.

1. 심사평가원의 임직원 1명
2. 가입자를 대표하는 단체(시민단체를 포함한다)가 추천하는 사람 5명
3. 변호사, 사회보험에 관한 학식과 경험이 풍부한 사람 4명
4. 의약 관련 단체가 추천하는 사람 14명

④ 제2항과 제3항에 따라 위촉된 위원의 임기는 3년으로 한다.

第55조(이의신청위원회의 운영) ① 이의신청위원회의 위원장은 이의신청위원회 회의를 소집하고, 그 의장이 된다. 이 경우 위원장이 부득이한 사유로 직무를 수행할 수 없을 때에는 위원장이 지명하는 위원이 그 직무를 대행한다.

② 이의신청위원회의 회의는 위원장과 위원장이 회의마다 지명하는 6명의 위원으로 구성한다.

③ 이의신청위원회의 회의는 제2항에 따른 구성원 과반수의 출석으로 개의하고, 출석위원 과반수의 찬성으로 의결한다.

④ 이의신청위원회의 회의에 출석한 위원장 및 소속 임직원을 제외한 나머지 위원에게는 예산의 범위에서 수당과 여비, 그 밖에 필요한 경비를 지급할 수 있다.

⑤ 이의신청위원회의 회의에 부치는 안건의 범위, 그 밖에 이의신청위원회의 운영에 필요한 사항은 이의신청위원회의 의결을 거쳐 위원장이 정한다.

第56조(이의신청 등의 방식) 법 제87조제1항 및 제2항에 따른 이의신청 및 그에 대한 결정은 보건복지부령으로 정하는 서식에 따른다.

第57조(이의신청 결정의 통지) 공단과 심사평가원은 이의신청에 대한 결정을 하였을 때에는 지체 없이 신청인에게 결정서의 정본(正本)을 보내고, 이해관계인에게는 그 사본을 보내야 한다.

第58조(이의신청 결정기간) ① 공단과 심사평가원은 이의신청을 받은 날부터 60일 이내에 결정을 하여야 한다. 다만, 부득이한 사정이 있는 경우에는 30일의 범위에서 그 기간을 연장할 수 있다.

② 공단과 심사평가원은 제1항 단서에 따라 결정기간을 연장하려면 결정기간이 끝나기 7일 전까지 이의신청을 한 자에게 그 사실을 알려야 한다.

第59조(심판청구서의 제출 등) ① 법 제88조제1항에 따라 심판청구를 하려는 자는 다음 각 호의 사항을 적은 심판청구서를 공단, 심사평가원 또는 법 제89조에 따른 건강보험분쟁조정위원회(이하 “분쟁조정위원회”라 한다)에 제출하여야 한다. 이 경우 정당한 권한이 없는 자에게 심판청구서가 제출되었을 때에는 심판청구서를 받은 자는 그 심판청구서를 정당한 권한이 있는 자에게 보내야

한다.

1. 청구인과 처분을 받은 자의 성명 · 주민등록번호 및 주소(법인인 경우에는 법인의 명칭, 법인등록번호 및 주사무소의 소재지를 말한다. 이하 제60조제1호에서 같다)
2. 처분을 한 자(공단 이사장 또는 심사평가원 원장의 위임을 받아 분사무소의 장이 처분을 한 경우에는 그 분사무소의 장을 말한다. 이하 같다)
3. 처분의 요지 및 처분이 있음을 안 날
4. 심판청구의 취지 및 이유
5. 청구인이 처분을 받은 자가 아닌 경우에는 처분을 받은 자와의 관계
6. 첨부서류의 표시
7. 심판청구에 관한 고지의 유무 및 그 내용

② 공단과 심사평가원은 제1항에 따라 심판청구서를 받으면 그 심판청구서를 받은 날부터 10일 이내에 그 심판청구서에 처분을 한 자의 답변서 및 이의신청 결정서 사본을 첨부하여 분쟁조정위원회에 제출하여야 한다.

③ 분쟁조정위원회는 제1항에 따라 심판청구서를 받으면 지체 없이 그 사본 또는 부본(副本)을 공단 또는 심사평가원 및 이해관계인에게 보내고, 공단 또는 심사평가원은 그 사본 또는 부본을 받은 날부터 10일 이내에 처분을 한 자의 답변서 및 이의신청 결정서 사본을 분쟁조정위원회에 제출하여야 한다.

④ 제1항 후단에 따라 심판청구서를 정당한 권한이 있는 자에게 보냈을 때에는 지체 없이 그 사실을 청구인에게 알려야 한다.

⑤ 법 제88조제1항 후단에 따른 심판청구 제기기간을 계산할 때에는 제1항에 따라 공단, 심사평가원, 분쟁조정위원회 또는 정당한 권한이 없는 자에게 심판청구서가 제출된 때에 심판청구가 제기된 것으로 본다.

제60조(심판청구 결정의 통지) 분쟁조정위원회의 위원장은 심판청구에 대하여 결정을 하였을 때에는 다음 각 호의 사항을 적은 결정서에 서명 또는 기명날인하여 지체 없이 청구인에게는 결정서의 정본을 보내고, 처분을 한 자 및 이해관계인에게는 그 사본을 보내야 한다.

1. 청구인의 성명 · 주민등록번호 및 주소
2. 처분을 한 자
3. 결정의 주문(主文)
4. 심판청구의 취지
5. 결정 이유
6. 결정 연월일

제61조(심판청구 결정기간) ① 분쟁조정위원회는 제59조제1항에 따라 심판청구서가 제출된 날부터 60일 이내에 결정을 하여야 한다. 다만, 부득이한 사정이 있는 경우에는 30일의 범위에서 그 기간을 연장할 수 있다.

② 제1항 단서에 따라 결정기간을 연장하려면 결정기간이 끝나기 7일 전까지 청구인에게 그 사실을 알려야 한다.

제62조(분쟁조정위원회의 구성 등) ① 분쟁조정위원회의 위원장은 보건복지부장관의 제청으로 대통령

이 임명하고, 위원은 다음 각 호의 사람 중에서 보건복지부장관이 임명하거나 위촉한다. 〈개정 2014. 6. 30.〉

1. 4급 이상 공무원 또는 고위공무원단에 속하는 일반직공무원으로 재직 중이거나 재직하였던 사람
2. 판사·검사 또는 변호사 자격이 있는 사람
3. 「고등교육법」 제2조제1호부터 제3호까지의 규정에 따른 학교에서 사회보험 또는 의료와 관련된 분야에 부교수 이상으로 재직하고 있는 사람
4. 사회보험 또는 의료에 관한 학식과 경험이 풍부한 사람

② 법 제89조제2항에 따른 당연직위원은 제1항제1호의 위원 중 법 제88조에 따른 심판청구에 관한 업무를 담당하는 공무원으로 한다.

제62조의2(분쟁조정위원회 위원의 해임 및 해촉) 보건복지부장관은 제62조제1항 각 호에 따른 분쟁조정위원회 위원이 다음 각 호의 어느 하나에 해당하는 경우에는 해당 분쟁조정위원회 위원을 해임하거나 해촉할 수 있다.

1. 심신장애로 인하여 직무를 수행할 수 없게 된 경우
2. 직무와 관련된 비위사실이 있는 경우
3. 직무태만, 품위손상이나 그 밖의 사유로 인하여 위원으로 적합하지 아니하다고 인정되는 경우
4. 제65조의2제1항 각 호의 어느 하나에 해당하는 데에도 불구하고 회피하지 아니한 경우
5. 위원 스스로 직무를 수행하는 것이 곤란하다고 의사를 밝히는 경우 [본조신설 2015. 12. 31.]

제63조(분쟁조정위원회 위원장의 직무) ① 분쟁조정위원회의 위원장은 분쟁조정위원회를 대표하고, 분쟁조정위원회의 사무를 총괄한다.

② 분쟁조정위원회의 위원장이 부득이한 사유로 직무를 수행할 수 없을 때에는 위원장이 지명하는 위원이 그 직무를 대행한다.

제64조(분쟁조정위원회 위원의 임기) 분쟁조정위원회 위원의 임기는 3년으로 한다. 다만, 제62조제1항 제1호에 따른 위원 중 공무원인 위원의 임기는 그 직위에 재임하는 기간으로 한다.

제65조(분쟁조정위원회의 회의) ① 분쟁조정위원회의 위원장은 분쟁조정위원회의 회의를 소집하고, 그 의장이 된다.

② 이 영에서 규정한 사항 외에 분쟁조정위원회 운영에 필요한 사항은 분쟁조정위원회의 의결을 거쳐 위원장이 정한다.

제65조의2(분쟁조정위원회 위원의 제척·기피·회피) ① 분쟁조정위원회의 위원(이하 이 조에서 "위원"이라 한다)이 다음 각 호의 어느 하나에 해당하는 경우에는 분쟁조정위원회의 심리·의결에서 제척(除斥)된다.

1. 위원 또는 그 배우자나 배우자였던 사람이 해당 안건의 당사자가 되거나 그 안건의 당사자와 공동권리자 또는 공동의무자인 경우
2. 위원이 해당 안건의 당사자와 친족이거나 친족이었던 경우
3. 위원이 해당 안건에 대하여 증언·진술·자문·연구 또는 용역을 한 경우
4. 위원이나 위원이 속한 법인이 해당 안건의 당사자의 대리인이거나 대리인이었던 경우
5. 위원이 해당 안건의 원인이 된 처분이나 부작위에 관여하거나 관여하였던 경우

② 당사자는 위원에게 공정한 심리·의결을 기대하기 어려운 사정이 있는 경우에는 분쟁조정위원

회에 기피(忌避) 신청을 할 수 있고, 분쟁조정위원회는 의결로 이를 결정한다. 이 경우 기피 신청의 대상인 위원은 그 의결에 참여하지 못한다.

③ 위원은 제1항 각 호에 따른 제척 사유에 해당하는 경우에는 스스로 해당 안건의 심리·의결에서 회피(回避)하여야 한다. [본조신설 2014. 6. 30.]

第66조(분쟁조정위원회의 간사) ① 분쟁조정위원회의 사무를 처리하기 위하여 분쟁조정위원회에 간사 1명을 둔다.

② 간사는 보건복지부 소속 공무원 중에서 보건복지부장관이 지명한다.

第67조(분쟁조정위원회 위원의 수당) 분쟁조정위원회에 출석한 위원에게는 예산의 범위에서 수당과 여비, 그 밖에 필요한 경비를 지급할 수 있다. 다만, 공무원인 위원이 소관 업무와 직접 관련하여 출석하는 경우에는 그러하지 아니하다.

제8장 보칙

第68조(소득 축소·탈루 자료의 송부 절차) ① 공단은 법 제95조제1항에 따라 다음 각 호의 어느 하나에 해당하는 경우에는 제2항에 따른 소득축소탈루심사위원회의 심사를 거쳐 관련 자료를 보건복지부장관에게 제출하고 국세청장에게 송부하여야 한다.

1. 법 제94조제1항에 따라 사용자, 직장가입자 및 세대주가 신고한 보수 또는 소득 등(이하 "소득등"이라 한다)이 다음 각 목의 어느 하나에 해당하는 경우
   가. 국세청에 신고한 소득등과 차이가 있는 경우
   나. 해당 업종·직종별 평균 소득등보다 낮은 경우
   다. 임금대장이나 그 밖의 소득 관련 서류 또는 장부 등의 내용과 다른 경우
2. 다음 각 목의 어느 하나에 해당하는 경우로서 소득등의 축소 또는 탈루가 있다고 인정되는 경우
   가. 법 제94조제1항에 따른 자료 제출을 하지 아니하거나 3개월 이상 늦게 제출한 경우
   나. 법 제94조제2항에 따른 조사를 3회 이상 거부·방해·기피한 경우

② 법 제95조제1항에 따른 소득등의 축소 또는 탈루 여부에 관한 사항을 심사하기 위하여 공단에 소득축소탈루심사위원회(이하 "소득축소탈루심사위원회"라 한다)를 둔다.

③ 소득축소탈루심사위원회는 위원장 1명을 포함한 5명의 위원으로 구성한다.

④ 소득축소탈루심사위원회의 위원장은 공단 소속 임직원 중에서 공단의 이사장이 임명한다.

⑤ 소득축소탈루심사위원회의 위원은 공단의 이사장이 임명하거나 위촉하는 다음 각 호의 사람으로 한다.

1. 공단의 직원 1명
2. 보건복지부 및 국세청 소속의 5급 이상 공무원 또는 고위공무원단에 속하는 일반직공무원 중에서 소속 기관의 장이 각각 1명씩 지명하는 사람 2명
3. 세무사 또는 공인회계사 1명

⑥ 제3항부터 제5항까지에서 규정한 사항 외에 소득축소탈루심사위원회 운영에 필요한 사항은 공단의 이사장이 정한다.

第69조(국세청 회신자료의 반영) 법 제95조제2항에 따라 국세청장으로부터 보수·소득에 관한 사항을 송부받은 공단은 그 결과를 해당 가입자의 보수 또는 소득에 반영하여야 한다.

제69조의2(제공 요청 자료 등) ① 법 제96조제1항에서 "대통령령으로 정하는 자료"란 별표 4의3 제1호에 따른 자료를 말한다.

② 법 제96조제2항에서 "대통령령으로 정하는 자료"란 별표 4의3 제2호에 따른 자료를 말한다.

③ 법 제96조제1항 또는 제2항에 따라 자료의 제공을 요청받은 국가, 지방자치단체, 요양기관, 「보험업법」에 따른 보험회사 및 보험료율 산출 기관, 「공공기관의 운영에 관한 법률」에 따른 공공기관, 그 밖의 공공단체 등은 제1항 또는 제2항의 자료가 디스켓, 자기테이프, 마이크로필름, 광디스크 등 전산기록장치 또는 전산프로그램을 이용하여 저장되어 있는 경우에는 해당 형태로 자료를 제공할 수 있다. [본조신설 2014. 11. 20.]

제70조(행정처분기준) ① 법 제98조제1항 및 제99조제1항에 따른 요양기관에 대한 업무정지 처분 및 과징금 부과의 기준은 별표 5와 같다.

② 제1항에 따른 과징금의 징수 절차는 보건복지부령으로 정한다.

제70조의2(과징금의 부과기준) ① 보건복지부장관은 법 제41조의2제3항에 따른 요양급여의 적용 정지 대상인 약제가 요양급여의 적용 정지 처분을 한 날이 속한 연도 또는 그 전년도에 요양기관으로부터 요양급여비용이 청구된 약제(제2항 각 호에 해당하는 약제는 제외한다)인 경우에는 법 제99조제2항제1호 또는 같은 조 제3항제1호에 따라 요양급여의 적용 정지를 갈음하여 과징금을 부과할 수 있다. 〈신설 2021. 12. 7.〉

② 보건복지부장관은 법 제41조의2제3항에 따른 요양급여의 적용 정지 대상인 약제가 다음 각 호의 어느 하나에 해당하는 경우에는 법 제99조제2항제2호 또는 같은 조 제3항제2호에 따라 요양급여의 적용 정지를 갈음하여 과징금을 부과할 수 있다. 〈개정 2014. 8. 29., 2016. 8. 2., 2018. 9. 28., 2021. 12. 7.〉

1. 퇴장방지의약품
2. 희귀의약품
3. 법 제41조제3항에 따라 요양급여의 대상으로 고시한 약제가 단일 품목으로서 동일제제(투여경로 · 성분 · 함량 및 제형이 동일한 제품을 말한다)가 없는 의약품
4. 그 밖에 보건복지부장관이 특별한 사유가 있다고 인정한 약제

③ 법 제99조제3항에서 "대통령령으로 정하는 기간"이란 5년을 말한다. 〈신설 2018. 9. 28., 2021. 12. 7.〉

④ 제1항 및 제2항에 따른 과징금의 부과기준은 별표 4의2와 같다. 〈개정 2018. 9. 28., 2021. 12. 7.〉 [본조신설 2014. 6. 30.]

제70조의3(과징금의 부과 및 납부) ① 보건복지부장관은 법 제99조제1항부터 제3항까지의 규정에 따라 과징금을 부과하려는 때에는 과징금 부과대상이 되는 위반행위, 과징금의 금액, 납부기한 및 수납기관 등을 명시하여 이를 납부할 것을 서면으로 통지하여야 한다. 〈개정 2018. 9. 28.〉

② 제1항에 따라 통지를 받은 자는 과징금 납입고지서에 기재된 납부기한까지 과징금을 수납기관에 납부하여야 한다. 다만, 천재지변이나 그 밖에 부득이한 사유로 인하여 그 기간 내에 과징금을 납부할 수 없는 경우에는 그 사유가 해소된 날부터 7일 이내에 납부하여야 한다.

③ 제2항에 따른 수납기관은 과징금을 받은 경우 납부자에게 영수증을 내어주고, 지체 없이 납부사실을 보건복지부장관에게 통보하여야 한다. [본조신설 2014. 6. 30.]

제70조의4(과징금 미납자에 대한 처분) ① 보건복지부장관은 법 제99조제1항에 따라 과징금을 납부하여야 할 자가 납부기한까지 과징금을 내지 아니하면 같은 조 제5항 본문에 따라 납부기한이 지난 후 15일 이내에 독촉장을 발급하여야 한다. 이 경우 납부기한은 독촉장을 발급하는 날부터 10일 이내로 하여야 한다. 〈개정 2018. 9. 28.〉

② 보건복지부장관은 과징금을 납부하여야 할 자가 제1항에 따른 독촉장을 받고도 그 납부기한까지 과징금을 내지 아니하면 법 제99조제5항 본문에 따라 과징금 부과처분을 취소하고 법 제98조제1항에 따른 업무정지 처분을 하거나 국세 체납처분의 예에 따라 징수하여야 한다. 〈개정 2018. 9. 28.〉

③ 보건복지부장관은 법 제99조제5항 본문에 따라 과징금 부과처분을 취소하고 법 제98조제1항에 따른 업무정지 처분을 하는 경우에는 처분대상자에게 서면으로 그 내용을 통지하여야 한다. 이 경우 그 서면에는 처분의 변경사유와 업무정지 처분의 기간 등 업무정지 처분에 필요한 사항이 포함되어야 한다. 〈개정 2018. 9. 28.〉 [본조신설 2016. 9. 22.]

제71조(과징금의 지원 규모 등) ① 법 제99조제1항, 같은 조 제2항제2호 또는 같은 조 제3항제2호에 따라 징수한 과징금의 용도별 지원 규모는 다음 각 호와 같다. 〈개정 2014. 6. 30., 2016. 9. 22., 2018. 5. 1., 2018. 9. 28., 2021. 12. 7.〉

1. 법 제47조제3항에 따라 공단이 요양급여비용으로 지급하는 자금 지원: 과징금 수입의 100분의 50
2. 「응급의료에 관한 법률」에 따른 응급의료기금 지원: 과징금 수입의 100분의 35
3. 「재난적의료비 지원에 관한 법률」에 따른 재난적의료비 지원사업에 대한 지원: 과징금 수입의 100분의 15

② 공단의 이사장과 「응급의료에 관한 법률」 제19조제2항에 따라 응급의료기금의 관리·운용을 위탁받은 자는 제1항에 따라 지원받은 과징금의 다음 해 운용계획서와 전년도 사용실적을 매년 4월 30일까지 보건복지부장관에게 제출하여야 한다.

③ 보건복지부장관은 제2항에 따라 제출받은 과징금 운용계획서와 과징금 사용실적을 고려하여 다음 해 과징금 지원액을 정한 후 이를 국가재정법령에서 정하는 바에 따라 예산에 반영하여야 한다.

제72조(공표 사항) 법 제100조제1항 각 호 외의 부분 전단에서 "대통령령으로 정하는 사항"이란 다음 각 호의 사항을 말한다.

1. 해당 요양기관의 종류와 그 요양기관 대표자의 면허번호·성별
2. 의료기관의 개설자가 법인인 경우에는 의료기관의 장의 성명
3. 그 밖에 다른 요양기관과의 구별을 위하여 법 제100조제2항에 따른 건강보험공표심의위원회(이하 "공표심의위원회"라 한다)가 필요하다고 인정하는 사항

제73조(공표심의위원회의 구성·운영 등) ① 공표심의위원회는 위원장 1명을 포함한 9명의 위원으로 구성한다.

② 공표심의위원회의 위원장은 제1호부터 제4호까지의 위원 중에서 호선(互選)하고, 위원은 보건복지부장관이 임명하거나 위촉하는 다음 각 호의 사람으로 한다.

1. 소비자단체가 추천하는 사람 1명

2. 언론인 1명
3. 변호사 등 법률 전문가 1명
4. 건강보험에 관한 학식과 경험이 풍부한 사람으로서 의약계를 대표하는 단체가 추천하는 사람 3명
5. 보건복지부의 고위공무원단에 속하는 일반직공무원 1명
6. 공단의 이사장 및 심사평가원의 원장이 각각 1명씩 추천하는 사람 2명

③ 공표심의위원회 위원(제2항제5호의 위원은 제외한다)의 임기는 2년으로 한다.

④ 공표심의위원회의 위원장은 공표심의위원회를 대표하고, 공표심의위원회의 업무를 총괄한다.

⑤ 공표심의위원회의 위원장이 부득이한 사유로 직무를 수행할 수 없을 때에는 위원장이 지명하는 위원이 그 직무를 대행한다.

⑥ 공표심의위원회의 회의는 재적위원 과반수의 출석으로 개의하고, 출석위원 과반수의 찬성으로 의결한다.

⑦ 제1항부터 제6항까지에서 규정한 사항 외에 공표심의위원회의 구성ㆍ운영 등에 필요한 사항은 공표심의위원회의 의결을 거쳐 위원장이 정한다.

제73조의2(공표심의위원회 위원의 해임 및 해촉) 보건복지부장관은 제73조제2항 각 호에 따른 공표심의위원회 위원이 다음 각 호의 어느 하나에 해당하는 경우에는 해당 공표심의위원회 위원을 해임하거나 해촉할 수 있다.

1. 심신장애로 인하여 직무를 수행할 수 없게 된 경우
2. 직무와 관련된 비위사실이 있는 경우
3. 직무태만, 품위손상이나 그 밖의 사유로 인하여 위원으로 적합하지 아니하다고 인정되는 경우
4. 위원 스스로 직무를 수행하는 것이 곤란하다고 의사를 밝히는 경우 [본조신설 2015. 12. 31.]

제74조(공표 절차 및 방법 등) ① 보건복지부장관은 법 제100조제3항에 따라 공표대상자인 사실을 통지받은 요양기관에 대하여 그 통지를 받은 날부터 20일 동안 소명자료를 제출하거나 출석하여 의견을 진술할 기회를 주어야 한다.

② 보건복지부장관은 법 제100조제4항에 따라 공표대상자로 선정된 요양기관에 대하여 보건복지부, 공단, 심사평가원, 관할 특별시ㆍ광역시ㆍ특별자치시ㆍ도ㆍ특별자치도와 시ㆍ군ㆍ자치구 및 보건소의 홈페이지에 6개월 동안 같은 조 제1항에 따른 공표 사항을 공고해야 하며, 추가로 게시판 등에도 공고할 수 있다. 〈개정 2020. 6. 2.〉

③ 보건복지부장관은 법 제100조제4항에 따라 공표대상자로 선정된 요양기관이 같은 조 제1항 각 호에 해당하는 거짓 청구를 반복적으로 하거나 그 거짓 청구가 중대한 위반행위에 해당하는 경우 등 추가 공표가 필요하다고 인정하는 경우에는 제2항에 따른 공고 외에 「신문 등의 진흥에 관한 법률」에 따른 신문 또는 「방송법」에 따른 방송에 추가로 공표할 수 있다.

④ 제2항에 따른 공고 대상인 요양기관을 관할하는 특별시장ㆍ광역시장ㆍ특별자치시장ㆍ도지사ㆍ특별자치도지사, 시장ㆍ군수ㆍ구청장 또는 보건소의 장은 「의료법」 제33조제5항에 따른 변경허가ㆍ변경신고 등으로 제2항에 따른 공고기간 중 법 제100조제1항에 따른 공표 사항이 변경된 사실이 확인되었을 때에는 지체 없이 보건복지부장관에게 그 사실을 알려야 한다. 이 경우 보건복지부장관은 그 변경 사항이 제2항에 따른 공고 내용에 즉시 반영되도록 필요한 조치를 해야 한다. 〈개정 2020. 6. 2.〉

⑤ 제1항부터 제4항까지에서 규정한 사항 외에 공표 절차 및 방법, 공표 사항의 변경 등에 필요한

사항은 보건복지부장관이 정한다.

제74조의2(손실 상당액 산정기준 등) ① 법 제101조제3항에 따라 공단이 「약사법」에 따른 의약품의 제조업자 · 위탁제조판매업자 · 수입자 · 판매업자 및 「의료기기법」에 따른 의료기기 제조업자 · 수입업자 · 수리업자 · 판매업자 · 임대업자(이하 "제조업자등"이라 한다)에 대하여 징수하는 손실에 상당하는 금액(이하 이 조에서 "손실 상당액"이라 한다)은 같은 조 제1항제1호부터 제3호까지의 위반행위로 보험자 · 가입자 및 피부양자가 부당하게 부담하게 된 요양급여비용 전액으로 한다.

② 공단은 제조업자등이 동일한 약제 · 치료재료에 대하여 법 제101조제1항제1호부터 제3호까지의 위반행위 중 둘 이상의 위반행위를 한 경우에는 각 위반행위에 따른 손실 상당액 중 가장 큰 금액을 손실 상당액으로 징수한다.

③ 공단은 법 제101조제3항에 따라 손실 상당액을 징수하려는 경우에는 다음 각 호의 사항을 포함한 문서로 약제 · 치료재료의 제조업자등에게 알려야 한다.

1. 위반행위의 내용 및 법적근거에 관한 사항
2. 징수금액 및 산정내역 등에 관한 사항
3. 납부기한, 납부방법 및 납부장소 등 납부에 필요한 사항 [본조신설 2016. 8. 2.]

제75조(포상금의 지급 기준 등) ① 법 제104조제1항에 따라 다음 각 호의 어느 하나에 해당하는 자를 신고하려는 사람은 공단이 정하는 바에 따라 공단에 신고해야 한다. 이 경우 2명 이상이 공동명의로 신고할 때에는 대표자를 지정해야 한다. 〈개정 2019. 6. 11., 2021. 6. 29.〉

1. 속임수나 그 밖의 부당한 방법으로 보험급여를 받은 사람
2. 속임수나 그 밖의 부당한 방법으로 다른 사람이 보험급여를 받도록 한 자
3. 속임수나 그 밖의 부당한 방법으로 보험급여 비용을 받은 요양기관
4. 속임수나 그 밖의 부당한 방법으로 보험급여를 받은 법 제49조제1항에 따른 준요양기관(이하 "준요양기관"이라 한다) 및 법 제51조제2항에 따른 보조기기를 판매한 자(이하 "보조기기 판매업자"라 한다)

② 공단은 제1항에 따라 신고를 받으면 그 내용을 확인한 후 포상금 지급 여부를 결정하여 신고인(2명 이상이 공동명의로 신고한 경우에는 제1항 후단에 따른 대표자를 말한다. 이하 이조에서 같다)에게 통보하여야 한다.

③ 제2항에 따라 포상금 지급 결정을 통보받은 신고인은 공단이 정하는 바에 따라 공단에 포상금 지급을 신청하여야 한다.

④ 공단은 제3항에 따라 포상금 지급 신청을 받은 날부터 1개월 이내에 신고인에게 별표 6의 포상금 지급 기준에 따른 포상금을 지급하여야 한다.

⑤ 제1항에 따른 신고를 받은 후에 신고된 내용과 같은 내용의 신고를 한 사람에게는 포상금을 지급하지 아니한다.

⑥ 제1항부터 제5항까지에서 규정한 사항 외에 포상금의 지급 기준과 방법 · 절차 등에 관하여 필요한 사항은 공단이 정한다.

제75조의2(장려금의 지급 등) ① 공단은 법 제104조제2항에 따라 다음 각 호의 어느 하나에 해당하는 방법으로 건강보험 재정 지출을 절감하는 데에 이바지한 요양기관에 장려금을 지급한다. 〈개정 2014. 8. 29., 2021. 12. 7.〉

1. 성분 또는 효능이 같아 대체사용이 가능한 약제 중 요양급여비용이 보다 저렴한 약제를 처방하거나 조제하였을 것
2. 제70조의2제2항제1호에 따라 퇴장방지의약품으로 지정·고시된 약제 중에서 다른 약제에 비하여 저가이면서 약제의 특성상 다른 약제를 대체하는 효과가 있는 약제를 처방하거나 조제하였을 것
3. 보건복지부장관이 정하여 고시하는 기간 동안 의약품을 상한금액보다 저렴하게 구입하거나 전년도 약제 사용량보다 사용량을 줄였을 것

② 장려금은 제1항에 따른 처방 또는 조제로 인하여 건강보험 재정 지출에서 절감된 금액의 100분의 70을 넘지 아니하는 금액으로 한다.

③ 제1항제1호 및 제2호에 따라 장려금을 지급받으려는 요양기관은 법 제47조제2항에 따라 심사평가원에 요양급여비용의 심사청구를 할 때 함께 장려금 지급을 청구하여야 한다. 〈신설 2014. 8. 29.〉

④ 제1항제3호에 따라 지급하는 장려금은 심사평가원이 그 금액을 산출하여 보건복지부장관의 승인을 받아 공단에 통보한다. 〈신설 2014. 8. 29.〉

⑤ 제1항부터 제4항까지에서 규정한 사항 외에 장려금의 지급 기준과 방법·절차 등에 관하여 필요한 사항은 보건복지부장관이 정하여 고시한다. 〈개정 2014. 8. 29.〉

[본조신설 2013. 9. 26.]

제76조(외국인 등의 가입자 및 피부양자 자격취득 제한) 법 제109조제5항제1호에서 "대통령령으로 정하는 사유"란 다음 각 호의 어느 하나에 해당하는 경우를 말한다.

1. 「출입국관리법」 제25조 및 「재외동포의 출입국과 법적 지위에 관한 법률」 제10조제2항에 따라 체류기간 연장허가를 받지 아니하고 체류하는 경우
2. 「출입국관리법」 제59조제3항에 따라 강제퇴거명령서를 발급받은 경우

[전문개정 2016. 9. 22.]

제76조의2(외국인 등의 가입자 자격취득 시기 등) ① 국내에 체류하는 재외국민 또는 외국인(이하 "국내체류 외국인등"이라 한다)은 법 제109조제6항 단서에 따라 다음 각 호의 구분에 따른 날에 가입자의 자격을 얻는다. 〈개정 2019. 7. 16.〉

1. 법 제109조제3항제2호에 해당하는 사람으로서 같은 항 제1호에 따른 기간 동안 국내에 거주한 경우: 해당 기간이 경과한 날
2. 법 제109조제3항제2호에 해당하는 사람으로서 같은 항 제1호에 따라 국내에 지속적으로 거주할 것으로 예상할 수 있는 사유에 해당하는 경우: 국내에 입국한 날
3. 그 밖에 보건복지부장관이 체류자격, 체류기간 및 체류경위 등을 고려하여 그 자격취득 시기를 국내거주 국민과 다르게 정할 필요가 있다고 인정하여 고시하는 경우: 해당 고시에서 정하는 날

② 국내체류 외국인등은 법 제109조제6항 본문에서 준용하는 법 제10조에 따라 같은 조 제1항제1호·제4호 및 제5호에 따른 날에 가입자의 자격을 잃는다. 다만, 법 제109조제6항 단서에 따라 다음 각 호의 구분에 따른 날에도 그 자격을 잃는다. 〈개정 2019. 6. 11., 2019. 7. 16.〉

1. 직장가입자: 다음 각 목의 어느 하나에 해당하는 날
   가. 「출입국관리법」 제10조의2제1항제2호 및 「재외동포의 출입국과 법적 지위에 관한 법률」 제10조제1항에 따른 체류기간이 종료된 날의 다음 날

나. 「출입국관리법」 제59조제3항에 따른 강제퇴거명령서를 발급받은 날의 다음 날

다. 법 제109조제5항제2호에 따라 사용자가 직장가입자의 가입 제외를 신청한 날. 다만, 법 제8조제2항에 따라 직장가입자 자격취득 신고를 한 날부터 14일 이내에 가입 제외를 신청한 경우에는 그 자격취득일로 한다.

라. 그 밖에 보건복지부장관이 체류자격, 체류기간 및 체류경위 등을 고려하여 그 자격상실 시기를 국내거주 국민과 다르게 정할 필요가 있다고 인정하여 고시하는 경우: 해당 고시에서 정하는 날

2. 지역가입자: 다음 각 목의 어느 하나에 해당하는 날

가. 제1호가목 및 나목에 따른 날

나. 재외국민 또는 체류기간이 종료되지 아니한 외국인이 출국 후 1개월이 지난 경우: 그 출국한 날의 다음 날

다. 법 제109조제5항제2호에 따라 지역가입자가 가입 제외를 신청한 날. 다만, 보험료를 납부하지 않은 지역가입자 또는 최초로 보험료를 납부한 날부터 14일이 지나지 않은 지역가입자가 보건복지부장관이 정하여 고시하는 요건을 갖추고 가입 제외를 신청하는 경우에는 그 자격을 취득한 날로 한다.

라. 그 밖에 보건복지부장관이 체류자격, 체류기간 및 체류경위 등을 고려하여 그 자격상실 시기를 국내 거주 국민과 다르게 정할 필요가 있다고 인정하여 고시하는 경우: 해당 고시에서 정하는 날 [본조신설 2016. 9. 22.]

제76조의3(외국인 등의 피부양자 자격취득 시기 등) ① 국내체류 외국인등은 법 제109조제6항 단서에 따라 다음 각 호의 구분에 따른 날에 피부양자의 자격을 얻는다.

1. 신생아의 경우: 출생한 날
2. 법 제109조제2항 각 호에 따른 주민등록, 국내거소신고 또는 외국인등록(이하 이 조에서 “주민등록등”이라 한다)을 한 날부터 90일 이내에 피부양자 자격취득을 신청한 경우: 해당 주민등록등을 한 날. 다만, 주민등록등을 한 이후에 직장가입이 된 경우에는 해당 직장가입이 된 날로 한다.
3. 주민등록등을 한 날부터 90일이 경과하여 피부양자 자격취득을 신청한 경우: 그 자격취득을 신청한 날. 다만, 주민등록등을 한 이후에 직장가입이 된 경우로서 해당 직장가입이 된 날부터 90일 이내에 신청이 있는 때에는 그 직장가입이 된 날로 한다.
4. 그 밖에 보건복지부장관이 체류자격, 체류기간 및 체류경위 등을 고려하여 그 자격취득 시기를 국내거주 국민과 다르게 정할 필요가 있다고 인정하여 고시하는 경우: 해당 고시에서 정하는 날

② 국내체류 외국인등은 법 제109조제6항 본문에서 준용하는 법 제5조에 따라 같은 조 제3항에서 정한 날(사망, 부양자의 직장가입자 자격상실 또는 의료급여를 받는 경우만 해당한다)에 피부양자의 자격을 잃는다. 다만, 법 제109조제6항 단서에 따라 다음 각 호의 어느 하나에 해당하는 날에도 그 자격을 잃는다. 〈개정 2019. 6. 11.〉

1. 「출입국관리법」 제10조의2제1항제2호 및 「재외동포의 출입국과 법적 지위에 관한 법률」 제10조제1항에 따른 체류기간이 종료된 날의 다음 날
2. 「출입국관리법」 제59조제3항에 따른 강제퇴거명령서를 발급받은 날의 다음 날
3. 그 밖에 보건복지부장관이 체류자격, 체류기간 및 체류경위 등을 고려하여 그 자격상실 시기를

국내거주 국민과 다르게 정할 필요가 있다고 인정하여 고시하는 경우: 해당 고시에서 정하는 날
[본조신설 2016. 9. 22.]

第76조의4(보험료 부과·징수 특례 대상 외국인) 법 제109조제9항 단서에서 "대통령령으로 정하는 국내체류 외국인등"이란 지역가입자인 국내체류 외국인등 중에서 다음 각 호의 어느 하나에 해당하지 않는 사람을 말한다.
1. 「출입국관리법 시행령」 별표 1의2에 따른 결혼이민(F-6)의 체류자격이 있는 사람
2. 「출입국관리법 시행령」 별표 1의3에 따른 영주(F-5)의 체류자격이 있는 사람
3. 그 밖에 보건복지부장관이 체류경위, 체류목적 및 체류기간 등을 고려하여 국내거주 국민과 같은 보험료 부과·징수 기준을 적용할 필요가 있다고 인정하여 고시하는 체류자격이 있는 사람
[전문개정 2018. 12. 24.]

第77조(임의계속가입자 적용기간) ① 법 제110조제2항 본문에서 "대통령령으로 정하는 기간"이란 사용관계가 끝난 날의 다음 날부터 기산(起算)하여 36개월이 되는 날을 넘지 아니하는 범위에서 다음 각 호의 구분에 따른 기간을 말한다.
1. 법 제110조제1항에 따라 공단에 신청한 가입자(이하 "임의계속가입자"라 한다)가 법 제9조제1항제2호에 따라 자격이 변동되기 전날까지의 기간
2. 임의계속가입자가 법 제10조제1항에 따라 그 자격을 잃기 전날까지의 기간
② 「의료급여법」 제3조제1항제2호에 따른 수급권자가 되어 법 제10조제1항제5호에 따라 가입자의 자격이 상실된 임의계속가입자가 법 제8조제1항제1호에 따라 가입자의 자격을 다시 취득한 경우로서 다시 취득한 날이 제1항에 따른 사용관계가 끝난 날의 다음 날부터 36개월 이내이면 공단이 정하는 기간 안에 임의계속가입의 재적용을 신청할 수 있다. 이 경우 신청자는 가입자의 자격을 다시 취득한 날부터 제1항에 따른 기간 동안 임의계속가입자로서의 자격을 유지한다.
③ 제2항에서 규정한 사항 외에 임의계속가입의 재적용 신청에 필요한 신청기간, 절차, 방법 등은 공단이 정하는 바에 따른다. [전문개정 2018. 6. 26.]

第78조(업무의 위탁) 공단은 법 제112조제1항에 따라 같은 항 각 호의 업무를 체신관서, 금융기관 또는 그 밖의 자에게 위탁하려면 위탁받을 기관의 선정 및 위탁계약의 내용에 관하여 공단 이사회의 의결을 거쳐야 한다.

第79조(보험료 및 징수위탁보험료등의 배분 등) 공단이 납부의무자의 신청에 따라 보험료 및 징수위탁보험료등을 1개의 납입고지서로 통합하여 징수한 경우(법 제81조 및 징수위탁근거법에 따라 체납처분의 방법으로 징수한 경우는 제외한다)에 징수한 보험료와 그에 따른 징수금 또는 징수위탁보험료등의 금액이 징수하여야 할 총액에 미치지 못하는 경우로서 납부의무자가 이를 납부하는 날까지 특별한 의사를 표시하지 아니한 경우에는 법 제113조제1항 본문에 따라 공단이 징수하려는 각 보험별 금액(법 및 징수위탁근거법에 따른 연체금 및 가산금을 제외한 금액을 말한다)의 비율로 배분하여 납부 처리하여야 한다.

第80조(출연금의 관리) 공단은 법 제114조제1항에 따른 출연금을 각각 별도의 계정을 설정하여 관리하여야 한다.

第81조(민감정보 및 고유식별정보의 처리) ① 공단(법 제112조에 따라 공단의 업무를 위탁받은 자를 포함한다)은 다음 각 호의 사무를 수행하기 위하여 불가피한 경우 「개인정보 보호법」 제23조에

따른 건강에 관한 정보, 같은 법 시행령 제18조제2호에 따른 범죄경력자료에 해당하는 정보, 같은 영 제19조 각 호에 따른 주민등록번호, 여권번호, 운전면허의 면허번호 또는 외국인등록번호가 포함된 자료를 처리할 수 있다. 〈개정 2013. 9. 26., 2014. 11. 20.〉

1. 법 제7조에 따른 사업장의 신고에 관한 사무
2. 법 제14조제1항에 따른 업무에 관한 사무
3. 법 제60조에 따른 현역병 등에 대한 요양급여비용 지급에 관한 사무
4. 법 제61조에 따른 요양급여비용의 정산에 관한 사무

4의2. 법 제81조의2에 따른 자료의 제공에 관한 사무

5. 법 제83조에 따른 체납자 인적사항등의 공개에 관한 사무
6. 법 제87조 및 제90조에 따른 이의신청 및 행정소송에 관한 사무
7. 법 제94조에 따른 신고 등에 관한 사무
8. 법 제95조에 따른 소득 축소·탈루 자료의 송부에 관한 사무

8의2. 법 제96조에 따른 자료의 제공 요청에 관한 사무

9. 법 제104조에 따른 포상금 지급에 관한 사무
10. 법 제112조에 따른 업무의 위탁에 관한 사무

② 심사평가원은 다음 각 호의 사무를 수행하기 위하여 불가피한 경우 「개인정보 보호법」 제23조에 따른 건강에 관한 정보, 같은 법 시행령 제19조에 따른 주민등록번호, 여권번호, 운전면허의 면허번호 또는 외국인등록번호가 포함된 자료를 처리할 수 있다. 〈개정 2013. 9. 26., 2014. 11. 20., 2017. 3. 27.〉

1. 법 제43조에 따른 요양기관의 시설·장비 및 인력 등의 현황 신고에 관한 사무

1의2. 법 제48조에 따른 요양급여 대상 여부의 확인 등에 관한 사무

2. 법 제63조제1항에 따른 업무에 관한 사무
3. 법 제87조 및 제90조에 따른 이의신청 및 행정소송에 관한 사무
4. 법 제96조에 따른 자료의 제공 요청에 관한 사무

③ 요양기관(제2호의 경우에는 법 제47조제6항에 따라 요양기관을 대행하는 단체를 포함한다)은 다음 각 호의 사무를 수행하기 위하여 불가피한 경우 「개인정보 보호법」 제23조에 따른 건강에 관한 정보나 같은 법 시행령 제19조에 따른 주민등록번호, 여권번호, 운전면허의 면허번호 또는 외국인등록번호가 포함된 자료를 처리할 수 있다. 〈신설 2017. 3. 27.〉

1. 법 제41조제1항에 따른 요양급여의 실시에 관한 사무
2. 법 제47조제1항 또는 제2항에 따른 요양급여비용의 청구에 관한 사무

④ 준요양기관은 법 제49조제3항에 따른 요양비 지급 청구에 관한 사무를 수행하기 위하여 불가피한 경우에는 「개인정보 보호법」 제23조에 따른 건강에 관한 정보나 같은 법 시행령 제19조에 따른 주민등록번호, 여권번호, 운전면허의 면허번호 또는 외국인등록번호가 포함된 자료를 처리할 수 있다. 〈신설 2021. 6. 29.〉

⑤ 보조기기 판매업자는 법 제51조제2항 전단에 따른 보험급여 지급 청구에 관한 사무를 수행하기 위하여 불가피한 경우에는 「개인정보 보호법」 제23조에 따른 건강에 관한 정보나 같은 법 시행령 제19조에 따른 주민등록번호, 여권번호, 운전면허의 면허번호 또는 외국인등록번호가 포함된 자료를 처리할 수 있다. 〈신설 2021. 6. 29.〉

⑥ 보건복지부장관(법 제111조에 따라 보건복지부장관의 권한을 위임받거나 위탁받은 자를 포함한다)은 다음 각 호의 사무를 수행하기 위하여 불가피한 경우 제1항에 따른 자료를 처리할 수 있다. 〈개정 2017. 3. 27., 2021. 6. 29.〉

1. 법 제81조제3항에 따른 체납처분 승인에 관한 사무
2. 법 제88조에 따른 심판청구에 관한 사무
3. 법 제97조에 따른 보고와 검사 등에 관한 사무
4. 법 제98조에 따른 업무정지 처분에 관한 사무
5. 법 제99조에 따른 과징금 부과 · 징수에 관한 사무
6. 법 제100조에 따른 위반사실 공표에 관한 사무

제81조의2(규제의 재검토) ① 보건복지부장관은 별표 4의2에 대하여 2014년 7월 2일을 기준으로 5년마다(매 5년이 되는 해의 기준일과 같은 날 전까지를 말한다) 그 타당성을 검토하여 개선 등의 조치를 해야 한다. 〈개정 2021. 12. 7.〉

② 보건복지부장관은 별표 5에 대하여 2022년 1월 1일을 기준으로 3년마다(매 3년이 되는 해의 기준일과 같은 날 전까지를 말한다) 그 타당성을 검토하여 개선 등의 조치를 해야 한다. 〈신설 2021. 12. 7.〉 [본조신설 2014. 6. 30.]

제9장 벌칙

제82조(과태료의 부과기준) 법 제119조에 따른 과태료의 부과기준은 별표 7과 같다.

부칙 〈제32190호, 2021. 12. 7.〉

제1조(시행일) 이 영은 2021년 12월 9일부터 시행한다. 다만, 제44조, 제81조의2 및 별표 5의 개정규정은 2022년 1월 1일부터 시행한다.

제2조(보험료율 및 보험료부과점수당 금액에 관한 적용례) 제44조의 개정규정은 부칙 제1조 단서에 따른 시행일이 속하는 달의 월별 보험료를 산정하는 경우부터 적용한다.

제3조(업무정지 처분 및 과징금 부과처분의 기준 변경에 따른 경과조치 등) ① 2022년 1월 1일 전에 끝나는 조사대상 기간 중에 발생한 위반행위에 대한 업무정지 처분 또는 과징금 부과처분의 기준에 관하여는 별표 5의 개정규정에도 불구하고 종전의 규정에 따른다.

② 별표 5의 개정규정은 2022년 1월 1일 전에 시작되어 2022년 1월 1일 이후에 끝나는 조사대상 기간 중에 발생한 위반행위에 대한 업무정지 처분 또는 과징금 부과처분에 대해서도 적용한다. 다만, 별표 5의 개정규정을 적용하는 것이 종전의 규정을 적용하는 것보다 요양기관에 불리하게 되는 경우에는 종전의 규정에 따른다.

국민건강보험법 시행규칙

제1조(목적) 이 규칙은 「국민건강보험법」 및 같은 법 시행령에서 위임된 사항과 그 시행에 필요한 사항을 규정함을 목적으로 한다. 〈개정 2015. 7. 24.〉

제2조(피부양자 자격의 인정기준 등) ① 「국민건강보험법」(이하 "법"이라 한다) 제5조제2항에 따른 피부양자 자격의 인정기준은 다음 각 호의 요건을 모두 충족하는 것으로 한다. 〈개정 2013. 6. 28., 2018. 3. 6.〉

1. 별표 1에 따른 부양요건에 해당할 것
2. 별표 1의2에 따른 소득 및 재산요건에 해당할 것

② 피부양자는 다음 각 호의 어느 하나에 해당하는 날에 그 자격을 취득한다.

1. 신생아의 경우: 출생한 날
2. 직장가입자의 자격 취득일 또는 가입자의 자격 변동일부터 90일 이내에 피부양자의 자격취득 신고를 한 경우: 직장가입자의 자격 취득일 또는 해당 가입자의 자격 변동일
3. 직장가입자의 자격 취득일 또는 가입자의 자격 변동일부터 90일을 넘겨 피부양자 자격취득 신고를 한 경우: 법 제13조에 따른 국민건강보험공단(이하 "공단"이라 한다)에 별지 제1호서식의 피부양자 자격(취득·상실) 신고서를 제출한 날. 다만, 천재지변, 질병·사고 등 공단이 정하는 본인의 책임이 없는 부득이한 사유로 90일을 넘겨 피부양자 자격취득 신고를 한 경우에는 직장가입자의 자격 취득일 또는 가입자의 자격 변동일로 한다.

③ 피부양자는 다음 각 호의 어느 하나에 해당하게 된 날에 그 자격을 상실한다.

1. 사망한 날의 다음 날
2. 대한민국의 국적을 잃은 날의 다음 날
3. 국내에 거주하지 아니하게 된 날의 다음 날
4. 직장가입자가 자격을 상실한 날
5. 법 제5조제1항제1호에 따른 수급권자가 된 날
6. 법 제5조제1항제2호에 따른 유공자등 의료보호대상자인 피부양자가 공단에 건강보험의 적용배제 신청을 한 날의 다음 날
7. 직장가입자 또는 다른 직장가입자의 피부양자 자격을 취득한 경우에는 그 자격을 취득한 날
8. 피부양자 자격을 취득한 사람이 본인의 신고에 따라 피부양자 자격 상실 신고를 한 경우에는 신고한 날의 다음 날
9. 제1항에 따른 요건을 충족하지 아니하는 경우에는 공단이 그 요건을 충족하지 아니한다고 확인한 날의 다음 날

④ 직장가입자가 피부양자 자격 취득 또는 상실 신고를 하거나 피부양자가 제3항제8호에 따른 자격 상실 신고를 하려면 별지 제1호서식의 피부양자 자격(취득·상실) 신고서에 다음 각 호의 서류(자격 취득 신고의 경우만 해당한다)를 첨부하여 공단에 제출하여야 한다. 다만, 공단이 법 제96조에 따라 국가 등으로부터 제공받은 자료로 피부양자 자격 취득 또는 상실 대상자를 확인할 수 있는 경우에는 신고서를 제출하지 아니한다. 〈개정 2013. 6. 28., 2018. 3. 6., 2018. 6. 29.〉

1. 가족관계등록부의 증명서 1부(주민등록표 등본으로 제1항 각 호의 요건 충족 여부를 확인할 수 없는 경우만 해당한다)
2. 「장애인복지법」 제32조에 따라 등록된 장애인, 「국가유공자 등 예우 및 지원에 관한 법률」 제4조 · 제73조 및 제74조에 따른 국가유공자 등(법률 제11041호로 개정되기 전의 「국가유공자 등 예우 및 지원에 관한 법률」 제73조의2에 따른 국가유공자 등을 포함한다)으로서 같은 법 제6조의4에 따른 상이등급 판정을 받은 사람과 「보훈보상대상자 지원에 관한 법률」 제2조에 따른 보훈보상대상자로서 같은 법 제6조에 따른 상이등급 판정을 받은 사람임을 증명할 수 있는 서류 1부(장애인, 국가유공자 등 또는 보훈보상대상자의 경우만 해당한다)
3. 폐업 사실을 입증할 수 있는 서류, 「도시 및 주거환경정비법」에 따른 주택재건축사업의 사업자등록증 사본 등 별표 1의2 제1호다목에 해당하는 사실을 확인하기 위하여 공단이 요구하는 서류(피부양자가 별표 1의2 제1호다목에 따른 인정을 받으려는 경우만 해당한다)

⑤ 삭제 〈2013. 6. 28.〉

제3조(사업장의 적용 · 변경 · 탈퇴 신고) ① 사용자는 해당 사업장이 법 제6조제2항에 따라 직장가입자가 되는 근로자 · 공무원 및 교직원을 사용하는 사업장이 된 경우에는 그 때부터 14일 이내에 별지 제2호서식의 사업장(기관) 적용신고서에 통장 사본 1부(자동이체를 신청하는 경우만 해당한다)를 첨부하여 공단에 제출하여야 한다. 이 경우 공단은 「전자정부법」 제36조제2항에 따른 행정정보의 공동이용을 통하여 사업자등록증 및 법인 등기사항증명서를 확인하여야 하며, 신고인이 사업자등록증을 확인하는 것에 동의하지 아니하는 경우에는 그 사본을 첨부하도록 하여야 한다.

② 사용자는 제1항에 따라 공단에 신고한 내용이 변경된 경우에는 변경된 날부터 14일 이내에 별지 제3호서식의 사업장(기관)변경신고서를 공단에 제출하여야 한다. 이 경우 공단은 「전자정부법」 제36조제2항에 따른 행정정보의 공동이용을 통하여 사업자등록증 및 법인 등기사항증명서를 확인하여야 하며, 신고인이 사업자등록증을 확인하는 것에 동의하지 아니하는 경우에는 그 사본을 첨부하도록 하여야 한다.

③ 사용자는 사업장이 다음 각 호의 어느 하나에 해당하게 된 경우에는 그 날부터 14일 이내에 별지 제4호서식의 사업장 탈퇴신고서에 사업장 탈퇴 사실을 증명할 수 있는 서류를 첨부하여 공단에 제출하여야 한다. 이 경우 공단은 「전자정부법」 제36조제2항에 따른 행정정보의 공동이용을 통하여 휴업 · 폐업 사실 증명원(사업장이 휴업 · 폐업한 경우만 해당한다) 및 법인 등기사항증명서를 확인하여야 하며, 신고인이 휴업 · 폐업 사실 증명원을 확인하는 것에 동의하지 아니하는 경우에는 이를 첨부하도록 하여야 한다.

1. 사업장이 휴업 · 폐업되는 경우
2. 사업장이 합병되는 경우
3. 사업장이 폐쇄되는 경우
4. 사업장에 근로자가 없게 되거나 「국민건강보험법 시행령」(이하 "영"이라 한다) 제9조제1호에 따른 근로자만을 고용하게 되는 경우

제4조(가입자 자격의 취득 · 변동 · 상실의 신고) ① 세대주는 그 세대의 구성원이 법 제6조제3항 · 제8조제1항 및 제9조제1항에 따라 지역가입자의 자격을 취득한 경우 또는 지역가입자로 자격이 변동된 경우에는 별지 제5호서식의 지역가입자 자격 취득 · 변동 신고서에 보험료 감면 증명자료

를 첨부(법 제74조 및 제75조에 따라 보험료가 면제되거나 일부를 경감받는 사람만 해당하며, 공단이 법 제96조에 따라 국가 등으로부터 제공받은 자료로 보험료 감면 대상자임을 확인할 수 있는 경우에는 첨부하지 않는다)해 공단에 제출해야 한다. 다만, 제4항제2호에 따라 사용자가 별지 제8호서식의 직장가입자 자격상실 신고서를 공단에 제출한 경우에는 별지 제5호서식의 지역가입자자격취득·변동신고서를 제출한 것으로 본다. 〈개정 2018. 12. 18.〉

② 사용자는 법 제6조제2항·제4항, 제8조제1항 및 제9조제1항에 따라 근로자·공무원 및 교직원이 다음 각 호의 어느 하나에 해당하는 경우에는 별지 제6호서식의 직장가입자 자격취득 신고서를 공단에 제출해야 한다. 이 경우 제2조제1항 각 호의 요건을 갖추었는지 여부를 주민등록표 등본으로 확인할 수 없을 때에는 가족관계등록부의 증명서 1부를 첨부해야 한다. 〈개정 2018. 12. 18.〉

1. 직장가입자가 아닌 사람이 직장가입자인 근로자·사용자·공무원 및 교직원이 된 경우
2. 직장가입자인 근로자·사용자가 다른 사업장의 직장가입자가 되거나 직장가입자인 공무원·교직원이 된 경우
3. 직장가입자인 공무원·교직원이 직장가입자인 근로자·사용자가 되거나 소속 기관장을 달리하는 기관으로 전출된 경우

③ 법 제9조제3항에 따라 국방부장관 또는 법무부장관이 공단에 통지해야 할 사항은 다음 각 호와 같다. 〈개정 2018. 12. 18.〉

1. 국방부장관: 법 제54조제3호에 해당하는 사람의 성명·주민등록번호·입대일·전역일 및 전환복무일
2. 법무부장관: 법 제54조제4호에 해당하는 사람의 성명·주민등록번호·입소일·출소일·수용기관명칭·코드 및 신분 구분

④ 법 제10조제2항에 따른 자격상실의 신고는 다음 각 호의 구분에 따라 해야 한다. 〈개정 2018. 12. 18.〉

1. 지역가입자: 세대주가 별지 제7호서식의 지역가입자 자격상실 신고서를 공단에 제출
2. 직장가입자: 사용자가 별지 제8호서식의 직장가입자 자격상실 신고서를 공단에 제출

⑤ 사용자는 제2항에 따라 공단에 신고한 직장가입자의 내용이 변경된 경우에는 변경된 날부터 14일 이내에 별지 제9호서식의 직장가입자 내용변경 신고서를 공단에 제출해야 한다. 〈개정 2018. 12. 18.〉

제4조의2(가입자 자격의 취득·변동의 고지사항) 공단은 법 제9조의2에 따라 자격 취득 또는 변동에 관한 사항을 알리는 경우에는 제48조에 따른 납입고지서에 다음 각 호의 사항을 명시해야 한다.

1. 가입자 자격의 취득 또는 변동이 발생한 가입자의 성명
2. 취득 또는 변동이 발생한 자격 [본조신설 2019. 6. 12.]

제5조(건강보험증의 발급 신청 등) ① 가입자 또는 피부양자는 법 제12조제1항에 따른 건강보험증을 발급받으려면 별지 제10호서식의 건강보험증 발급 신청서를 공단에 제출해야 한다. 이 경우 「정보통신망 이용촉진 및 정보보호 등에 관한 법률」 제2조제1항제1호에 따른 정보통신망(이하 "정보통신망"이라 한다)을 통하여 해당 서류를 제출할 수 있다.

② 공단은 제1항에 따른 신청을 받으면 지체 없이 별지 제11호서식 또는 별지 제11호의2서식의

건강보험증을 신청인에게 발급해야 한다. 〈개정 2020. 10. 30.〉

③ 공단은 법 제96조에 따라 제공받은 자료를 이용하여 가입자 또는 피부양자의 자격 취득·변동 사실을 확인한 경우에는 제2항에도 불구하고 가입자 또는 피부양자의 신청 없이 별지 제11호 서식의 건강보험증을 발급할 수 있다.

④ 제2항 또는 제3항에 따라 건강보험증을 발급받은 가입자 또는 피부양자는 건강보험증에 기재된 내용이 변경된 경우에는 변경된 날부터 30일 이내에 별지 제10호서식의 건강보험증 기재사항 변경 신청서를 공단에 제출해야 한다. [전문개정 2019. 6. 12.]

제6조 삭제 〈2019. 6. 12.〉

제7조(건강보험증을 대체하는 신분증명서) 법 제12조제3항에서 "보건복지부령으로 정하는 본인 여부를 확인할 수 있는 신분증명서"란 다음 각 호의 증명서 또는 서류를 말한다. 이 경우 그 증명서 또는 서류에 유효기간이 적혀 있는 경우에는 그 유효기간이 지나지 않아야 한다. 〈개정 2020. 10. 30.〉

1. 행정기관이나 공공기관이 발행한 증명서로서 사진이 붙어 있고, 주민등록번호 또는 외국인등록번호가 포함되어 본인임을 확인할 수 있는 국가유공자증, 장애인 등록증, 외국인 등록증, 그 밖에 신분을 확인할 수 있는 증명서
2. 행정기관이나 공공기관이 기록·관리하는 것으로서 사진이 붙어 있고, 주민등록번호 또는 외국인등록번호가 포함되어 본인임을 확인할 수 있는 서류

제8조(상임이사 후보 추천 절차 등) ① 법 제20조제3항에 따른 상임이사 후보를 추천하기 위하여 공단에 상임이사추천위원회(이하 "상임이사추천위원회"라 한다)를 둔다.

② 상임이사추천위원회는 위원장을 포함한 5명의 위원으로 구성한다. 이 경우 위원장은 공단의 인사업무를 담당하는 상임이사(인사업무를 담당하는 상임이사 후보를 추천하는 경우에는 이사장이 지명하는 이사)로 하고, 위원은 이사장이 위촉하는 다음 각 호의 사람으로 한다.

1. 공단의 비상임이사 2명
2. 공단의 업무에 관한 전문지식과 경험이 풍부한 사람으로서 공단의 임직원이 아닌 사람 2명

③ 제1항과 제2항에서 규정한 사항 외에 후보자 심사 및 추천 방법, 위원의 제척(除斥)·기피·회피 등 상임이사추천위원회 운영 등에 필요한 사항은 공단의 정관 또는 내규(內規)로 정한다.

제9조(징수이사 후보의 자격기준 및 심사기준 등) ① 법 제21조제1항에서 "보건복지부령으로 정하는 자격을 갖춘 사람"이란 법 제21조제2항에 따른 징수이사추천위원회(이하 "징수이사추천위원회"라 한다)가 정하는 단위 부서장 이상의 경력이 있는 사람으로서 법 제14조제1항제2호 및 제11호에 따른 업무에 관한 전문지식 및 경험을 갖추고 경영혁신을 추진할 수 있는 사람을 말한다.

② 법 제21조제4항에 따른 심사는 징수이사추천위원회가 징수이사 후보가 다음 각 호의 요소를 갖추고 있는지를 평가하여 이를 점수로 환산하는 방법으로 한다. 이 경우 각 호의 요소별 배점이나 그 밖에 심사에 필요한 사항은 징수이사추천위원회가 정한다.

1. 경영, 경제 및 사회보험에 관한 학식
2. 문제에 대한 예측 및 예방조치 능력
3. 조직관리 능력
4. 그 밖에 징수이사로서의 자질과 능력을 평가할 수 있는 것으로서 징수이사추천위원회가 정하는

요소

③ 징수이사추천위원회는 법 제21조제4항에 따라 징수이사 후보로 추천될 사람과 다음 각 호의 계약 조건에 대하여 협의하여야 한다.

1. 법에 따라 징수하는 보험료, 「국민연금법」, 「고용보험 및 산업재해보상보험의 보험료징수 등에 관한 법률」, 「임금채권보장법」, 「석면피해구제법」의 위탁에 따라 징수하는 연금보험료, 고용보험료, 산업재해보상보험료, 부담금 및 분담금 등의 징수 목표 및 민원관리에 관한 사항
2. 보수와 상벌 등 근로 조건에 관한 사항
3. 해임 사유에 관한 사항
4. 그 밖에 고용관계의 성립 · 소멸 등에 필요한 사항

④ 징수이사추천위원회의 회의는 재적위원 과반수의 출석으로 개의(開議)하고, 출석위원 과반수의 찬성으로 의결한다.

제10조(결산보고서 등의 공고) 공단은 법 제39조제2항에 따라 결산보고서 및 사업보고서를 작성하여 보건복지부장관에게 보고한 경우에는 그 개요를 「신문 등의 진흥에 관한 법률」 제9조제1항에 따라 전국을 보급지역으로 등록한 일반일간신문, 인터넷 홈페이지나 그 밖의 효과적인 방법으로 공고해야 한다. 〈개정 2021. 1. 7.〉

제11조(요양기관의 인정 등) ① 법 제42조제2항에 따른 전문요양기관의 인정기준은 별표 2와 같다.

② 법 제42조제2항에 따라 전문요양기관으로 인정받으려는 요양기관은 별지 제12호서식의 전문요양기관 인정신청서에 다음 각 호의 서류를 첨부하여 보건복지부장관에게 제출하여야 한다.

1. 시설, 장비 및 진료과목별 인력 현황 1부
2. 최근 6개월 동안의 입원환자 진료실적 1부

③ 보건복지부장관은 요양기관을 전문요양기관으로 인정한 경우에는 별지 제13호서식의 전문요양기관 인정서를 발급하여야 한다.

④ 제1항부터 제3항까지의 규정에 따른 인정기준의 세부 내용, 그 밖에 전문요양기관의 인정에 필요한 사항은 보건복지부장관이 정하여 고시한다.

제12조(요양기관 현황 신고 등) ① 요양기관은 법 제43조제1항에 따라 시설 · 장비 및 인력 등에 대한 현황을 신고하려면 별지 제14호서식의 요양기관 현황신고서[약국 및 「약사법」 제91조제1항에 따라 설립된 한국희귀 · 필수의약품센터(이하 "한국희귀 · 필수의약품센터"라 한다)의 경우에는 별지 제15호서식의 요양기관 현황 신고서(약국 및 한국희귀 · 필수의약품센터용)를 말한다] 및 별지 제16호서식의 의료장비 현황(변경) 신고서에 다음 각 호의 구분에 따른 서류를 첨부하여 건강보험심사평가원(이하 "심사평가원"이라 한다)에 제출하여야 한다. 다만, 법 제42조제1항제4호 및 제5호에 따른 요양기관은 다음 각 호의 구분에 따른 서류를 첨부하지 아니한다. 〈개정 2018. 6. 29.〉

1. 요양기관 현황 신고서의 경우에는 다음 각 목의 서류

가. 의료기관 개설신고증, 의료기관 개설허가증, 약국 개설등록증 또는 한국희귀의약품센터 설립 허가증 사본 1부

나. 삭제 〈2018.9.28〉

다. 요양기관의 인력에 관한 면허나 자격을 확인할 수 있는 서류

라. 통장 사본 1부

2. 의료장비 현황 신고서의 경우에는 다음 각 목의 서류

가. 장비의 허가 · 신고 · 등록을 확인할 수 있는 서류

나. 장비의 검사나 검사면제에 관한 사항을 확인할 수 있는 서류

다. 장비를 구입하였거나 임차한 사실을 확인할 수 있는 서류

② 요양기관은 법 제43조제2항에 따라 요양기관의 인력 · 시설 · 장비 등의 내용이 변경된 경우에는 별지 16호서식의 의료장비 현황(변경) 신고서 및 별지 제17호서식의 요양기관 현황 변경신고서에 변경된 사항을 증명하는 서류를 첨부하여 심사평가원에 제출하여야 한다. 다만, 요양급여비용 수령 계좌를 변경하려는 경우에는 개설자나 대표자의 인감증명서(법인인 경우에는 법인인감증명서를 말한다) 또는 「본인서명사실 확인 등에 관한 법률」 제2조제3호에 따른 본인서명사실확인서를 첨부하여야 하며, 별지 제17호서식의 요양기관 현황 변경신고서에 그 등록된 인감을 날인하거나 본인서명사실확인서와 동일한 서명을 하여야 한다. 〈개정 2018. 6. 29.〉

③ 제1항 및 제2항에 따른 신고서를 제출받은 심사평가원은 「전자정부법」 제36조제2항에 따른 행정정보의 공동이용을 통하여 사업자등록증(신고인이 법 제42조제1항제4호 및 제5호에 따른 요양기관인 경우는 제외한다) 및 법인 등기사항증명서(법인인 경우만 해당한다)를 확인하여야 하며, 신고인이 사업자등록증을 확인하는 것에 동의하지 아니하는 경우에는 그 사본을 첨부하도록 하여야 한다. 〈신설 2018. 9. 28.〉

④ 제1항 및 제2항에도 불구하고 심사평가원은 특별시장 · 광역시장 · 특별자치시장 · 도지사 · 특별자치도지사(이하 "시 · 도지사"라 한다) 또는 시장 · 군수 · 구청장(자치구의 구청장을 말한다. 이하 같다)으로부터 다음 각 호의 사항을 통보받은 경우에는 요양기관이 별표 2의2 각 호의 구분에 따라 요양기관 현황(변경) 신고서 또는 의료장비 현황(변경) 신고서 및 첨부 서류를 심사평가원에 제출한 것으로 본다. 〈신설 2015. 7. 24., 2018. 6. 29., 2018. 9. 28., 2020. 10. 30.〉

1. 「의료법 시행규칙」 제30조의2제2항에 따라 처리한 사항
2. 「약사법 시행규칙」 제9조의2제2항에 따라 처리한 사항
3. 「진단용 방사선 발생장치의 안전관리에 관한 규칙」 제3조의2제2항에 따라 처리한 사항
4. 「특수의료장비의 설치 및 운영에 관한 규칙」 제4조의2제2항에 따라 처리한 사항
5. 「약사법」 제23조제5항에 따라 보건복지부장관이 정하는 의료기관이 없는 지역 또는 약국이 없는 지역에 해당한다는 사실

⑤ 심사평가원은 제2항에 따라 제출받은 요양기관 현황 변경 신고사항 중 다음 각 호의 사항을 소관 시 · 도지사 또는 시장 · 군수 · 구청장에게 통보하여야 한다. 〈신설 2015. 7. 24., 2018. 9. 28.〉

1. 「의료법」 제33조제5항 및 같은 법 시행규칙 제26조제1항제2호에 따른 의료기관 개설자가 입원, 해외 출장 등으로 다른 의사 · 치과의사 · 한의사 또는 조산사에게 진료하게 할 경우 그 기간 및 해당 의사 등의 인적 사항
2. 「의료법」 제33조제5항 및 같은 법 시행규칙 제26조제1항제6호에 따른 의료기관의 의료인 수
3. 「의료법」 제33조제5항 및 같은 법 시행규칙 제28조제1항제5호에 따른 의료기관의 의료인 수

⑥ 심사평가원은 제1항과 제2항에 따라 신고받은 사항 중 요양급여비용 지급을 위하여 필요한 다

음 각 호의 사항을 공단에 통보하여야 한다. 〈개정 2015. 7. 24., 2018. 9. 28.〉

1. 요양기관의 명칭, 기호 및 소재지
2. 대표자의 성명 및 주민등록번호
3. 개설 신고(허가 · 등록)일, 폐업일
4. 사업자등록번호
5. 금융기관의 계좌명세 등

⑦ 요양기관이 제1항 및 제2항에 따라 심사평가원에 신고하여야 하는 장비 등 요양기관의 현황을 관리하는 데에 필요한 사항은 보건복지부장관이 정하여 고시한다. 〈개정 2015. 7. 24., 2018. 9. 28.〉

제12조의2(보건의료자원 통합신고포털의 설치 · 운영) ① 심사평가원은 제12조에 따른 요양기관 현황신고 등과 관련된 업무를 처리하기 위하여 「전자정부법」 제9조제2항에 따른 전자민원창구(이하 "보건의료자원 통합신고포털"이라 한다)를 설치하여 운영할 수 있다.

② 요양기관은 보건의료자원 통합신고포털을 통하여 제12조제1항부터 제4항까지의 규정에 따른 요양기관 현황 등에 대하여 신고하거나 그 내역 등을 확인할 수 있다. 〈개정 2020. 9. 8.〉

③ 보건복지부장관, 시 · 도지사, 시장 · 군수 · 구청장 및 심사평가원은 보건의료자원 통합신고포털과 보건복지부장관 및 각 지방자치단체가 운영하는 정보시스템을 연계하여 다음 각 호의 업무를 처리할 수 있다. 〈개정 2020. 9. 8.〉

1. 시 · 도지사 및 시장 · 군수 · 구청장이 제12조제4항에 따라 심사평가원에 하는 통보
2. 심사평가원이 제12조제5항에 따라 시 · 도지사 및 시장 · 군수 · 구청장에 하는 통보
3. 심사평가원이 법 제96조제2항 및 영 제69조의2에 따라 요청하는 영 별표 4의3 제2호마목 · 카목 및 타목에 해당하는 자료의 제공
4. 그 밖에 요양기관의 시설 · 장비 및 인력 등 보건의료자원의 통합신고를 위하여 필요하다고 심사평가원이 보건복지부장관의 승인을 받아 정한 사항

④ 보건복지부장관, 시 · 도지사, 시장 · 군수 · 구청장 및 심사평가원은 제3항 각 호의 업무를 위하여 불가피한 경우 「개인정보 보호법 시행령」 제19조제1호 또는 제4호에 따른 주민등록번호 또는 외국인등록번호가 포함된 자료를 처리할 수 있다.

⑤ 보건의료자원 통합신고포털의 설치 · 운영 방법, 정보시스템의 연계 운영 방법, 그 밖에 보건의료자원 통합신고포털을 관리하는 데에 필요한 사항은 보건복지부장관이 정하여 고시한다.

[본조신설 2015. 7. 24.]

제13조(외래진료 등의 경우 요양급여비용 총액에 관한 조건 등) ① 외래진료 및 고가(高價)의 특수 의료장비를 이용한 진료의 경우에 영 별표 2 제1호나목 및 제3호파목에 따른 요양급여비용 총액에 관한 조건 및 본인부담액은 별표 3과 같다. 〈개정 2018. 6. 29.〉

② 약국 또는 한국희귀 · 필수의약품센터를 이용한 경우에 영 별표 2 제1호다목에 따른 요양급여비용 총액에 관한 조건 및 본인부담액은 별표 4와 같다. 〈개정 2018. 6. 29.〉

제14조(본인부담액 경감 인정) ① 영 별표 2 제3호라목에 따라 본인부담액을 경감받을 수 있는 요건을 갖춘 희귀난치성질환자등은 본인부담액 경감 인정을 받으려면 경감 인정 신청서(전자문서를 포함한다)에 다음 각 호의 서류(전자문서를 포함한다)를 첨부하여 특별자치도지사 · 시장 · 군수 ·

구청장에게 제출하여야 한다. 〈개정 2013. 9. 30., 2015. 7. 24., 2015. 12. 31.〉

1. 영 별표 2 제3호라목에 따른 부양의무자(이하 "부양의무자"라 한다)와의 관계를 확인할 수 있는 가족관계등록부의 증명서(세대별 주민등록표 등본으로 부양의무자와의 관계를 확인할 수 없는 경우만 해당한다)
2. 임대차계약서(주택을 임대하거나 임차하고 있는 사람만 해당한다)
3. 요양기관이 발급한 진단서 1부(6개월 이상 치료를 받고 있거나 6개월 이상 치료가 필요한 사람만 해당한다)

② 제1항에 따른 신청인의 가족, 친족, 이해관계인 또는 「사회복지사업법」 제14조에 따른 사회복지 전담공무원은 신청인이 신체적 · 정신적인 이유로 신청을 할 수 없는 경우에는 신청인을 대신하여 제1항에 따른 신청을 할 수 있다. 이 경우 다음 각 호의 구분에 따른 서류를 제시하거나 제출하여야 한다.

1. 신청인의 가족 · 친족 또는 이해관계인: 신청인과의 관계를 증명하는 서류
2. 사회복지 전담공무원: 공무원임을 증명하는 신분증

③ 제1항과 제2항에 따른 신청을 받은 특별자치도지사 · 시장 · 군수 · 구청장은 신청인이 제15조에 따른 기준에 해당하는지를 확인하여 부득이한 사유가 없으면 그 결과를 신청일부터 30일 이내에 공단에 통보하여야 한다. 다만, 다음 각 호의 어느 하나에 해당하는 경우에는 신청일부터 60일 이내에 통보할 수 있다. 〈개정 2015. 12. 31.〉

1. 부양의무자의 소득 조사에 시간이 걸리는 특별한 사유가 있는 경우
2. 제1항에 따른 경감 인정 신청서를 제출한 희귀난치성질환자등 또는 부양의무자가 같은 항 또는 관계 법령에 따른 조사나 자료제출 요구를 거부 · 방해 또는 기피하는 경우

④ 공단은 제3항에 따른 확인 결과를 통보받았을 때에는 부득이한 사유가 없으면 통보를 받은 날부터 7일 이내에 영 별표 2 제3호라목에 따른 인정 여부를 결정하여 그 결과를 신청인에게 통보하여야 한다. 〈개정 2015. 12. 31.〉

⑤ 제1항부터 제4항까지에서 규정한 사항 외에 본인부담액의 경감 인정 절차 등에 관하여 필요한 사항은 보건복지부장관이 정한다.

제15조(본인부담액 경감 대상자의 기준) 영 별표 2 제3호라목에 따른 소득인정액 산정의 기준이 되는 세대의 범위, 소득 및 재산의 범위, 소득인정액 산정방법 및 부양의무자가 부양능력이 없거나 부양을 받을 수 없는 경우의 구체적인 기준은 별표 5와 같다.

제16조(요양급여비용의 본인부담) 영 별표 2 제6호에 따라 본인이 요양급여비용을 부담하는 항목 및 부담률은 별표 6과 같다. 〈개정 2013. 12. 18., 2016. 12. 30.〉

제17조(본인부담액 경감 적용 시기) 공단은 제14조제4항에 따라 본인부담액 경감 인정 결정을 한 사람에 대해서는 경감 인정 결정을 한 날부터 발생하는 본인부담액부터 경감한다.

제18조(요양급여비용의 가감지급 기준) 법 제47조제5항 후단에 따라 요양급여의 적정성 평가 결과에 따라 요양급여비용을 가산하거나 감액하여 지급하는 금액은 평가대상 요양기관의 평가연도(평가기간이 2개년 이상인 경우에는 마지막 연도를 말한다)에 대한 심사결정 공단부담액의 100분의 10 범위에서 보건복지부장관이 정하여 고시한 기준에 따라 산정한 금액으로 한다. 〈개정 2016. 9. 23.〉

제19조(요양급여비용의 청구) ① 법 제47조제1항에 따라 요양기관 또는 같은 조 제6항에 따른 대행청구단체가 요양급여비용을 청구하려면 요양급여비용 심사청구서에 급여를 받은 사람에 대한 요양급여비용 명세서를 첨부하여 심사평가원에 제출하여야 한다.

② 요양기관 또는 대행청구단체는 제1항에 따른 요양급여비용 명세서에 다음 각 호의 사항을 적어야 한다.

1. 가입자(지역가입자의 경우에는 세대주를 말한다)의 성명 및 건강보험증 번호
2. 요양급여를 받은 사람의 성명 및 주민등록번호
3. 질병명 또는 부상명
4. 요양 개시 연월일 및 요양 일수
5. 요양급여비용의 내용
6. 본인부담금 및 비용청구액
7. 처방전 내용 등

③ 요양급여비용의 청구방법, 요양급여비용 심사청구서 및 요양급여비용 명세서의 서식·작성요령, 그 밖에 요양급여비용의 청구에 필요한 사항은 보건복지부장관이 정하여 고시한다.

제20조(요양급여비용의 심사·지급) ① 심사평가원은 요양급여비용에 대한 심사청구를 받으면 그 심사청구 내용이 법 제41조제2항부터 제4항까지에 따른 요양급여의 기준 및 법 제45조제4항에 따라 보건복지부장관이 고시한 요양급여비용의 명세에 적합한지를 보건복지부장관이 정하여 고시한 바에 따라 심사한다. 이 경우 심사평가원의 원장은 제12조, 제19조 및 법 제96조에 따라 제공받은 자료의 사실 여부를 확인할 필요가 있으면 소속 직원으로 하여금 현장 조사를 통하여 해당 사항을 확인하게 할 수 있다. 〈개정 2016. 7. 27., 2019. 10. 24.〉

② 심사평가원의 원장은 제1항에 따라 심사를 하는 경우에는 요양급여비용에 대한 심사청구를 받은 날부터 40일(정보통신망을 통하여 통보하는 경우에는 15일) 이내에 심사하여 그 내용이 기재된 요양급여비용 심사결과통보서를 공단 및 해당 요양기관에 각각 송부해야 하며, 요양급여비용 심사결과통보서를 받은 공단은 지체 없이 요양급여비용 지급명세가 기재된 요양급여비용 지급통보서에 따른 요양급여비용을 해당 요양기관에 지급해야 한다. 이 경우 심사기간을 산정할 때 심사평가원의 원장이 요양급여비용에 대한 심사를 청구한 요양기관에 심사에 필요한 자료를 요청한 경우 등 특별한 사유가 있는 경우에는 그에 걸리는 기간은 제외한다. 〈개정 2019. 6. 12.〉

③ 공단은 법 제47조제3항에 따라 요양기관에 지급할 요양급여비용에서 과다하게 납부된 본인부담액을 공제한 경우에는 그 공제 내용을 요양기관에 통보하여야 한다.

④ 요양급여비용 심사결과통보서 및 요양급여비용 지급통보서의 서식과 요양급여비용의 심사·지급에 필요한 사항은 보건복지부장관이 정하여 고시한다.

제21조(요양급여비용 지급 등의 특례) ① 보건복지부장관은 제19조제1항에 따른 요양기관 또는 대행청구단체의 요양급여비용 청구가 있음에도 불구하고 천재지변·파업 등 특별한 사유로 심사평가원이 제20조제2항에 따른 기간 내에 요양급여비용 심사를 하는 것이 불가능하거나 현저히 곤란하다고 판단하는 경우에는 공단으로 하여금 요양급여비용의 전부 또는 일부를 요양기관에 우선 지급하게 할 수 있다.

② 심사평가원은 공단이 제1항에 따라 요양급여비용을 요양기관에 우선 지급한 후 그 요양급여비

용에 대하여 심사한 경우에는 요양급여비용 심사결과통보서를 공단 및 해당 요양기관에 각각 송부하여야 한다. 이 경우 공단은 심사평가원의 심사결과에 따라 제1항에 따라 요양기관에 지급한 요양급여비용을 정산하여야 한다.

③ 제1항과 제2항에 따른 요양급여비용의 청구, 지급 및 정산의 방법·절차 등에 관하여 필요한 사항은 보건복지부장관이 정하여 고시한다.

제22조(정보통신망 등에 의한 통보) ① 요양기관은 요양급여비용 심사청구서 및 명세서 등의 서류를 전산매체 또는 정보통신망을 통하여 공단 또는 심사평가원에 제출할 수 있다. 이 경우 영 제28조제2항에 따라 전산 관리에 관하여 보건복지부장관이 고시한 기준에 따라 적정하다고 결정된 소프트웨어를 사용해야 한다. 〈개정 2017. 9. 7., 2019. 6. 12.〉

② 심사평가원은 요양급여비용 심사결과통보서 등을, 공단은 요양급여비용 지급통보서 등을 전산매체 또는 정보통신망을 이용하여 요양기관에 송부할 수 있다.

제23조(요양비) ① 법 제49조제1항에서 “보건복지부령으로 정하는 긴급하거나 그 밖의 부득이한 사유”란 다음 각 호의 어느 하나에 해당하는 경우를 말한다. 〈개정 2013. 6. 26., 2015. 11. 13., 2016. 12. 30., 2018. 6. 29., 2019. 12. 31.〉

1. 요양기관을 이용할 수 없거나 요양기관이 없는 경우
2. 만성신부전증 환자가 의사의 처방전에 따라 복막관류액 또는 자동복막투석에 사용되는 소모성 재료를 요양기관 외의 의약품판매업소에서 구입·사용한 경우
3. 산소치료를 필요로 하는 환자가 의사의 산소치료 처방전에 따라 보건복지부장관이 정하여 고시하는 방법으로 산소치료를 받는 경우
4. 당뇨병 환자가 의사의 처방전에 따라 혈당검사 또는 인슐린주사에 사용되는 소모성 재료나 당뇨병 관리기기를 요양기관 외의 의료기기판매업소에서 구입·사용한 경우
5. 신경인성 방광환자가 의사의 처방전에 따라 자가도뇨에 사용되는 소모성 재료를 요양기관 외의 의료기기판매업소에서 구입·사용한 경우
6. 보건복지부장관이 정하여 고시하는 질환이 있는 사람으로서 인공호흡기 또는 기침유발기를 필요로 하는 환자가 의사의 처방전에 따라 인공호흡기 또는 기침유발기를 대여받아 사용하는 경우
7. 수면무호흡증 환자가 의사의 처방전에 따라 양압기(수면 중 좁아진 기도에 지속적으로 공기를 불어 넣어 기도를 확보해 주는 기구를 말한다)를 대여 받아 사용하는 경우

② 법 제49조제1항에서 “보건복지부령으로 정하는 기관”(이하 “준요양기관”이라 한다)이란 다음 각 호의 어느 하나에 해당하는 기관을 말한다. 〈개정 2013. 6. 26., 2015. 11. 13., 2016. 12. 30., 2018. 6. 29., 2019. 12. 31., 2021. 6. 30.〉

1. 법 제42조제1항 후단에 따라 요양기관에서 제외된 의료기관 등
2. 만성신부전증 환자 중 복막투석으로 요양급여를 받고 있는 사람에게 다음 각 목의 물품을 판매하는 요양기관 외의 의약품판매업소(나목의 경우 공단에 등록한 의약품판매업소만 해당한다)
   가. 복막관류액
   나. 자동복막투석에 사용되는 소모성 재료
3. 산소치료를 필요로 하는 환자에게 의료용 산소발생기 등으로 산소치료 서비스를 제공하는 요양기관 외의 기관으로서 공단에 등록한 기관(해당 환자가 제공받는 경우만 해당한다)

4. 당뇨병 환자에게 혈당검사 또는 인슐린주사에 사용되는 소모성 재료나 당뇨병 관리기기를 판매하는 요양기관 외의 의료기기판매업소로서 공단에 등록한 업소
5. 신경인성 방광환자에게 자가도뇨에 사용되는 소모성 재료를 판매하는 요양기관 외의 의료기기판매업소로서 공단에 등록한 업소
6. 인공호흡기 또는 기침유발기를 필요로 하는 환자에게 이를 대여하는 요양기관 외의 기관으로서 공단에 등록한 기관
7. 양압기를 필요로 하는 환자에게 이를 대여하는 요양기관 외의 기관으로서 공단에 등록한 기관

③ 가입자나 피부양자가 법 제49조제1항에 따른 요양비를 지급받으려면 다음 각 호의 서류를 공단에 제출해야 한다. 다만, 제1항 제3호·제6호 및 제7호에 해당하여 요양비를 지급받은 사람이 같은 종류의 요양비를 지급받으려는 경우로서 이미 제출한 처방전의 처방기간이 지나지 않은 경우에는 처방전을 제출하지 않을 수 있다. 〈개정 2013. 6. 26., 2015. 11. 13., 2016. 12. 30., 2018. 6. 29., 2019. 6. 12., 2019. 12. 31., 2021. 2. 26.〉

1. 제1항제1호에 해당하는 사유로 질병·부상·출산[사산(死産)의 경우에는 임신 16주 이상인 경우를 말한다]에 대하여 요양을 받은 경우에는 별지 제18호서식의 요양비 지급청구서와 다음 각 목의 서류
   가. 요양비 명세서 또는 세금계산서(약국의 경우에는 처방전과 세금계산서를 말한다) 사본 1부
   나. 요양기관에서 요양을 받을 수 없었던 사유를 증명할 수 있는 서류 1부
2. 제1항제2호 또는 제5호에 해당하는 경우에는 별지 제18호서식의 요양비 지급청구서와 다음 각 목의 서류
   가. 의사의 처방전 1부
   나. 세금계산서, 현금영수증 등 가입자나 피부양자가 지출한 금액 명세를 확인할 수 있는 서류 각 1부
3. 제1항제3호에 해당하는 경우에는 별지 제19호서식의 요양비 지급청구서와 다음 각 목의 서류
   가. 의사의 처방전 1부
   나. 산소치료를 하였음을 증명할 수 있는 서류 1부
   다. 세금계산서, 현금영수증 등 가입자나 피부양자가 지출한 금액 명세를 확인할 수 있는 서류 각 1부
4. 제1항제4호에 해당하는 경우에는 별지 제19호의2서식 또는 별지 제19호의3서식의 요양비 지급청구서와 다음 각 목의 서류
   가. 의사의 처방전 1부
   나. 세금계산서, 현금영수증 등 가입자나 피부양자가 지출한 금액 명세를 확인할 수 있는 서류 각 1부
5. 제1항제6호에 해당하는 경우에는 별지 제19호의4서식의 요양비지급청구서와 다음 각 목의 서류
   가. 의사의 처방전 1부
   나. 인공호흡기 또는 기침유발기를 대여하였음을 증명할 수 있는 서류 1부
   다. 세금계산서, 현금영수증 등 가입자나 피부양자가 지출한 금액 명세를 확인할 수 있는 서류 각 1부

6. 제1항제7호에 해당하는 경우에는 별지 제19호의5서식의 요양비 지급청구서와 다음 각 목의 서류
   가. 의사의 처방전 1부
   나. 양압기를 대여하였음을 증명할 수 있는 서류 1부
   다. 세금계산서, 현금영수증 등 가입자나 피부양자가 지출한 금액 명세를 확인할 수 있는 서류 각 1부
7. 요양기관 외의 장소에서 출산한 경우에는 별지 제18호서식의 요양비 지급청구서와 출산 사실을 증명할 수 있는 서류 1부

④ 준요양기관이 법 제49조제3항에 따라 공단에 요양비의 지급을 직접 청구하는 경우에는 다음 각 호의 서류를 공단에 제출해야 한다. 〈신설 2021. 6. 30.〉

1. 제3항 각 호에 따른 서류
2. 별지 제19호의6서식의 요양비 지급청구 위임장 1부
3. 가입자나 피부양자의 신분증 사본 1부
4. 준요양기관의 대표자 신분증이나 사업자등록증 사본 1부

⑤ 요양비의 지급금액은 보건복지부장관이 정하여 고시하는 금액으로 한다. 〈개정 2021. 6. 30.〉

⑥ 공단은 제3항 및 제4항에 따른 요양비의 지급청구를 받으면 청구된 내용의 적정성을 지체 없이 확인한 후 요양비를 지급해야 한다. 다만, 공단은 제2항제1호에 따른 의료기관 등 및 법 제98조제1항에 따라 업무정지 중인 요양기관에서 요양을 받은 경우의 요양비에 대해서는 심사평가원의 심사를 거쳐 지급해야 한다. 〈개정 2021. 6. 30.〉

⑦ 제1항부터 제6항까지에서 규정한 사항 외에 요양비의 지급 기준, 절차, 방법, 의약품판매업소 등의 등록기준, 등록절차, 등록취소, 그 밖에 필요한 사항은 보건복지부장관이 정하여 고시한다.

제24조(임신·출산 진료비 이용권의 신청 및 발급 등) ① 영 제23조제4항에 따라 임신·출산 진료비 이용권(이하 "이용권"이라 한다)의 발급을 신청하려는 사람은 산부인과전문의 또는 「의료법」 제6조에 따른 조산사가 임신·출산 사실을 확인한 신청서를 공단에 제출해야 한다. 이 경우 임신 사실은 산부인과전문의만 확인할 수 있다.

② 영 제23조제5항에 따라 이용권을 발급받은 사람은 영 제23조제3항 각 호의 비용을 결제하려는 경우 요양기관에 이용권을 제시해야 한다.

③ 공단은 임신·출산과 관련된 진료 등의 사실을 확인한 후 지체 없이 요양기관에게 제2항에 따라 결제된 비용을 지급해야 한다.

④ 제1항부터 제3항까지에서 규정한 사항 외에 이용권의 신청 및 발급 등에 필요한 세부적인 사항은 보건복지부장관이 정하여 고시한다.

[전문개정 2018. 12. 31.]

제25조 삭제 〈2019. 6. 12.〉

제26조(장애인 보조기기에 대한 보험급여기준 등) ① 법 제51조제2항에 따른 보조기기(소모품을 포함하며, 이하 "보조기기"라 한다)에 대한 보험급여의 범위 및 공단의 부담금액 등은 별표 7과 같다. 〈개정 2019. 10. 24.〉

② 보조기기[제3항에 따른 활동형 수동휠체어, 틸팅형 수동휠체어(등받이 및 좌석 경사 조절형 수동휠체어를 말한다), 리클라이닝형 수동휠체어(등받이 경사 조절형 수동휠체어를 말한다), 전동휠체어, 전동스쿠터, 자세보조용구 및 이동식전동리프트는 제외한다]에 대한 보험급여를 받으려는 사람은 별지 제21호서식의 보조기기 급여 지급청구서에 다음 각 호의 서류를 첨부하여 공단에 제출해야 한다. 〈개정 2013. 9. 30., 2015. 11. 13., 2018. 6. 29., 2018. 12. 31., 2019. 10. 24., 2021. 2. 26., 2021. 6. 30.〉

1. 「의료법」 제77조제4항 및 「전문의의 수련 및 자격 인정 등에 관한 규정」 제3조에 따른 전문과목 중 보조기기 유형별로 보건복지부장관이 정하여 고시하는 과목의 전문의가 발행한 별지 제22호서식 및 별지 제22호의2서식부터 별지 제22호의4서식까지에 따른 보조기기 처방전과 해당 검사 결과 관련 서류 1부. 다만, 지팡이·목발·휜지팡이 또는 보조기기의 소모품[전동휠체어 및 전동스쿠터용 전지(電池)로 한정한다]에 대한 보험급여를 받으려는 경우에는 제외한다.

1의2. 별지 제23호서식의 보조기기 검수확인서 1부. 다만, 지팡이·목발·휜지팡이 또는 보조기기의 소모품(전동휠체어 및 전동스쿠터용 전지로 한정한다), 일반형 수동휠체어, 욕창예방방석, 욕창예방매트리스, 전·후방보행차, 돋보기 또는 망원경에 대한 보험급여를 받으려는 경우에는 제외한다.

2. 요양기관 또는 보조기기 제조·판매자가 발행한 세금계산서, 현금영수증 등 가입자나 피부양자가 지출한 금액 명세를 확인할 수 있는 서류 각 1부

3. 별표 7 제1호나목 전단에 따른 보조기기에 대한 보험급여를 받으려는 경우에는 표준코드와 바코드를 확인할 수 있는 보조기기 사진 1장

③ 보조기기 중 활동형 수동휠체어, 틸팅형 수동휠체어, 리클라이닝형 수동휠체어, 전동휠체어, 전동스쿠터, 자세보조용구 및 이동식전동리프트에 대한 보험급여를 받으려는 사람은 별지 제24호서식의 보조기기 급여 사전 승인 신청서에 별지 제22호서식 및 별지 제22호의2서식부터 별지 제22호의4서식까지에 따른 보조기기 처방전과 해당 검사 결과 관련 서류를 첨부하여 공단에 보조기기 급여 사전 승인을 신청해야 한다. 〈신설 2013. 9. 30., 2015. 11. 13., 2018. 6. 29., 2019. 10. 24., 2021. 6. 30.〉

④ 공단은 제3항에 따른 신청을 받으면 해당 처방전에 적힌 장애상태 등을 확인하여 신청인이 급여 대상에 해당하는지를 결정·통보해야 하고, 급여 대상으로 통보받은 신청인은 별지 제21호서식의 보조기기 급여비 지급청구서에 다음 각 호의 서류를 첨부하여 공단에 제출해야 한다. 〈신설 2013. 9. 30., 2018. 12. 31., 2019. 10. 24., 2021. 2. 26.〉

1. 별지 제23호서식의 보조기기 검수확인서(자세보조용구만 해당한다)
2. 별표 7 제1호나목 전단에 따른 보조기기에 대한 보험급여를 받으려는 경우에는 표준코드와 바코드를 확인할 수 있는 보조기기 사진 1장
3. 별표 7 제1호다목에 따라 공단에 등록한 보조기기 업소에서 발행한 세금계산서, 현금영수증 등 가입자나 피부양자가 지출한 금액 명세를 확인할 수 있는 서류 각 1부

⑤ 보조기기 판매업자가 법 제51조제2항 전단에 따라 공단에 보조기기 보험급여의 지급을 직접 청구하는 경우에는 다음 각 호의 서류를 공단에 제출해야 한다. 〈개정 2021. 6. 30.〉

1. 제2항 각 호의 서류 또는 제4항 각 호의 서류 1부
2. 별지 제21호의2서식의 보조기기 급여 지급청구 위임장 1부

3. 가입자나 피부양자의 신분증 사본 1부
4. 보조기기 판매업자의 대표자 신분증 사본 1부
5. 「장애인복지법」에 따라 개설된 의지(義肢)·보조기 제조·수리업자이거나 「의료기기법」에 따라 허가받은 수입·제조·판매업자(보조기기 소모품 중 전동휠체어 및 전동스쿠터용 전지의 경우는 「의료기기법」에 따라 신고한 수리업자를 말한다)임을 증명하는 서류 1부. 다만, 다음 각 목의 어느 하나에 해당하는 경우에는 제외한다.
  가. 별표 7 제1호다목에 따라 공단에 등록한 보조기기 판매업자
  나. 지팡이, 목발 또는 흰지팡이를 판매한 경우
  다. 보조기기를 제조·수입한 자로서 해당 보조기기의 소모품 중 전동휠체어 및 전동스쿠터용 전지를 판매한 경우

⑥ 공단은 제2항, 제4항 및 제5항에 따른 지급청구를 받으면 청구된 내용의 적정성을 지체 없이 확인한 후 지급청구를 한 사람 또는 보조기기 판매업자에게 제1항에 따른 공단의 부담금액을 지급해야 한다. 〈개정 2013. 9. 30., 2019. 10. 24., 2021. 6. 30.〉

⑦ 제1항부터 제6항까지에서 규정한 사항 외에 보조기기의 급여 기준 및 방법에 관한 세부적인 사항은 보건복지부장관이 정하여 고시한다. 〈개정 2013. 9. 30., 2019. 10. 24.〉

[제목개정 2019. 10. 24.]

제27조(급여 제한에 관한 통지) ① 공단은 법 제53조에 따라 보험급여를 제한하는 경우에는 문서로 그 내용과 사유를 가입자에게 알려야 한다.

② 공단은 법 제79조에 따라 보험료의 납입고지를 할 때에는 법 제53조제3항에 따른 급여 제한의 내용을 안내하여야 한다.

제28조(제3자의 행위로 인한 급여 통보) 법 제58조에 따라 가입자(지역가입자의 경우에는 세대주를 포함한다)는 자신이나 피부양자에 대한 보험급여 사유가 제3자의 행위로 인한 것인 경우에는 별지 제25호서식의 제3자의 행위로 인한 급여 통보서를 지체 없이 공단에 제출하여야 한다.

제29조(요양급여 등의 적정성 평가) ① 심사평가원은 법 제63조제1항에 따른 요양급여 등의 적정성에 대한 평가를 하는 경우에는 의약학적 측면과 비용효과적 측면에서 요양급여를 적정하게 하였는지를 평가하여야 한다.

② 제1항에 따른 평가는 요양기관별·진료과목별 또는 상병(傷病)별로 구분하여 평가한다.

제30조(요양비의 심사 대상) 영 제28조제1항제2호에서 "보건복지부령으로 정하는 기관"이란 법 제98조제1항에 따라 업무정지 중인 요양기관 및 영 제18조제1항에 따라 요양기관에서 제외된 의료기관을 말한다.

제31조(상임이사 후보의 추천 절차 등) 법 제65조제3항에 따른 심사평가원의 상임이사 추천 등에 관하여는 제8조를 준용한다. 이 경우 "공단"은 "심사평가원"으로, "이사장"은 "원장"으로 본다.

제32조(심사위원회 위원의 자격) 법 제66조제1항에 따른 진료심사평가위원회(이하 "심사위원회"라 한다)의 위원은 법 제23조 각 호에 해당하지 아니하는 사람으로서 다음 각 호의 어느 하나에 해당하는 사람이어야 한다. 〈개정 2018. 6. 29.〉

1. 의사 면허를 취득한 후 10년이 지난 사람으로서 의과대학 또는 의료기관에서 종사한 사람
2. 치과의사 면허를 취득한 후 10년이 지난 사람으로서 치과대학 또는 의료기관에서 종사한 사람

3. 한의사 면허를 취득한 후 10년이 지난 사람으로서 한의과대학 또는 의료기관에서 종사한 사람
4. 약사 면허를 취득한 후 10년이 지난 사람으로서 약학대학·의료기관·약국 또는 한국희귀·필수의약품센터에서 종사한 사람
5. 「고등교육법」 제2조제1호부터 제3호까지의 학교에서 전임강사 이상의 경력을 가진 사람으로서 보건의약관련 분야에 10년 이상 종사한 사람
6. 보건의약 또는 건강보험과 관련된 분야에 10년 이상 종사한 사람 중 보건복지부장관이 심사위원 자격이 있다고 인정하는 사람

第33조(심사위원의 임명 및 위촉) ① 법 제66조제3항에서 "보건복지부령으로 정하는 사람"이란 다음 각 호의 사람을 말한다.

1. 심사평가원 원장이 공개경쟁의 방법으로 선발한 사람
2. 공단 또는 의약계단체가 추천한 사람

② 법 제66조제4항에서 "보건복지부령으로 정하는 사람"이란 관련 의약분야별 전문학회 또는 의약계단체, 공단, 소비자단체 및 심사평가원 이사회가 추천하는 사람을 말한다.

③ 제1항제1호에 따라 공개경쟁의 방법으로 상근 심사위원을 임명하는 절차·방법 등은 심사평가원의 정관으로 정한다.

第34조(심사위원의 임기) 법 제66조제6항에 따라 심사위원의 임기는 2년으로 한다.

第35조(심사위원회의 위원장) ① 심사위원회에는 위원장 1명을 둔다.

② 심사위원회의 위원장은 심사평가원의 원장이 임명한다.

③ 심사위원회의 위원장이 부득이한 사유로 그 직무를 수행할 수 없을 때에는 심사평가원의 원장이 지명하는 위원이 그 직무를 대행한다.

④ 심사위원회 위원장의 임기는 2년으로 한다. 〈신설 2017. 4. 10.〉

第36조(심사위원회의 회의 등) ① 심사위원회와 법 제66조제2항에 따른 진료과목별 분과위원회의 회의는 재적위원 3분의 1 이상이 요구할 때 또는 심사평가원 원장이나 심사위원회 위원장이 요구할 때에 소집한다.

② 위원장 및 분과위원회의 위원장은 제1항에 따른 각 회의의 의장이 되며, 각 회의는 재적위원 과반수의 출석으로 개의하고, 출석위원 과반수의 찬성으로 의결한다.

③ 제1항과 제2항에서 규정한 사항 외에 심사위원회와 분과위원회의 구성·운영 등에 필요한 사항은 심사평가원의 정관으로 정한다.

第37조(심사위원의 보수 등) 심사위원에게는 예산의 범위에서 보수·수당·여비, 그 밖에 필요한 경비를 지급할 수 있다.

第38조(부담금 등) ① 법 제67조제1항에 따른 부담금(이하 이 조에서 "부담금"이라 한다)은 법 제36조 및 제68조에 따라 보건복지부장관이 승인한 심사평가원의 예산에 계상(計上)된 금액으로 하되, 공단의 전전년도 보험료 수입의 1천분의 30을 넘을 수 없다.

② 법 제67조제2항에 따른 수수료는 심사평가원 원장이 업무를 위탁한 자와 계약으로 정하는 금액으로 하되, 의료급여비용 심사에 관한 비용은 보건복지부장관이 정하는 바에 따른다.

③ 심사평가원은 부담금이 회계연도가 시작되기 전까지 확정되지 아니한 경우에는 전년도 부담금에 준하여 해당 연도 부담금을 징수하고 부담금 확정 후 정산한다.

④ 심사평가원은 부담금을 분기별로 징수하고, 제2항에 따른 수수료는 월별로 징수한다.

⑤ 부담금 및 수수료의 징수·납부 절차 및 방법 등에 관하여 필요한 사항은 보건복지부장관이 정하는 바에 따른다.

第39조(준용 규정) 심사평가원의 결산보고서 등의 공고에 관하여는 제10조를 준용한다. 이 경우 "공단"은 "심사평가원"으로 본다.

第40조(보수 총액 등의 통보) 사용자는 영 제35조에 따라 직장가입자의 보수 총액 및 종사기간 등을 공단에 통보할 때에는 다음 각 호의 구분에 따른 서류를 공단에 제출하여야 한다.

1. 사용관계가 계속되는 경우: 별지 제26호서식의 직장가입자 보수 총액 통보서
2. 연도 중 영 제35조제2항 각 호의 어느 하나에 해당하게 된 경우: 별지 제8호서식의 직장가입자 자격상실 신고서

第41조(보수월액의 변경신청) 사용자는 영 제36조에 따라 직장가입자의 보수월액 변경을 신청하려면 별지 제27호서식의 직장가입자 보수월액 변경신청서를 공단에 제출하여야 한다.

第42조(보수월액의 결정·변경 등의 통지) 공단은 영 제36조부터 제40조까지의 규정에 따라 가입자의 보수월액을 결정·변경한 경우 또는 보수월액보험료의 초과액을 반환하거나 보수월액보험료의 부족액을 추가 징수하는 경우에는 지체 없이 그 사실을 문서로 사용자에게 알려야 하며, 통지를 받은 사용자는 지체 없이 직장가입자에게 알려야 한다.

第43조(보수가 지급되지 아니하는 사용자의 소득) 영 제38조제1항제1호에서 "보건복지부령으로 정하는 수입"이란 「소득세법」 제19조에 따른 사업소득을 말한다.

第44조(소득 산정방법 및 평가기준) ① 영 제41조제2항에 따라 법 제71조제1항에 따른 소득월액(이하 "소득월액"이라 한다) 산정에 포함되는 소득은 다음 각 호의 구분에 따른 금액을 합산한 금액으로 한다. 다만, 제1호 및 제2호에도 불구하고 「소득세법」 제14조제3항제6호에 따른 소득이 1천만원 이하인 경우에는 해당 이자소득과 배당소득은 합산하지 않는다. 〈신설 2020. 10. 30.〉

1. 영 제41조제1항제1호의 이자소득: 「소득세법」 제16조제2항에 따라 산정한 이자소득금액
2. 영 제41조제1항제2호의 배당소득: 「소득세법」 제17조제3항에 따라 산정한 배당소득금액
3. 영 제41조제1항제3호의 사업소득: 「소득세법」 제19조제2항에 따라 산정한 사업소득금액. 다만, 「소득세법」 제64조의2제1항제2호의 세액이 적용되는 같은 법 제14조제3항제7호에 따른 분리과세 주택임대소득에 대한 사업소득금액은 같은 법 제64조의2제2항에 따라 산정한다.
4. 영 제41조제1항제4호의 근로소득: 「소득세법」 제20조제1항 각 호에 따른 소득의 금액의 합계액
5. 영 제41조제1항제5호의 연금소득: 「소득세법」 제20조의3제1항 각 호에 따른 소득의 금액의 합계액. 이 경우 「소득세법」 제20조의3제2항에 따라 연금소득에서 제외되는 소득을 포함한다.
6. 영 제41조제1항제6호의 기타소득: 「소득세법」 제21조제2항에 따라 산정한 기타소득금액

② 영 제41조제4항에 따라 소득월액은 다음 각 호의 구분에 따라 평가한 금액을 합산한 금액으로 한다. 이 경우 각 호의 구분에 따른 소득은 법 제71조제1항의 계산식을 적용하여 산출한 금액에 법 제71조제1항에 따른 연간 보수외소득에서 각 호의 구분에 따른 소득이 차지하는 비율을 곱하여 산출한 금액으로 한다. 〈개정 2018. 3. 6., 2020. 10. 30.〉

1. 영 제41조제1항제1호부터 제3호까지 및 제6호의 소득: 해당 소득 전액

2. 영 제41조제1항제4호 및 제5호의 소득: 해당 소득의 100분의 30

③ 영 별표 4 제1호가목에 따라 영 제42조제2항에 따른 소득을 평가하는 방법에 관하여는 제2항 전단을 준용한다. 〈개정 2018. 3. 6., 2020. 10. 30.〉

[제목개정 2020. 10. 30.]

제45조(보증금 및 월세금액의 평가방법) 영 별표 4 제1호나목2)에서 "보건복지부령으로 정하는 기준"이란 별표 8에 따른 보증금 및 월세금액의 평가방법을 말한다.

제46조(보험료 경감 대상자) 법 제75조제1항 각 호 외의 부분에서 "보건복지부령으로 정하는 가입자"란 다음 각 호의 어느 하나에 해당하는 사람을 말한다. 〈개정 2015. 6. 30.〉

1. 영 제45조제1호에 해당하는 지역에 거주하는 가입자
2. 영 제45조제2호에 해당하는 지역에 거주하는 지역가입자로서 다음 각 목의 어느 하나에 해당하는 사람. 다만, 영 제45조제2호나목 및 다목에 해당하는 지역의 경우 라목에 해당하는 사람은 제외한다.
   가. 「농어업·농어촌 및 식품산업 기본법」 제3조제2호에 따른 농어업인
   나. 「수산업법」 제2조제12호에 따른 어업인
   다. 「광업법」 제3조제2호에 따른 광업에 종사하는 사람
   라. 「소득세법」 제19조에 따른 사업소득이 연간 500만원 이하인 사람
3. 영 제45조제3호에 해당하는 지역에 거주하는 직장가입자로서 보건복지부장관이 정하여 고시하는 사람
4. 법 제75조제1항제2호부터 제4호까지에 해당하는 지역가입자
5. 법 제75조제1항제5호에 해당하는 직장가입자 중 휴직기간이 1개월 이상인 사람
6. 법 제75조제1항제6호에 해당하는 가입자

제47조(보험료의 분기별 납부) ① 법 제78조제1항 단서에 따라 보험료(직장가입자의 경우에는 소득월액보험료를 말한다. 이하 이 조에서 같다)를 분기별로 납부하려는 직장가입자 및 지역가입자는 분기가 시작되는 달의 전달 말일까지 별지 제28호서식의 건강보험료 분기납부 신청서를 공단에 제출하여야 한다. 〈개정 2013. 9. 30.〉

② 법 제78조제1항 단서에 따라 분기별로 납부하는 보험료의 납부기한은 해당 분기가 끝나는 달의 다음 달 10일로 한다. 〈개정 2013. 9. 30.〉

③ 공단은 분기별로 납부하는 보험료의 납부의무자가 제2항에 따른 납부기한까지 보험료를 내지 아니하면 공단의 정관으로 정하는 절차에 따라 납부 의사를 확인한 후 분기별 납부를 제한할 수 있다.

제48조(보험료등의 납입고지 기한) 공단은 법 제79조에 따라 보험료와 그 밖에 법에 따른 징수금(이하 "보험료등"이라 한다)의 납입고지를 할 때에는 납부의무자에게 보험료등의 납부기한 10일 전까지 납입고지서를 발급하여야 한다.

제48조의2(납부기한의 연장) ① 법 제78조제2항 전단에서 "납입 고지의 송달 지연 등 보건복지부령으로 정하는 사유가 있는 경우"란 다음 각 호의 어느 하나에 해당하는 경우를 말한다.

1. 납부의무자의 책임 없는 사유로 납입고지서가 납부기한이 지나서 송달된 경우
2. 자동 계좌이체의 방법으로 보험료를 내는 경우로서 정보통신망의 장애 등 납부의무자의 책임

없는 사유로 납부기한까지 이체되지 아니한 경우

3. 그 밖에 보건복지부장관이 인정하는 부득이한 사유가 있는 경우

② 제1항 각 호의 사유로 납부기한의 연장을 신청하려는 사람은 해당 보험료의 납부기한으로부터 1개월 이내에 별지 제28호의2서식의 보험료 납부기한 연장신청서를 공단에 제출하여야 한다.

③ 공단은 제2항에 따른 납부기한 연장 신청을 받으면 그 연장 여부를 결정하여 지체 없이 납부의무자에게 문서 등으로 통지하여야 한다. [본조신설 2013. 9. 30.]

第49조(납입고지서의 전자고지 등) ① 법 제79조제2항에 따른 전자문서를 통한 납입고지(이하 "전자고지"라 한다)를 신청·변경·해지하려는 사람은 별지 제29호서식의 전자고지 서비스 신규·변경·해지 신청서를 공단에 제출하여야 한다. 다만, 제3조제1항에 따라 사업장 적용신고를 하거나 제4조제1항에 따라 지역가입자의 자격 취득 또는 변동 신고를 할 때에 전자고지를 신청한 경우에는 신청서를 제출한 것으로 본다.

② 공단은 제1항에 따른 전자고지의 신청을 접수한 경우에는 전자고지를 받으려는 자가 적은 전자우편주소, 휴대전화번호 또는 공단이 관리하는 전자문서교환시스템이나 인터넷 홈페이지에 가입한 아이디(컴퓨터시스템이나 통신망의 정당한 이용자임을 알아보기 위한 이용자 식별부호를 말한다)로 전자고지를 하여야 한다. 다만, 공단은 정보통신망의 장애 등으로 전자고지가 불가능한 경우에는 문서로 보험료등에 대한 납입고지를 할 수 있다. 〈개정 2015. 12. 31.〉

③ 전자고지의 개시 및 해지는 제1항에 따른 신청서를 접수한 날의 다음 날부터 적용한다.

④ 전자고지의 신청을 해지한 사람은 해지한 날부터 30일이 지난 날 이후에 전자고지를 다시 신청할 수 있다.

⑤ 법 제79조제3항에서 "보건복지부령으로 정하는 정보통신망"이란 「정보통신망 이용촉진 및 정보보호 등에 관한 법률」 제2조제1항제1호에 따른 정보통신망 중 건강보험 업무를 수행하기 위하여 사용하는 정보통신망을 말한다.

第50조(보수월액보험료 납입고지 유예와 그 해지 신청 등) ① 사용자는 법 제79조제5항에 따라 휴직이나 그 밖의 사유로 보수의 전부 또는 일부가 지급되지 아니하는 직장가입자(이하 "휴직자등"이라 한다)의 보수월액보험료에 대한 납입고지를 유예받으려면 휴직 등의 사유가 발생한 날부터 14일 이내에 별지 제30호서식의 휴직자등 직장가입자 보험료 납입고지 유예(유예 해지) 신청서를 공단에 제출하여야 한다.

② 사용자는 제1항에 따른 신청서가 제출된 후 납입 고지 유예 사유가 없어진 경우에는 그 사유가 없어진 날부터 14일 이내에 별지 제30호서식의 휴직자등 직장가입자 보험료 납입고지 유예(유예 해지) 신청서를 공단에 제출하여야 한다.

③ 제1항의 신청에 따라 납입고지가 유예되는 보수월액보험료는 그 사유가 발생한 날이 속하는 달의 다음 달(사유가 발생한 날이 매월 1일인 경우에는 그 사유가 발생한 날이 속하는 달을 말한다)부터 그 사유가 없어진 날이 속하는 달(사유가 없어진 날이 매월 1일인 경우에는 그 사유가 없어진 날이 속하는 달의 직전 달을 말한다)까지에 해당하는 보수월액보험료 및 그 기간 중 영 제39조제1항에 따른 추가 징수 보수월액보험료로 한다.

④ 공단은 제3항에 따라 납입고지가 유예된 보수월액보험료를 법 제70조제2항에 따른 보수월액과 납입고지 유예기간 중의 보험료율을 적용하여 산정한다.

⑤ 사용자는 제3항에 따라 납입고지가 유예된 보수월액보험료를 그 사유가 없어진 후 보수가 지급

되는 최초의 달의 보수에서 공제하여 납부하여야 한다. 다만, 납입고지가 유예된 보수월액보험료가 해당 직장가입자의 월 보수월액보험료의 3배 이상이고 해당 직장가입자가 원하는 경우에는 제2항에 따른 납입 고지 유예 해지 신청을 할 때에 해당 보수월액보험료의 분할납부를 함께 신청하여야 한다.

⑥ 사용자가 제5항 단서에 따라 분할납부를 신청한 경우에는 10회의 범위에서 해당 보수월액보험료를 균등하게 분할하여 납부할 수 있다. 이 경우 매월 분할납부하는 금액은 해당 직장가입자의 월 보수월액보험료 이상이어야 한다.

제51조(연체금 징수의 예외) 법 제80조제3항에서 "보건복지부령으로 정하는 부득이한 사유"란 다음 각 호의 어느 하나에 해당하는 경우를 말한다. 〈개정 2018. 12. 18.〉

1. 전쟁 또는 사변으로 인하여 체납한 경우
2. 연체금의 금액이 공단의 정관으로 정하는 금액 이하인 경우
3. 사업장 또는 사립학교의 폐업ㆍ폐쇄 또는 폐교로 체납액을 징수할 수 없는 경우
4. 화재로 피해가 발생해 체납한 경우
5. 그 밖에 보건복지부장관이 연체금을 징수하기 곤란한 부득이한 사유가 있다고 인정하는 경우

제52조(체납자에 대한 공매대행의 통지 등) ① 공단은 법 제81조제5항에 따라 압류재산의 공매를 대행하게 하는 경우에는 다음 각 호의 사항을 적어 「금융회사부실자산 등의 효율적 처리 및 한국자산관리공사의 설립에 관한 법률」에 따라 설립된 한국자산관리공사(이하 "한국자산관리공사"라 한다)에 공매대행을 의뢰하여야 한다. 〈개정 2018. 9. 28.〉

1. 체납자의 성명, 주소 또는 거소
2. 공매할 재산의 종류ㆍ수량ㆍ품질 및 소재지
3. 압류에 관계되는 보험료등의 납부 연도ㆍ금액 및 납부기한
4. 그 밖에 공매대행에 필요한 사항

② 공단은 제1항에 따라 공매대행을 의뢰한 경우에는 그 사실을 체납자, 담보물 소유자 및 그 재산에 전세권ㆍ질권ㆍ저당권 또는 그 밖의 권리를 가진 자와 압류한 재산을 보관하고 있는 자에게 알려야 한다.

③ 공단이 점유하고 있거나 제3자로 하여금 보관하게 한 압류재산은 한국자산관리공사에 인도할 수 있으며, 이를 인수한 한국자산관리공사는 인계ㆍ인수서를 작성하여야 한다. 다만, 제3자로 하여금 보관하게 한 재산에 대해서는 그 제3자가 발행하는 그 재산의 보관증을 인도함으로써 압류재산의 인도를 갈음할 수 있다.

제53조(공매대행 수수료) 법 제81조제6항에 따른 수수료 산정에 관하여는 「국세징수법 시행규칙」 제41조의5를 준용한다. 〈개정 2018. 9. 28.〉

제54조(공매대행의 세부 사항) 이 규칙에서 규정한 사항 외에 한국자산관리공사가 공매를 대행하는 데에 필요한 사항은 공단이 한국자산관리공사와 협의하여 정한다.

제55조(체납보험료 분할납부의 승인 등) ① 법 제82조에 따라 보험료를 3회 이상 체납한 자가 보험료 분할납부의 승인을 받으려는 경우에는 별지 제31호서식의 건강보험 체납보험료 분할납부 신청서를 공단에 제출하여야 한다.

② 공단은 법 제82조제2항에 따라 체납 보험료 분할납부 신청의 절차ㆍ방법 등에 관한 사항을 법

제79조에 따라 보험료등을 징수할 때 납입 고지하는 문서와 법 제81조제4항에 따라 체납처분을 하기 전에 발송하는 통보서에 적어 안내하여야 하며, 필요한 경우에는 별도의 문서에 적거나 전화 통화, 휴대전화 문자전송 등의 방법으로 추가 안내할 수 있다. 〈신설 2018. 9. 28.〉

③ 공단은 제1항에 따라 분할납부를 신청한 자가 법 제82조제3항에 따라 승인이 취소된 적이 있으면 분할납부의 승인을 하지 아니할 수 있다. 〈개정 2018. 9. 28.〉

④ 공단은 제1항에 따라 분할납부를 신청한 자가 제3항에 해당하지 아니하는 경우에는 특별한 사유가 없으면 분할납부를 승인하여야 한다. 이 경우 분할납부하는 횟수는 24회 이내로 정하고, 매월 납부할 금액(이하 "분할보험료"라 한다)은 해당 월별로 고지된 보험료(연체금을 포함한다) 이상으로 정하여 신청인에게 통보하여야 한다. 〈개정 2018. 9. 28.〉

⑤ 공단은 제4항에 따라 분할납부 승인을 받은 자(이하 "분할납부자"라 한다)에게 매회 납부기일 10일 전까지 분할보험료 납입고지서를 발급하여야 한다. 다만, 분할납부자가 분할납부 승인을 신청할 때에 분할횟수에 해당하는 납입고지서를 모두 발급해 줄 것을 요청하면 이를 한꺼번에 발급할 수 있다. 〈개정 2018. 9. 28.〉

⑥ 공단은 법 제82조제3항에 따라 분할납부의 승인을 취소한 경우에는 지체 없이 그 사실을 해당 분할납부자에게 통보하여야 한다. 〈개정 2018. 9. 28.〉

제56조(이의신청의 서식 등) 법 제87조제1항·제2항 및 영 제56조에 따라 공단의 처분에 대한 이의신청과 그 결정은 별지 제32호서식 및 별지 제33호서식에 따르고, 심사평가원의 처분 중 요양급여비용의 심사에 대한 이의신청과 그 결정은 별지 제34호서식 및 별지 제35호서식, 요양급여의 적정성 평가에 대한 이의신청과 그 결정은 별지 제36호서식 및 별지 제37호서식에 따른다.

제57조(소득 축소·탈루 자료 송부의 서식 등) 공단이 법 제95조제1항에 따라 국세청장에게 소득 축소·탈루 자료를 송부할 때에는 별지 제38호서식의 소득 축소·탈루 혐의자료 통보서에 따른다. 이 경우 사용자나 세대주가 공단에 신고하거나 제출한 보수 또는 소득에 관한 자료와 공단이 조사한 증명자료를 첨부하여야 한다.

제58조(서류의 보존) ① 요양기관이 법 제96조의3제1항에 따라 보존해야 하는 서류는 다음 각 호와 같다. 〈개정 2013. 9. 30., 2018. 6. 29., 2021. 6. 30.〉

1. 요양급여비용 심사청구서 및 요양급여비용 명세서
2. 약제·치료재료, 그 밖의 요양급여의 구성 요소의 구입에 관한 서류
3. 개인별 투약기록 및 처방전(약국 및 한국희귀·필수의약품센터의 경우만 해당한다)
4. 그 밖에 간호관리 등급료의 산정자료 등 요양급여비용 산정에 필요한 서류 및 이를 증명하는 서류
5. 제1호부터 제4호까지의 서류 등을 디스켓, 마그네틱테이프 등 전산기록장치를 이용하여 자기매체에 저장하고 있는 경우에는 해당 자료

② 법 제96조의3제1항 단서에서 "약국 등 보건복지부령으로 정하는 요양기관"이란 약국 및 한국희귀·필수의약품센터를 말한다. 〈개정 2013. 9. 30., 2018. 6. 29., 2021. 6. 30.〉

③ 사용자가 법 제96조의3제2항에 따라 보존하여야 하는 서류는 다음 각 호와 같다. 〈신설 2013. 9. 30., 2021. 6. 30.〉

1. 사업장의 현황, 직장가입자의 자격 취득·변동·상실 및 보험료 산정과 관련하여 관련 규정에

따라 공단에 신고 또는 통보한 내용을 입증할 수 있는 서류

2. 제1호의 서류를 디스켓, 마그네틱테이프 등 전산기록장치를 이용하여 자기매체에 저장하고 있는 경우에는 그 자료

④ 준요양기관(법 제49조제3항에 따라 요양비의 지급을 직접 청구한 경우만 해당한다)이 법 제96조의3제3항에 따라 보존해야 하는 서류는 다음 각 호와 같다. 〈신설 2021. 6. 30.〉

1. 가입자나 피부양자에 대한 의사의 처방전, 요양을 실시하였음을 증명하는 서류, 세금계산서, 현금영수증 등 요양비 청구에 관한 서류
2. 제1호의 서류를 디스켓, 마그네틱테이프 등 전산기록장치를 이용하여 자기매체에 저장하고 있는 경우에는 해당 자료

⑤ 보조기기 판매업자(법 제51조제2항에 따라 보조기기 보험급여의 지급을 직접 청구한 경우만 해당한다)가 법 제96조의3제4항에 따라 보존해야 하는 서류는 다음 각 호와 같다. 〈신설 2021. 6. 30.〉

1. 가입자나 피부양자에 대한 보조기기 처방전, 보조기기 검수확인서, 세금계산서, 현금영수증 등 보조기기에 대한 보험급여 청구에 관한 서류
2. 제1호의 서류를 디스켓, 마그네틱테이프 등 전산기록장치를 이용하여 자기매체에 저장하고 있는 경우에는 해당 자료

제59조(과징금의 징수 절차) 영 제70조제2항에 따른 과징금의 징수 절차에 관하여는 「국고금 관리법 시행규칙」을 준용한다.

제60조(행정처분 사실 등의 통지) 법 제98조제4항에 따라 업무정지 처분을 받았거나 업무정지 처분의 절차가 진행 중인 자는 행정처분을 받은 사실 또는 행정처분절차가 진행 중인 사실을 「우편법 시행규칙」 제25조제1항제4호가목에 따른 내용증명으로 양수인 또는 합병 후 존속하는 법인이나 합병으로 설립되는 법인에 지체 없이 알려야 한다.

제61조(외국인 등의 직장가입자 자격취득 신고 등) ① 사용자는 법 제109조제2항에 따라 국내에 체류하는 재외국민 또는 외국인(이하 "국내체류 외국인등"이라 한다)이 직장가입자가 되는 경우에는 그 직장가입자가 된 날부터 14일 이내에 별지 제6호서식의 건강보험 직장가입자 자격취득 신고서에 다음 각 호의 구분에 따른 서류를 첨부하여 공단에 제출하여야 한다. 다만, 공단이 법 제96조에 따라 국가 등으로부터 제공받은 자료로 주민등록, 국내거소신고 및 외국인등록 사실을 확인할 수 있는 경우에는 해당 서류를 첨부하지 아니한다.

1. 재외국민: 주민등록표 등본 1부
2. 외국인: 다음 각 목의 구분에 따른 서류
   가. 「재외동포의 출입국과 법적지위에 관한 법률」 제2조제2호에 따른 외국국적동포: 국내거소신고증 사본 또는 국내거소신고 사실증명 1부
   나. 그 밖의 외국인: 외국인등록증 사본 또는 외국인등록 사실증명 1부

② 사용자는 법 제109조제2항에 따라 직장가입자가 된 국내체류 외국인등이 직장가입자의 자격을 잃은 경우에는 그 자격을 잃은 날부터 14일 이내에 별지 제8호서식의 건강보험 직장가입자 자격상실 신고서를 공단에 제출하여야 한다.

③ 제1항 및 제2항에 따른 국내체류 외국인등의 직장가입자 자격 취득 및 상실 신고의 절차 및

방법 등에 필요한 세부 사항은 보건복지부장관이 정하여 고시한다. [전문개정 2016. 9. 23.]

제61조의2(외국인 등의 지역가입자 자격취득 신고 등) ① 법 제109조제3항제1호에서 "보건복지부령으로 정하는 기간"이란 6개월 이상의 기간을 말하고, "보건복지부령으로 정하는 사유"란 다음 각 호의 어느 하나에 해당하는 경우를 말한다. 〈개정 2018. 12. 18., 2019. 7. 16., 2021. 2. 26., 2021. 10. 14.〉

1. 「출입국관리법」 제10조제2호에 따른 영주자격을 받은 경우
2. 「출입국관리법 시행령」 별표 1의2 제21호에 따른 비전문취업(E-9)의 체류자격을 받은 경우
3. 「출입국관리법 시행령」 별표 1의2 제27호에 따른 결혼이민의 체류자격을 받은 경우
4. 보건복지부장관이 정하여 고시하는 유학 또는 일반연수의 체류자격을 받은 경우

② 법 제109조제3항제2호나목에서 "보건복지부령으로 정하는 체류자격"이란 별표 9에 따른 체류자격을 말한다.

③ 법 제109조제3항에 따라 국내체류 외국인등이 지역가입자가 된 경우에는 별지 제5호서식의 건강보험 지역가입자 자격취득신고서에 다음 각 호의 구분에 따른 서류를 첨부하여 공단에 제출해야 한다. 다만, 공단이 법 제96조에 따라 국가 등으로부터 제공받은 자료로 주민등록, 국내거소신고, 외국인등록 사실 및 보험료 부과에 필요한 사항을 확인할 수 있는 경우에는 그 확인으로 제출을 갈음한다. 〈개정 2018. 12. 31., 2019. 10. 24.〉

1. 재외국민: 다음 각 목의 서류
   가. 주민등록표 등본 1부
   나. 소득명세서 등 보험료 부과에 필요한 서류로서 보건복지부장관이 정하여 고시하는 서류 각 1부
2. 외국인: 다음 각 목의 서류
   가. 제61조제1항제2호의 서류 1부
   나. 소득명세서 등 보험료 부과에 필요한 서류로서 보건복지부장관이 정하여 고시하는 서류 각 1부

④ 법 제109조제3항에 따라 지역가입자가 된 국내체류 외국인등이 지역가입자의 자격을 잃은 경우에는 그 자격을 잃은 날부터 14일 이내에 별지 제7호서식의 건강보험 지역가입자 자격상실 신고서를 공단에 제출해야 한다. 〈개정 2019. 7. 16.〉

⑤ 제1항부터 제4항까지에서 규정한 사항 외에 외국인등의 지역가입자 자격 취득 및 상실의 신청에 필요한 세부적인 사항은 보건복지부장관이 정해 고시한다. 〈개정 2018. 12. 18.〉

[본조신설 2016. 9. 23.]

제61조의3(외국인 등의 피부양자 자격취득 신고 등) ① 법 제109조제4항에 따라 국내체류 외국인등이 피부양자의 자격을 얻으려는 경우에는별지 제1호서식의 건강보험 피부양자 자격(취득·상실)신고서에 다음 각 호의 서류를 첨부하여 공단에 제출하여야 한다. 다만, 공단이 법 제96조에 따라 국가 등으로부터 제공받은 자료로 주민등록, 국내거소신고 및 외국인등록 사실을 확인할 수 있는 경우에는 해당 서류를 첨부하지 아니한다.

1. 제61조제1항 각 호의 구분에 따른 서류 1부
2. 직장가입자와의 관계를 확인할 수 있는 서류로서 보건복지부장관이 정하여 고시하는 서류 1부

② 법 제109조제4항에 따라 피부양자의 자격을 얻은 국내체류 외국인등이 그 자격을 잃은 경우에

는 별지 제1호서식의 건강보험 피부양자 자격(취득·상실)신고서에 그 상실 사유를 입증하는 서류를 첨부하여 공단에 제출하여야 한다.

③ 제1항 및 제2항에 따른 국내체류 외국인등의 피부양자 자격취득 및 상실의 신고 절차 및 방법 등에 필요한 세부 사항은 보건복지부장관이 정하여 고시한다. [본조신설 2016. 9. 23.]

제61조의4(외국인등의 가입 제외 신청 등) ① 법 제109조제5항제2호에 해당되는 지역가입자가 가입 제외를 신청하려면 지역가입자가 별지 제7호서식의 지역가입자 자격상실 신고서에 제3항 각 호의 구분에 따른 서류를 첨부하여 공단에 제출해야 한다.

② 법 제109조제5항제2호에 해당되는 직장가입자가 가입 제외를 신청하려면 사용자가 별지 제8호서식의 직장가입자 자격상실 신고서에 제3항 각 호의 구분에 따른 서류를 첨부하여 공단에 제출해야 한다.

③ 제1항 또는 제2항에 따라 지역가입자 또는 사용자가 공단에 제출해야 하는 서류는 다음 각 호의 구분에 따른다.

1. 외국의 법령에 따라 의료보장을 받는 경우: 다음 각 목의 서류
   가. 외국 법령의 적용 대상 여부에 대한 확인서 등 의료보장을 받을 수 있음을 증명하는 서류
   나. 국내체류 외국인등이 건강보험에 가입하지 않겠다는 취지를 적은 서류
2. 외국의 보험(법 제109조제2항 각 호에 따른 등록 또는 신고를 하기 전에 가입한 보험으로 한정한다)에 따라 의료보장을 받는 경우: 다음 각 목의 서류
   가. 보험계약서 등 의료보장을 받을 수 있음을 증명하는 서류
   나. 국내체류 외국인등이 건강보험에 가입하지 않겠다는 취지를 적은 서류
3. 사용자와의 계약 등에 따라 의료보장을 받는 경우: 다음 각 목의 서류
   가. 근로계약서 등 의료보장을 받을 수 있음을 증명하는 서류
   나. 사용자가 의료비를 지급한 사실을 증명하는 서류
   다. 국내체류 외국인등이 건강보험에 가입하지 않겠다는 취지를 적은 서류

④ 제1항 또는 제2항에 따라 가입 제외를 신청한 사람은 보건복지부장관이 정하여 고시하는 기간 동안 가입이 제외되며, 그 기간이 경과한 후 다시 법 제109조제5항제2호에 해당되는 경우에는 제1항 또는 제2항에 따른 가입 제외 신청을 다시 할 수 있다.

⑤ 제1항부터 제4항까지에서 규정한 사항 외에 국내체류 외국인등의 가입 제외 신청의 절차 및 방법 등에 필요한 세부 사항은 보건복지부장관이 정하여 고시한다. [전문개정 2019. 7. 16.]

제62조(임의계속가입을 위한 직장가입자 자격 유지 기간) 법 제110조제1항에서 "보건복지부령으로 정하는 기간"이란 사용관계가 끝난 날 이전 18개월간을 말한다. [전문개정 2018. 6. 29.]

제63조(임의계속가입·탈퇴 및 자격 변동 시기 등) ① 법 제110조제2항에 따른 임의계속가입자(이하 "임의계속가입자"라 한다)가 되려는 사람은 별지 제39호서식의 임의계속가입 신청서에 다음 각 호의 서류를 첨부하여 공단에 제출하여야 한다. 〈개정 2013. 6. 28., 2013. 9. 30., 2018. 3. 6.〉

1. 제2조제4항제1호에 따른 서류(주민등록표 등본으로 피부양자와 해당 임의계속가입자의 관계를 확인할 수 없는 경우만 해당한다)
2. 제2조제4항제2호에 따른 서류(피부양자가 장애인, 국가유공자 등 또는 보훈보상대상자의 경우

만 해당한다)

3. 제2조제4항제3호에 따른 서류(피부양자가 별표 1의2 제1호다목에 따른 인정을 받으려는 경우 만 해당한다)

4. 제61조제1항제1호 또는 제2호에 따른 서류 1부(재외국민 또는 외국인인 경우만 해당한다)

② 임의계속가입자로서의 자격을 더 이상 유지하지 않으려는 사람은 별지 제39호서식의 임의계속 탈퇴 신청서를 공단에 제출하여야 한다. 〈신설 2013. 9. 30.〉

③ 임의계속가입자는 다음 각 호의 어느 하나에 해당하는 날에 지역가입자 또는 직장가입자로 그 자격이 변동된다. 〈개정 2013. 9. 30.〉

1. 영 제77조에 따른 기간이 끝나는 날의 다음 날
2. 제2항에 따른 임의계속탈퇴 신청서가 접수된 날의 다음 날
3. 직장가입자인 사용자, 근로자, 공무원 또는 교직원이 된 날 [제목개정 2013. 9. 30.]

제64조(업무의 위탁) ① 공단은 법 제112조제2항에 따라 국가기관·지방자치단체·심사평가원 및 「국민연금법」에 따른 국민연금공단에 다음 각 호의 업무를 위탁할 수 있다. 〈개정 2016. 7. 27., 2018. 12. 18.〉

1. 가입자의 자격 취득·변경 및 상실 신고의 접수 및 처리
2. 건강보험증의 발급 및 가입자의 민원접수 및 처리
3. 요양급여비용의 지급에 관한 업무
4. 체납된 보험료등, 연체금 및 체납처분비의 조회 및 납부 사실 확인에 관한 업무

② 공단은 제1항에 따라 업무를 위탁하려면 수탁 기관 및 위탁 업무에 대하여 보건복지부장관의 승인을 받아야 한다.

③ 공단은 법 제112조제2항에 따라 임신·출산 진료비의 신청과 지급에 관한 업무를 다음 각 호의 구분에 따라 위탁한다. 〈개정 2015. 6. 30., 2017. 9. 19., 2018. 12. 31.〉

1. 영 제23조제4항 및 제5항에 따른 이용권의 발급 신청 접수 및 발급에 관한 업무: 「금융산업의 구조개선에 관한 법률」 제2조제1호에 따른 금융기관 또는 「우체국예금·보험에 관한 법률」에 따른 체신관서
2. 제24조제3항에 따른 비용의 지급 및 정산에 관한 업무: 「사회보장급여의 이용·제공 및 수급권자 발굴에 관한 법률」 제29조에 따른 사회보장정보원 및 보건복지부장관이 정하여 고시하는 기관 또는 단체

④ 공단은 부득이한 경우를 제외하고는 매년 임신·출산 진료비의 지급에 들어갈 것으로 예상되는 비용을 제3항제2호에 따른 기관 또는 단체에 미리 예탁(預託)하여야 한다.

제65조(전자문서를 이용한 업무 처리 등) ① 공단 및 심사평가원은 법·영 및 이 규칙에 따른 청구·신청·신고 등을 전자문서로 하도록 할 수 있고, 통지 등의 업무를 전산매체 또는 정보통신망을 이용하여 전자문서로 처리할 수 있다.

② 제1항에 따라 전자문서로 처리하는 경우에는 「전자정부법」 제2조제7호 및 제7조를 준용한다.

제66조(규제의 재검토) ① 보건복지부장관은 제2조에 따른 피부양자 자격의 인정기준 등에 대하여 2014년 1월 1일을 기준으로 3년마다(매 3년이 되는 해의 1월 1일 전까지를 말한다) 그 타당성을 검토하여 개선 등의 조치를 하여야 한다. 〈개정 2015. 1. 5.〉

② 보건복지부장관은 제5조에 따른 건강보험증 발급(기재사항 변경) 신청서의 내용에 대하여 2015년 1월 1일을 기준으로 2년마다(매 2년이 되는 해의 기준일과 같은 날 전까지를 말한다) 그 타당성을 검토하여 개선 등의 조치를 해야 한다. 〈개정 2019. 6. 12.〉

[본조신설 2013. 12. 31.]

부칙 〈제834호, 2021. 10. 14.〉

제1조(시행일) 이 규칙은 2022년 1월 1일부터 시행한다. 다만, 제61조의2제1항의 개정규정은 공포한 날부터 시행한다.

제2조(영주자격을 받은 외국인 등의 지역가입자 자격취득 요건에 관한 적용례) 제61조의2제1항의 개정규정은 이 규칙 시행 전에 국내에 입국하여 이 규칙 시행 당시 국내에 체류하고 있는 국내체류 외국인등에 대해서도 적용한다.

참 고 문 헌

- http://blog.naver.com/jhhur3095
- http://moel.go.kr/info/lawinfo/instruction/view.do;jsessionid=BK7hanOrFW1X1bwapx2hLjMEkiZLtTgih046PqCndMXafDTfVxAKCbhQqA9VfRvm.moel_was_outside_servlet_www1?bbs_seq=20201201909
- http://www.bokjiro.go.kr/welInfo/retrieveGvmtWelInfo.do?searchIntClId=01&welInfSno= 323
- http://www.casemanager.or,kr
- http://www.hira.or.kr
- http://www.kha.or.kr
- http://www.law.go.kr/admRulInfoP.do?admRulSeq=2000000002 549
- http://www.moct.go.kr
- http://www.mohw.go.kr
- http://www.nhis.or.kr
- http://www.welco.or.kr
- https://biz.hira.or.kr/index.do?sso=ok&ProjectType=&LinkMenuId=MP00000902
- https://biz.hira.or.kr/index.do?sso=ok, 건강보험심사평가원 홈페이지, 신포괄수가
- https://www.hira.or.kr/dummy.do?pgmid=HIRAA020020000000
- https://www.hira.or.kr/main.do [Homepage on the Internet]. [cited 2019.5.28] Available from : http s://www.hira.or.kr/dummy.do?pgmid=HIRAA030066000000#
- https://www.mohw.go.kr/upload/content_data/2017/170111_1.pdf
- 2021 건강보험심사평가원 기능과 역할 e-book_622_202101191006423000
- 강길원. [주제토론 1] 우리나라 진료비지불보상제도의 개혁 : 신포괄수가제 도입의 의의와 주요 논쟁점. 한국보건 행정학회 학술대회논문집. 2010;(2):21-37.
- 건강보험심사평가원 https://www.hira.or.kr
- 건강보험심사평가원 요양기관업무포털 자동차보험심사지침
- 건강보험심사평가원, 요양급여의 적용기준 및 방법에 관한 세부사항과 심사지침, 2021년 3월
- 고용노동부 산업재해보상보험 요양급여 산정기준 고시
- 국가법령정보센터 https://www.law.go.k
- 국가암건진사업
- 국민건강보험공단 https://www.nhis.or.kr/nhis/index.do
- 김미영, 신포괄수가제 운영현황 및 행후과제, HIRA 11권 6호 정책현안
- 김윤. 포괄수가제 완전정복 : 시민운동의 눈높이에서. 복지동향. 2012;(165):10-13.
- 보건복지부 기사 1차 신포괄수가 시범사업 주요내용
- 보건복지부 요양기관현지조사 지침 2017.01
- 보건복지부, 요양급여기준, 진료수가 및 약제비 산정기준, 2019
- 유형식 외, (실무사례 중심의) 건강보험 청구실무, 현문사, 2014
- 의료급여제도
- 장애인보장구 보험급여 기준 등 세부사항
- 전상남 외, NCS 건강보험청구 실무, 계축문화사, 2016
- 정석훈, 이용균. 건강보험 진료비 지불제도의 동향과 개편방안보고서. 원주 : 한국병원경영연구원;2010.

저 자 약 력

홍 성 애
공주대학교 간호보건대학 보건행정학과 교수

이 미 준
공주대학교 간호보건대학 의료정보학과 교수

황 인 호
제이케이이병원 기획실장, 해솔한방병원 기획실장

건강보험 이론과 실제

2020년 3월 30일 초판 발행
2022년 2월 20일 개정판 발행
2024년 8월 30일 3판 발행

지은이 : 홍성애 · 이미준 · 황인호
펴낸이 : 이상태
펴낸곳 : 청구문화사
주　소 : (03706) 서울특별시 서대문구 성산로11길 15
전　화 : 02) 332-0541(代)　　FAX : 02) 337-9577
등　록 : 1990년 11월 2일 제9-247호

정가 35,000원

ISBN 978-89-5616-939-2 93510